实用神经内科学

SHIYONG SHENJING NEIKEXUE

主 编 樊茉丽 许 静 李慧凝

天津出版传媒集团

天津科学技术出版社

图书在版编目（CIP）数据

实用神经内科学 / 樊茉丽，许静，李慧凝主编. -- 天津：天津科学技术出版社，2024.3
ISBN 978-7-5742-1928-1

Ⅰ.①实… Ⅱ.①樊…②许…③李… Ⅲ.①神经系统疾病－诊疗 Ⅳ.①R741

中国国家版本馆CIP数据核字（2024）第068196号

实用神经内科学
SHIYONG SHENJING NEIKEXUE
责任编辑：李彬
责任印制：兰毅
出版：天津出版传媒集团
　　　天津科学技术出版社
地址：天津市西康路35号　邮编 300051
电话：（022）23332377
网址：www.tjkjcbs.com.ci
发行：新华书店经销
印刷：天津涵峰印刷有限责任公司

开本 787×1092　1/16　印张 20.5　字数 350 000
2024 年 3 月第 1 版第 1 次印刷
定价：60.00 元

前言

神经病学是临床医学的一个分支，是有关神经系统疾病病因、病理生理、症状、诊断、治疗和预后的一门学科。对于神经内科医生来说，工具书种类很多。本书是基于我们临床工作中的常见病、常见症状的诊断以及鉴别诊断的顺序进行编写。根据疾病的常见性、多发性以及重要性的原则，确定每种疾病应占的篇幅。比如缺血性脑血管为我们神经内科的最常见病，那么它的篇幅就多，并且细分很多章节。另外，近年来溶栓、取栓等血管内治疗较为普遍并且是热点，因此本书也用较多的篇幅进行普及。关于神经系统感染，临床中最常见的就是单纯疱疹病毒性脑炎，其他病毒性脑炎少见，并且通过目前检测手段确诊病例较少，因此未涉及。而脑炎中临床中会遇到确诊的结核性脑膜炎、隐球菌性脑膜炎、CJD、神经梅毒、HIV 等，故此书中也做了描述。过去的 10 年中，神经系统免疫病研究领域异常活跃，创新成果不断涌现，新的疾病修饰药物也为治疗策略提供了更多选择。随着我国对罕见病防治的支持力度不断加大，我国针对神经系统免疫病的诊断和治疗水平有了明显提高。癫痫部分则采纳了国际抗癫痫联盟最新版的癫痫分类学标准，并介绍了近年来投入临床使用的新型抗癫痫药物，旨在提高癫痫诊疗的实用性和先进性，确保癫痫的诊断、分类与处理等方面与国际接轨。随着评价脑功能和代谢，显示分子标志物的影像学技术的迅速发展，研究和建立可靠的生物学标志物，有助于神经系统退行性疾病的早期诊断与辅助鉴别。尽管大多数神经系统退行性疾病目前尚无有效治疗措施，但多项临床治疗试验即将开展，为该类疾病的治疗提供良好前景。

本书避免了解剖知识的重复、冗繁叙述，直接描述疾病，为临床医生提供一目了然的疾病重点知识。尽管倾注了主编们的全部精力，但是因主编们水平有限，不妥及错漏之处在所难免，恳请读者批评指正。

目录

第一章　脑血管疾病 1
　第一节　脑梗死 1
　第二节　短暂性脑缺血发作 15
　第三节　脑出血 19
　第四节　蛛网膜下腔出血 24
　第五节　颅内静脉系统血栓形成 29
　第六节　脑小血管病 33

第二章　脊髓疾病 36
　第一节　急性脊髓炎 36
　第二节　脊髓亚急性联合变性 39
　第三节　压迫性脊髓病 42
　第四节　脊髓动静脉瘘 44
　第五节　脊髓梗死 46

第三章　周围神经病 49
　第一节　概述 49
　第二节　脑神经疾病 51
　第三节　单神经干疾病 55
　第四节　神经丛疾病 59
　第五节　免疫介导性周围神经病 61
　第六节　POEMS 综合征 68

第四章　肌病 71
　第一节　概述 71
　第二节　特发性炎性肌病 76
　第三节　肌营养不良症 87
　第四节　代谢性肌病 97
　第五节　先天性肌病 104
　第六节　离子通道相关性肌病 107

第五章　神经系统免疫病 112
　第一节　多发性硬化 112
　第二节　视神经脊髓炎谱系疾病 120
　第三节　抗髓鞘少突胶质细胞糖蛋白免疫球蛋白 G 抗体相关疾病 128
　第四节　急性播散性脑脊髓炎 135
　第五节　自身免疫性胶质纤维酸性蛋白星形胶质细胞病 138
　第六节　重症肌无力 143
　第七节　自身免疫性脑炎 155
　第八节　副肿瘤性神经综合征 168

第六章　神经系统感染 172
　第一节　单纯疱疹病毒性脑炎 172
　第二节　化脓性脑膜炎 177
　第三节　结核性脑膜炎 181
　第四节　隐球菌脑膜炎 187
　第五节　进行性多灶性白质脑病 193
　第六节　克雅氏脑病 195
　第七节　神经梅毒 201
　第八节　艾滋病的神经系统损害 205

第七章　癫痫 209
　第一节　癫痫的分类学 209
　第二节　癫痫的病因学 217
　第三节　癫痫的鉴别诊断 220
　第四节　癫痫的处理原则 223
　第五节　癫痫持续状态的处理 225

第六节　癫痫的药物治疗	233
第八章　神经系统退行性疾病	**244**
第一节　运动神经元病	244
第二节　阿尔茨海默病	253
第三节　路易体痴呆	260
第四节　额颞叶痴呆	266
第五节　帕金森综合征	274
第六节　多系统萎缩	282
第七节　进行性核上性麻痹	292
第八节　皮质基底节变性	296
第九章　神经系统遗传性疾病	**300**
第一节　遗传性共济失调	304
第二节　遗传性痉挛性截瘫	308
第三节　腓骨肌萎缩症	311
第四节　肾上腺脑白质营养不良	313
第五节　神经皮肤综合征	314
参考文献	**318**

第一章 脑血管疾病
第一节 脑梗死

脑梗死(cerebral infarction)又称缺血性脑卒中(cerebral ischemic stroke),是指各种原因导致脑部血液循环障碍,缺血、缺氧所致的局限性脑组织的缺血性坏死。脑梗死是脑血管病中最常见的一种类型,约占全部急性脑血管病的80%。

脑梗死的分型方法有很多,有依据临床表现的分型方法,有依据病因的分型方法,也有依据影像学表现的分型方法。牛津郡社区卒中计划(oxfordshire community stroke project,OCSP)分型根据临床表现将脑梗死为四型:全前循环梗死、部分前循环梗死、后循环梗死和腔隙性梗死。当前国际广泛使用的TOAST(trial of org 10172 in acute stroke treatment)分型将脑梗死按病因的不同分为五型:大动脉粥样硬化型(LAA)、心源性栓塞型(CE)、小动脉闭塞型(SAA)、其他明确病因型(SOE)和不明原因型(SUE)。在 TOAST 分型之后,国内外学者又提出了许多其他依据病因的脑梗死分型方法,如我国学者提出的中国缺血性卒中亚型(Chinese ischemic stroke subclassification, CISS)分型。虽然各个病因分型方法具体的分型标准并不相同,但是均将大动脉粥样硬化、心源性栓塞和小动脉闭塞作为脑梗死最主要的三种病因。目前,国内外临床医生多采用 TOAST 分型进行病因分析。下面进行一一介绍。

一、大动脉粥样硬化型 (LAA)

大动脉粥样硬化型脑梗死是指动脉或动脉远端低灌注等,造成局部脑组织因血液供应中断而发生缺血、缺氧性坏死,引起相应的神经系统症状和体征。

【病因与发病机制】

其病因主要是各种原因导致的颅内及颈部大动脉粥样硬化,另外也包括主动脉弓粥样硬化。动脉粥样硬化形成的过程比较复杂,反复的机械性或毒性动脉内膜损伤及脑血管病的危险因素如高血压、糖尿病及血脂异常等在动脉粥样硬化的形成过程中起着重要的作用。动脉粥样硬化容易发生在动脉分支附近,如颈动脉窦部及虹吸部、大脑中动脉近端及椎动脉近端等部位,与这些部位血液易发生湍流有关。大动脉粥样硬化导致脑梗死的机制主要包括血栓形成、动脉到动脉栓塞、载体动脉病变堵塞穿支动脉及低灌注。

1. **血栓形成** 动脉粥样硬化病变可促进血小板的黏附、聚集和释放,进而导致血栓形成。随着动脉粥样硬化病变的发展和反复的血栓形成,最终导致管腔闭塞。

2. **动脉到动脉栓塞** 是指动脉粥样硬化病变部位脱落的栓子堵塞远端血管。脱落的栓子可以是动脉粥样硬化斑块碎片,也可以由动脉粥样硬化部位形成的血栓部分或完全脱落所形成。

3. **载体动脉病变堵塞穿支动脉** 动脉粥样硬化斑块或血栓形成覆盖穿支动脉的开口,导致穿支动脉闭塞。

4. **低灌注** 动脉粥样硬化病变导致管腔狭窄后,当出现低血压或血压波动时,引起病变血管的血流减少,病变血管远端位于动脉供血区之间的脑组织发生低灌注,严重时可导致脑组织 缺血、缺氧性坏死。

5. **混合机制** 同一患者可并存不同的发病机制,如对于动脉粥样硬化性颈内动脉严重狭窄的患者,其发生脑梗死机制可以是动脉到动脉栓塞合并低灌注。

实验证明,神经细胞在完全缺血、缺氧十几秒后即出现电位变化,20~30秒后大脑皮质的生物电活动消失,30~90秒后小脑及延髓的生物电活动也消失。脑动脉血流中断持续5分钟,神经细胞就会发生不可逆性损害,出现脑梗死。上述变化是一个复杂的过程,称为缺血性级联反应。严重缺血的脑组织能量很快耗竭,导致能量依赖性神经细胞膜的泵功能衰竭。脑缺血引起膜去极化和突触前兴奋性递质(主要是谷氨酸和天门冬氨酸)的大量释放,细胞外液中的Ca^{2+}通过电压门控通道和NMDA受体门控通道进入细胞内,加上细胞内存在ATP供应不足和乳酸酸中毒,使细胞内的结合钙大量释放,上述细胞内Ca^{2+}稳态失调在神经细胞缺血损害中起重要作用,称为细胞内钙超载。受Ca^{2+}调节的多种酶类被激活,导致膜磷脂分解和细胞骨架破坏,大量自由基生成,细胞产生不可逆性损伤。在上述过程中,还伴有转录因子的合成及炎性介质的产生等。造成缺血性损伤的另一种机制是细胞凋亡。到目前为止,缺血性级联反应的很多机制尚未完全阐明,有待于进一步研究。

急性脑梗死病灶是由缺血中心区及其周围的缺血半暗带(ischemic penumbra)组成。缺血中 心区的脑血流阈值为10ml/(100g·min),神经细胞膜离子泵和细胞能量代谢衰竭,脑组织发生不可逆性损害。缺血半暗带的脑血流处于电衰竭[约为20ml/(100g·min)]与能量衰竭[约为10ml/(100g·min)]之间,尚有大量存活的神经元,

1

如能在短时间内迅速恢复缺血半暗带的血流，该区脑组织功能是可逆的，神经细胞可存活并恢复功能。缺血中心区和缺血半暗带是一个动态的病理生理过程，随着缺血程度的加重和时间的延长，中心坏死区逐渐扩大，缺血半暗带逐渐缩小。因此尽早恢复缺血半暗带的血液供应和应用有效的脑保护药物对减少脑卒中的致残率是非常重要的，但这些措施必须在一个限定的时间内进行，这个时间段即为治疗时间窗(therapeutic time window,TTW)。缺血半暗带的存在受到脑血管闭塞的部位、侧支循环、组织对缺血的耐受性及体温等诸多因素的影响，因此不同的患者TTW存在着差异。

【病理】

脑动脉闭塞的早期，脑组织改变不明显，肉眼可见的变化要在数小时后才能辨认。缺血中心区发生肿胀、软化，灰质白质分界不清。大面积脑梗死时，脑组织高度肿胀，可向对侧移位，导致脑疝形成。镜下可见神经元出现急性缺血性改变(如皱缩、深染及炎细胞浸润等)，胶质细胞破坏，神经轴突和髓鞘崩解，小血管坏死，周围有红细胞渗出及组织间液的积聚。在发病后的4~5天脑水肿达高峰，7~14天脑梗死区液化成蜂窝状囊腔，3~4周后，小的梗死灶可被肉芽组织所取代，形成胶质瘢痕；大的梗死灶中央液化成囊腔，周围由增生的胶质纤维包裹，变成中风囊（影像上的软化灶）。

【临床表现】

中老年患者多见，近年来，我国青年脑卒中患者逐渐增多。病前有脑梗死的危险因素，如高血压、糖尿病、冠心病、血脂异常以及吸烟、饮酒等。部分病例在发病前可有TIA发作。临床表现取决于梗死灶的大小和部位，主要为局灶性神经功能缺损的症状和体征，如偏瘫、偏身感觉障碍、偏盲、失语、言语不清、复视、共济失调等，部分可有头痛、呕吐、意识障碍等全脑症状。患者一般意识清楚，在发生基底动脉闭塞或大面积脑梗死时，病情严重，出现意识障碍，甚至有脑疝形成，最终导致死亡。下面介绍对不同血管闭塞所致脑梗死的临床表现。

1. 颈内动脉系统(前循环)脑梗死

(1) **颈内动脉闭塞** 颈内动脉闭塞的临床表现复杂多样，取决于侧支循环代偿的状况和发病前颈内动脉的狭窄程度。如果侧支循环代偿良好，可以全无症状。若侧支循环不良，可引起TIA,也可表现为大脑中动脉和(或)大脑前动脉缺血症状，或分水岭梗死(位于大脑前、中动脉或大脑中、后动脉之间)。临床表现可有同侧Homer征、对侧偏瘫、偏身感觉障碍、双眼对侧同向性偏盲，优势半球受累可出现失语，非优势半球受累可有体象障碍。当眼动脉受累时，可有单眼一过性失明，偶尔成为永久性视力丧失。颈部触诊发现颈内动脉搏动减弱或消失，听诊可闻及血管杂音。

(2) **大脑中动脉闭塞** 大脑中动脉闭塞的临床表现可以很轻微，也可以致命，主要取决于闭塞的部位及侧支循环的状况。大脑中动脉主干闭塞可出现对侧偏瘫、偏身感觉障碍和同向性偏盲，可伴有双眼向病灶侧凝视，优势半球受累可出现失语，非优势半球病变可有体象障碍。由于主干闭塞引起大面积的脑梗死，患者多有不同程度的意识障碍，脑水肿严重时可导致脑疝形成，甚至死亡。皮层支闭塞引起的偏瘫及偏身感觉障碍，通常受累程度不均等，以面部和上肢为重，下肢和足受累较轻，累及优势半球可有失语，意识水平不受影响。深穿支闭塞更为常见，表现为对侧偏瘫、肢体、面和舌的受累程度均等，对侧偏身感觉障碍，可伴有偏盲、失语等。

(3) **大脑前动脉闭塞** 如果前交通动脉开放，一侧大脑前动脉近段闭塞可以完全没有症状。非近段闭塞时，出现对侧偏瘫，受累程度也不均等，下肢重于上肢，有轻度感觉障碍，优势半球病变可有Broca失语，可伴有尿失禁(旁中央小叶受损)及对侧强握反射等。深穿支闭塞，出现对侧面、舌瘫及上肢轻瘫(内囊膝部及部分内囊前肢)。双侧大脑前动脉闭塞时，可出现淡漠、欣快等精神症状，双下肢瘫痪，尿潴留或尿失禁及强握等原始反射。

2. 椎-基底动脉系统(后循环)脑梗死

(1) **大脑后动脉闭塞** 大脑后动脉闭塞引起的临床症状变异很大，动脉的闭塞位置和Willis动脉环的代偿功能在很大程度上决定了脑梗死的范围和严重程度。

主干闭塞表现为对侧偏盲、偏瘫及偏身感觉障碍，丘脑综合征，优势半球受累可伴有失读。

皮质支闭塞出现双眼对侧视野同向偏盲(但有黄斑回避),偶为象限盲，可伴有视幻觉、视物变形和视觉失认等，优势半球受累可表现为失读及命名性失语等症状，非优势半球受累可有体象障碍。基底动脉上端闭塞，尤其是双侧后交通动脉异常细小时，会引起双侧大脑后动脉皮层支闭塞，表现为双眼全盲，光反射存在，有时可伴有不成形的幻视发作；累及颞叶的下内侧时，会出现严重的记忆力损害。

深穿支闭塞的表现：①丘脑膝状体动脉闭塞-丘脑综合征：表现为对侧偏身感觉障碍(以深感觉障碍为主)，自发性疼痛，感觉过度，轻偏瘫，共济失调，舞蹈-手足徐动。②丘脑穿动脉闭塞-红核丘脑综合征：表现为病灶侧舞蹈样不自主运动、意向性震颤、小脑性共济失调，对侧偏身感觉障碍。③中脑脚间支闭塞-Weber综合征：表现为同侧动眼神经麻痹，对侧偏瘫；或-Benedikt综合征：表现为同侧动眼神经麻痹，对侧不自主运动。

(2)椎动脉闭塞：若两侧椎动脉的粗细差别不大，当一侧闭塞时，通过对侧椎动脉的代偿作用，可以无明显的症状。约10%的患者一侧椎动脉细小，脑干仅由另一侧椎动脉供血，此时供血动脉闭塞引起的病变范围等同于基底动脉或双侧椎动脉阻塞后的梗死区域，症状较为严重。

延髓背外侧综合征(Wallenberg syndrome)：在小脑后下动脉，或椎动脉供应延髓外侧的分支闭塞时发生。临床表现为前庭神经核受损-眩晕、恶心、呕吐和眼球震颤；疑核及舌咽、迷走神经受损-声音嘶哑、吞咽困难及饮水呛咳；绳状体或小脑损伤-病灶侧小脑性共济失调；三叉神经脊束核受损，对侧交叉的脊髓丘脑束受损-交叉性感觉障碍，即病灶同侧面部痛、温觉减退或消失，病灶对侧偏身痛、温觉减退或消失；交感神经下行纤维损伤-病灶同侧 Horner 征。由于小脑后下动脉的解剖变异很大，除上述症状外，还可能有一些不典型的临床表现，需仔细识别。

(3)基底动脉闭塞：基底动脉主干闭塞，表现为眩晕、恶心及呕吐、眼球震颤、复视、构音障碍、吞咽困难及共济失调等，病情进展迅速可出现延髓麻痹、四肢瘫、昏迷、中枢性高热、应激性溃疡，常导致死亡。

基底动脉分支的闭塞会引起脑干和小脑的梗死，表现为各种临床综合征，下面介绍几种常见的类型。

1)脑桥前下部综合征：Millard-Gubler综合征是基底动脉的短旋支闭塞，表现为同侧面神经和展神经麻痹，对侧偏瘫；Foville综合征是基底动脉的旁正中支闭塞，表现为两眼不能向病灶侧同向运动，病灶侧面神经和展神经麻痹，对侧偏瘫。

2)闭锁综合征(locked-in syndrome)：脑桥基底部双侧梗死，表现为双侧面瘫，延髓麻痹，四肢瘫，不能讲话，但因脑干网状结构未受累，患者意识清楚，能随意睁闭眼，仅能通过睁闭眼或眼球垂直运动来表达自己的意愿。

3)基底动脉尖综合征(top of the basilar syndrome, TOBS)：基底动脉尖端分出两对动脉，大脑后动脉和小脑上动脉。供血区域包括中脑、丘脑、小脑上部、颞叶内侧和枕叶。临床表现为眼球运动障碍，瞳孔异常，觉醒和行为障碍，可伴有记忆力丧失，病灶对侧偏盲或皮质盲，少数患者可出现大脑脚幻觉。基底动脉尖综合征是最严重脑梗死之一。

【辅助检查】

1. 血液化验及心电图检查 血液化验通常包括血常规、凝血功能、血糖、血脂、肝肾功能及血电解质等。这些检查有利于鉴别脑梗死、发现脑梗死的危险因素、帮助分型并为治疗选择提供依据。

2. 头颅CT 对于急性卒中患者，头颅CT平扫是最常用、最易获得、最便捷的检查，它对于发病早期脑梗死与脑出血的识别很重要。对于脑梗死患者，CT影像有一些特殊征象：在脑梗死的超早期阶段(发病3小时内)，CT可以发现一些轻微的改变：比如大脑中动脉高密度征；皮质边缘(尤其是岛叶)以及豆状核区灰白质分界不清楚；脑沟消失等。这些改变的出现提示梗死灶较大，预后较差，选择溶栓治疗应慎重；发病后2周左右，脑梗死病灶处因水肿减轻和吞噬细胞浸润可与周围正常脑组织等密度，CT上难以分辨，称为"模糊效应"。CT对急性期的小梗死灶不敏感，特别是脑干和小脑的小梗死灶更难检出。

3. 头MRI 脑梗死发病数小时后，即可显示T1低信号，T2高信号的病变区域。与CT相比，MRI可以发现脑干、小脑梗死及腔隙性梗死。功能性MRI，如弥散加权成像(Diffusion Weigheed Imaging, DWI)和灌注加权成像(Perfusion Weighted Imaging, PWI)，可以在发病后的数分钟内检测到缺血性改变（见图1-1），DWI与PWI显示的病变范围相同区域，为不可逆性损伤部位，DWI与PWI的不一致区，为缺血性半暗带。功能性MRI为超早期溶栓治疗提供了科学依据。DWI可以早期显示缺血组织的大小、部位，甚至可显示皮质下、脑干和小脑的小梗死灶。早期梗死的诊断敏感性达到88%～100%，特异性达到95%～100%。头和颈的血管核磁能够早期发现大血管病灶，为急性期脑梗死的病因诊断，溶栓以及桥接介入治疗提供了科学依据。MRI的最大缺陷是诊断急性脑出血不如CT灵敏,需应用梯度回波技(Gradient echo, GRE)和磁敏感加权成像 (Susceptibility Weighted Imaging,SWI) 观察急性脑实质出血。

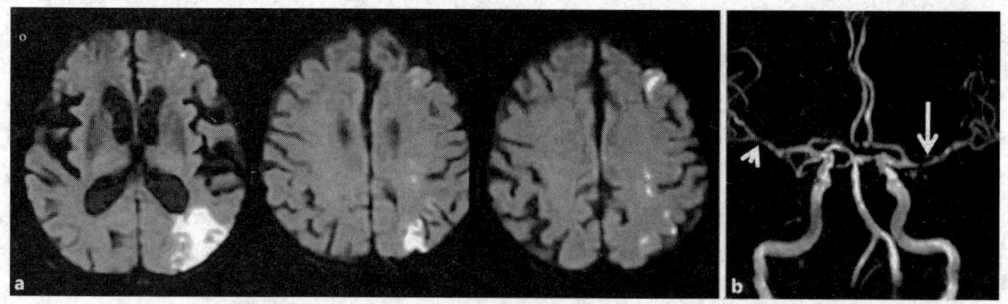

图1-1: 左侧大脑中动脉狭窄 (b) 引起左侧大脑半球额顶叶梗死,核磁显示DWI高信号 (a)

4. 经颅多普勒(TCD)及颈动脉超声检查 通过TCD可发现颅内大动脉狭窄、闭塞,评估侧支循环的情况,进行微栓子监测,在血管造影前评估脑血液循环状况。TCD应用于溶栓治疗监测,对预后判断有参考意义。通过颈动脉超声对颈部动脉和椎-基底动脉的颅外段进行检查,可显示动脉硬化斑块、血管狭窄及闭塞等,是一种便捷的、无创的脑血管检查方法。

5. 数字减影血管造影(DSA)、CT血管造影(CTA)和磁共振动脉成像(MRA) 可以显示脑部大动脉的狭窄、闭塞和其他血管病变,如血管炎、纤维肌性发育不良、颈动脉或椎动脉夹层及Moyamoya病等。作为便捷的、不用注射显影剂的无创性检查,MRA的应用非常广泛,但对于小血管显影不清,尚不能替代DSA及CTA。

【诊断】

中、老年患者,有动脉粥样硬化等脑卒中的危险因素,安静状态下或活动中起病,病前可有反复的TIA发作,症状常在数小时或数天内达高峰。临床所见包括皮层功能障碍(失语、忽视、部分运动受累等)、脑干或小脑功能障碍;既往间歇性跛行、同一供血区TIA、颈动脉杂音、脉搏短绌等有利于临床诊断;脑CT/MRI上,排除脑出血并且大脑皮质或小脑病变及脑干或皮层下半球梗死直径>1.5cm的病灶,提示潜在的大动脉粥样硬化来源;超声或造影检查发现颅内、外责任动脉>50%狭窄或闭塞,如超声或造影检查正常或仅有轻微硬化,则不能提示LAA型脑梗死。

【鉴别诊断】

脑梗死需与下列疾病鉴别。

1.脑出血 多于活动中或情绪激动时起病,多有高血压病史,病情进展快,头痛、恶心、呕吐症状多见,常出现意识障碍、偏瘫和其他神经系统局灶性症状,患者就诊后多血压高,查头颅CT或头颅MRI有助于明确诊断。

2.蛛网膜下腔出血 各年龄组均可见,以青壮年多见,多在动态时起病,病情进展急骤,头痛剧烈,多伴有恶心、呕吐,多无局灶性神经功能缺损的症状和体征,头颅CT或头颅MRI检查有助于明确诊断。

3.硬膜下血肿或硬膜外血肿 多有头部外伤史,病情进行性加重,出现急性脑部受压的症状,如意识障碍、头痛、恶心、呕吐等颅高压症状,瞳孔改变及偏瘫等。某些硬膜下血肿,外伤史不明确,发病较慢,老年人头痛不重,应注意鉴别。头部CT检查在颅骨内板的下方,可发现局限性梭形或新月形高密度区有助于鉴别。

4.颅内占位性病变 颅内肿瘤(特别是瘤卒中时)或脑脓肿也可急性发作,引起局灶性神经功能缺损,类似于脑梗死。脑脓肿可有身体其他部位感染或全身性感染的病史。头部CT及头颅MRI检查有助于明确诊断,但是需要注意脑脓肿超早期病灶未形成脓肿腔时不容易鉴别。

【治疗】

脑梗死的治疗应根据不同的病因、发病机制、临床类型、发病时间等确定治疗方案,实施以分型、分期为核心的个体化治疗原则。在一般内科支持治疗的基础上,可酌情选用改善脑循环、脑保护、抗脑水肿降颅压等措施。在时间窗内有适应证者可行溶栓治疗。有条件的医院,应该建立卒中单元,卒中患者应该收入卒中单元治疗。

1. 一般治疗

(1)保持呼吸道通畅及吸氧：气道功能严重障碍者应给予气道支持(气管插管或切开)及辅助呼吸，合并低氧血症患者(SpO_2低于95%或血气分析提示缺氧)应给予吸氧。

(2)调控血压：①高血压：约70%的缺血性卒中患者急性期血压升高，原因主要包括：疼痛、恶心、呕吐、颅内压增高、躁动、焦虑、卒中后应激状态、病前存在高血压等。目前关于卒中后早期是否应该立即降压、降压目标值、卒中后何时开始恢复原用降压药及降压药物的选择等问题尚缺乏可靠研究证据。关于调控血压的推荐意见：准备溶栓者，血压应控制在收缩压<185mmHg，舒张压<105mmHg；缺血性脑卒中后24小时内血压升高的患者应谨慎处理，应先处理紧张焦虑、疼痛、恶心呕吐及颅内压增高等情况。血压持续升高收缩压≥200mmHg或舒张压≥110mmHg，或伴有严重心功能不全、主动脉夹层、高血压脑病者，可予缓慢降压治疗，并严密观察血压变化；有高血压病史且正在服用降压药者，如病情平稳，可在卒中24小时后开始恢复使用降压药物。②低血压：卒中患者低血压可能的原因有主动脉夹层、血容量减少以及心输出量减少等，应积极查明原因，给予相应处理，必要时采用扩容升压措施。

(3)控制血糖：当患者血糖增高并超过11.1mmol/L时，应给予胰岛素治疗，将血糖控制在7.8～10.0mmol/L；当发生低血糖时，可给予葡萄糖口服或注射治疗，严重低血糖时应首先给予50%葡萄糖20～40ml静脉注射。

(4)降颅压治疗：严重脑水肿和颅内压增高是急性重症脑梗死的常见并发症，是造成死亡的主要原因之一。常用的降颅压药物为甘露醇、甘油果糖和呋塞米。20%甘露醇的常用剂量为125～250ml，每4-6小时使用一次；呋塞米(10～20mg，每2～8小时1次)有助于维持渗透压梯度；其他可用白蛋白佐治，但价格昂贵。甘油果糖也是一种高渗溶液，常用250～500ml静脉滴注，每日1～2次。

(5)吞咽困难：吞咽困难治疗的目的是预防吸入性肺炎，避免因饮食摄取不足导致的液体缺失和营养不良，以及重建吞咽功能。吞咽困难短期内不能恢复者早期可通过鼻饲管进食，持续时间长者经本人或家属同意可行胃造口(PEG)管饲补充营养。

(6)发热、感染：发热主要源于下丘脑体温调节中枢受损或并发感染。中枢性高热的患者，应以物理降温为主(冰帽、冰毯或酒精擦浴)。脑卒中患者急性期容易发生呼吸道、泌尿系感染，是导致病情加重的重要原因。约5.6%卒中患者合并肺炎，其主要原因为吞咽功能差引起的呛咳、误吸以及卧床后排痰能力差。早期识别和处理吞咽问题和误吸，对预防吸入性肺炎作用显著。患者平卧位时头应偏向一侧，以防止舌后坠和分泌物阻塞呼吸道，经常变换体位，定时翻身和拍背，加强康复活动，是防治肺炎的重要措施。尿路感染主要继发于因尿失禁或尿潴留留置导尿管的患者，其中约5%出现败血症，与卒中预后不良有关。疑有肺炎、泌尿系感染的发热患者应及时给予抗生素治疗，但不推荐预防性使用抗生素。

(7)上消化道出血：是由于脑梗死后应激反应，或者口服抗血小板药物，或者应用活血药物后，胃、十二指肠黏膜出血性糜烂和急性溃疡所致。上消化道出血的处理包括：①胃内灌洗：冰生理盐水100～200ml，其中50～100ml加入去甲肾上腺素1～2mg口服；仍不能止血者，将另外的50～100ml冰生理盐水加入凝血酶1000～2000u口服。对有意识障碍或吞咽困难患者，可给予鼻饲导管内注入药物。②静脉应用生长抑素及质子泵抑制剂。③防治休克：如大量出血有循环衰竭表现，应给予补液，必要时可输血液制品。上述多种治疗无效情况下，仍有顽固性大量出血，可在胃镜下进行高频电凝止血或考虑DSA手术止血。

(8)癫痫：缺血性脑卒中后癫痫的早期发生率为2%～33%，晚期发生率为3%～67%。甚至部分患者脑梗死的起病症状为癫痫，可为局灶性发作或者全身性发作形式。有癫痫发作时给予抗癫痫治疗，孤立发作一次或急性期痫性发作控制后，不建议长期使用抗癫痫药，卒中后2～3个月再发的癫痫，建议按癫痫常规治疗进行长期药物治疗。

(9)深静脉血栓形成和肺栓塞：深静脉血栓形成(Deep Vein Thrombosis,DVT)的危险因素包括肢体瘫痪后活动欠佳引起静脉血流淤滞、静脉系统内皮损伤和血液高凝状态。瘫痪重及年老者发生DVT的比例更高，症状性DVT发生率为2%。DVT最重要的并发症为肺栓塞(Pulmonary Embolism, PE)。为减少DVT和PE发生，卒中后应嘱咐患者家属定期活动患肢，鼓励患者尽早活动、抬高下肢；

尽量避免下肢(尤其是瘫痪侧)静脉输液。对于发生DVT及PE风险高且无禁忌者，可给予皮下注射低分子肝素治疗，有抗凝禁忌者给予阿司匹林治疗。

(10)水电解质紊乱：脑卒中患者应常规进行水电解质检测，对有意识障碍和进行脱水治疗的患者，尤其应注意水盐平衡，出现水电解质紊乱时应积极纠正。对低钠血症的患者应根据病因分别治疗，注意纠正低钠血症的速度不宜过快，以免引起脑桥中央髓鞘溶解症。对高钠血症的患者应限制钠的摄入，口服纯净水，严重的可给予5%的葡萄糖溶液静滴，纠正高钠血症不宜过快，以免引起脑水肿。

(11)心脏损伤：脑卒中后容易出现脑心综合征，合并的心脏损伤包括急性心肌缺血、心肌梗死、心律失常及心力衰竭等，也是急性脑血管病的主要死亡原因之一。发病早期应密切观察心脏情况，必要时进行动态心电监测及心肌酶谱检查，及时发现心脏损伤，给予治疗。

2. 专科治疗

(1)溶栓治疗：急性缺血性卒中治疗的关键在于尽早开通阻塞血管，挽救缺血半暗带。目前被证实有效的急性缺血性卒中早期血管再通的治疗方法主要时静脉重组组织型纤溶酶原激活剂(Recombinant Tissue Type Plasminogen Activator, rt-PA)溶栓。随机对照试验的荟萃分析证实发病4.5h内静脉rt-PA溶栓有明确获益，而且溶栓时间越早，获益越大。依据2023年中国脑血管病临床管理指南（第2版），对于发病4.5～9小时、醒后卒中患者，若存在多模态CT或MRI存在不匹配，且不计划或不推荐机械取栓治疗，则推荐rt-PA静脉溶栓。

1)静脉溶栓的适应证：①年龄≥18岁。②发病4.5小时以内(rt-PA)或6小时内(尿激酶)；由于后循环动脉闭塞导致的严重脑梗死死亡率非常高，而溶栓治疗可能是唯一的抢救方法，因此对该部分患者溶栓治疗的时间窗和适应证可以适当放宽。③诊断为缺血性脑卒中，具有明确的神经功能缺损。④脑CT已排除颅内出血。⑤患者或家属签署知情同意书。

2)静脉溶栓的禁忌证：①颅内出血（包括脑实质出血、脑室内出血、蛛网膜下腔出血、硬膜下/外出血）病史。②既往颅内出血病史。③近3个月有严重头颅外伤史或脑梗死病史。④存在颅内肿瘤、动静脉畸形或动脉瘤。⑤近期（3个月内）有颅内或椎管内手术史。⑥近2周内有大型外科手术。⑦近3周内有胃肠或泌尿系统出血。⑧活动性内脏出血。⑨主动脉弓夹层。⑩近1周内有在不易压迫止血部位的动脉穿刺史。以及其他情况包括：严重心、肝、肾功能不全或严重糖尿病患者。急性出血倾向：血小板计数低于正常；已口服抗凝药，且INR>1.7 或凝血酶原时间大于15秒；48小时内接受过肝素治疗(APTT超出正常范围)；正在使用直接凝血酶或Xa因子抑制剂，且敏感的实验室指标(如：APTT、INR、血小板计数、蛇静脉酶凝结时间、凝血酶时间或恰当的Xa因子活性测定)异常。血糖<2.7mmol/L(50mg/dl)；收缩压>180mmHg,或舒张压>100mmHg,或在时间窗内不能安全的将血压控制在要求范围。

存在以下情况时，需仔细权衡风险和获益：①症状轻微或迅速自发缓解。②妊娠。③发病时有痫性发作且遗留神经功能缺损。④近2周内大手术或严重外伤史。⑤近3周内胃肠道或尿道出血史。⑥近3个月内急性心肌梗死史。⑦起病时间相对较长(如发病3～4.5小时应用rt-PA)的患者，存在以下情况之一：年龄>80岁；严重的脑梗死，NIHSS>25分或影像学证据提示缺血性损伤范围大于1/3大脑中动脉供血区；口服抗凝药物；既往有脑梗死及糖尿病病史。

3)溶栓药物治疗方法：①尿激酶：100万单位～150万单位，溶于生理盐水100～200ml中，持续静滴30分钟，用药期间应严密监护患者。②rt-PA:剂量为0.9mg/kg(最大剂量为90mg)静脉滴注，其中10%在最初1分钟内静脉推注，其余持续滴注1个小时，用药期间及用药24小时内应严密监护患者。

(2)血管内治疗：静脉溶栓具有严格的时间窗限制，能够通过其获益的患者不到缺血性卒中患者的3%，同时其治疗效果依然有巨大的优化空间，因此，国内外学者一直在探索对大血管闭塞急性缺血性卒中患者的血管内治疗方法。自2014年底开始，一系列相关研究相继得出了较为一致的研究结果：在经过筛选的前循环大血管闭塞性急性缺血性卒中患者中，以机械取栓为主的血管内治疗可带来明确获益。基于主要针对可回收支架治疗缺血性卒中的6项机械取栓随机对照试验的结果，2015年国内外相关指南对特定人群急诊血管内治疗给予了最高级别的推荐。2015年至今，急性缺血性卒中血管内治疗在多方面取得了研究进展。近年来，中国血管内治疗的数量逐年大幅增长，新的研究也在不断拓展血管内治疗的适宜人群，基于这些最新研究证据，中国卒中学会组织国内本领域专家通过查阅文献、反复征求建议并讨论，在《急性缺血性卒中血管内治疗中国指南2018》的基础上，根据新发现和新证据进行了推荐和建议的更新，制定了《急性缺血性卒中血管内治疗中国指南2023》，旨在总结目前有关急性缺血性卒中血管内治疗的最新研究进展，提出适合我国急性缺血性卒中血管内治疗临床可参考的标准及管理方法。建议临床医师在参照本指南推荐的基础上，结合实际情况对急性缺血性卒中患者采取有针对性的个体化治疗。

1）血管内治疗影像评估方案

对于经筛选发病6h以内、ASPECTS评分（Alberta卒中项目早期CT评分：Alberta Stroke Program Early CT Score）＜6分、拟接受紧急再灌注治疗的患者，或发病超过6h、拟接受紧急再灌注治疗的患者，建议完成CTP检查以明确梗死核心区和缺血半暗带体积。一站式CTA+CTP检查方案可缩短多模式CT的检查时间；对于无法完成CTP的卒中中心，可根据CTA源图像进行梗死核心和缺血半暗带的判断，也可通过MRI的DWI+MRA+PWI方案进行术前评估。

2）血管内治疗患者选择

①发病24h内的急性前、后循环大血管闭塞患者，经过临床及影像筛选后，当符合现有循证依据时，均推荐血管内取栓治疗（Ⅰ类推荐，A级证据）。

②发病6h内的前循环大血管闭塞患者，符合以下标准时，建议血管内取栓治疗：卒中前mRS评分0~1分；缺血性卒中由颈内动脉或大脑中动脉M1段闭塞引起；NIHSS评分≥6分；ASPECTS评分≥6分（Ⅰ类推荐，A级证据）。

③有急诊血管内治疗指征的患者应尽快实施治疗，当符合静脉rt-PA溶栓标准时，建议接受静脉溶栓治疗，但不应等待静脉溶栓效果，应同时桥接血管内治疗（Ⅰ类推荐，A级证据）。

④发病6h内适合血管内治疗的前循环大血管闭塞患者，在无静脉溶栓禁忌时，可以考虑选择替奈普酶静脉溶栓（静脉团注0.25mg/kg，最高25mg），而非阿替普酶，但仍需进一步的随机试验证据证实（Ⅱb类推荐，B级证据）。

⑤距患者最后看起来正常时间在6~16h的前循环大血管闭塞患者，当符合DAWN或DEFUSE3研究入组标准时，推荐血管内治疗（Ⅰ类推荐，A级证据）。

⑥距患者最后看起来正常时间在16~24h的前循环大血管闭塞患者，当符合DAWN研究入组标准时，推荐血管内治疗（Ⅱa类推荐，B级证据）。

⑦发病0~12h内的急性基底动脉闭塞患者，当符合ATTENTION或BAOCHE研究入组标准时，推荐血管内治疗（Ⅰ类推荐，A级证据）。

⑧发病12~24h内的急性基底动脉闭塞患者，当符合BAOCHE入组标准时，推荐血管内治疗（Ⅱa类推荐，B级证据）。

⑨对于发病24h内，伴有大梗死核心的急性前循环大血管闭塞患者，当符合ANGEL-ASPECT、RESCUE-Japan LIMIT或SELECT2研究的入组标准时，推荐血管内治疗（Ⅰ类推荐，A级证据）。

⑩在急诊血管内治疗过程中，经筛选的串联病变（颅外和颅内血管同时急性闭塞）患者，可以考虑进行血管内治疗（Ⅱa类推荐，B级证据）。

⑪急性中等血管闭塞患者，急诊血管内治疗的获益尚不明确，经过筛选及评估风险获益比后，可慎重的选择急诊血管内治疗，但仍需进一步的随机试验证据证实（Ⅱb类推荐，B级证据）。

⑫卒中前mRS评分＞1分，ASPECTS评分＜3分或NIHSS评分＜6分的颈内动脉或大脑中动脉M1段闭塞的患者，在谨慎评估风险获益比后，可以考虑在发病6h内（至股动脉穿刺时间）进行血管内治疗，需要进一步随机试验证据证实（Ⅱb类推荐，B级证据）。

⑬急性缺血性卒中患者考虑血管内治疗时，推荐根据患者危险因素、操作技术特点和其他临床特征个体化选择麻醉方案，尽可能避免血管内治疗延误（Ⅱa类推荐，B级证据）。

⑭发病24h以上的大血管闭塞患者，血管内治疗的获益性尚不明确，应结合中心实际情况，在谨慎筛选的情况下，考虑是否进行急诊血管内治疗（Ⅱb类推荐，B级证据）。

2）血管内治疗操作

①患者能够配合时选择局部麻醉以节省时间，如需要可使用清醒镇静。如估计患者使用清醒镇静在术中配合较差或由于患者的疾病情况使用清醒镇静剂高危或气道情况高危，应使用全身麻醉。术前控制血压在180/105mmHg以下。术中肝素的使用剂量尚有争论，术中可以使用肝素盐水，但通常不肝素化，除非存在高凝状态或预期手术操作时间较长。

②股动脉穿刺后快速行颅脑DSA检查（建议5~10min完成病变血管及能提供代偿的血管的造影），评估病变闭塞情况、侧支循环代偿及操作路径。使用球囊导引导管、6F/8F普通导引导管或90cm长鞘管通过股动脉上行至患侧动脉。使用0.014in（1in=2.54cm）微导丝配合支架微导管穿过血栓到达闭塞远端位置。用少量对比剂超选择造影确认微导管的位置。根据闭塞血管直径及中心经验，推荐：管径>3mm选择6mm支架；管径<3mm选择4mm支架，也可先用4mm支架，无效时再用6mm支架。用生理盐水冲洗微导管内对比剂后，将支架装置通过微导管送入。

③释放支架后造影评估支架位置及张开程度。

④支架到位后放置5min，以使支架在血栓内完全张开。将充分张开的支架装置与微导管一起轻轻拉出体外，期间导引导管持续负压抽吸控制血流。支架张开锚定血栓后，也可在拉栓前去掉微导管，使用"裸导丝技术"提高近端抽吸效果。如联合使用抽吸导管或中间导管时建议进行双重抽吸，通过近端导引导管抽吸或球囊导引导管控制血流，远端抽吸导管或中间导管抽吸提高支架取栓效果。

⑤血管再通定义为所有可治疗血管血流达到eTICI分级≥2b50级，再通时间定义为首次血流通畅时间。

⑥病因考虑为心源性栓塞时，术后可仅用单一抗血小板药物治疗，不用双联抗血小板治疗；考虑为大动脉粥样硬化形成时，建议术后24h排除出血转化后给予双联抗血小板治疗。

⑦如果在支架取栓后发现闭塞部位有高度狭窄（>70%），有引起闭塞的风险，可采取以下治疗计划：重复不同角度血管造影，确认该狭窄不是血管痉挛或动脉夹层造成。使用Dyna-CT排除出血，准备进行颅内粥样硬化病变的颅内血管成形术或支架成形术，以改善远端血流，降低再次闭塞风险。40%~50%的残余狭窄是可接受的。

⑧考虑动脉溶栓的患者，单纯动脉溶栓建议选择rt-PA或尿激酶，目前最佳剂量和灌注速率尚不确定。推荐rt-PA 1mg/min，总剂量不超过40mg，或尿激酶1~3万IU/min，总剂量不超过100万IU。静脉溶栓后的患者，动脉溶栓时rt-PA剂量不超过30mg或尿激酶剂量不超过40万IU。造影显示血管再通或对比剂外渗时，应立即停止溶栓。

⑨明确串联病变或原位狭窄病变，需要进行血管成形术时，可术中使用糖蛋白Ⅱb/Ⅲa受体拮抗剂（替罗非班或依替巴肽），如使用替罗非班，可首先通过静脉或联合导管内给予负荷剂量（每公斤体重0.4μg/min）持续30min（总剂量不超过1mg），后静脉泵入（每公斤体重0.1μg/min）维持24h。如使用依替巴肽，可首先通过静脉或联合导管内推注135~180ug/kg，继之持续静脉输注每公斤体重0.5~2.0ug/min，维持18~24h。术后根据CT复查结果，在停止糖蛋白Ⅱb/Ⅲa受体拮抗剂治疗前4h给予重叠双联抗血小板治疗。术后24h应进行MRA或CTA检查评估靶血管的开通程度。

⑩建议术后即刻使用DSA机器行CT检查，并复查头颅NCCT。术后腹股沟血管穿刺位置常规止血包扎或缝合。

⑪术后患者建议收入神经重症监护病房密切观察，给予标准内科治疗，进行至少24h心电、血压监测，24h内复查头颅CT和脑血管影像检查（TCD、MRA、CTA或DSA），同时进行神经系统全面体格检查（NIHSS）。

(3)抗血小板聚集治疗：不符合溶栓适应证且无禁忌证的缺血性脑卒中患者应在发病后尽早给予口服拜阿司匹林。对于发病24小时内且无禁忌证的非心源性轻型脑梗死患者(NIHSS评分≤3分)，可尽早给予阿司匹林联合氯吡格雷的双重抗血小板治疗，双抗治疗持续时间不超过3周。对于存在颅内大动脉粥样硬化性严重狭窄(70%~99%)的非心源性脑梗死患者，如果无出血风险高等禁忌，可考虑给予阿司匹林联合氯吡格雷的双重抗血小板治疗，双抗治疗持续时间不超过3个月。溶栓治疗者，阿司匹林等抗血小板药物应在溶栓24小时后开始使用。对不能耐受阿司匹林者，可考虑选用氯吡格雷、西洛他唑等抗血小板药物。急性期，双抗治疗期间脑梗死呈进行性加重患者，可考虑使用替罗非班治疗。

(4) 抗凝治疗：①普通肝素，100mg加入5%葡萄糖或0.9%生理盐水500ml中，以每分钟10～20滴的速度静脉滴注；②低分子肝素(LMW),4000～5000IU,腹壁皮下注射，每日2次；③华法林(warfarin)1～3mg,每日1次，口服，3～5天后改为2.5～5mg维持，并参考国际标准化比值(international normalized ratio,INR)调整剂量，使INR控制在2.0～3.0。因华法林起效缓慢，如需快速达到抗凝效果，可同时应用普通肝素或低分子肝素，待华法林充分发挥抗凝效果后停用肝素。

研究表明，卒中后早期应用普通肝素或低分子肝素并不能降低脑梗死患者早期神经功能恶化风险或卒中再发风险，反而增加出血风险。因此，不推荐一般急性脑梗死患者立即应用抗凝药物。对于少数特殊情况，如存在心脏内附壁血栓或动脉夹层等，可在谨慎评估风险和获益后慎重选择抗凝治疗。对于发生DVT及PE风险高且无禁忌者，可给予皮下注射低分子肝素治疗。溶栓后24小时内禁止应用抗凝药物。使用抗凝治疗时应该密切监测凝血功能。

(5) 降纤治疗：很多研究显示脑梗死急性期血浆纤维蛋白原和血液黏度增高，蛇毒酶制剂可显著降低血浆纤维蛋白原，并有轻度溶栓和抑制血栓形成作用。对不适合溶栓并经过严格筛选的脑梗死患者，特别是高纤维蛋白血症者可选用降纤治疗。常用的药物包括巴曲酶(batroxo-bin)、降纤酶(defibrase)及安克洛酶(ancrod)等。

(6) 神经保护治疗：理论上，针对急性缺血或再灌注后细胞损伤的药物(神经保护剂)可保护脑细胞，提高对缺血缺氧的耐受性，但缺乏有说服力的大样本临床观察资料。①依达拉奉及依达拉奉右坎醇：是一种抗氧化剂和自由基清除剂，国内外多个随机双盲安慰剂对照试验提示依达拉奉能改善急性脑梗死的功能结局并安全；②胞磷胆碱：Meta分析提示卒中后24小时内口服胞磷胆碱的患者3个月全面功能恢复的可能性显著高于安慰剂组，安全性与安慰剂组相似；③Cerebrolysin（脑活素）：是一种有神经营养和神经保护作用的药物，国外随机双盲安慰剂对照试验提示其安全并可改善预后；④丁苯酞：是我国自主研发的新药，有口服和静脉制剂，它能够提高抗自由基过氧化物酶酶和超氧化物歧化酶的水平，抑制急性脑梗死导致的缺血损伤。

(7) 扩容治疗：对一般缺血性脑卒中患者，目前尚无充分随机对照试验支持扩容升压可改善预后。对于低血压或脑血流低灌注所致的急性脑梗死如分水岭梗死可考虑扩容治疗，但应注意可能加重脑水肿、心功能衰竭等并发症。

(8) 中医中药治疗：多种药物如三七、丹参、红花、水蛭、地龙、银杏叶制剂等国内常有应用。中成药和针刺治疗急性脑梗死的疗效尚需更多高质量随机对照试验进一步证实，但是有部分特殊患者可根据具体情况结合患者意愿决定是否选用。

(9) 出血转化的治疗：脑梗死出血转化是指急性脑梗死后缺血区血管重新恢复血流灌注导致的出血，它是首次头颅CT/MRI未发现出血，而再次头颅CT/MRI检查时发现有颅内出血。发生率为8.5%～30%,其中有症状的约为1.5%～5%。包括：自然发生的出血和采用干预措施后的出血。它的影像学分型采用ECASS分型或Heidelberg分型（见表）。心源性脑栓塞、大面积脑梗死、占位效应、早期低密度征、年龄大于70岁、伴有糖尿病的患者，应用抗栓药物(尤其是抗凝药物)或溶栓药物等会增加出血转化的风险。症状性出血转化时应停用抗栓和rt-PA等导致出血药物，并依据症状对症处理，必要时手术清除血肿。出血转化后可根据临床评估结果，个体化重新启动或者继续使用抗栓药物。目前推荐应评估患者情况并权衡利弊，待病情稳定后10d至数周后开始抗栓治疗。关于出血转化后启动抗栓治疗的确切时间，有待大样本临床研究进一步探索提供证据。

(10) 康复治疗：康复对脑血管病整体治疗的效果和重要性已被国际公认。病情稳定后应尽早进行，康复的目标是减轻脑卒中引起的功能缺损，提高患者的生活质量。在急性期，康复运动主要是抑制异常的原始反射活动，重建正常运动模式，其次才是加强肌肉力量的训练。除运动康复治疗外，还应注意语言、吞咽、认知、心理、职业与社会康复等

(11)外科治疗和血管介入治疗：对大脑半球的大面积脑梗死，即将或者已经发生脑疝患者，为抢救生命，可施行开颅减压术和(或)部分脑组织切除术。较大的小脑梗死，尤其是影响到脑干功能或引起脑脊液循环阻塞的，可行后颅窝开颅减压和(或)直接切除部分梗死的小脑，以解除脑干压迫，伴有脑积水或具有脑积水危险的患者应进行脑室引流。脑梗死后出血量大时如无禁忌证可手术治疗。脑梗死患者颈动脉狭窄超50%的患者可根据具体情况考虑颈动脉内膜切除术或者介入性治疗包括颅内外血管经皮腔内血管成形术及血管内支架置入等。

【预后及预防】 本病急性期的病死率为5%~15%。存活的患者中，致残率约为50%。影响预后的因素较多，最重要的是神经功能缺损的严重程度，其他还包括患者的年龄及卒中的病因等。通过积极控制脑卒中危险因素，应用抗血小板聚集药物、降脂、稳斑药物，可降低脑卒中复发的危险性。

二、心源性栓塞型 (CE)

心源性栓塞(cardiogenic embolism, CE)是指来源于心脏的栓子随血流进入脑动脉阻塞血管，当侧支循环不能代偿时，引起该动脉供血区脑组织缺血性坏死，出现局灶性神经功能缺损。除了大动脉粥样硬化引起的动脉到动脉栓塞较常见以外，心源性脑栓塞是最为常见且严重的一种脑栓塞类型。

【病因与发病机制】

引起心源性脑栓塞的心脏疾病有心房颤动(atrial fibrillation, AF)、心房扑动、心脏瓣膜病、人工心脏瓣膜、感染性心内膜炎、心肌梗死、心肌病、心力衰竭、心脏黏液瘤、卵圆孔未闭、扩张性心肌病等。存在以上疾病时，在心脏内壁和瓣膜形成的血栓或赘生物脱落后可阻塞脑动脉，引起脑栓塞。一些存在右向左分流的心脏病如卵圆孔未闭等，可导致静脉系统的栓子不经过肺循环而直接进入左心，并随血流到达脑动脉，引起反常性栓塞。心源性栓子分为高危组和中危组。心房颤动是心源性脑栓塞中最常见的原因。心房颤动的发病率随着年龄增加而增加，即使是阵发性心房颤动也增加脑栓塞风险。

【病理】

心源性脑栓塞可以发生在脑的任何部位，由于左侧颈总动脉直接起源于主动脉弓，故栓塞部位以左侧大脑中动脉的供血区较多，其主干是最常见的发病部位。由于脑栓塞常突然阻塞动脉，易引起脑血管痉挛，加重脑组织的缺血程度。因心源性栓子通常相对较大，易阻塞较大血管；加上起病迅速，无足够的时间建立侧支循环，所以心源性脑栓塞与大动脉粥样硬化性脑梗死相比，病变范围大，临床症状较重。心源性脑栓塞引起的脑组织坏死可以是贫血性或出血性梗死。脑栓塞发生后，栓子可以不再移动，牢固地阻塞管腔，形成贫血性梗死；如果栓子分解碎裂，进入更小的血管，最初栓塞动脉的血管壁已受损，血流恢复后易从破损的血管壁流出，形成出血性梗死(hemorrhagic infarction, HI)。

【临床表现】

任何年龄均可发病，多有心房颤动或风湿性心脏病等病史。一般发病无明显诱因，也很少有前驱症状。心源性脑栓塞是起病速度最快的一类脑卒中，症状常在数秒或数分钟之内达到高峰，多为完全性卒中。偶尔病情在数小时内逐渐进展，症状加重，可能是脑栓塞后有逆行性的血栓形成。起病后多数患者有意识障碍，但持续时间常较短。当颅内大动脉或椎-基底动脉栓塞时，脑水肿导致颅内压增高，短时间内患者出现昏迷。心源性脑栓塞造成急性脑血液循环障碍，引起癫痫发作，其发生率高于大动脉粥样硬化性脑梗死。发生于颈内动脉系统的脑栓塞约占80%，发生于椎-基底动脉系统的脑栓塞约占20%。临床症状取决于栓塞的血管及阻塞的位置，表现为局灶性神经功能缺损。大约30%的脑栓塞为出血性梗死，可出现意识障碍突然加重或肢体瘫痪加重，应注意识别。患者可有心房颤动、风湿性心内膜炎、心肌梗死等疾病的表现，或有心脏手术及介入性治疗等病史。部分患者有皮肤、黏膜栓塞或其他脏器栓塞的表现。

【辅助检查】

1. 常规进行心电图、胸部X线片和超声心动图检查 怀疑感染性心内膜炎时，应进行血常规、血沉和血细菌培养等检查。特殊检查还包括24小时Holter监护、经食管超声心动图、心脏声学造影、发泡实验等。

2. 头部CT及MRI 可显示脑栓塞的部位和范围。CT检查在病变部位出现低密度的改变，发生出血性梗死时可见在低密度的梗死区出现1个或多个高密度影。余同大动脉粥样硬化性脑梗死。

【诊断及鉴别诊断】

本病任何年龄均可发病，病前有心房颤动或风湿性心脏病等病史。起病急，症状常在数秒或数分钟达到高峰，表现为偏瘫、失语等局灶性神经功能缺损。头颅CT和MRI有助于明确诊断。本病应与其他脑血管病，如脑出血等鉴别。其他少见的栓子，如脂肪滴、空气、肿瘤细胞、寄生虫卵和异物等也可引起脑栓塞，应注意鉴别。

【治疗】

心源性脑梗死与大动脉粥样硬化性脑梗死的基本治疗原则相似，包括急性期的综合治疗，尽可能恢复脑部血液循环，进行康复治疗。因为心源性脑栓塞容易再发，急性期应注意休息，避免活动量过大，以降低再发的风险。当发生出血性脑梗死时，要立即停用溶栓、抗凝和抗血小板聚集的药物，防止出血加重和血肿扩大，适当应用止血药物，治疗脑水肿，调节血压；若血肿量较大，内科保守治疗无效时，考虑手术治疗。对感染性栓塞应使用抗生素，并禁用溶栓和抗凝治疗，防止感染扩散。对于心源性脑栓塞的预防非常重要。主要是进行抗凝和抗血小板治疗。同时要治疗原发病，纠正心律失常，针对心脏瓣膜病和引起心内膜病变的相关疾病，进行有效防治，根除栓子的来源，防止复发。

【预后】

急性期病死率为5%～15%，多死于严重脑水肿引起的脑疝、肺炎和心力衰竭等。心源性脑梗死容易复发，10%～20%在10天内发生第二次栓塞，复发者病死率更高。

三、小动脉闭塞型

小动脉闭塞(small artery occlusion)性脑梗死主要是指大脑半球或脑干深部的小穿支动脉，在高血压等各种疾病的基础上，血管壁发生病变，导致管腔闭塞，形成小的梗死灶。常见的发病部位有壳核、尾状核、内囊、丘脑及脑桥等。

【病因与发病机制】

病因主要为高血压引起的脑部小动脉玻璃样变、动脉硬化性病变及纤维素样坏死等。部分患者有糖尿病史，进而发生小血管病变。另外，小穿支动脉粥样硬化、血管炎及遗传性疾病等也可导致小穿支动脉闭塞。病变血管是直径100～200μm的深穿支，多为终末动脉。血管壁的病变引起管腔狭窄，当有血栓形成或微栓子脱落阻塞血管时，由于侧支循环差，故发生缺血性梗死。梗死灶多为直径0.2～15mm的囊性病灶，呈多发性，小梗死灶仅稍大于血管管径。坏死组织被吸收后，可残留小囊腔。

【临床表现】

多见于中老年人，多有长期高血压病史。急性起病，一般无头痛，也无意识障碍。小动脉闭塞性脑梗死多数表现为腔隙性脑梗死(lacunar infarction)，Fisher将腔隙性脑梗死的症状归纳为21种综合征。临床较为常见的有4种。

1. 纯运动性轻偏瘫 是最常见的类型，约占60%。偏瘫累及同侧面部和肢体，瘫痪程度大致均等，不伴有感觉障碍、视野改变及语言障碍。病变部位在内囊、放射冠或脑桥等处。

2. 构音障碍-手笨拙综合征 约占20%，表现为构音障碍、吞咽困难、病变对侧面瘫、手轻度无力及精细运动障碍。病变常位于脑桥基底部或内囊。

3. 纯感觉性卒中 约占10%，表现为偏身感觉障碍，可伴有感觉异常，病变位于丘脑腹后外侧核。

4. 共济失调性轻偏瘫 表现为轻偏瘫，合并有瘫痪侧肢体共济失调，常下肢重于上肢。病变多位于脑桥基底部、内囊或皮质下白质。

本病常反复发作，引起多发性腔隙性脑梗死，常累及双侧皮质脊髓束和皮质脑干束，出现假性延髓麻痹、认知功能损害、痴呆、帕金森综合征等表现。

【辅助检查】

头部CT检查可发现病变部位出现低密度改变，对于小病灶或病灶位于脑干时，应进行头MRI检查。影像学检查是确诊的主要依据。DWI对于诊断更有帮助。

【诊断及鉴别诊断】

中老年患者，有多年高血压病史，急性起病，出现局灶性神经功能缺损，头部CT或MRI检查可发现相应的脑部有符合小穿支动脉闭塞特征的病灶，可做出诊断。本病应与小量脑出血、脱髓鞘病、脑囊虫病及转移瘤等引起的腔隙性软化灶鉴别。

【治疗】

基本的治疗原则可参考本节"大动脉粥样硬化型"部分。虽然小动脉闭塞性脑梗死的预后良好，但易反复发作，故预防疾病复发尤为重要。应针对脑血管病的各种危险因素及病因进行规范化地治疗和二级预防。

【预后】

本病预后良好，病死率和致残率均低，但容易反复发作。

四、其他病因型

此类型包括了一些脑梗死少见病因，包括非动脉粥样硬化性血管壁、高凝状态和血液病等。此类型的患者临床症状和脑CT/MRI检查提示缺血性卒中，而病灶大小和位置不限。血液学或血管影像学检查提示一些少见病因，且能够排除大动脉粥样硬化和心源性栓塞等。包括：血管畸形（比如动静脉畸形、烟雾病或者烟雾综合征）、夹层动脉瘤、凝血机制障碍疾病、血液成分改变（比如真性红细胞增多症，血小板增多症，血小板减少症）、血管炎（比如梅毒）、结缔组织病（比如：SLE、无脉征）、脱水、肌纤维营养不良等。下面主要介绍由于血流动力学因素引起的脑分水岭梗死。

脑分水岭梗死（CWSI）是指脑内相邻动脉供血区之间的边缘带发生的脑梗死。约占全部脑梗死的10%。脑分水岭梗死多数是大动脉粥样硬化性脑梗死的一种类型。

根据脑内血液循环分布特点，CWSI分为皮质型和皮质下型。常见的几种类型如下：①皮质前型：大脑前动脉(ACA)与大脑中动脉(MCA)皮层支之间的分水岭区，位于额顶叶，呈带状或楔形；②皮质后型：MCA和大脑后动脉(PCA)皮层支之间的分水岭区，位于角回和顶叶后部，此型最常见；③皮质上型：ACA/MCA/PCA皮质支供血区之间的分水岭区，位于额中回，中央前、后回上部，顶上小叶和枕叶上部；④皮质下前型：ACA皮质支与回返支、MCA的皮质支与豆纹动脉或脉络膜前动脉之间的分水岭区，位于侧脑室前角外侧，呈条索状；⑤皮质下上型：脉络膜动脉与MCA之间的分水岭区，位于侧脑室体旁，沿尾状核体外侧呈条索状前后走行；⑥皮质下外侧型：豆纹动脉与岛叶动脉之间的分水岭，位于壳核外侧和脑岛之间。少见的CWSI类型有小脑分水岭梗死和脑干的分水岭梗死等。（见图1-2，1-3）

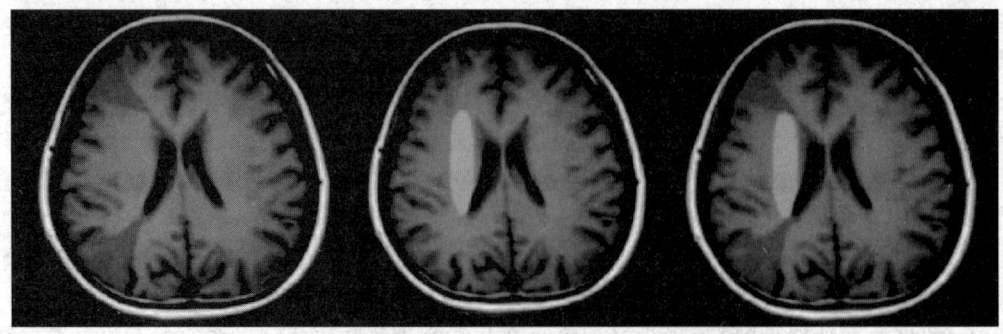

图1-2：显示皮质分水岭梗死和皮层下分水岭梗死部位

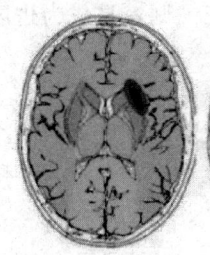 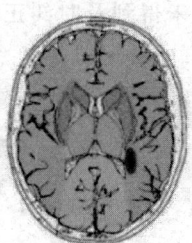 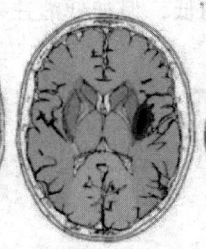 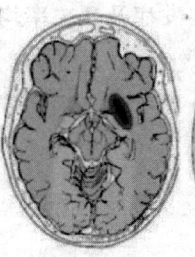 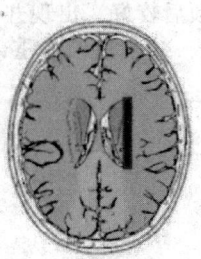

皮质下前型　　皮质下后型　　皮质下外侧型　　皮质下下型　　皮质下上型

图1-3：显示皮质下分水岭梗死的具体分型及累及部位

【病因与发病机制】

脑边缘带的供血动脉是终末血管，在体循环低血压和有效循环血量减少时，边缘带最先发生缺血性改变。CWSI是在脑动脉狭窄的基础上，发生血流动力学异常，如血容量减少及体循环低血压等情况所致。常见病因有各种原因引起的休克、麻醉药过量、降压药使用不当、心脏手术合并低血压及严重脱水等。颈内动脉狭窄(>50%)或闭塞时，血管远端压力会受到影响。由于大脑前、中动脉的交界区血供相对薄弱，故容易出现边缘带梗死。其他原因有血管内微栓子随血液进入脑动脉皮层支，或构成Willis环的后交通动脉直径小于1mm或缺如等。

【病理】

CWSI最常见的发病部位是大脑中动脉与大脑后动脉之间的分水岭区，其次为大脑前、中动脉之间，大脑前、中、后动脉之间，偶见于基底节、侧脑室旁白质及小脑。皮质梗死的病灶呈楔形改变，尖端向侧脑室，底部向软脑膜面，以皮层损害为主。大脑前、中、后动脉之间的梗死灶，位于大脑皮质，由前至后呈"C"形分布，与矢状缝平行。皮质下的病灶多呈条索状。

【临床表现】

发病年龄多在50岁以上，病前可有高血压、糖尿病、血脂异常及冠心病等，部分患者有TIA发作史。皮质前型表现为以上肢为主的中枢性偏瘫及偏身感觉障碍，可伴有额叶症状，如精神障碍、强握反射等，优势半球受累有经皮质运动性失语。皮质后型以偏盲最常见，可有皮质感觉障碍、轻偏瘫等，优势半球受累有经皮质感觉性失语，非优势半球受累有体象障碍。皮质下型可累及基底节、内囊及侧脑室体部等，主要表现为偏瘫及偏身感觉障碍等症状。

后循环分水岭梗死主要发生于小脑交界区，多在小脑上动脉和小脑后下动脉之间，表现为轻度小脑性共济失调。脑干的分水岭梗死常见于脑桥被盖部和基底部连接处的内侧区，可表现为意识障碍、瞳孔缩小及双眼向病灶对侧凝视等。

【辅助检查】

头颅CT显示梗死灶呈带状或楔形低密度影，底边靠外，尖端朝内。头颅MRI的T1呈低信号，T2呈高信号，并能明确显示梗死部位和形状。头灌注CT、功能磁共振DWI和PWI能发现缺血损伤的程度和分布，并显示低灌注区域的范围。TCD可发现狭窄的脑动脉及进行微栓子的监测。血管造影检查可发现颈内动脉或其他脑内大动脉的严重狭窄或闭塞。

【诊断及鉴别诊断】

多见于50岁以上的患者，发病前有血压下降或血容量不足的表现，出现局灶性神经功能缺损，头部CT或MRI显示在相应分水岭区存在楔形或带状梗死灶，常可以确诊。

【治疗】

首先要纠正低血压，补足血容量，并改善患者的血液高凝状态，适当扩容治疗，输液可采用生理盐水、低分子右旋糖酐(注意不能用于对本药过敏的患者)或其他血浆代用品(如羟乙基淀粉)。同时要积极治疗原发病。其他的治疗原则可参考LAA部分。

【预后】

预后较好，出现并发症及死亡率均低。但如低灌注未得到及时纠正，则容易成为进展性卒中，病情逐渐加重。

第二节 短暂性脑缺血发作

短暂性脑缺血发作(transient ischemic attack, TIA)是指由于脑、视网膜或脊髓局灶性缺血所致的、不伴急性梗死的短暂性神经功能障碍发作。是缺血性卒中最重要的危险因素。通常TIA发病后7d内的卒中发生率为8.0%~10.5%，90d内可达到10.5%~14.6%。TIA的临床症状一般多在1~2小时内恢复，不遗留神经功能缺损症状和体征，且影像学上没有急性脑梗死的证据。

【病因与发病机制】

有关TIA的病因和发病机制的学说很多，主要有以下几方面。

1.微栓塞 来源于颈部和颅内大动脉，尤其是动脉分叉处的动脉粥样硬化斑块破裂后栓子脱落或心源性(常见于心房颤动患者)的微栓子脱落，随血液流入脑中，阻塞远端血管引起临床症状。而当微栓子崩解或向血管远端移动后，局部血流恢复，症状便消失。

2.血流动力学改变 在各种原因引起的颈部或颅内动脉狭窄的基础上，当出现低血压或血压波动时，狭窄部位远端血管的血流减少，可发生短暂性脑缺血症状，当血压回升后，局部脑血流恢复正常，TIA的症状消失。这种类型的TIA占很大部分。此外，脑动脉狭窄导致的TIA发作多具有短暂、刻板、频繁的特点。

3.血液成分改变 如真性红细胞增多症，血液中有形成分在脑部微血管中淤积，阻塞微血管，也可导致TIA。其他血液系统疾病如贫血、白血病、血小板增多症、异常蛋白血症、血纤维蛋白原含量增高和各种原因所致的血液高凝状态等都可能引起TIA。

4.其他 颅内动脉炎和脑盗血综合征也会引起TIA。当无名动脉和锁骨下动脉狭窄或闭塞时，上肢活动可能引起椎动脉-锁骨下动脉盗血现象，导致椎-基底动脉系统TIA。脑血管痉挛或受压也可引起脑缺血发作。

【临床表现】

TIA多发生于中老年人(50~70岁)，男性多于女性。患者多伴有高血压、糖尿病、血脂异常、动脉粥样硬化和心脏病等脑血管病的危险因素。起病突然，迅速出现局灶性神经系统或视网膜的功能缺损，一般多在1~2小时内恢复，不遗留神经功能缺损体征。多有反复发作的病史，每次发作时的临床表现基本相似。椎-基底动脉系统TIA更易出现反复发作。TIA具有发作性、短暂性、可逆性、反复性的临床特征，而临床症状多种多样，取决于受累血管的分布。

1.颈内动脉系统TIA 神经功能缺损的中位持续时间为14min。临床表现与受累血管分布有关。

(1) **大脑中动脉供血区的TIA**：可出现缺血对侧肢体的单瘫、轻偏瘫、面瘫和舌瘫，可伴有偏身感觉障碍和对侧同向偏盲，优势半球受损常出现失语和失用，非优势半球受损可出现空间定向障碍。

(2) **大脑前动脉供血区的TIA**：可出现人格和情感障碍、对侧下肢无力。

(3) **颈内动脉的眼支供血区TIA**：表现眼前灰暗感、云雾状或视物模糊，甚至为单眼一过性黑矇、失明。

(4) **颈内动脉主干供血区缺血**：可表现为眼动脉交叉瘫（患侧单眼一过性黑矇、失明和/或对侧偏瘫及感觉障碍），Horner交叉瘫（患侧Horner征、对侧偏瘫）。

2.椎-基底动脉系统TIA 神经功能缺损的中位持续时间为8min。最常见表现是眩晕、平衡障碍、眼球运动异常和复视。可有单侧或双侧面部、口周麻木，单独出现或伴有对侧肢体瘫痪、感觉障碍，呈现典型或不典型的脑干缺血综合征。此外，椎基底动脉系统TIA还可出现下列几种特殊表现的临床综合征：

(1) **跌倒发作**：表现为下肢突然失去张力而跌倒，无意识丧失，常可很快自行站起，系脑干下部网状结构缺血所致。有时见于患者转头或仰头时。

（2）**短暂性全面遗忘症**：发作时出现短时间记忆丧失，对时间、地点定向障碍，但谈话、书写和计算能力正常，一般症状持续数小时，然后完全好转，不遗留记忆损害。发病机制仍不十分清楚，部分发病可能是大脑后动脉颞支缺血累及边缘系统的颞叶海马、海马旁回和穹隆所致。

（3）**双眼视力障碍发作**：双侧大脑后动脉距状支缺血导致枕叶视皮质受累，引起暂时性皮质盲。

值得注意的是，椎-基底动脉系统TIA患者很少出现孤立的眩晕、耳鸣、恶心、晕厥头痛、尿便失禁、嗜睡或癫痫等症状，往往合并有其他脑干或大脑后动脉供血区缺血的症状和/或体征。

除上述常见的症状外，颈内动脉系统及椎-基底动脉系统TIA还可表现有精神症状、意识障碍、半侧舞蹈样发作或偏身投掷等。

【辅助检查】

1.常规化验 如血常规、凝血功能、血糖和血脂等检测，对查找病因、判定预后及预防脑卒中是十分必要的。

2.心电图及超声心动图 有助于判断是否有心源性栓子的可能。

3.头部CT和MRI TIA患者应尽快行头部CT或MRI检查，一般头部CT和MRI检查多正常。MRI弥散加权成像(DWI)有助于发现新发梗死灶。在TIA发作时，灌注加权成像(PWI)可显示脑局部缺血性改变。

4.经颅多普勒(TCD)及颈动脉超声 通过TCD检查可监测微栓子；能发现狭窄或闭塞的颅内大动脉，并判断其狭窄程度；可评估侧支循环的代偿，了解脑血液循环状况。通过颈动脉超声对颈部动脉和椎-基底动脉的颅外段进行检查，可发现动脉硬化斑块并评价斑块性质；也可判断血管狭窄的程度及是否存在闭塞。

5.血管造影 MRA和CTA是无创性血管成像技术，可以初步了解脑部血管狭窄等情况。DSA检查是评估颅内外血管病变最为准确的诊断方法，尽管是有创检查，其严重并发症的发生率为0.5%~1.0%。

【诊断】

多数TIA患者就诊时临床症状已经消失，故诊断主要依靠病史。中老年人突然出现局灶性脑损害症状，符合颈内动脉系统与椎-基底动脉系统及其分支缺血后的表现，持续数分钟或数小时后完全恢复，应高度怀疑为TIA。如头部CT和MRI正常或未显示责任病灶，在排除其他疾病后，即可诊断TIA。临床诊断步骤：①是否为TIA；②哪个系统的TIA；③病因发病机制分类；④TIA危险因素评估。危险分层：TIA患者发生卒中风险高，一些临床特征如年龄、症状持续时间及糖尿病等与其卒中风险密切相关。根据以上特征制定的相应评分可对TIA患者的卒中发生风险进行分层，常用的有ABCD评分系统，包括ABCD（2005年）、ABCD2（2007年）、ABCD3（2010年）及ABCD3-I（2011年）（见表1-1，1-2）。

ABCD评分系统

项目		ABCD 分值	ABCD 2 分值	ABCD 3 分值	ABCD 3-I 分值
年龄(A)	≥60岁	1	1	1	1
血压(B)	收缩压＞140mmHg 或舒张压＞90mmHg	1	1	1	1
临床症状(C)	一侧无力	2	2	2	2
	不伴无力的言语障碍	1	1	1	1
症状持续时间(D)	＞60min	2	2	2	2
	10～59min	1	1	1	1
糖尿病(D)	有	—	1	1	1
双重TIA(7天内)(D)	有	—	—	2	2
影像学检查(I)	同侧颈动脉狭窄≥50%	—	—	—	2
	DWI检查出高信号	—	—	—	2
总分	—	0～6	0～7	0～9	0～13

表1-1：ABCD评分系统

不同ABCD分级方法所采用的不同风险分层界值/分

ABCD评分系统	低危	中危	高危
ABCD分值	0～2	3～4	5～6
ABCD 2分值	0～3	4～5	6～7
ABCD 3分值	0～3	4～5	6～9
ABCD 3-I分值	0～3	4～7	8～13

表1-2：不同ABCD评分的界值

【鉴别诊断】

1.部分性癫痫 发作一般表现为局部肢体抽动，多起自一侧口角，然后扩展到面部或一侧肢体，或者表现为肢体麻木感和针刺感等，一般持续时间更短，脑电图可有异常。部分性癫痫大多由脑部局灶性病变引起，头部CT和MRI可能发现病灶。

2.梅尼埃病(Meniere disease) 好发于中年人，表现为反复发作性眩晕伴恶心、呕吐，每次持续数小时，一侧耳鸣，耳内胀满感，随着发作次数的增多，逐渐出现听力减退。除自发性眼震，中枢神经系统检查正常。冷热水试验可见前庭功能减退或消失。

3.良性发作性位置性眩晕(benign paroxysmal positional vertigo，BPPV) 在所有眩晕性疾病中，BPPV的发病率最高，其患病率随着年龄增加而增加，女性患病率大于男性。BPPV是一种位置性眩晕，与头位变换有关，每次发作持续时间短暂，多数小于1分钟。Dix-Hallpike位置验有助于诊断。针对耳石的手法复位效果较好。

4.偏头痛 以肢体运动障碍为先兆的先兆性偏头痛及家族性偏瘫性偏头痛，在头痛发作前表现有短暂的(5～60分钟)偏瘫，同时可有偏身感觉障碍和(或)语言障碍。但偏头痛患者多为青少年，先兆后有剧烈的头痛，头痛性质符合偏头痛的诊断标准，且多有家族史，尤其家族性偏瘫性偏头痛患者有明确的家族史。

5.其他 某些疾病偶尔也可出现发作性症状,应注意鉴别,如多发性硬化的发作性症状可表现有构音障碍、共济失调等,类似于TIA;某些颅内接近于皮层或皮层内的占位性病变,如脑膜瘤和脑转移瘤等,也会引起近似于TIA的症状;低血糖、低血压、慢性硬膜下血肿和小灶性脑出血也可以出现TIA的症状,对这些疾病要注意鉴别。

【治疗】

TIA是卒中的高危因素,应给予足够重视,积极筛查病因及危险因素,全面评估,积极给予相应治疗,同时应遵循个体化原则。

1.药物治疗

(1)抗血小板聚集药物:对非心源性TIA患者,建议给予抗血小板治疗而非抗凝治疗。抗血小板药物主要包括拜阿司匹林(100mg,每日1次)和氯吡格雷(75mg,每日1次)。拜阿司匹林通过抑制环氧化酶而抑制血小板聚集,长期服用对消化道有刺激性,严重时可致消化道出血。氯吡格雷是ADP诱导血小板聚集的抑制剂,与阿司匹林相比上消化道出血的发生率显著减少,在预防血管性事件发生方面优于阿司匹林。对于发病24小时内高风险(ABCD2评分≥4分)的TIA患者,可给予阿司匹林联合氯吡格雷的双重抗血小板治疗,双抗治疗持续时间不超过3周。对于存在颅内大动脉粥样硬化性严重狭窄(70%~99%)的急性非心源性TIA患者,可考虑给予阿司匹林联合氯吡格雷的双重抗血小板治疗,双抗治疗持续时间不超过3个月。不推荐一般患者长期进行阿司匹林联合氯吡格雷的双重抗血小板治疗。有条件的医疗结构推荐进行CYP2C19基因快速检测,以指导抗血小板药物的选择。

(2)抗凝治疗:抗凝治疗不应作为TIA患者的常规治疗。对于伴有心房颤动(包括阵发性)、风湿性二尖瓣病变及人工机械瓣膜等的TIA患者(感染性心内膜炎除外),建议使用华法林(warfarin)口服抗凝治疗。因华法林起效缓慢,如需快速达到抗凝效果,可同时应用普通肝素或低分子肝素,待华法林充分发挥抗凝效果后停用肝素。一般华法林1~3mg,每日1次,口服,3~5天后改为2.5~5mg维持,并参考国际标准化比值(international normalized ratio,INR)调整剂量,使INR控制在2.0~3.0。有出血倾向、溃疡病、严重高血压及肝肾疾病的患者禁忌抗凝治疗。非瓣膜性心房颤动患者除了可应用华法林外也可选用新型口服抗凝药物达比加群酯。对于存在抗凝治疗禁忌或拒绝接受抗凝治疗的患者,应使用抗血小板药物治疗。

(3)钙拮抗剂:能阻止细胞内钙超载,防止血管痉挛,增加血流量,改善微循环。尼莫地平(nimodipine)20~40mg,每日3次;盐酸氟桂利嗪(flunarizine)5~10mg,每日睡前口服1次。

(4)其他:可应用中医中药,也可用改善循环药物。如患者血纤维蛋白原明显增高,可以考虑应用降纤药物如巴曲酶、降纤酶、蚓激酶等。

2.病因治疗 对TIA患者要积极查找病因,针对可能存在的脑血管病危险因素,如高血压、糖尿病、血脂异常、心脏疾病等进行积极有效的干预治疗。同时应建立健康的生活方式,合理运动,避免酗酒,适度降低体重等。病因治疗是预防TIA复发的关键。

3.手术和介入治疗 常用方法包括颈动脉内膜切除术(CEA)和动脉血管成形术(PTA)。

【预后】

TIA患者发生卒中的概率明显高于一般人群。TIA患者短期卒中风险很高,其7天内卒中风险为4%~10%;3个月内卒中风险为10%~20%(平均为11%),其中有25%~50%发生于TIA后2天内。DWI发现新发梗死灶的患者按新的定义属于缺血性卒中,该部分患者再发卒中风险高。另外,TIA患者发生心肌梗死和猝死的风险也增高。

第三节 脑出血

脑出血(intracerebral hemorrhage,ICH)是指原发性非外伤性脑实质内出血，也称自发性脑出血，占急性脑血管病的20%~30%。年发病率为60~80/10万人，急性期病死率为30%~40%，是急性脑血管病中病死率最高的。在脑出血中大脑半球出血约占80%，脑干和小脑出血约占20%。本节重点介绍最常见的高血压性脑出血。

【病因】

最常见的病因是高血压合并细、小动脉硬化，其他病因包括脑动静脉畸形、动脉瘤、血液病(白血病、再生障碍性贫血、血小板减少性紫癜、血友病和镰状细胞贫血病等)、梗死后出血、脑淀粉样血管病(cerebral amyloid angiopathy,CAA)、moyamoya病、脑动脉炎、抗凝或溶栓治疗、瘤卒中等。

【发病机制】

脑内动脉壁薄弱，中层肌细胞和外膜结缔组织较少，而且无外弹力层。长期高血压使脑细、小动脉发生玻璃样变及纤维素性坏死，管壁弹性减弱，血压骤然升高时血管易破裂出血。在血流冲击下，血管壁病变也会导致微小动脉瘤形成，当血压剧烈波动时，微小动脉瘤破裂而导致脑出血。高血压脑出血的发病部位以基底节区最多见，主要是因为供应此处的豆纹动脉从大脑中动脉呈直角发出（见图1-4），在原有血管病变的基础上，受到压力较高的血流冲击后易致血管破裂。

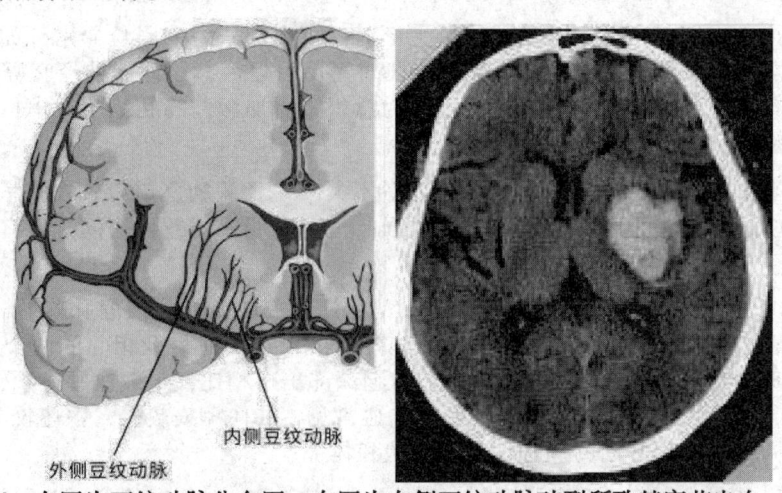

图1-4： 左图为豆纹动脉分布图；右图为左侧豆纹动脉破裂所致基底节出血

【病理】

脑出血的常见部位是壳核，占全部脑出血的30%~50%(见图)。其次为丘脑、脑叶、脑桥、小脑及脑室等。不同病因的脑出血，出血特点不同。高血压病、CAA、脑动脉瘤和脑动静脉畸形等常导致血管破裂，出血量大，病情较重；血液病、脑动脉炎及部分梗死后出血常表现为点状、环状出血，出血量小，症状相对较轻。出血侧大脑半球肿胀，脑回宽，脑沟浅，血液可破入脑室系统或流入蛛网膜下腔。脑出血后由于血肿的占位效应及血肿周围脑组织水肿，可引起脑组织受压移位。幕上半球的出血，血肿向下挤压丘脑下部和脑干，使其变形、移位和继出血，并常出现小脑天幕疝；如中线结构下移，可形成中心疝；如颅内压增高明显或小脑大量出血时可发生枕骨大孔疝。新鲜的出血呈红色，红细胞降解后形成含铁血黄素而带棕色。血块溶解，吞噬细胞清除含铁血黄素和坏死的脑组织，胶质增生，小出血灶形成胶质瘢痕，大出血灶形成中风囊，囊腔内有含铁血黄素等血红蛋白降解产物及黄色透明黏液。

【临床表现】

脑出血常发生于50岁以上患者,多有高血压病史。多在活动中或情绪激动时突然起病,少数在安静状态下发病。患者一般无前驱症状,少数可有头晕、头痛及肢体无力等。发病后症状在数分钟至数小时内达到高峰。血压常明显升高,并出现头痛、呕吐、肢体瘫痪、意识障碍、脑膜刺激征和痫性发作等。临床表现的轻重主要取决于出血量和出血部位。

1. 基底节区出血 其中壳核是高血压脑出血最常见的出血部位,占50%~60%,丘脑出血约占24%,尾状核出血少见。

(1)**壳核出血**:主要是豆纹动脉尤其是其外侧支破裂引起。血肿常向内扩展波及内囊。临床表现取决于血肿部位和血肿量。损伤内囊常引起对侧偏瘫、对侧偏身感觉障碍和同向性偏盲。还可表现有双眼向病灶侧凝视,优势半球受累可有失语。出血量大时患者很快出现昏迷,病情在数小时内迅速恶化。出血量较小则可表现为纯运动或纯感觉障碍,仅凭临床表现无法与脑梗死区分。

(2)**丘脑出血**:主要是丘脑穿通动脉或丘脑膝状体动脉破裂引起。出血侵及内囊可出现对侧肢体瘫痪,多为下肢重于上肢;感觉障碍较重,深、浅感觉同时受累,但深感觉障碍明显,可伴有偏身自发性疼痛和感觉过度;优势半球出血的患者,可出现失语,非优势半球受累,可有体象障碍及偏侧忽视等。丘脑出血可出现精神障碍,表现为情感淡漠、视幻觉及情绪低落等,还可出现丘脑语言(言语缓慢不清、重复言语、发音困难、复述差、朗读正常)和丘脑痴呆(记忆力减退、计算力下降、情感障碍、人格改变)。

丘脑出血向下扩展到下丘脑或中脑上部时,可引起一系列眼位异常,如垂直凝视或侧视麻痹、双眼分离性斜视、凝视鼻尖、瞳孔对光反射迟钝、假性展神经麻痹及会聚障碍等。血肿波及丘脑下部或破入第三脑室,表现为意识障碍加深,瞳孔缩小,中枢性高热及去大脑强直等症状。

(3)**尾状核头出血**:较少见。一般出血量不大,多经侧脑室前角破入脑室。临床表现为头痛、呕吐、对侧中枢性面舌瘫、轻度项强;也可无明显的肢体瘫痪,仅有脑膜刺激征,与蛛网膜下腔出血的表现相似。

2. 脑叶出血 占脑出血的5%~10%。常见原因有CAA、脑动静脉畸形、血液病、高血压、moyamoya病等。血肿常局限于一个脑叶内,也可同时累及相邻的两个脑叶,一般以顶叶最多见,其次为颞叶、枕叶及额叶。与脑深部出血相比,一般血肿体积较大。临床可表现为头痛、呕吐等,癫痫发作比其他部位出血常见,肢体瘫痪较轻,昏迷较少见。根据累及脑叶的不同,可出现不同的局灶性定位症状和体征:

①**额叶出血**:可有前额痛及呕吐,痫性发作较多见;对侧轻偏瘫、共同偏视、精神障碍、尿便障碍,并出现摸索和强握反射等;优势半球出血时可出现运动性失语。

②**顶叶出血**:偏瘫较轻,而偏侧感觉障碍显著;对侧下象限盲;优势半球出血时可出现混合性失语,非优势侧受累有体象障碍。

③**颞叶出血**:表现为对侧中枢性面舌瘫及上肢为主的瘫痪;对侧上象限盲;优势半球出血时可出现感觉性失语或混合性失语;可有颞叶癫痫、幻嗅、幻视等。

④**枕叶出血**:可表现为对侧同向性偏盲,并有黄斑回避现象,也可表现为对侧象限盲;可有一过性黑矇和视物变形,多无肢体瘫痪。

3. 脑干出血 约占脑出血的10%,绝大多数为脑桥出血,由基底动脉的脑桥支破裂导致。偶见中脑出血,延髓出血极为罕见。

①**脑桥出血**:临床表现为突然头痛、呕吐、眩晕、复视、眼球不同轴、侧视麻痹、交叉性瘫痪或偏瘫、四肢瘫等。出血量少时,患者意识清楚,可表现为一些典型的综合征,如Foville综合征、Millard-Gubler综合征、闭锁综合征等。大量出血(>5ml)时,血肿波及脑桥双侧基底和被盖部,患者很快进入意识障碍,出现针尖样瞳孔、四肢瘫痪、呼吸障碍、去大脑强直、应激性溃疡、中枢性高热等,常在48小时内死亡。

②**中脑出血**：少见，轻症患者表现为突然出现复视、眼睑下垂、一侧或两侧瞳孔扩大、眼球不同轴、水平或垂直眼震、同侧肢体共济失调，也可表现Weber或Benedikt综合征。严重者很快出现意识障碍、四肢瘫痪、去大脑强直，常迅速死亡。

③**延髓出血**：更为少见，临床表现突然猝倒，意识障碍，血压下降，呼吸节律不规则，心律失常，继而死亡。轻症患者可表现为不典型的Wallenberg综合征。

4. 小脑出血 约占脑出血的10%。最常见的出血动脉为小脑上动脉的分支，病变多累及小脑齿状核。发病突然，眩晕和共济失调明显，可伴有频繁呕吐及后头部疼痛等。当出血量不大时，主要表现为小脑症状，如眼球震颤、病变侧共济失调、站立和行走不稳、肌张力降低及颈项强直、强迫头位、构音障碍和吟诗样语言，无偏瘫。出血量增加时，还可表现有脑桥受压体征，如展神经麻痹、侧视麻痹、周围性面瘫、吞咽困难及出现肢体瘫痪和(或)锥体束征等。大量小脑出血，尤其是蚓部出血时，患者很快进入昏迷，双侧瞳孔缩小呈针尖样，呼吸节律不规则，有去脑强直发作，最后致枕骨大孔疝而死亡。

5. 脑室出血 分为原发性和继发性脑室出血。原发性是指脉络丛血管出血或室管膜下1.5cm内出血破入脑室，继发性是指脑实质出血破入脑室者。在此仅描述原发性脑室出血。占脑出血的3%~5%。出血量较少时，仅表现头痛、呕吐、脑膜刺激征阳性，无局限性神经体征。临床上易误诊为蛛网膜下腔出血，需通过头颅CT扫描来确定诊断。出血量大时，很快进入昏迷或昏迷逐渐加深，双侧瞳孔缩小呈针尖样，四肢肌张力增高，病理反射阳性，早期出现去脑强直发作，脑膜刺激征阳性，常出现丘脑下部受损的症状及体征，如上消化道出血、中枢性高热、大汗、应激性溃疡、急性肺水肿、血糖增高及尿崩症，预后差，多迅速死亡。

【**辅助检查**】

1. 头颅CT 是确诊脑出血的首选检查。CT可准确显示出血的部位、大小、脑水肿情况及是否破入脑室等，有助于指导治疗和判定预后。早期血肿在CT上表现为圆形或椭圆形的高密度影，边界清楚。

2. 头颅MRI 对幕上出血的诊断价值不如CT，对幕下出血的检出率优于CT。MRI的表现主要取决于血肿中血红蛋白的氧合状态及血红蛋白的分解代谢程度等。发病1天内，血肿呈T1等或低信号，T2高或混合信号；第2天~1周，T1为等或稍低信号，T2为低信号；第2~4周，T1和T2均为高信号；4周后，T1呈低信号，T2为高信号。（见表1-3）此外，MRI比CT更易发现脑血管畸形、肿瘤及血管瘤等病变。

序号	时期	时间	血肿内血红蛋白	T1信号	T2信号
1	超急性期	<1天	细胞内氧合血红蛋白	低/等	高
2	急性期	1~2天	细胞内脱氧血红蛋白	低/等	低
3	亚急性期早期	2~7天	细胞内高铁血红蛋白	高	低
4	亚急性期晚期	7~28天	细胞外高铁血红蛋白	高	高
5	慢性期	>28天	细胞外含铁血黄素	低	低

表1-3：脑出血不同时期核磁表现

3. 脑血管造影及增强CT MRA、CTA和DSA等可显示脑血管的位置、形态及分布等，并易于发现脑动脉瘤、脑血管畸形及moyamoya病等脑出血病因。增强CT和CTA检查有助于在早期评价血肿扩大风险，可根据造影剂外渗情况或CTA斑点(spot-sign)预测血肿扩大风险。

4. 其他检查 血常规、尿常规、血糖、肝功、肾功、凝血功能、血电解质及心电图等检查，有助于了解患者的全身状态。

【诊断】

50岁以上中老年患者,有长期高血压病史,活动中或情绪激动时突然起病,血压常明显升高,出现头痛、恶心、呕吐等颅内压升高的表现,有偏瘫、失语等局灶性神经功能缺损症状和脑膜刺激征,可伴有意识障碍,应高度怀疑脑出血。头部CT检查有助于明确诊断。

【鉴别诊断】

1. 与脑梗死鉴别　老年人多见,多有动脉粥样硬化的危险因素,可有TIA史,头痛、恶心、呕吐少见,头颅CT检查有助于鉴别。

2. 与蛛网膜下腔出血鉴别　各年龄组均可见,以青壮年多见,多在动态时起病,病情进展急骤,头痛剧烈,多伴有恶心、呕吐,多无局灶性神经功能缺损的症状和体征,头颅CT、头颅MRI及脑脊液检查有助于明确诊断。

3. 与外伤性颅内血肿,特别是硬膜下血肿鉴别　这类出血以颅内压增高的症状为主,但多有头部外伤史,头颅CT检查有助于确诊。

4. 与其他昏迷患者鉴别　对发病突然,迅速昏迷,局灶体征不明显的患者,应与引起昏迷的全身性疾病鉴别,如中毒(CO中毒、酒精中毒、镇静催眠药中毒等)和某些系统性疾病(低血糖、肝性昏迷、肺性脑病、尿毒症等)。应仔细询问病史和认真查体,并进行相关的实验室检查,头颅CT能除外脑出血。

【治疗】

基本治疗原则:脱水降颅压,减轻脑水肿;调整血压;防止继续出血;保护血肿周围脑组织;促进神经功能恢复;防治并发症。

1. 内科治疗

(1)一般治疗

1)卧床休息:一般应卧床休息2~4周,避免情绪激动及血压升高。2)保持呼吸道通畅:昏迷患者应将头歪向一侧,以利于口腔分泌物及呕吐物流出,并可防止舌根后坠阻塞呼吸道,随时吸出口腔内的分泌物和呕吐物,必要时行气管切开。3)吸氧:有意识障碍、血氧饱和度下降或缺氧现象的患者应给予吸氧。4)鼻饲:昏迷或吞咽困难的患者,如短期内不能恢复自主进食,则可通过鼻饲管进食。5)对症治疗:过度烦躁不安的患者可适量用镇静药;便秘者可选用缓泻剂。6)预防感染:加强口腔护理,及时吸痰,保持呼吸道通畅;留置导尿时应做膀胱冲洗;昏迷患者可酌情用抗生素预防感染。7)观察病情:严密注意患者的意识、瞳孔大小、血压、呼吸等改变,有条件时应对昏迷患者进行监护。

(2)脱水降颅压,减轻脑水肿

颅内压(intracranial pressure,ICP)升高的主要原因为早期血肿的占位效应和血肿周围脑组织的水肿,脑出血后3~5天,脑水肿达到高峰。颅内压升高是脑出血患者死亡的主要原因,因此降低颅内压为治疗脑出血的重要任务。脑出血的降颅压治疗首先以高渗脱水药为主,药物治疗的主要目的是减轻脑水肿、降低ICP,防止脑疝形成。渗透性脱水剂甘露醇(mannitol)是最重要的降颅压药物。20%的甘露醇用量为125~250ml,快速静脉滴注,每6~8小时1次,使血浆渗透压维持在310~320mOsm/kg,用药时间不宜过长,建议用5~7天。可同时应用呋塞米20~40mg,静脉或肌肉注射,二者交替使用,维持渗透梯度。用药过程中应该监测尿量、水及电解质平衡。甘油果糖500ml静脉滴注,每日1~2次,脱水作用温和,没有反跳现象,适用于肾功不全患者。20%人血清白蛋白50~100ml静脉滴注,每日1次,能提高血浆胶体渗透压,减轻脑水肿,但价格昂贵,应用受限。皮质类固醇因其副作用大,且降颅压效果不如高渗脱水药,应慎用。

(3)调控血压

脑出血急性期多伴有血压升高。一方面过高的血压可导致血肿扩大,与不良预后密切相关。另一方面认为脑出血时血压升高,是在颅内压增高的情况下,为了保证脑组织供血出现的脑血管自动调节反应,如血压控制过低,容易导致血肿周围脑组织发生缺血性损伤。

依据2023年脑出血临床管理指南推荐意见：对于考虑急性降压的自发性脑出血，在发病2h内开始治疗，并在1h内达到目标血压值，有助于降低血肿扩大的风险并改善功能预后。对于轻中度自发性脑出血，如果收缩压＞220mmHg，在持续血压检测下积极降压是合理的。如果收缩压为150-220mmHg，紧急将收缩压降至140mmHg，并维持在130-150mmHg是安全的，将血压降低到130mmHg以下可能是有害的。对于需要急性降压的自发性脑出血，在降压治疗期间应监测血压，谨慎滴定降压药物剂量，力求持续、平稳的控制血压，有助于改善功能预后。

(4)亚低温治疗

局部亚低温治疗是脑出血的一种新的辅助治疗方法，能够减轻脑水肿，减少自由基生成，促进神经功能缺损恢复，改善患者预后，且无不良反应，安全有效。初步的基础与临床研究认为亚低温是一项有前途的治疗措施，而且越早应用越好。

(5)纠正凝血异常

对于严重凝血因子缺乏或严重血小板减少的患者，推荐给予补充凝血因子和血小板；因口服华法林导致脑出血的患者，应立即停用华法林，给予维生素K可静脉输注新鲜冰冻血浆或凝血酶原复合物；因应用肝素引起的脑出血，应立即停用肝素，给予鱼精蛋白。

(6)并发症的防治

肺部感染、上消化道出血、吞咽困难和水电解质紊乱治疗详见脑梗死治疗部分；中枢性高热，主要是由于丘脑下部散热中枢受损所致，表现为体温迅速上升，出现39℃以上的高热，躯干温度高而肢体温度次之。解热镇痛剂无效，可予以物理降温治疗。其他常见并发症有下肢深静脉血栓形成、肺栓塞、肺水肿、冠状动脉性疾病和心肌梗死、心脏损害、痫性发作等，要注意识别，并给予相应的治疗。

2. 外科治疗 主要目的是清除血肿，降低颅内压，挽救生命，其次是尽可能早期减少血肿对周围脑组织的损伤，降低致残率。同时应针对脑出血的病因，如脑动静脉畸形、脑动脉瘤等进行治疗。主要采用的方法有以下几种：去骨瓣减压术、小骨窗开颅血肿清除术、钻孔或锥孔穿刺血肿抽吸术、内窥镜血肿清除术、微创血肿清除术和脑室出血穿刺引流术等。

目前对手术适应证和禁忌证尚无一致意见。如患者全身状况允许条件下，下列情况考虑手术治疗：①基底节区出血：中等量出血(壳核出血≥30ml，丘脑出血≥15ml)；②小脑出血：易形成脑疝，出血量≥10ml，或直径≥3cm，或合并脑积水，应根据患者的具体情况尽快手术治疗；③脑叶出血：高龄患者常为淀粉样血管病出血，除血肿较大危及生命或由血管畸形引起需外科治疗外，宜行内科保守治疗；④脑室出血：轻型的部分脑室出血可行内科保守治疗，重症全脑室出血(脑室铸型)需脑室穿刺引流加腰穿放液治疗。

3. 康复治疗 早期将患肢置于功能位，如病情允许，危险期过后，应及早进行肢体功能、言语障碍及心理的康复治疗。

【预后】

与出血部位、出血量及是否有并发症有关。

第四节 蛛网膜下腔出血

蛛网膜下腔出血(subarachnoid hemorrhage,SAH)是指脑底部或脑表面血管破裂后,血液流入蛛网膜下腔引起相应临床症状的一种脑卒中,又称为原发性蛛网膜下腔出血。继发性蛛网膜下腔出血指脑实质内出血、脑室出血、硬膜外或硬膜下血管破裂血液流入蛛网膜下腔者。本节仅叙述原发性蛛网膜下腔出血。多数报道蛛网膜下腔出血占所有脑卒中的5%~10%,世界卫生组织数据显示其年龄校正年发病率在不同地区或国家差异较大,为2~22.5/10万(其中我国2/10万,芬兰22.5/10万);保守治疗时,发病最初数月内的病死率可达50%~60%。

【病因】

蛛网膜下腔出血的病因有多种:①颅内动脉瘤最常见,占50%~85%;②脑血管畸形主要是动静脉畸形(AVM),青少年多见,约占2%;③脑底异常血管网病(moyamoya病)约占1%;④其他夹层动脉瘤、血管炎、颅内静脉系统血栓形成、结缔组织病、血液病、颅内肿瘤、凝血障碍性疾病、抗凝治疗并发症等;⑤部分患者出血原因不明,如原发性中脑周围出血。

危险因素:颅内动脉瘤破裂出血的主要危险因素包括高血压、吸烟、过量饮酒、既往有动脉瘤破裂史、动脉瘤较大(如大于7mm)、多发性动脉瘤、拟交感药物(如可卡因)等。吸烟者与不吸烟者相比其动脉瘤更大,且更常出现多发性动脉瘤。

【发病机制】

动脉瘤可能由动脉壁先天性肌层缺陷或后天获得性内弹力层变性或二者的联合作用所致。动脉瘤的发生存在一定程度的遗传倾向和家族聚集性,如在有动脉粥样硬化、动脉瘤家族史及多囊肾患者中,动脉瘤患病率较高;在SAH患者的一级亲属中,约4%有动脉瘤。但目前认为颅内动脉瘤不完全是先天性异常,相当一部分是在后天长期生活中发展起来的。随着年龄增长,动脉壁弹性逐渐减弱,薄弱的管壁在血流冲击等因素影响下向外突出形成囊状动脉瘤,其好发于脑底Willis环的分支部位。梭形动脉瘤好发于脑底部较大的动脉主干,当脑动脉硬化时,动脉壁肌层由纤维组织代替,内弹力层变性、断裂,胆固醇沉积于内膜,管壁受损,在血流冲击下,逐渐扩张形成与血管纵轴平行的梭形动脉瘤。脑动静脉畸形是发育异常形成的畸形血管团,血管壁薄弱易破裂。过去认为,动静脉畸形破裂是蛛网膜下腔出血的第二常见原因,近年来的研究发现,动静脉畸形破裂多导致脑内血肿,仅极少数(<5%)出现蛛网膜下腔出血而不伴脑内血肿。

病变血管可自发破裂,或因血压突然增高及其他不明显的诱因而导致血管破裂,血液进入蛛网膜下腔,通过围绕在脑和脊髓周围的脑脊液迅速播散,刺激脑膜引起脑膜刺激征。颅内容量增加引起颅内压增高,甚至脑疝。在脑室和脑底凝固的血液可阻塞脑脊液循环通路,使其吸收和回流受阻引起梗阻性脑积水,或引起蛛网膜粘连。后交通动脉瘤的扩张或破裂出血可压迫邻近的动眼神经,产生不同程度的动眼神经麻痹。血细胞释放的血管活性物质可引起血管痉挛,严重者发生脑梗死。血液刺激下丘脑可引起血糖升高、发热等内分泌和自主神经功能紊乱等。

【病理】

动脉瘤好发于Willis环及其附近的分支,尤其是动脉的分叉处。动脉瘤破裂最常发生在以下部位:①后交通动脉和颈内动脉交界处,约为40%;②前交通动脉和大脑前动脉约30%;③大脑中动脉在外侧裂的第一个主要分支处,约20%;④后循环动脉瘤多发生在基底动脉尖或椎动脉与小脑后下动脉连接处,约为10%。约20%的患者有2个或2个以上的动脉瘤,多位于对侧相同动脉,称为"镜像"动脉瘤。动脉瘤形状通常不规则,管壁可薄如纸张,较大的动脉瘤可有凝血块填充。破裂处多在瘤顶部,流入蛛网膜下腔的血液多沉积在脑底部各脑池中。大量出血时,血液可形成一层凝块将颅底的脑组织、血管及神经覆盖。有时血液可进入动脉瘤附近的脑实质而形成脑内血肿,多见于额颞叶。在出血较多处可能发现破裂的动脉瘤。出血量大时血液充填各脑室,导致脑脊液回流障碍而出现急性梗阻性脑积水、脑室扩大,脑膜可表现为无菌性炎症反应。

【临床表现】

1. **性别、年龄** 各年龄段及两性均可发病，青壮年更常见，女性多于男性。

2. **起病情况** 突然起病，以数秒或数分钟速度发生的头痛是常见的起病方式。患者常能清楚地描述发病时间和情景。情绪激动，剧烈运动，如用力、咳嗽、排便、性生活等是常见的发病诱因。

3. **临床表现** 突然发生剧烈头痛，呈胀痛或爆裂样疼痛，难以忍受。可为局限性或全头痛，有时上颈段也可出现疼痛，持续不能缓解或进行性加重；多伴有恶心、呕吐；可有意识障碍或烦躁、谵妄、幻觉等精神症状；少数出现部分性或全面性癫痫发作；也可以头昏、眩晕等症状起病。发病数小时后可见脑膜刺激征(颈强直、Kernig征、Brudzinski征)阳性，部分患者检眼镜检查可发现玻璃体膜下出血、视神经盘水肿或视网膜出血，少数可出现局灶性神经功能缺损体征如动眼神经麻痹、轻偏瘫、失语或感觉障碍等。部分患者、特别是老年患者头痛、脑膜刺激征等临床表现常不典型，精神症状可较明显。原发性中脑周围出血患者症状较轻，CT表现为中脑或脑桥周围脑池积血，血管造影未发现动脉瘤或其他异常，一般不发生再出血或迟发性血管痉挛等情况，临床预后良好。

4. **主要并发症** 本病常见的并发症为再出血、脑血管痉挛、脑积水等。

(1)**再出血**：是一种严重的并发症。再出血的病死率约为50%。发病后12小时内再出血的风险最大，以后4周内再出血的风险均较高。累计再出血率于病后24小时为4%～14%，14天为20%～25%，1个月时为30%，6个月时为50%，以后每年为2%～4%。临床表现为：在病情稳定或好转的情况下，突然发生剧烈头痛、恶心呕吐、意识障碍加深、抽搐、原有症状和体征加重或重新出现等。确诊主要根据上述临床表现、CT显示原有出血的增加或腰穿脑脊液含血量增多等。入院时昏迷或神经功能状态差、高龄、女性及收缩压超过160mmHg的患者再出血的风险较大。

(2)**脑血管痉挛**：20%～30%的SAH患者出现脑血管痉挛，引起迟发性缺血性损伤，可继发脑梗死。血管痉挛一般于蛛网膜下腔出血后3～5天开始，5～14天为高峰期，2～4周后逐渐减少。缺血症状的发生与初期CT显示脑池积血的量有关。临床表现为意识改变、局灶性神经功能损害体征(如偏瘫)或二者均有。动脉瘤附近脑组织损害的症状通常最严重。

(3)**脑积水**：15%～87%的患者可出现急性梗阻性脑积水，多发生于出血后1周内，因蛛网膜下腔和脑室内血凝块堵塞脑脊液循环通路所致。有学者报道，SAH急性期CT显示脑室扩大的患者达35%～70%。轻者表现为嗜睡、精神运动迟缓和近记忆损害，重者出现头痛、呕吐、意识障碍等。急性梗阻性脑积水，大部分可因出血被吸收而好转，仅3%～5%的患者在SAH后遗留交通性脑积水，表现为精神障碍或痴呆、步态异常和尿失禁，脑脊液压力正常，故也称为正常颅压脑积水。头颅CT或MRI显示脑室扩大。

(4)**其他**：SAH后，5%～10%的患者出现癫痫发作，其中2/3发生于1个月内，其余发生于1年内。5%～30%的患者出现低钠血症。主要由抗利尿激素分泌改变和游离水潴留引起。少数严重患者因丘脑下部损伤可出现神经源性心功能障碍和肺水肿，与儿茶酚胺水平波动和交感神经功能紊乱有关。

【辅助检查】

1. **头颅CT** 是诊断SAH的首选方法，CT平扫最常表现为基底池弥散性高密度影像（见图1-5）。严重时血液可延伸到外侧裂、前、后纵裂池、脑室系统或大脑凸面。血液的分布情况可提示破裂动脉瘤的位置，如动脉瘤位于颈内动脉段常表现为鞍上池不对称积血；位于大脑中动脉段多见外侧裂积血；位于前交通动脉段则为前纵裂基底部积血；而脚间池和环池的积血，一般无动脉瘤，可考虑为原发性中脑周围出血。CT还可显示局部脑实质出血或硬膜下出血、脑室扩大、较大而有血栓形成的动脉瘤和血管痉挛引起的脑梗死。动态CT检查还有助于了解出血的吸收情况，有无再出血等。CT对蛛网膜下腔出血诊断的敏感性在24小时内为90%～95%，5天为85%，2周后低于30%。

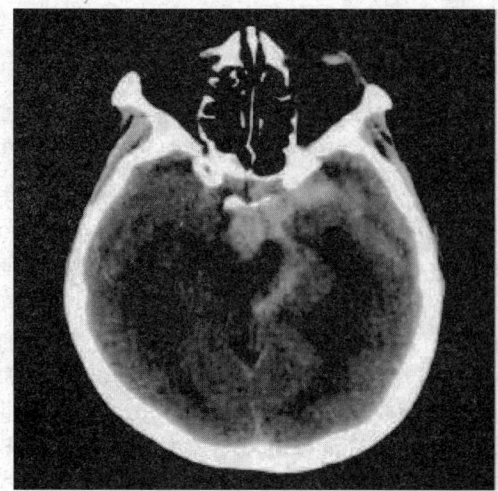 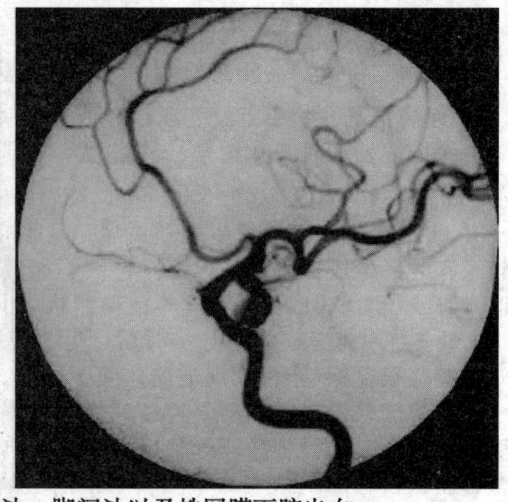

图1-5：后交通动脉瘤破裂引起环池、脚间池以及蛛网膜下腔出血。

2. 头颅MRI 当病后数天CT的敏感性降低时，MRI可发挥较大作用。由于血红蛋白分解产物如氧合血红蛋白和正铁血红蛋白的顺磁效应，4天后，T1像能清楚地显示外渗的血液。T1像血液的高信号表现可持续至少2周，FLAIR像则持续更长时间。因此，当病后1~2周，CT不能提供蛛网膜下腔出血的证据时，MRI可作为诊断蛛网膜下腔出血和了解破裂动脉瘤部位的一种重要方法。（见图1-6）

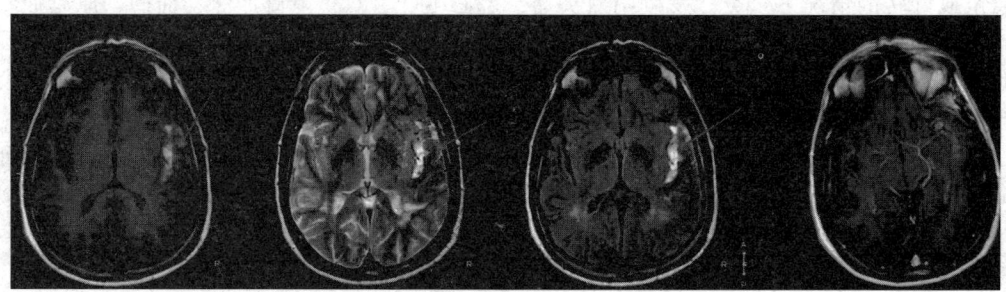

图1-6：左侧蛛网膜下腔出血核磁表现

3. 脑脊液(CSF)检查 CT检查已确诊者，腰穿不作为常规检查。但如果出血量少或距起病时间较长，CT检查无阳性发现时，临床疑为蛛网膜下腔出血而且病情允许时，则需行腰穿检查CSF，最好于发病12小时后进行腰穿，以便与穿刺伤鉴别。SAH时脑脊液呈均匀一致的血性，压力增高；初期红、白细胞比例为700:1，与外周血相似，数天后白细胞数可增加；蛋白含量可增高，糖和氯化物无明显变化。出血12小时后CSF出现黄变，送检的脑脊液离心后上清液呈黄色；而穿刺伤常表现为不均匀的血性脑脊液，上清液为无色。CSF中发现吞噬了红细胞、含铁血黄素或胆红素结晶的吞噬细胞时也提示SAH。如果没有再出血，脑脊液的红细胞和黄变现象多于出血后2~3周消失。

4. 脑血管影像学检查 有助于发现颅内动脉瘤和发育异常的血管。

(1)脑血管造影：是确诊SAH病因特别是颅内动脉瘤最有价值的方法。数字减影血管造影(DSA)效果最好，可清楚显示动脉瘤的位置、大小、与载瘤动脉的关系、有无血管痉挛等（如图1-5）。血管畸形和烟雾病也能清楚显示。关于造影的最佳时机，尚有争议，多数认为在条件具备、病情允许时应争取尽早行全脑血管造影，以确定出血原因、决定治疗方法和判断预后。造影时机一般在出血3天内或3~4周后，以避开脑血管痉挛和再出血的高峰期。

(2)CT血管成像(CTA)和MR血管成像(MRA)：是无创性的脑血管显影方法，但敏感性和准确性不如DSA。主要用于有动脉瘤家族史或有动脉瘤破裂先兆者的筛查、动脉瘤患者的随访以及急性期不能耐受DSA检查的患者。

【诊断】

根据突然发生的剧烈头痛、呕吐、脑膜刺激征阳性及头颅CT相应改变可诊断为蛛网膜下腔出血。如果CT未发现异常或没有条件进行CT检查时，可根据临床表现结合腰穿CSF呈均匀一致血性、压力增高等特点考虑蛛网膜下腔出血的诊断。确定蛛网膜下腔出血的诊断后，应进一步进行病因诊断，例如安排脑血管造影、MRI及血液等检查，以便进行病因治疗。

【鉴别诊断】

1. 蛛网膜下腔出血与其他脑卒中的鉴别　临床表现可能有类似的，但是影像表现截然不同，有助于鉴别。

2. 蛛网膜下腔出血与脑膜炎相鉴别　结核性、真菌性、细菌性或病毒性脑膜炎均可出现头痛、呕吐和脑膜刺激征。尤其是SAH发病后1～2周，脑脊液黄变，白细胞增多，因吸收热体温可达37～38℃，更应与脑膜炎，特别是结核性脑膜炎相鉴别。根据脑膜炎发病一般不如SAH急骤、病初先有发热、脑脊液有相应的感染性表现、头颅CT无蛛网膜下腔出血表现等特点可以鉴别。

3. 其他　某些老年患者，头痛、呕吐均不明显，主要以突然出现的精神障碍为主要症状，应注意鉴别。

【治疗】

治疗目的是防治再出血、血管痉挛及脑积水等并发症，降低死亡率和致残率。

1. **一般处理及对症治疗**　SAH患者应作为急诊收入医院并进行密切监护，监测生命体征和神经系统体征变化。保持气道通畅，维持稳定的呼吸、循环系统功能。安静卧床休息，避免情绪激动和用力(如咳嗽或用力大便)，保持大便通畅。烦躁者可给予安定类药物镇静；镇痛、镇咳药物可用于有相应症状者；高热者给予物理降温；注意液体出入量平衡，纠正水、电解质紊乱；避免输注低张液体；血糖>10mmol/L时行降糖治疗；慎用阿司匹林等可能影响凝血功能的非甾体类消炎镇痛药物或吗啡、哌替啶等可能影响呼吸功能的药物；痫性发作时可以短期应用抗癫痫药物如安定、卡马西平或丙戊酸钠等。戒烟，禁酒。

2. **降低颅内压**　对有颅内压增高者，适当限制液体入量，防治低钠血症等有助于降低颅内压。临床常用脱水剂降颅压，可用甘露醇、呋塞米、甘油果糖，也可以酌情选用白蛋白。伴发体积较大的脑内血肿时，可手术清除血肿，降低颅内压以抢救生命。

3. **防治再出血**

(1)安静休息：卧床休息，减少探视，最好能保持环境安静和避光。避免用力和情绪波动。及时应用镇静、镇痛、镇吐、镇咳等药物。

(2)监测和调控血压：去除疼痛等诱因后，如果平均动脉压>120mmHg或收缩压>160mmHg，可在密切监测血压下使用短效降压药物，保持血压稳定在正常或起病前水平。可选用钙离子通道阻滞剂、β受体阻滞剂或ACEI类等。可将收缩压控制于160mmHg以下，同时避免突然将血压降得太低。

(3)抗纤溶药物：为防止动脉瘤周围的血块溶解引起再出血，可酌情选用抗纤维蛋白溶解剂。对于近期内无法手术治疗，且有显著的再破裂风险的动脉瘤性SAH患者，如果无药物禁忌，短期内(<72h)使用6-氨基己酸或氨甲苯酸可能减少早期再出血的风险。

(4)外科手术或介入治疗：动脉瘤的消除是防止动脉瘤性SAH再出血最好的方法。诊断为蛛网膜下腔出血后，应尽快请脑外科和神经介入专家会诊，考虑是否可选手术夹闭动脉瘤或介入栓塞动脉瘤。对破裂动脉瘤的手术或介入应尽早进行，如条件允许最好在发病后72小时内。

4. **防治脑血管痉挛**

(1)维持血容量和血压：避免过度脱水。在动脉瘤处理后，血压偏低者，应首先去除诱因，如减少或停用脱水和降压药物；亦可予以胶体溶液(白蛋白、血浆等)扩容升压，必要时使用升压药物如多巴胺静滴。血压偏高者给予降压治疗。3H疗法即高血容量(hypervolemia)、升

高血压 (hypertension)和血液稀释(hemodilution)疗法,在国外较多应用于治疗SAH后的脑血管痉挛。但应注意3H疗法的并发症包括颅内压升高诱发动脉瘤破裂、心脏负荷增加、电解质紊乱和肺水肿等。

(2)早期使用钙通道阻滞剂：常用尼莫地平口服，40~60mg,每日4~6次，共服21天。必要时可静脉使用，应注意其降低血压等副作用。

(3)早期手术或介入治疗：通过去除动脉瘤，移除血凝块，避免了血凝块释放致动脉痉挛的物质，从而防止脑动脉痉挛。

5. 防治脑积水

(1)药物治疗：轻度的急、慢性脑积水可药物治疗，给予乙酰唑胺0.25g,每日3次，减少CSF分泌。还可选用甘露醇、呋塞米等药物。

(2)脑室穿刺CSF外引流术：CSF外引流术适用于SAH后脑室积血扩张或形成铸型出现急性脑积水，经内科治疗后症状仍进行性加剧，伴有意识障碍者；或因年老,有心、肺、肾等内脏严重功能障碍，不能耐受开颅手术者。紧急脑室穿刺CSF外引流术可以降低颅内压、改善脑脊液循环、减少梗阻性脑积水和脑血管痉挛的发生,可使50%~80%的患者临床症状改善。

(3)CSF分流术：慢性脑积水经内科治疗多数可以逆转。如果内科治疗无效、CT或MRI显示脑室明显扩大者,可行脑室-心房或脑室-腹腔分流术，以免加重脑损害。

【预后】

约12%的患者在接受治疗以前死亡。30天内病死率约为25%或更高。再出血的病死率约为50%,2周内再出血率为20%~25%,6个月后的年复发率为2%~4%。蛛网膜下腔出血患者预后的影响因素有：首次出血的严重程度，高龄，动脉瘤部位和大小，既往有高血压病史，入院收缩压高，过量饮酒等。此外，动脉瘤破裂的蛛网膜下腔出血患者的预后还与下列因素有关：(1)疾病相关事件，如再出血，迟发性缺血性损伤，脑积水。(2)手术相关并发症。(3)长期卧床相关并发症等。

第五节 颅内静脉系统血栓形成

颅内静脉和静脉窦血栓形成(cerebral venous and sinus thrombosis, CVST)是由多种原因所致的脑静脉回流受阻的一组血管疾病,包括颅内静脉窦和静脉血栓形成。本组疾病的特点为病因复杂,发病形式多样,临床表现无特异性,诊断困难,容易漏诊误诊。随着MRI、MRA及MRV(磁共振静脉血管成像)的广泛应用,诊断水平不断提高,该组疾病的检出率较过去显著增高。CVST约占脑血管病的0.5%~1%,年发病率大约为2/100万~5/100万,多见于妊娠妇女、服用口服避孕药的女性以及<45岁的年轻人群。

【病因与发病机制】

病因主要分为感染性和非感染性。20%~35%的患者原因不明。1.感染性可分为局限性和全身性(1)局限性:头面部的化脓性感染,如面部危险三角区皮肤感染、中耳炎、乳突炎、副鼻窦炎、齿槽感染、颅骨骨髓炎、脑膜炎等。感染常引起海绵窦、横窦、乙状窦血栓形成。发病机制为头面部感染通过面静脉直接累及相应海绵窦,或由于感染部位(如乳突小房)毗邻相应的静脉窦(如横窦和乙状窦),感染可穿过颅骨到达相应静脉窦而引起感染性血栓形成。(2)全身性:由各种血行感染所致。2.非感染性也可分为全身性和局限性(1)全身性:与下述多科情况有关。1)妇产科:妊娠、产褥期、口服避孕药等。2)外科:任何类型手术后。3)内科:严重脱水、休克、恶病质、心功能不全、一些血液病(如红细胞增多症、血栓性血小板减少性紫癜、血小板增多症、阵发性夜间血红蛋白尿、自体免疫溶血性疾病、镰状细胞贫血、恶性贫血、白血病、凝血障碍性疾病、抗凝血酶Ⅲ缺乏、蛋白C和蛋白S缺乏症、凝血因子V阳性)、高同型半胱氨酸血症、自身免疫性疾病(包括系统性红斑狼疮、韦格纳肉芽肿病、结节病、炎性肠病等)、肿瘤(包括神经系统肿瘤、全身恶性肿瘤)以及使用一些药物(包括:口服雄激素、舒马曲坦、激素替代治疗、类固醇、静脉丙球等)等。这些因素常导致血液呈高凝状态、血流淤滞,容易诱发静脉血栓形成。此类病因多引起上矢状窦血栓形成,并常伴发大脑上静脉血栓形成。(2)局限性:见于头外伤(开放性或闭合性、伴有或不伴有骨折)、脑肿瘤、脑外科手术后等。

【病理】

静脉窦内可见凝固的血块或脓液,受损静脉窦引流区出现血管增粗、瘀点样出血、缺血性神经元损伤和脑组织水肿。脑组织可见点状出血灶、出血性梗死或脑软化。感染性血栓时,感染可扩散到周围而引起局限性或弥漫性脑膜炎、脑脓肿或脑梗死。

【临床表现】

CVST的临床表现复杂而不典型,大多为亚急性或慢性起病。头痛是最常见的症状,见于近90%的病人。CVST所致头痛常为弥漫性且常有数天至数周的进行性加重,少数病人可表现为霹雳样头痛或偏侧头痛。其他常见症状体征包括眼底视神经盘水肿、局灶神经体征、癫痫(40%的患者可有痫性发作,围产期甚至高达76%)及意识改变等。不同部位的CVT临床表现有不同特点。现分述如下:

1. 海绵窦血栓形成(cavemous sinus thrombosis) 多由眶周、鼻部及面部的化脓性感染或全身性感染所致。可有面部"危险三角"部位疖肿的挤压史。病变累及一侧或两侧海绵窦。常急性起病,出现发热、头痛、恶心呕吐、意识障碍等感染中毒症状。眼眶静脉回流障碍可致眶周、眼睑、结膜水肿和眼球突出。可出现多个脑神经如动眼神经、滑车神经、展神经和三叉神经第1、2支受损,表现为瞳孔散大、光反射消失、眼睑下垂、复视、眼球各方运动受限或固定、三叉神经第1、2支分布区痛觉减退、角膜反射消失等。进一步加重可引起视神经盘水肿、视力障碍。颈内动脉海绵窦段感染和血栓形成,可出现颈动脉触痛及颈内动脉梗塞的临床表现,如对侧偏瘫和偏身感觉障碍。严重者可并发脑膜炎。

2. 上矢状窦血栓形成(superior sagittal sinus thrombosis) 上矢状窦受累最常见,多发生于产褥期,常见于产后1~3周的产妇。在妊娠、口服避孕药、婴幼儿或老年人严重脱水、感染或恶病质等情况下也可发生,多为非感染性血栓。急性或亚急性起病,最主要的临床表现为颅内压增高症状,如头痛、恶心、呕吐、视神经盘水肿等。33%的患者仅表现为不明原因的颅内高压,视神经盘水肿可以是唯一的体征。上矢状窦血栓形成患者,可出现癫痫发作或精神障碍。多数患者血栓可累及一侧或两侧侧窦而主要表现为颅内高压。血栓部位靠上矢状窦后方者,颅内高压更为明显,可出现不同程度的意识障碍。血栓延伸到皮质特别是运动区和顶叶的静脉很常见,其特点为急性或进行性发生的局灶性运动或感觉障碍,下肢更易受累,并伴局灶或全面的癫痫发作。旁中央小叶受累可引起小便失禁及双下肢瘫痪。老年患者一般仅有轻微头昏、眼花、头痛、眩晕等症状,诊断困难。腰穿可见脑脊液压力增高,蛋白和白细胞也可增高。

3. 侧窦血栓形成(lateral sinus thrombosis) 侧窦包括横窦(transverse portion of lateral sinus)和乙状窦(sigmoid portion of lateral sinus)。因与乳突邻近,化脓性乳突炎或中耳炎常引起乙状窦血栓形成。侧窦血栓形成的临床表现主要有:①颅内高压症状是最主要的症状,表现为头痛、呕吐、视神经盘水肿。②局灶神经症状:血栓扩展至上岩窦及下岩窦,可出现同侧三叉神经及展神经损害症状;血栓延伸至颈静脉,可出现包括舌咽、迷走及副神经损害的颈静脉孔综合征,表现为吞咽困难、饮水呛咳、声音嘶哑、心动过缓和耸肩转头无力等症状。③化脓性乳突炎或中耳炎症状:发热、寒战、外周血白细胞增高。患侧耳后乳突部红肿、压痛、静脉怒张等。感染扩散可并发化脓性脑膜炎、硬膜外(下)脓肿及小脑、颞叶脓肿。

4. 大脑大静脉(Galen静脉)血栓形成 大脑大静脉是接受大脑深静脉回流的主干静脉。大脑大静脉血栓形成多为非感染性静脉血栓,主要累及间脑、基底节、内囊等深部结构,常为双侧病变。多表现为颅内高压症状:头痛、呕吐、视神经盘水肿。可出现嗜睡、精神症状、反应迟钝、记忆力和计算力及定向力减退、手足徐动或舞蹈样动作等锥体外系表现。病情危重,严重时出现昏迷、高热、痫性发作、去脑强直甚至死亡。

5. 直窦血栓形成 多为非炎性,病情进展快,迅速累及大脑大静脉和基底静脉。导致小脑、脑干、丘脑、基底节等深部结构受损,临床少见但病情危重。多为急性起病,主要表现为无感染征象的高热、意识障碍、癫痫发作、颅内高压、脑疝等,常很快进入深昏迷、去大脑强直、去皮质状态甚至死亡,部分以突发幻觉、精神行为异常为首发症状。存活者多遗留有手足徐动、舞蹈样动作等锥体外系症状。

【辅助检查】

CVST缺乏特异性临床表现,只靠临床症状和体征诊断困难。辅助检查特别是影像学检查对诊断的帮助至关重要,并有重要的鉴别诊断价值。

1. 脑脊液检查:主要表现是压力增高,早期常规和生化一般正常,中后期可出现脑脊液蛋白轻中度增高,发现红细胞提示有出血。感染性CVST患者早期即可出现白细胞增高,多见于海绵窦、侧窦血栓形成。若临床高度怀疑侧窦血栓形成时,可谨慎做压颈试验,但应避免诱发脑疝。除非临床怀疑脑膜炎,否则脑脊液检查对有局灶性神经系统功能异常和影像学上已确定CVST诊断的病人通常没有帮助。对急性头痛就诊的患者,腰穿初压增高可能是诊断CVST的一个线索。

2. 血液学检查:D-二聚体升高可作为CVST辅助诊断的重要指标之一,但其水平正常时并不能排除CVT。对怀疑CVT的病人,应该做由全血细胞计数、生化、凝血酶原时间及活化部分凝血活酶时间、炎症反应指标等组成的常规血液检查。

3. 影像学检查

(1)**脑CT及CT静脉血管成像(CTV)**:大约仅有30%的CVT病人在CT上有异常所见。在上矢状窦血栓形成的早期,部分患者CT强化扫描可见空三角征,即静脉窦壁显示为高密度的三角形边,其中为等密度的血凝块。直窦、Galen静脉表现为条索征,但并不具特征性。CT的间接征象是脑梗死或出血性梗死。CTV可显示梗死部位的静脉和静脉窦影像缺失或不清楚,而侧支静脉血管则显像清楚。

(2)磁共振(MRI)及磁共振静脉血管成像(MRV)：脑MRI在初期（急性期）：可见T1加权像正常的血液流空现象消失，呈等T1和短T2的血管填充影。1~2周后（亚急性期）：高铁血红蛋白增多，T1、T2像均呈高信号。晚期（慢性期）：流空现象再次出现。MRI还可显示脑梗死灶。MRV被认为是目前最好的无创性脑静脉成像诊断方法，对较大的脑静脉和静脉窦病变显示较好。直接征象：表现为受累脑静脉窦完全闭塞、不规则狭窄及存在边缘不光滑的低信号，或者表现为发育正常的脑静脉窦高血流信号消失，或表现为再通后形成边缘模糊且不规则的较低信号；间接征象：表现为梗阻发生处有静脉侧支循环形成、引流静脉异常扩张。结合MRI诊断可靠性更高。

(3)数字减影脑血管造影(DSA)：包括经动脉顺行性造影及经静脉窦逆行造影，DSA可直接显示血栓的部位和轮廓，是CVST诊断的金标准。主要表现为静脉窦完全被血栓阻塞，出现"空窦现象"。其他征象可以出现皮质静脉或深静脉显影不佳、头皮静脉和导静脉明显扩张、动静脉循环时间延长（主要是静脉期时间延长＞10s），显示扩张迂曲的侧支循环形成及发生静脉逆流现象等。皮层静脉血栓往往在其回流分布区不能显影。需要注意的是对于病情迁延不愈、反复发作，进行抗凝治疗或需要排除其他出血性疾病的CVST患者，建议性DSA检查。

【诊断及鉴别诊断】

对单纯颅内压增高、伴或不伴神经系统局灶体征者，或以意识障碍为主的亚急性脑病患者，均应考虑到脑静脉系统血栓形成的可能。结合CTV、MRV,尤其是DSA检查可帮助确诊。海绵窦血栓形成的诊断可根据眼球突出、水肿、眼球各方向运动受限，特别是由一侧眼球波及对侧眼球时可以确诊。但有时需与眼球突出和眼球运动受限的其他疾病相鉴别，如眼眶内球后蜂窝组织炎、球后占位性病变、视神经孔处胶质细胞瘤、骨膜下脓肿等。两侧眼球突出还应与甲状腺功能亢进相鉴别。上矢状窦及侧窦血栓形成可仅表现为颅内高压征象，需与颅内占位病变如血肿、肿瘤、脓肿等相鉴别。伴乳突炎、中耳炎及败血症者要考虑侧窦血栓形成的可能。如腰穿时病变侧压颈试验脑脊液压力不上升、脑脊液呈血性或黄变，要高度怀疑乙状窦血栓形成。婴儿患严重贫血、腹泻、营养不良、衰竭时，或产妇在分娩1~3月内发生颅内高压或昏迷、肢体局限性抽搐或瘫痪时，要考虑上矢状窦血栓形成。

【治疗】

包括病因治疗、对症治疗、特异性治疗和远期治疗等。

1、病因治疗 对感染性CVST主要是尽早针对病原菌使用敏感、足量、足疗程的抗生素及处理原发病灶，原发部位化脓性病灶必要时可行外科治疗，以彻底清除感染来源。对非感染性CVST要根据已知或可能的病因进行相应治疗并纠正脱水、增加血容量、降低血粘度、改善脑血液循环等治疗。

2．对症治疗 为治疗和预防CVST病人的临床并发症，最好将病人收住到卒中单元。有脑水肿、颅内高压者，应积极行脱水降颅压治疗，常用甘露醇快速静脉滴注，可加利尿剂辅助脱水，应注意血粘度、电解质及肾脏功能，也可用乙酰唑胺抑制脑脊液分泌，颅压过高危及生命时可行颞肌下减压术；癫痫发作者给予抗癫痫治疗，在没有抽搐发作的情况下，不建议对CVST病人常规应用预防性抗癫痫药物。高热患者应予以物理降温，对意识障碍的患者应加强基础护理及支持治疗，并预防并发症。

3. 特异性治疗

(1) 抗凝：①适应证：对于意识清楚的CVST患者应该给予皮下低分子肝素或静脉使用肝素抗凝治疗，伴随颅内出血的CVST不是肝素抗凝治疗的禁忌证。②禁忌证：有严重凝血功能障碍的患者；病情危重、脑疝晚期、去大脑强直的患者。③作用：可预防静脉血栓的发生，阻止血栓延续发展，促进侧支循环通路开放，预防深静脉血栓和肺栓塞。④不足：不能溶解已经形成的血栓。肝素类抗凝药物治疗采用按剂量调节的普通肝素或基于体重剂量的低分子肝素起动抗凝治疗是合理的，后续应用口服维生素K拮抗剂(如华法林),疗程应根据血栓形成倾向和复发风险大小而定,对于病因明确且临床症状改善的患者,华法林可使用3个月;对于病因不明确的高凝状态可口服华法林6~12月;对于复发性CVST患者可考虑终身抗凝。临床中新型抗凝药物利伐沙班和达比加群酯也可以有效治疗CVST,且无明显并发症,但是尚需要大型RCT研究证实。

(2) 静脉溶栓或静脉窦接触性溶栓:①适应证:对于昏迷、静脉性梗死和/或出血、癫痫、虽进行抗凝治疗但病情不断恶化的患者,可使用溶栓或取栓治疗。②禁忌证:有严重凝血功能障碍的患者;病情危重、脑疝晚期,去大脑强直的患者。对脑静脉系统血栓形成进行全身静脉给药的溶栓疗法,由于局部药物浓度低且易致颅内出血,现已极少应用。对病情严重者,经足量抗凝治疗无效,且无颅内出血的重症患者,可在有技术和监护的条件下慎重实施血管内介入局部静脉窦溶栓治疗,将微导管通过股静脉入路置于血栓内,一方面显著提高了血栓内溶栓药物的浓度,另一方面对于血栓形成时间较长的、溶栓速率较慢的患者,将微导管置于血栓远端,进行缓慢持续泵入尿激酶溶栓治疗,使用尿激酶反复循环溶栓,可提高静脉窦再通率,缩短静脉窦再通时间。目前尚无充分证据支持CVST患者行系统性静脉溶栓,小规模病例系列研究支持静脉窦接触性溶栓治疗。

(3) 机械开通和支架成形术:目前国内外有用导丝、球囊、保护伞及支架型取栓装置等方法机械碎栓和中间指引导管或抽栓装置抽栓。对于正规治疗>6个月、慢性血栓、局部狭窄、症状无改善,远、近端压力差>10mmHg的患者,可考虑支架成形术。机械碎栓技术和支架成形术有小规模病例系列研究支持。当患者使用抗凝药物治疗后仍发生临床恶化,或患者由于静脉梗死发生占位效应,或患者因脑出血引起颅内压增高,而常规的内科治疗方法效果不佳,则考虑使用介入治疗措施。上述疗法技术难度较大,仅适用于有条件的医院。

(4) 外科治疗:外科治疗在CVST治疗中的应用有限,主要有开颅上矢状窦切开取栓术和去骨瓣减压术。

第六节 脑小血管病

脑小血管病（cerebral small vessel disease，CSVD）是指各种病因影响脑内小动脉及其远端分支、微动脉、毛细血管、微静脉和小静脉所导致的一系列临床、影像、病理综合征。它是近年来受到关注的疾病领域。目前对于脑小血管的定义更为宽泛，不仅包括上述小血管，还包括这些小血管周围2~5mm的脑实质和蛛网膜下腔内的血管结构。

【分型】

CSVD常见的病因分型包括：

Ⅰ型，小动脉硬化；

Ⅱ型，散发性或遗传性脑淀粉样血管病（CAA）；

Ⅲ型，其他遗传性脑小血管病；

Ⅳ型，炎症或免疫介导的小血管病；

Ⅴ型，静脉胶原病；

Ⅵ型，其他小血管病。

【病理及影像表现】

脑小血管病在常规核磁共振上的表现包括腔隙性梗死（lacunar infarction）、脑白质高信号（white matter hyperintensity，WMH）、腔隙（lacune）、血管周围间隙（perivasuclar space，PVS）、脑微出血（cerebral microbleed）、脑萎缩（brain atrophy）等，具体特点如下表格，这些概念的使用应规范，避免混淆。

1. **腔隙**："lacune"一词源于法语，1838年被首次提出，1965年Fisher在尸检病理中对腔隙进行了系统描述。腔隙是一个形态学的概念，组织病理中通常表现为病灶边缘形状不规则、中心充满液体的空洞（cavity），腔内可有小梁结构，病灶周围可以有一定程度的白质疏松、轴突损害、胶质增生或含铁血黄素沉积；直径为0.5~15.0mm，好发于大脑深部，如皮质下白质、基底节和脑桥基底部。

由于腔隙中心液化，MRI上信号同脑脊液，表现为T1WI低信号、T2WI高信号、液体衰减反转恢复（fluid attenuated inversion recovery，FLAIR）序列低信号（有时可见病灶周边高信号）、弥散加权成像（diffusion weighted imaging，DWI）等/低信号、T2*/磁敏感加权成像（susceptibility weighted imaging，SWI）等信号，直径一般在3~15mm。有时中心腔液在FLAIR上未被抑制，病变可完全表现为高信号，但在T1WI、T2WI上仍表现为脑脊液信号

2. **腔隙性梗死、腔隙性卒中和腔隙性梗死综合征**（lucunar syndrome）

Fisher指出腔隙是深部小梗死灶的陈旧期表现，并于1982年提出了21种腔隙性梗死综合征，将腔隙形成前急性期阶段称为腔隙性梗死或腔隙性卒中（lacunar stroke），在这个阶段最常见的临床表现即为21种腔隙性梗死综合征。然而后期基于影像的研究结果提示，腔隙性梗死在急性期后并不都会形成腔隙，也有一部分最终在影像上表现为WMH。从另一个角度看，大多数病理或影像上的腔隙在形成的急性期不一定有卒中症状。因此腔隙性卒中和腔隙是两个不同的概念。

3. **脑白质高信号**（WMH）

WMH为基于MRI的影像学概念，在CT时代常被描述为脑白质稀疏（leukoaraiosis），对应了多种病理改变。CSVD诊断标准中需强调血管源性机制所致。对于血管源性的WMH，不同病变有不同程度的脱髓鞘、胶质增生、纤维和少突胶质细胞减少，融合病灶病变范围更广；脑室周围和深部WMH的特征是血管壁增厚，PVS扩大，血管密度降低，血管曲度增加。MRI表现为不同大小的T2WI、FLAIR高信号，T1WI等/低信号、DWI等信号、T2*/SWI高信号，而非空洞化的脑脊液信号，常双侧对称，分布于侧脑室旁和深部白质。WMH的病理生理机制仍在不断探索。研究发现深部WMH可见毛细血管内皮细胞激活，脑室周围WMH可见免疫激活的小胶质细胞，因此缺血和血脑屏障的破坏被认为是WMH起源的机制。

4. **血管周围间隙**（PVS）

PVS是穿支血管自蛛网膜下腔进入脑实质后环绕在动静脉和微动静脉周围的潜在空隙，当其间有细胞间液充填后可出现扩张的现象。最早于19世纪50年代由德国病理学家Rudolf Virchow 和法国病理学家Charles Philippe Robin报道，故称为Virchow-Robin间隙。在此之前法国医生Durand-Fardel就报道了脑白质多发筛孔样小空洞结构（état crible），后发现这些结构绝大多数为扩大的PVS。核磁共振各序列信号强度与脑脊液一致，表现为T1WI低信号、T2WI高信号、FLAIR低信号、DWI等信号、T2*/SWI等信号。成像平行于血管时表现为线性，垂直于血管时为圆形或卵圆形且直径一般<3 mm。通常在基底节下部最为突出，也可见皮质下白质和中脑，而小脑很少见。其可见性取决于核磁共振的分辨率和序列特征，单纯的可见性并不能作为病理性PVS扩张的统一标准。另外，直径≥3 mm的PVS并不少见。因此目前不过度强调大小而重点描述常见区域和形态，有助于对PVS的判断。

5.微出血

微出血是在SWI显示为低信号的小圆形信号，T1WI、T2WI、FLAIR、DWI序列一般均为等信号，通常直径2～5 mm，但有时可达10 mm。在病理上往往为含铁血黄素颗粒和吞噬含铁血黄素的吞噬细胞，周围脑组织可以伴有组织疏松、破坏、胶质增生等病理改变。这些含铁血黄素颗粒也可位于PVS或者脑组织中，不伴有周围脑组织破坏。另外，影像病理研究中也可见到完整或溶解的红细胞，提示新近出血，或者微动脉瘤、小动脉夹层、海绵状血管瘤、毛细血管扩张等一系列血管管壁病变。

【临床表现】

脑小血管病的临床表现缺乏特异性：

1. 脑小血管病可发生于不同年龄人群，其中以老年人高血压及淀粉样血管病相关的小血管病最为多见。

2. 老年人出现渐进性行走困难、吞咽困难、大小便失禁或者认知功能下降，应该考虑可能为脑小血管病。

3. 大部分腔隙性脑梗死和脑出血是由于脑小血管病引起。

【诊断】

目前临床上没有直接显示脑小血管病的检查方法。

1、头颅磁共振成像（MRI）是检查脑小血管病最重要的手段。推荐常规检查序列包括T1WI、T2WI、T2*加权梯度回波（GRE）或磁敏感加权成像（SWI）、T2液体衰减反转恢复序列（FLAIR）和轴位弥散加权成像（DWI）。这种序列组合可以满足诊断脑小血管病变引起的腔隙性脑梗死、脑出血、脑微出血和白质病变的需要。增加SWI可以更加敏感地反映脑微出血信息。脑小血管病在MRI影像学上的表现主要有：新发小的皮质下梗死、腔隙状态、白质高信号、血管周围间隙、脑微出血、微梗死和脑萎缩。描述脑小血管病变时应该注意其分布和数量。对脑微出血和脑白质病变可以记录其分布如脑叶、脑深部灰质区或者幕下等区域。高血压相关的脑出血或微出血多分布于丘脑、壳核、脑桥和小脑半球；而淀粉样血管病相关的脑出血或微出血则多分布于脑叶和小脑半球。

2、头颅CT在脑出血即刻显示为高密度，对脑出血的诊断有很高的特异度和敏感度，但对腔隙性脑梗死和脑白质病变诊断不敏感，不能显示脑的微出血和微梗死。

3、对于脑小血管病患者，应当常规借助彩色眼底照相等手段对眼底视网膜小血管情况进行评估与记录。

【治疗】

1.血压的管理

脑小血管病变增加了脑血管床的阻力，导致脑血流自动调节功能下调，进而减少了脑组织的灌注。脑组织对过高血压和过低血压的变化适应能力显著下降，应该密切关注并经常监测患者的血压。每次访视患者时都应该进行肘动脉血压测量，控制收缩压和舒张压是控制脑小血管病发病和进展的关键因素。访视间收缩压或舒张压变异性过大，是脑微出血发展的独立危险因素。有必要检查患者的24 h动态血压。有条件的医院最好能够同时检测患者在直立倾斜过程中的血压变化。过高或过低的血压变化都会加重脑小血管病的临床症状,如头晕、行走不稳或者血管性认知功能下降,甚至可导致脑出血或腔隙性脑梗死的发生。控制血压是预防年龄相关的脑小血管病发生和发展最有效的方法。将收缩压控制在130 mmHg以下,可能会获得更好的效果。但是,部分脑小血管病与大动脉粥样硬化造成的血管狭窄可同时存在,对此类患者降压程度相对要小,速度要慢。24 h和随诊间血压变异性对脑小血管病的发展有重要作用,使用减少血压变异性的抗高血压药物可能更为有效。长效钙通道阻滞剂(CCB)和肾素血管紧张素系统(RAS)抑制剂在稳定血压变异性上更为有效。

2、抗血小板药物

目前没有足够证据证实抗血小板药物在治疗脑小血管病与动脉粥样硬化大血管病之间的疗效存在显著差异,因此,在预防和治疗缺血性脑小血管病时,建议使用抗血小板药物。但是需要注意的是,脑小血管病具有易患脑梗死和脑出血的双向性,在使用抗血小板药物前,应该进行脑出血的风险评估。血压控制不好、血压变异性大、严重脑白质病变以及脑微出血数量多的患者应当慎用。淀粉样血管病引发的脑出血复发率较高,需更严格控制血压,减少情绪剧烈波动,尽量避免使用抗血小板药物或抗凝治疗。有微量出血患者使用抗血小板药物轻度增加脑出血复发概率。

第二章 脊髓疾病

第一节 急性脊髓炎

急性脊髓炎(acute myelitis)是指各种感染后变态反应引起的急性横贯性脊髓炎性病变，又称急性横贯性脊髓炎，是临床上最常见的一种脊髓炎。

【病因与发病机制】

本病病因未明，约半数患者发病前有呼吸道、胃肠道病毒感染的病史，但脑脊液中并未检出病毒抗体，神经组织里亦没有分离出病毒，推测本病的发生可能是病毒感染后所诱发的自身免疫性疾病，而不是病毒感染的直接作用。部分患者于疫苗接种后发病，可能为疫苗接种引起的异常免疫反应。

【病理】

急性脊髓炎的病变部位以胸段最常见，其次为颈段和腰段。肉眼可见病变部位软脊膜充血、受累脊髓节段肿胀，严重者质地变软。切面可见灰、白质界限不清，有点状出血。镜下可见软脊膜和脊髓内血管扩张、充血，血管周围以淋巴细胞和浆细胞为主的炎细胞浸润；灰质内神经细胞肿胀、尼氏体溶解；白质中神经纤维髓鞘脱失、轴突变性，大量吞噬细胞和神经胶质细胞增生。

【临床表现】

1. 年龄与性别　任何年龄均可发病，青壮年居多，无性别差异，无季节性，秋冬季和冬春季较多。

2. 前驱病史与诱因　约半数患者病前1~2周内有上呼吸道感染或胃肠道感染的病史，或有疫苗接种史。受凉、劳累、外伤等常为发病诱因。

3. 临床特征　急性出现病变水平以下运动、感觉、自主神经功能障碍。起病较急，首发症状多为双下肢无力、麻木、病变相应部位的背痛、病变节段有束带感，多在2~3天内症状进展至高峰，同时出现病变水平以下肢体瘫痪、感觉障碍、尿便障碍，呈脊髓完全横贯性损害。(1)运动障碍：急性起病，迅速进展，早期常为脊髓休克，表现为四肢瘫或双下肢弛缓性瘫痪。肌张力低下、腱反射消失，病理征阴性。脊髓休克期可持续3~4周，如并发肺炎或泌尿系感染，脊髓休克期可延长。上颈段病变累及膈神经脊髓中枢(C_3~C_5)时，除四肢瘫外，可出现膈肌麻痹，呼吸困难。脊髓休克期过后，肌力从远端开始恢复，损伤节段以下锥体束征阳性，肌张力及腱反射逐渐恢复。脊髓严重损伤时，常导致屈肌张力增高。轻微腹部皮肤刺激或膀胱充盈，均可引起下肢屈曲痉挛，伴有出汗、竖毛、小便溢出等症状，称总体反射。(2)感觉障碍：表现脊髓损害平面以下深浅感觉均消失，感觉消失区上缘常有感觉过敏带或束带感。(3)自主神经功能障碍：早期表现为尿潴留，膀胱无充盈感，呈无张力性神经源性膀胱，当膀胱充盈过度时，尿量可达1000ml，此时需及时导尿。随着病情的好转，膀胱容量缩小，脊髓反射逐渐恢复，尿充盈300~400ml时会自动排尿称反射性神经源性膀胱。病变节段以下皮肤干燥，少汗或无汗。皮肤水肿、脱屑及指甲松脆等皮肤营养障碍。病变水平以上可有发作性地出汗过度、皮肤潮红、反射性心动过缓等，称自主神经反射异常。

4. 上升性脊髓炎　部分病例起病急骤，感觉障碍平面常于1~2天内甚至数小时内上升至高颈髓，瘫痪也由下肢迅速波及上肢和呼吸肌，出现吞咽困难、构音不清、呼吸肌麻痹而死亡。

【辅助检查】

1. 血常规　急性期周围血白细胞计数正常或轻度升高。

2. 脑脊液　腰椎穿刺压力一般正常，个别急性期脊髓水肿严重可有升高；白细胞数可正常，也可增高至$(20~200)×10^6$/L，以淋巴细胞为主；蛋白含量可轻度增高，多为0.5~1.2g/L；糖与氯化物含量正常。

3. 影像学检查　(1)CT：可除外继发性脊髓病，如脊柱病变性脊髓病、脊髓肿瘤等，对脊髓炎本身诊断意义不大。(2)MRI：脊髓磁共振成像是早期能够显示急性脊髓炎的影像学检查手段。主要表现为急性期受累脊髓节段水肿、增粗；受累脊髓内显示斑片状长T1长T2异常信号；病变严重者晚期可出现病变区脊髓萎缩

【诊断及鉴别诊断】

1. 诊断要点 (1)发病前1~2周有腹泻、上呼吸道感染或疫苗接种史。(2)急性起病，迅速出现脊髓横贯性损害症状。(3)脑脊液检查符合急性脊髓炎的改变。(4)CT、MRI影像学检查可除外其他脊髓病。

2. 鉴别诊断

(1)脊髓血管病：脊髓前动脉闭塞综合征容易和急性脊髓炎相混淆，病变水平相应部位出现根痛，短时间内发生截瘫、痛温觉缺失、尿便障碍，但深感觉保留，即脊髓前2/3综合征。脊髓出血临床少见，多由外伤或脊髓血管畸形引起，起病急骤伴有剧烈背痛，肢体瘫痪和尿便潴留。可呈血性脑脊液，MRI检查有助于诊断。脊髓动静脉瘘通常亚急性或者慢性起病，多见于中老年人，典型病例脊髓核磁可见椎管内髓外迂曲血管影，有助于鉴别。

(2)视神经脊髓炎：是水通道蛋白4(AQP-4)介导的视神经、脑和脊髓炎性脱髓鞘病变。急性起病，临床除表现脊髓损害症状外，还出现视力下降等视神经炎的表现或视觉诱发电位异常，以及极后区综合征、间脑综合征等异常。脊髓的病变范围常超过3个锥体节段，CBA法检测AQP4抗体阳性。视神经以及颅内病变可在脊髓炎症状之前、同时或之后出现，需注意鉴别。

(3)MOG抗体相关性脊髓病 (Myelin Oligodendrocyte Glycoprotein Antibody Disease, MOGAD)：这是近年来新发现的一种中枢神经系统自身免疫性脱髓鞘性疾病，可累及脊髓，出现脊髓横贯性损害的临床表现，但是也可以累及视神经和颅脑，表现为视神经炎、皮质脑炎、炎性假瘤、脑干脑炎、ADEM等。血和脑脊液中检测到MOG抗体有助于鉴别。

(4)自身免疫胶质纤维酸性蛋白（GFAP）星形细胞病：是一种累及脑膜、脑、脊髓和视神经的中枢神经系统自身免疫炎性疾病。累及脊髓可以出现横贯性脊髓炎的表现。但是核磁共振成像有它典型的特征：比如脑室旁线样放射状强化、软脑膜、室管膜、软脊膜强化等。脊髓病灶常为长节段（≥3个椎体节段），但显影相对模糊。其对类固醇激素敏感。血和脑脊液中检测到GFAP抗体（CBA法或者TBA法）有助于鉴别。

(5)急性脊髓压迫症：脊柱结核的病变椎体发生塌陷，或椎旁寒性脓肿形成，可压迫脊髓，出现急性横贯性脊髓损害。但临床上患者有结核中毒症状，脊柱可见后凸成角畸形，并有叩痛。脊柱核磁可见椎体破坏、椎间隙变窄、椎体寒性脓肿等改变，有助鉴别。转移癌可做全身骨扫描（ECT）以鉴别。

(6)急性硬脊膜外脓肿：可造成急性脊髓横贯性损害，有时忽略原发感染病灶，病原菌经血行或邻近脊柱蔓延至硬膜外形成脓肿，可突然起病，发热无力，常伴有根痛、脊柱痛和脊膜刺激症状。外周血白细胞增高，CSF中细胞增高、蛋白含量明显增加。脊髓腔梗阻，脊柱CT、MRI有助于诊断。

(7)人类T淋巴细胞病毒1型相关脊髓病(HTLV-1 associated myelopathy, HAM)：是和HTLV-1感染所致免疫异常相关的脊髓病变，以缓慢进行性截瘫为临床特征。

【治疗】

急性横贯性脊髓炎早期诊断，尽早治疗，精心护理，早期康复训练对改善预后很重要。

1.药物治疗

(1)皮质激素：急性期可采用大剂量甲基泼尼松龙短期冲击治疗，500~1000mg/d静脉滴注，连用3~5天，有可能控制病情进展。上冲击治疗结束后改用泼尼松口服，按每千克体重1mg或通常成人以60mg开始计算，随病情好转可逐渐减量停药。用激素期间注意补钾、补钙、保护胃黏膜，注意激素的副作用。

(2)免疫球蛋白：每日用量0.4g/kg，静脉滴注，连用5天为一疗程。

(3)抗生素：根据病原学检查和药敏试验结果选用抗生素，及时治疗呼吸道和泌尿系感染，以免加重病情。

(4)B族维生素：有助于神经功能恢复。常用维生素$B_1$100mg，每日一次，肌肉注射。维生素B_{12}500μg，每日一次，肌肉注射。

(5)其他：在急性期可选用血管扩张药，如烟酸、尼莫地平。神经保护剂，如三磷酸腺苷、胞磷胆碱，疗效难确定。双下肢痉挛者，可服用巴氯芬5~10mg每日2~3次口服。

2.康复治疗 主要目的是促进肌力恢复，防止肢体痉挛及关节挛缩。早期应将患肢置于功能位，进行被动活动、按摩等；肌力部分恢复时，应鼓励患者主动运动，积极锻炼；针灸、理疗有助于康复。

3.护理　急性脊髓炎的护理极为重要。①皮肤护理：保持皮肤清洁，定时翻身，在骶尾部、足跟及骨隆起处放置气圈，防止压疮。皮肤发红时，可用10%酒精轻揉，再涂以3.5%安息香酊。已发生压疮应局部换药，促进愈合，忌用热水袋以防烫伤。②防治坠积性肺炎：注意保暖，鼓励咳痰，注意按时翻身叩背、排痰和转换体位。③防治尿路感染：排尿障碍应无菌导尿，留置导尿并用封闭式集尿袋，定期放尿。尿便失禁者应勤换尿布，保持会阴部清洁。④高位脊髓炎有呼吸机麻痹者应尽早气管切开或使用人工呼吸机辅助呼吸，吞咽困难应给予放置胃管。

【预后】

急性脊髓炎为单相病程。预后取决于病变的程度及合并症的情况。累及脊髓节段长且弥散者，完全性截瘫6个月后EMG仍为失神经改变，预后较差。若无严重合并症，通常3~6个月基本可恢复生活自理。合并压疮、肺内感染或泌尿系感染可影响恢复，遗留后遗症或死于合并症。上升性脊髓炎预后差，可在短期内死于呼吸循环衰竭。

第二节 脊髓亚急性联合变性

脊髓亚急性联合变性(subacute combined degeneration of spinal cord, SCD)是由于维生素B_{12}的摄入、吸收、结合、转运或代谢异常导致体内含量不足所导致的中枢和周围神经系统变性疾病，病变主要累及脊髓后索、侧索及周围神经。

【病因与发病机制】

本病的发生与维生素B_{12}缺乏密切相关。维生素B_{12}又称钴胺素，来源于食物：肉、蛋和乳制品。是核蛋白合成及髓鞘形成所必需的辅酶，其缺乏引起髓鞘合成障碍导致神经病变。维生素B_{12}还参与血红蛋白的合成，其缺乏常引起恶性贫血。维生素B_{12}摄取、吸收、结合与转运的任何一个环节出现障碍均可引起维生素B_{12}缺乏。正常人维生素B_{12}日需要量仅为$1\sim 2\mu g$，摄入的维生素B_{12}必须与胃底壁细胞分泌的内因子结合方可在回肠远端吸收，而不被肠道细菌利用。由于维生素B12复杂的吸收机制，多种病因可以导致其缺乏，包括：营养不良、素食者、胃大部切除、回肠切除、大量酗酒伴萎缩性胃炎以及各种自免原因引起的壁细胞抗体和内因子抗体阳性的患者。亦见于营养不良、先天性内因子分泌缺陷、叶酸缺乏、血液运铁蛋白缺乏等。最近研究结果表明，组胺H2受体拮抗剂的使用和维生素B12不足存在剂量和时间的关联，停药后维生素B12缺乏的风险显著下降。二甲双胍对维生素B12水平也有类似的影响，长期应用可影响B12的水平。一氧化氮（N2O）的滥用或职业暴露可造成维生素B12的缺乏。

【病理】

病变主要在脊髓后索及锥体束，严重时大脑白质、视神经和周围神经也可受累。病变早期大体标本可见脊髓肿胀，晚期脊髓萎缩变硬，脊髓大体切面呈灰白色、后索变硬。

镜下可见白质传导束髓鞘脱失，髓鞘肿胀，空泡形成及轴突变性。初期病变散在分布，以后融合成海绵状坏死灶，伴有不同程度胶质细胞增生。

【临床表现】

多在中年以后起病，无性别差异，亚急性或者慢性起病，逐渐缓慢进展。多数患者在出现神经系统症状前有贫血、倦怠、腹泻和舌炎等病史。

其周围神经损伤常出现手指、脚趾末端感觉异常，呈对称性刺痛、麻木和烧灼感等。少数患者有手套-袜套样感觉减退，感觉症状常从下肢开始逐渐向上延伸至躯干。其后索受损逐渐出现双下肢无力、发僵和动作笨拙，步行不稳、踩棉花感，闭目或在黑暗中行走困难，查体双下肢振动觉、位置觉障碍以远端明显，Romberg征阳性。少数患者屈颈时可出现一阵阵由脊背向下肢足底放射的触电感(Lhermitte征阳性)。其侧索症状受累常较感觉症状出现晚，表现为双下肢不完全痉挛性瘫，肌张力增高，腱反射亢进，病理征阳性。括约肌功能障碍出现较晚。

少数患者可有精神症状，如易激惹、抑郁、幻觉、认知功能减退、视神经萎缩及中央暗点、味觉、嗅觉的改变，提示大脑白质与视神经广泛受累。

【辅助检查】

周围血象及骨髓涂片可显示巨幼红细胞贫血。血清维生素B_{12}含量降低，血清同型半胱氨酸升高有助于辅助诊断。血清内因子抗体以及壁细胞抗体检测，有助于支持诊断并提供可能的原因。少数脑脊液可有蛋白轻度增高。脊髓核磁检查表现为颈、胸髓后索或侧索对称性T2WI高信号，横断面为"反兔耳征"或"倒V征"（见图2-1）。增强扫描病灶有可能强化，治疗后病灶可缩小或消失。肌电图检查多表现为神经传导速度减慢，提示以周围神经脱髓鞘改变为主，可同时伴有轴索损害。体感诱发电位 (somatosensory evoked,SEP) 异常，通常提示脊髓后索受累。有报道胫神经SEP异常程度较正中神经SEP异常更明显，提示薄束受损重于楔束。

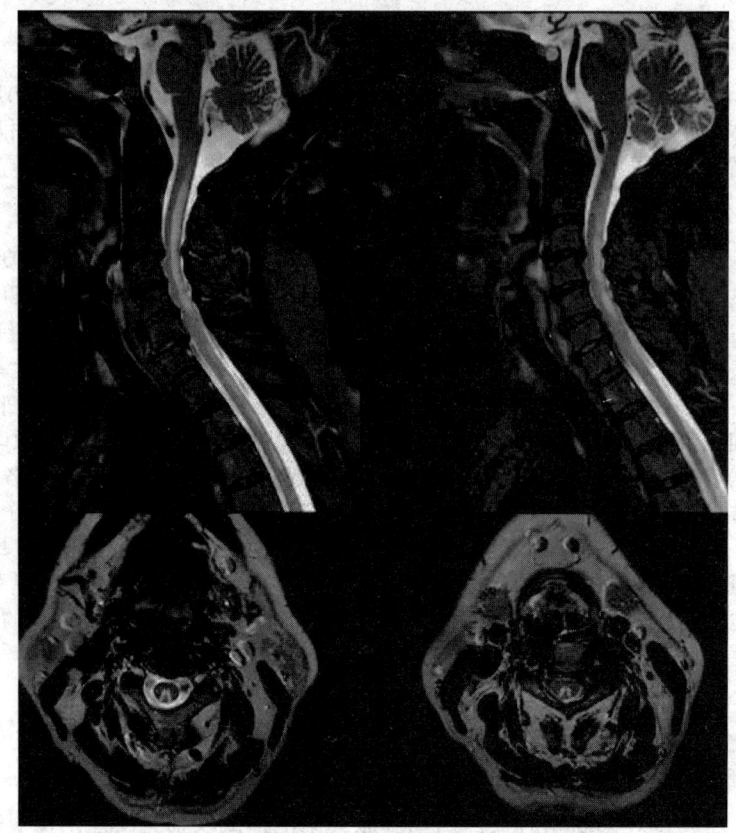

图2-1：脊髓后索病变，横断面呈"反兔耳征"

【诊断】

多呈缓慢起病，出现脊髓后索、侧索及周围神经受损体征。血清中维生素 B12 缺乏，有恶性贫血者可确定诊断。血清维生素 B12 缺乏时，血清中甲基丙二酸和高同型半胱氨酸异常增加，给予肌肉或者静脉维生素 B12 治疗后，血清中甲基丙二酸降至正常，此为试验性诊断。肌电图、诱发电位检查以及特征性的脊髓核磁表现对于明确病变范围、寻找亚临床病灶有重要意义。内因子抗体、抗壁细胞抗体、胃蛋白酶原及胃泌素测定有助于明确维生素 B12 缺乏的病因。血清铜、锌和铜蓝蛋白检测、腰椎穿刺有助于疾病的鉴别诊断。

【鉴别诊断】

1. 非恶性贫血型联合系统变性(combined systemic degeneration of non-pernicious anemia type)　是一种累及脊髓后索和侧索的内生性脊髓疾病，与恶性贫血无关，本综合征与亚急性联合变性的区别在于整个病程中皮质脊髓束的损害出现早且明显，缓慢进展，有关其病理和病因目前所知甚少，临床确诊率不高，临床鉴别中需要考虑。

2. 脊髓压迫症　脊髓压迫症多有神经根痛和感觉障碍平面。脑脊液动力学试验呈部分梗阻或完全梗阻，脑脊液蛋白升高，脊髓MRI检查有助于鉴别。

3. 各种类型脊髓炎以及脱髓鞘性脊髓炎　急性或亚急性起病，多有前驱感染病史，可有类似的临床表现，但是脊髓中有明显的短节段或者长节段的病灶，横断面跟SCD典型的"八"字征或者反兔耳征不同。

【治疗】

及早开始给予大剂量维生素 B_{12} 治疗，否则会造成不可逆性神经损伤。如未经治疗，发病 2～3 年后病情不断加重直至死亡。肌肉注射的初始剂量为 1000μg/d，连续 4 周或病情不再进展之后可调整为 1000μg/次，2～3 次/每周，2～3 个月后，1000μg/月维持或改为口服治疗维生素 B12 0.5～1mg/d。如果原因不可逆转，则治疗应持续终身。内因子抗体和（或）抗胃壁细胞抗体阳者需要长期大量肌肉注射维生素 B12 治疗。合用维生素 B1，对有周围神经受损者效果更好。胃液中缺乏游离胃酸者,可服用胃蛋白酶合剂或饭前服用稀盐酸合剂10ml。贫血患者可用硫酸亚铁0.3~0.6g口服,每日3次或10%枸橼酸铁胺溶液10ml口服,每日3次。有恶性贫血者,建议叶酸每次5~10mg与维生素B_{12}共同使用,每日3次,并积极排查胃部肿瘤性病变。不宜单独使用叶酸,否则会加重神经精神症状。加强瘫痪肢体功能锻炼,针灸、理疗及康复治疗。

【预后】

早期诊断和治疗是治愈本病关键。如发病后3个月内积极治疗可完全恢复。症状好转多在治疗后6个月至1年内,如轴突已发生破坏,则预后较差。

第三节 压迫性脊髓病

压迫性脊髓病(compressive myelopathy)是一组椎骨或椎管内占位性病变引起的脊髓受压综合征。病变呈进行性发展，最后导致不同程度的脊髓半切或者横贯性损害和椎管阻塞。根据病变部位可分为硬膜内脊髓压迫和硬膜外脊髓压迫。此类疾病多就诊于神经内科，诊断后神经外科治疗，故在此简单介绍。

【病因】

1. 肿瘤　常见，约占 1/3 以上，绝大多数起源于脊髓组织及邻近结构，神经鞘膜瘤约占 47%；其次为脊髓肿瘤，髓内恶性胶质瘤不足 11%；转移癌多见于硬膜外，脊柱恶性肿瘤可沿椎管周围静脉丛侵犯脊髓。

2. 炎症　蛛网膜粘连或囊肿压迫血管影响血液供应，引起脊髓、神经根受损症状。比如：结核、梅毒和寄生虫等可引起慢性肉芽肿。化脓性炎症血行播散可引起急性硬膜外或硬膜下脓肿。

3. 脊柱病变　脊柱骨折、结核、脱位、椎间盘脱出，后纵韧带骨化和黄韧带肥厚均可导致椎管狭窄、脊柱裂、脊髓膨出等，也能损伤脊髓。

4. 先天畸形　颅骨凹陷、寰椎枕化、颈椎融合畸形等。

【发病机制】

脊髓受压早期可通过脊髓移位、排挤脑脊液得到代偿，虽然脊髓外形有明显改变但神经通路并未中断，临床上并不出现神经功能受损的症状和体征。后期多有明显神经系统症状和体征。脊髓受压产生病变的性质和速度可影响代偿机制发挥的程度，急性压迫时通常无明显代偿时机，脊髓损伤严重；慢性受压时能充分发挥代偿机制，症状相对较轻，预后较好。病变部位对损伤后果亦有影响，如髓内病变直接侵犯髓内组织，症状出现较早；髓外硬膜外占位性病变，由于硬脊膜阻挡，故对脊髓压迫较轻；动脉受压长期供血不足，可引起脊髓萎缩，静脉受压淤血引起脊髓水肿。长期受压骨质吸收，可使椎管局部扩大。

【临床表现】

1. 急性脊髓压迫症　多出现脊髓休克，表现为病变平面以下弛缓性瘫痪、各种感觉消失、反射消失、尿潴留等。

2. 慢性脊髓压迫症　进展缓慢，通常可分为三期：①早期根痛期：出现神经根痛及脊髓刺激症状；②脊髓部分受压期：表现为脊髓半切综合征：脊髓病变平面以下同侧肢体瘫痪和深感觉障碍，对侧痛、温度觉障碍，又称为 Brown-Sequard syndrome；③脊髓完全受压期：出现脊髓完全横贯性损害：表现为脊髓病变平面以下各种运动、感觉和括约肌功能障碍。三期表现并非完全孤立，常互相重叠。

3. 主要症状和体征　(1)神经根症状：病变刺激后根引起自发性疼痛，如电击、烧灼、刀割或撕裂样。咳嗽、排便和用力等增加腹压动作，都可使疼痛加剧，改变体位可使症状减轻或加重。有时出现相应节段束带感。检查时可发现过敏带，后期为阶段性感觉缺失。脊髓腹侧病变使前根受压，可出现前根刺激症状，支配肌群可见肌束颤动，以后出现肌无力或肌萎缩。根性症状对判断脊髓病变位置很有价值。(2)感觉障碍：脊髓丘脑束受损产生对侧躯体较病变部位低 2~3 个节段水平以下的痛温觉减退或缺失。脊髓感觉传导纤维有一定的排列顺序，有助于髓内髓外病变鉴别，髓外病变，感觉障碍自下肢远端向上发展至受压节段。髓内病变早期出现病变节段支配区分离性感觉障碍，累及脊髓丘脑束时，痛温觉障碍自病变节段向下发展，鞍区(S_{3-5})感觉保留至最后受累，称为"马鞍回避"。后索受压产生病变水平以下同侧深感觉减退或缺失，一侧脊髓损害出现脊髓半切综合征(Brown-Sequard syndrome)。(3)运动障碍：一侧锥体束受压引起病变节段以下同侧肢体痉挛性瘫痪，肌张力增高，腱反射亢进和病理征阳性；双侧锥体束受压初期下肢呈伸直样痉挛性瘫痪，晚期呈屈曲样痉挛性瘫痪，脊髓前角及前根受压可引起病变节段支配肌群弛缓性瘫痪，伴肌束震颤和肌萎缩。(4)反射异常：受压节段后根、前根或前角受累时出现病变节段反射减弱或消失；锥体束受损出现损害平面以下腱反射亢进、腹壁和提睾反射消失及病理反射阳性。(5)

自主神经症状：髓内病变多较早出现括约肌功能障碍，圆锥以上病变较早出现尿潴留和便秘，晚期出现反射性膀胱；病变水平以下血管运动和泌汗功能障碍，可见少汗、无汗、皮肤干燥及脱屑。圆锥、马尾病变出现尿便失禁。(6)脊髓刺激症状：多因硬膜外病变引起，表现脊柱局部自发痛、叩击痛、活动受限、颈部抵抗和直腿抬高试验阳性等。

【辅助检查】

1. 脑脊液检查　脑脊液动力学改变、常规生化检查对判定脊髓受压程度很有价值。如病变造成脊髓蛛网膜下腔阻塞时，在阻塞水平以下的压力很低甚至测不出，部分阻塞或未阻塞者压力正常甚至增高。压颈试验可证明有无椎管梗阻，如压颈试验时压力上升较快而解除压力后下降较慢，或上升慢下降更慢，提示可能为不完全梗阻。椎管严重梗阻时出现脑脊液蛋白-细胞分离，细胞数正常，蛋白含量超过 10g/L 时，黄色的脑脊液流出后自动凝结称为弗洛因综合征(Froin syndrome)。通常梗阻越完全，时间越长，梗阻平面越低，蛋白含量越高。

2. 影像学检查　(1)脊柱 X 线平片：可发现脊柱骨折、脱位、错位、结核、骨质破坏及椎管狭窄、椎弓根变性或间距增宽、椎间孔扩大、椎体后缘凹陷等。(2)CT 及 MRI：可显示脊髓受压，尤其 MRI 能清晰显示椎管内病变的性质和周围结构变化等。

【诊断】

1. 定位诊断　(1)纵向诊断：确定病变位于脊髓的节段。早期节段性症状如根痛、感觉减退区、腱反射改变和肌萎缩、棘突压痛及叩击痛，均有助于定位诊断，尤以感觉平面最具定位意义。(2)横向诊断：确定病变部位处于髓内或髓外。

2. 定性诊断　(1)髓内、外肿瘤最常见，髓内肿瘤多为胶质瘤；髓外硬脊膜下肿瘤多为神经纤维瘤；髓外硬膜外多为转移瘤。脊髓核磁平扫以及增强有助于鉴别。(2)脊髓蛛网膜炎导致病损不对称，时轻时重，感觉障碍多呈根性、节段性或斑块状不规则分布，腰穿压颈试验可有梗阻，脑脊液蛋白含量增高。(3)硬膜外病变多为转移瘤或椎间盘脱出，转移瘤进展较快，根痛及骨质破坏明显。急性压迫多为外伤性硬膜外血肿，进展迅速；硬膜外脓肿起病呈急性或亚急性，常有感染特征。脊髓 MRI 有助于诊断。

【鉴别诊断】

1. 急性脊髓炎　急性起病，常有感染病史，呈横贯性脊髓损伤症状、体征，数小时至 2～3 日达到高峰。

2. 脊髓空洞症　起病隐袭，缓慢进展，表现为特征性的节段性分离性感觉障碍，可伴有肌无力、肌萎缩、皮肤关节营养障碍、脊柱侧弯等。脊髓 MRI 可显示脊髓内长条形空洞。

3. 亚急性联合变性　多呈缓慢起病，表现脊髓后索、侧索及周围神经损害体征。血清中维生素 B_{12} 缺乏、有恶性贫血者可确诊。

【治疗】

根据病变性质、病情发展程度决定治疗方案。应尽快去除病因，解除脊髓受压。急性脊髓压迫力求 6 小时内减压。硬脊膜外脓肿应紧急手术并给予足量抗生素。脊柱结核在行根治术时，同时给予抗结核治疗。良性肿瘤一般经手术可彻底切除，而恶性或转移瘤可做放疗或化疗。对于难以完全切除者，椎板减压术可获得短期症状缓解，术后应早期进行康复治疗和功能训练。

第四节 脊髓动静脉瘘

脊髓动静脉瘘（Spinal Dural Arteriovenous Fistula, SDAVF）是脊髓血管畸形中较常见的一种类型，是最容易被误诊的一类脊髓疾患，尤其是影像表现不典型时，容易误诊为脊髓炎。SDAVF 是指供应硬脊膜或神经根的动脉在穿过椎间孔的硬脊膜时，与脊髓引流静脉在硬脊膜上直接交通形成瘘口。

【发病机制】

SDAVF 由于某种原因(目前病因不明)节段性动脉分出的根动脉脊膜支与神经根静脉在同一椎体水平神经根袖套附近硬脊膜表面直接交通，形成动静脉瘘口，可伴相邻节段或对侧的脊膜支血管供血，根动脉血灌入根静脉→由于脊髓静脉网缺乏动脉瓣，根静脉血向脊髓静脉网倒灌→脊髓周围动静脉压力梯度紊乱，沿脊髓纵轴向上或向下走行的毛细血管瘀滞，增粗迂曲→静脉回流障碍→静脉高压、缺氧→脊髓充血水肿及小动脉缺血→脊髓缺血水肿坏死。

【临床表现】

1.属罕见病，年发病率为 0.5-1/10 万，也是最常见的脊髓血管畸形，约占其总数的 70%。

2.多见于中老年男性，常见于下胸段和腰段。

3.多数患者隐袭起病，缓慢进展，起始症状为下肢发麻、触觉减退、无力，由远端向近端进展，可出现感觉平面，可能伴有背痛以及胸腰部束带感。括约肌障碍很少作为首发症状，但就诊时多数已有括约肌受累的表现。且症状进行性恶化，体征不断发展。对于瘘口位于颅颈交界区的病例，约 60%有出血倾向，常因蛛网膜下腔出血而出现相应症状，而其他部位的硬脊膜动静脉瘘很少出现出血。

【辅助检查】

MRI 平扫表现：

①胸腰段脊髓增粗可见髓内长节段的（≥3 节段，一般 5-7 椎体节段）T2WI 高信号，提示脊髓水肿(俗称白萝卜征：T2WI 上脊髓增粗变白)。部分病例在高信号影内可见低信号影，提示脊髓出血坏死。

②T2WI 脊髓周围可见蚓状、串珠样、虫蚀样迂曲血管流空影，背侧为著(俗称黑芝麻征，流空迂曲血管如同黑芝麻粘在脊髓上)（见图2-2）。虽有助于 SDAVF 的诊断，但并不是在每例患者中都能观察到。

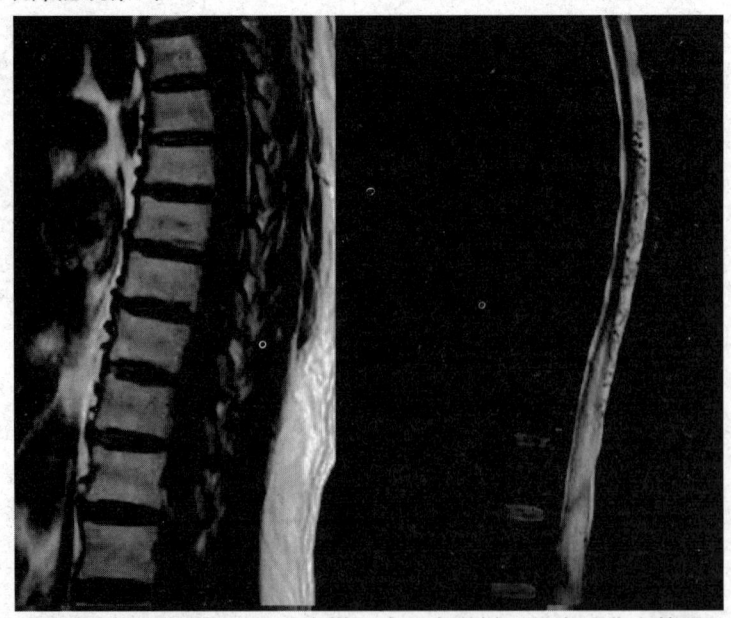

图2-2：椎管内脊髓背侧"黑芝麻样"或"虫噬样"异常迂曲血管影。

③增强扫描：a、增强可见异常强化的迂曲扩张血管影（黑芝麻变白芝麻）。b、在某一较长节段椎旁常见相对集中、粗大的引流静脉，常提示为瘘口所在节段。c、"断层征"或"缺件征"对SDAVF诊断具有特异性，增强时脊髓长节段的强化区内出现不强化的节段，称为断层征或缺件征。

脊髓血管核磁或者脊髓血管CT 价格低廉，能初步诊断脊髓动静脉瘘。

DSA是目前确诊和分类脊髓血管病的最佳方法，可明确看到脊髓动静脉瘘以及瘘口的位置，有助于指导治疗。

【诊断】

DSA发现迂曲血管以及瘘口为金标准。

【治疗】

治疗的关键是消除异常分流，闭塞瘘口和瘘口附近静脉侧的血流，恢复脊髓的正常静脉引流。目前认为一经确诊应尽早手术治疗，在脊髓功能障碍不可逆之前治疗，会取得好的临床效果。目前治疗方法包括显微手术，介入栓塞术以及二者联合治疗。

第五节 脊髓梗死

脊髓梗死是各种原因导致脊髓缺血引起的脊髓细胞坏死,从而引起梗死节段以下肢体活动障碍、感觉障碍、植物神经功能障碍、二便障碍等的一组综合征。脊髓梗死相当罕见,仅占所有缺血性中风的1%-2%,占所有急性脊髓病的5%-8%。目前,动脉粥样硬化是脊髓梗死的主要原因,MR是其最主要的检查方法,但针对病因的检查对指导临床治疗至关重要,目前治疗脊髓梗死在静脉溶栓、腰椎穿刺引流、抗栓、他汀等治疗方面获得有益的经验。

【病因】

许多病因与脊髓梗死相关,其中包括与供应脊髓的相关血管(主动脉手术、椎动脉造影、主动脉或椎动脉夹层、体外膜式氧合、主动脉气囊反搏、肾动脉栓塞)、栓子(心源性栓塞、纤维软骨栓塞、大动脉粥样硬化型栓塞)、解剖异常(大动脉、椎骨异常、锁骨下动脉)、血管炎(梅毒、减压病、水痘带状疱疹、系统性血管炎、原发性中枢神经系统血管炎)、动脉粥样硬化的患者(节段动脉粥样硬化闭塞或斑块破裂)、全身性低血压(心搏停止)、血管畸形(硬脊膜动静脉瘘、脊髓动静脉畸形)、易凝状态(恶性肿瘤、DIC、镰状细胞性贫血、抗磷脂抗体综合征、高同型半胱氨酸血症),以及源自椎间盘和创伤的根动脉受压。更大规模的回顾性研究表明,动脉粥样硬化疾病是导致脊髓梗死的主要危险因素。除了上述病因外,仍有20%的脊髓梗死是特发性的。

【发病机制】

脊髓低灌注可能是多种缺血所致的结果,包括血栓形成、栓塞现象或局部血管痉挛。脊髓的血液供应通常来自于中线部位的脊髓前动脉和位于中线两侧的脊髓后动脉。脊髓前动脉起源于双侧椎动脉,但支配C3-C4的脊髓可能完全或主要来自1条椎动脉。因此椎动脉损伤、闭塞或夹层,都可能导致颈髓梗死。脊髓前动脉供应脊髓横断面前2/3,包括中央灰质、前角、侧角、前索、侧索。沟动脉系终末动脉易发生缺血性病变,导致脊髓前动脉综合征。脊髓后动脉供应脊髓横断面后1/3,包括后角和后索。吻合支较多,较少发生供血障碍。此外,供应脊髓的动脉还有根动脉,分为根前动脉和根后动脉,分别与脊髓前动脉和脊髓后动脉吻合,构成围绕脊髓的动脉冠。以往对儿童或成人脊髓梗死的研究中表明,胸腰椎区受影响程度最高。这可能是由于这一区域只依赖于一个主要的根前动脉,即Adamkiewicz动脉,它是肋间动脉的一个分支;全身性低血压或主动脉疾病通过脊髓整体低灌注导致横向梗死,但特发性脊髓梗死可能是由于脊髓侧支血供较好的根动脉和脊髓动脉病变所致。特发性脊髓梗死的可能机制是继发于髓核纤维软骨栓塞。这一病因在较年轻的个体中更为常见,是由于继发于脊髓的轴向负荷力,导致皮内压力和纤维软骨栓子增加,可通过静脉或动脉逆行途径到达脊髓血管系统。

【病理】

脊髓对缺血耐受较强,轻度间歇性供血不足不会造成脊髓明显损害,完全缺血15分钟以上方可造成脊髓不可逆损伤。脊髓前动脉血栓形成常见于胸段,此段是脊髓血供的薄弱区;脊髓后动脉左、右各一,其血栓形成非常少见。脊髓梗死可导致神经细胞变性、坏死、组织疏松、血管周围淋巴细胞浸润,晚期血栓机化被纤维组织取代,并有血管再通。

【临床表现】

大多数脊髓梗死通常以急性发作,也有少数在数日内缓慢起病,多有动脉粥样硬化的基础疾病(高血压、糖尿病等);常伴有突发性的疼痛麻木,呈神经根痛,多位于脊髓节段对应的水平,并伴有无力和(或)感觉丧失,病变水平以下分离性感觉障碍是特征性变化,痛温觉丧失而深感觉存在,可发生括约肌控制丧失或排便功能丧失。

脊髓梗死的临床表现主要取决于不同原因所累积的脊髓动脉。1、脊髓前动脉综合征在脊髓梗死中最为常见,1/3的患者会出现放射性疼痛,这是脊髓梗死的重要临床线索。感觉水平最常见的位置是T10,最初是迟缓性瘫痪,没有反射。虽然上运动神经元可通过神经细胞传导到病变的水平,但前角细胞明显受累时,上运动神经元的传导通路受损,可能不会发展到病变的水平。大部分脊髓梗死发生在胸段,但少数也可发生在颈段。C5以上病变可因膈肌及肋间肌无力而导致呼吸衰竭,而T6以上病变则因交感神经纤维通过外侧皮质脊髓束(连接延髓与T1-T12外侧角)而导致交感神经功能障碍。神经源性休克和自主神经失调也可能发生。此外还有报道，高位脊髓梗死最初表现为急性胸痛和上背部疼痛，加之患者的心肌梗死病史，常误导医生将重点放在急性心肌梗死和主动脉夹层上。这种情况不仅要考虑缺血性心脏病的可能性，还要对神经系统表现进行评估。2、脊髓后动脉梗死：临床上更为少见，即使发生也因良好侧支循环而症状较轻且恢复较快。表现为急性根痛，病变水平以下深感觉消失，出现感觉性共济失调，痛觉和肌力保存，括约肌功能常保存。3、中央动脉综合征：解剖学上指沟动脉闭塞，表现为病变水平相应节段的下运动神经元瘫痪、肌张力减低、肌萎缩，多无感觉障碍和锥体束损伤。

【辅助检查】

1、MRI 是诊断脊髓急性梗死的重要工具。起病后数日，脊髓MRI可发现以前角为中心的长T1长T2信号，注射钆造影剂可见病灶轻度强化。脊髓后动脉梗死时，在脊髓背侧可以看到长T1长T2信号。发病数小时或1天内脊髓MRI检查往往正常，数周后脊髓软化、病灶处塌陷，MRI可显示脊髓变细。在弥散加权像（DWI）上明显的细胞毒性水肿和扩散受限可区分急性脊髓缺血和其他脊髓病变，如横断面脊髓炎。脊髓梗死经典影像学表现为前2/3脊髓"猫头鹰眼"或"铅笔征"，常见于70%。此外，灰质T2高信号也很常见，可能反映了灰质对缺血的敏感性。病变的斑片状或非连续的外观，以及不典型的T2高信号（前内侧斑，"U"或"V"）也很常见（见图2-3，图2-4）。病变常纵向广泛（≥3节段椎体），从胸脊髓经椎体圆锥贯穿，常伴有水肿。然而DWI/表观弥散系数序列在急性期半数患者中可见，由于存在技术限制（脊髓及其周围结构的生理运动引起的运动伪影，例如脑脊液脉动流、吞咽、呼吸和心脏运动，骨和脑脊液界面的存在引起的易感性伪影，以及适当显示脊髓所需的小像素尺寸所造成的低信噪比），其敏感性并不理想，可能出现假阴性结果。

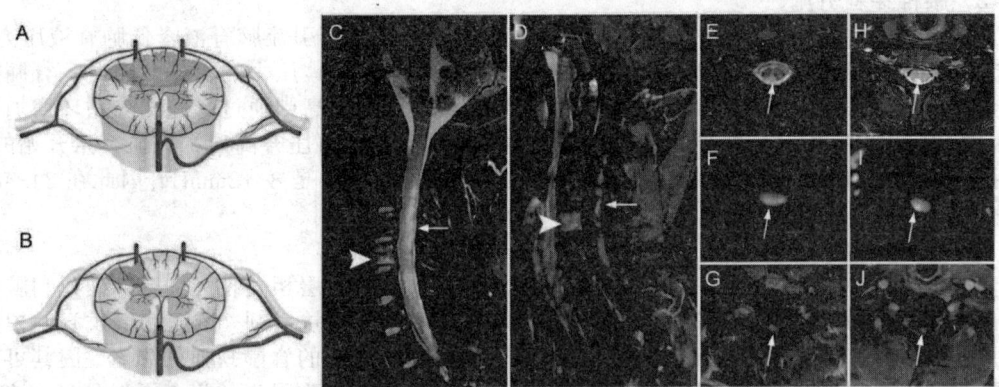

图2-3：脊髓后动脉闭塞示意图（A、B）以及核磁表现，C图为T2WI矢状位，D图为增强矢状位；E、H图为T2WI横轴位，F、I图为DWI横轴位：可见高信号。G、J图位增强横轴位。

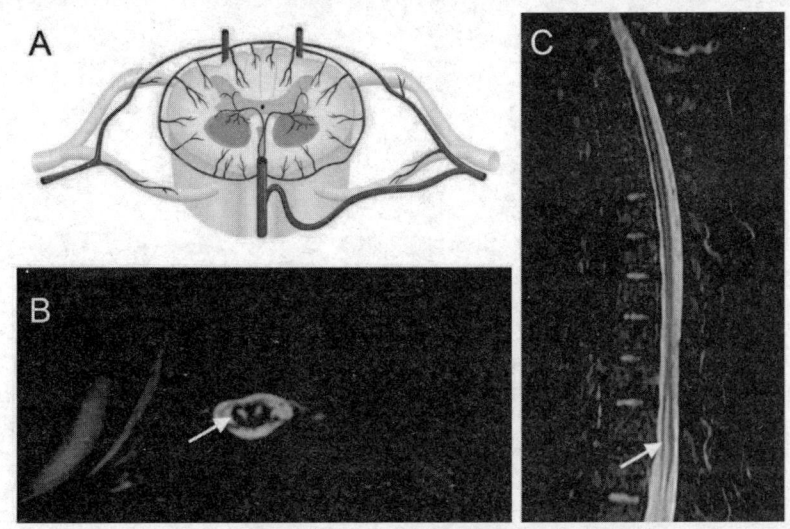

图2-4：脊髓前动脉闭塞示意图以及核磁表现

2、实验室检查　包括血常规、超敏C反应蛋白、红细胞沉降率、抗磷脂抗体、狼疮抗体及血管炎相关抗体、脑脊液、肿瘤标志物、血凝、及蛋白C和S活性等检查以发现感染、自身免疫、肿瘤、血管炎、血液系统疾病等证据。

3、脊髓MRA或CTA　对于高颈段脊髓梗死的患者,磁共振血管成像或CT血管造影(CTA)可协助发现椎动脉夹层或血管畸形；对于胸段或脊髓圆锥的脊髓梗死,胸腹部的CTA可有助于发现主动脉瘤、夹层及血管畸形。

4、超声心动图　可评估心内膜炎或房间隔瘤等隐源性血栓的病因。TCD发泡试验或经食管超声心动图查看源性栓子或卵圆孔未闭的证据。

5、颈部血管超声　可评估整体的血管动脉粥样硬化的程度。

【治疗】

治疗方法包括：

1、静脉溶栓

由于脊髓梗死在初次的MR检查可能是阴性的,因此国内外鲜有脊髓梗死予以静脉溶栓治疗的报道。Müller等报道了一位颈椎和上下肢出现症状的患者,在4.5h内予以rtPA溶栓,按0.9mg/kg静脉输注超过60min,初始予以负荷剂量即总剂量的10%,治疗后患者的症状初步恢复。文献报道了rtPA治疗急性脊髓梗死伴持续性损伤患者5例,没有出血并发症,提示脊髓梗死患者可从rtPA中获益。脑梗死的静脉溶栓时间窗是3-4.5h,脊髓梗死的合理溶栓时间窗是多长,rtPA的合理剂量是多大目前没有共识。使用静脉溶栓治疗的经验仅限于个别的病例报告,尚未得到充分的研究,在主动脉夹层患者和近期主要手术患者中禁用。如果临床诊断与脊髓梗死一致,且无溶栓禁忌证,则考虑rtPA可能是合理的。

2、腰椎穿刺引流

脊髓缺血的主要方法是通过升高血压改善脊髓灌注,进而引流脑脊液降低脑脊液压力。脊髓灌注压力定义为全身平均动脉压（MAP）与脑脊液（CSF）压力的差值。因此,脊髓灌注压力等于MAP-CSF压力。如果MAP升高,脊髓灌注压力升高则通过脊髓侧支循环增加脊髓灌注,因此增加MAP或降低CSF压力可增加脊髓灌注压。血压升高由扩充血容量开始的,然后是快速的血管紧张素支持。放置腰椎引流,其目标是颅内压是8-12mmHg,因此在24-48h内密切监测神经功能的变化。

3、针对病因治疗

目前,针对脊髓梗死病因的治疗方法较少。例如椎动脉夹层相关梗死（脊髓梗死和脑梗死）可选择血管内注射小剂量替罗非班,夹层患者应谨慎使用抗凝剂,减压病继发脊髓梗死采用高压氧治疗,而皮质类固醇的使用应仅限于因血管炎引起的脊髓缺血的患者,因其可能加重血管畸形引起的脊髓疾病。动脉粥样硬化和血脂异常等危险因素的患者予以他汀、抗血小板聚集治疗。

第三章 周围神经病
第一节 概述

周围神经疾病(peripheral neuropathy)，是颅神经、脊神经、神经丛、神经索、神经干和末梢神经损害的总称。可分为神经痛和神经病两大类。神经痛时只在感觉神经分布区发生剧痛，神经主质并无明显改变，其传导功能也正常。由感染、中毒、外伤、或代谢障碍等因所引起的周围神经变性为神经病，通称神经炎。按照周围神经病变发生的部位分别称为颅神经炎、神经根炎、神经节炎、神经丛炎、神经干炎和末梢神经炎等。

有髓鞘纤维的轴突周围由髓鞘围绕，外以施万细胞(Schwann cell)膜(鞘膜)包裹，围绕轴突周围的髓鞘有绝缘作用，间隔 50~1000μm 形成郎飞结(node of Ranvier)，该处无髓鞘成分，轴索裸露，仅有基膜覆盖，使神经冲动得以跳跃性传导。神经纤维受损后，施万鞘膜对神经的再生起着重要的作用。中枢神经系统的神经纤维的髓鞘则由少突胶质细胞构成。无髓鞘纤维是由数个轴突包裹在一个施万细胞内，缺少髓鞘环绕。蛋白质、氨基酸、神经递质、肽类和其他物质在胞体合成，经轴浆向远端运输，维持着轴突及髓鞘的生长、再生及功能(轴浆流)。

病因复杂，可能与营养代谢、药物及中毒、血管炎、肿瘤、遗传、外伤或机械压迫等原因相关。它们选择性地损伤周围神经的不同部位，导致相应的临床表现。在周围神经发病机制中轴索运输系统意义重大。轴索内有纵向成束排列的神经丝和微管，通过横桥连接，从神经元胞体运输神经生长因子和轴索再生所需的多种物质至轴索远端，起营养和代谢作用；也可影响神经元传递信号，增强其代谢活动。轴索对毒物极其敏感，病变时正向运输受累可致轴索远端细胞膜成分及神经递质代谢障碍；逆向运输受累可引起轴索再生障碍。

周围神经的病理表现主要分为以下四种：① 华勒样变性，主要因轴突中断所致；② 轴突变性或轴突病；③ 原发性神经元变性或神经元病；④ 节段性脱髓鞘。

1. 华勒样 (Wallerian) 变性 任何的机械性损伤引起轴突中断都会在横断面远端导致华勒样变性，其断端远侧的轴突和髓鞘很快自近向远发生变性、碎裂，其发生的时间顺序是呈长度依赖性的，短纤维比长纤维更早受累。病变也导致近端轴突变细和继发性神经元胞体的染色质溶解，10~14d 后，受损神经支配肌肉可见 EMG 的典型失神经电位。24h 后损伤近心端开始神经再生，但速度很慢且不完全。

2. 轴突变性 最常见的周围神经损伤类型，主要因神经元的代谢、中毒或遗传疾病等原因所致。其神经纤维最远端的髓鞘与轴突同时崩解，类似于华勒样变性，逐渐向神经元的近端发展，因此有"逆死性神经病"或"长度依赖性神经病"之称。这种特点是核周体的酶、结构蛋白质合成障碍，轴突运输障碍以及局部能量代谢紊乱等因素造成的。临床的相应症状为手套袜子样感觉减退，远端肌无力和萎缩，以及踝反射下降。肌电图表现为感觉神经动作电位 (sensorynerve action potentials, SNAPs) 和复合肌肉动作电位 (compound muscle action potentials, CMAPs) 波幅下降，但神经传导速度仅轻度影响。

3. 神经元病 神经元细胞胞体的原发性病变并伴有相应整个周围或中枢轴突的变性。可分为运动神经元病变和感觉神经元病变，前者可累及下运动神经元和远端神经节细胞，如脊髓前角灰质炎和运动神经元病，表现为纯运动受累症状；后者累及神经节细胞，可因一些毒素如有机汞、阿霉素、高剂量的吡啶醇等所致。免疫介导的炎性损害如副肿瘤感觉运动神经元病或其他自身免疫病也可造成，表现为纯感觉受累症状。

4. 节段性脱髓鞘 髓鞘脱失但轴突多不受影响。多因免疫介导的周围神经脱髓鞘或遗传性髓鞘代谢障碍所致，也可继发于轴突损伤，损伤数周内髓鞘可再生，反复多次的脱髓鞘和髓鞘再生会在轴突外形成多层施万细胞，称之为"洋葱球"样改变。脱髓鞘主要引起神经传导阻滞，但轴突保持相对完整，肌肉萎缩少见。传导速度一般低于正常下限的 70%，动作电位相对正常，其他表现还包括 CMAPs 波形异常离散、远端运动和 F 波潜伏期延长。

无论哪种原因引起的周围神经损害，只要胞体仍完好，其神经纤维都有很强的再生能力。如以轴突断裂后发生华勒样变性为例，损伤后远端的施万细胞增殖，近端残留轴突的末端肿胀，形成再生终球后进一步成为一些支芽，称为轴突末端发芽，以每日 1~5 mm 的速度生长。施万细胞和神经膜管为这些再生的轴突支穿行提供桥梁和管道，把再生的支芽引导向远端生长。这种再生的轴突镶入施万细胞，并在轴突表面形成髓鞘。通常从一个有髓鞘轴突来的支芽中只有一条能髓鞘化。由于施万细胞和神经膜管是周围神经再生的必要条件，因此周围神经断裂后必须两个断端很好对合，必要时需施行手术。由感染、中毒、代谢障碍等引起的轴突变性疾病，轴突再生方式相似，但其施万细胞和神经膜管正常是有利条件。节段性脱髓鞘后，髓鞘的再生过程与神经发生时髓鞘形成步骤相似，施万细胞分裂增殖，轴系膜围绕轴突，呈螺旋状延长融合形成髓鞘。轴突变性后再生缓慢而不完全，节段性髓鞘脱失后如能恢复则再生迅速而完全。

周围神经病的病因众多，可分有下列几大类。1. 感染：病毒、细菌、寄生虫。2. 中毒：工业和环境毒物、药物。3. 自身免疫性疾病：急性感染性脱髓鞘性多发性神经根神经病(AIDP)、慢性感染性脱髓鞘性多发性神经根神经病(CIDP)、伴有传导阻滞的多灶性运动神经病。4. 血液系统疾病：单克隆蛋白病伴有的周围神经病，意义不明的单克隆球蛋白病、骨髓瘤、POEMS 综合征、巨球蛋白血症、原发性系统性淀粉样变性病。5. 系统性疾病伴有的神经病：糖尿病、肿瘤、骨髓移植、风湿病、周围神经血管炎、结节病、酒精中毒、营养缺乏病、尿毒症、肝病、内分泌疾病、慢性阻塞性肺病、重危病、烧伤、神经病。6. 遗传：如腓骨肌萎缩症、淀粉样变性性周围神经病、卟啉性周围神经病等。7. 神经卡压症：如腓神经麻痹、腕管综合征、星期六麻痹及周围性面瘫等。

第二节 脑神经疾病

脑神经共 12 对。嗅神经、视神经是大脑的一部分，动眼神经至舌下神经 10 对脑神经核均在脑干内，周围支分别从中脑、脑桥及延髓进出脑干，支配头面部器官。脑神经疾病可为单个或多个神经受累，损害部位在脑干内或脑干外。脑神经损害可分为原因未明的原发性损害和由各种原因引起的继发性损害。

一、三叉神经痛

三叉神经分布区内反复发作的阵发性、短暂、剧烈疼痛而不伴三叉神经功能破坏的症状，称三叉神经痛(trigeminal neuralgia)。常于 40 岁后起病，女性较多。

【病因】

原发性三叉神经痛的病因尚未明确。目前认为三叉神经在脑桥被异行扭曲的血管压迫三叉神经后根，局部产生脱髓鞘变化而导致疼痛发作。继发性三叉神经痛多有明确的病因，如颅底或桥小脑角的肿瘤、转移瘤和脑膜炎、脑干梗死、多发性硬化等侵犯三叉神经的感觉根或髓内感觉核而引起的疼痛，多伴有邻近结构的损害和三叉神经本身的功能丧失。

【发病机制】

可能由于多种致病因素，使半月神经节的感觉根和运动支发生脱髓鞘改变，脱失髓鞘的轴突与相邻纤维间发生短路。因此轻微的触觉刺激即可通过短路传入中枢，而中枢的传出冲动也可经短路成为传入冲动，达到一定的总和而激发半月神经节内的神经元产生疼痛。

【病理】

原发性三叉神经痛的病理研究较少。主要表现为三叉神经节细胞浆中出现空泡，轴突不规则增生、肥厚、扭曲或消失,髓鞘明显增厚、瓦解，多数纤维有节段性脱髓鞘改变。

【临床表现】

三叉神经痛为骤然发生的剧烈疼痛，但严格限于三叉神经感觉支配区内。发作时患者常紧按患侧面部或用力擦面部减轻疼痛，可致局部皮肤粗糙，眉毛脱落。有的在发作时不断做咀嚼动作，严重者可伴有同侧面部肌肉的反射性抽搐，所以又称"痛性抽搐"。每次发作仅数秒钟至 1~2 分钟即骤然停止，间歇期正常。发作可由 1 日数次至 1 分钟多次。发作呈周期性,持续数周、数月或更长,可自行缓解。病程初期发作较少，间歇期较长。随病程进展，间歇期逐渐缩短。

疼痛常自一侧的上颌支(第 2 支)或下颌支(第 3 支)开始，随病程进展可影响其他分支。其中眼支起病者极少见。极个别患者可先后或同时发生两侧三叉神经痛。临床上，患者面部某个区域可能特别敏感，易触发疼痛，如上下唇、鼻翼外侧、舌侧缘等，这些区域称之为"触发点"。此外，在三叉神经的皮下分支穿出骨孔处，常有压痛点。发作期间面部的机械刺激，如说话、进食、洗脸、剃须、刷牙、打呵欠，甚至微风拂面皆可诱发疼痛。

【辅助检查】

无特殊辅助检查。

【诊断】

典型的原发性三叉神经痛，根据疼痛发作部位、性质、触发点的存在，神经系统检查有无阳性征，结合起病年龄，不难做出诊断。早期易误认为牙痛，一部分患者已多次拔牙而不能使疼痛缓解。副鼻窦炎、偏头痛、下颌关节炎、舌咽神经痛等也应与三叉神经痛相鉴别。继发性三叉神经痛发病年龄常较轻,有神经系统阳性体征。应作进一步检查以明确诊断。对部分患者，尚需作葡萄糖耐量试验以排除糖尿病性神经病变的可能。

【鉴别诊断】

额窦炎或上颌窦炎可产生三叉神经第 1、2 支分布范围的疼痛，但副鼻窦骨表面常有压痛，并可结合 X 线照片和鼻腔检查进行鉴别。牙痛最易与三叉神经痛混淆，但牙痛多在进食冷、热液体或食物时诱发，三叉神经痛在误拔牙齿后疼痛仍不消失，牙齿局部检查和 X 线照片也有助于鉴别。颞颌关节综合征(Costen syndrome)可于咀嚼食物时引起下颌和颞部的疼痛，关节部位有压痛，但无其他部位的触发点。舌咽神经痛的部位在咽部及外耳道，常在吞咽时发生。三叉神经痛为面部疼痛，容易与头痛相区别。三叉神经眼支神经痛应与青光眼相鉴别，此时需注意眼部症状。

原发性三叉神经痛应与继发性三叉神经痛相鉴别，后者疼痛持久，且伴有三叉神经麻痹，患侧面部感觉减退；眼支受损可有角膜反射迟钝或者消失，第三支受损可有咀嚼肌萎缩，张口下颌歪向病灶侧，或合并其他脑神经麻痹，一般药物治疗效果不满意。常见原因为多发性硬化、延髓空洞症、原发性或转移性颅底肿瘤。

【治疗】

继发性三叉神经痛者应针对病因治疗。原发性三叉神经痛目前还缺乏绝对有效的治疗方法，治疗原则以止痛为目的，药物治疗为主，无效时可用神经阻滞疗法或手术治疗。

1. 药物治疗，是基本治疗，适用于初患、年迈或合并有严重内脏疾病，不宜手术及不能耐受者。

(1) 卡马西平 (tegretol,carbamazepine)：是首选治疗药物。首剂 100mg，每日 2 次，以后每天增加从小剂量 100mg，直到疼痛停止（最大量不应超过 1000mg/d）；以后逐渐减少，确定最低有效量作为维持剂量用。有效率可达 70%-80%，若出现眩晕、步态不稳、白细胞减少等不良反应需停药。孕妇忌用。

(2) 苯妥英钠：开始剂量 0.1g，每日 3 次，如无效可加大剂量，每日增加 0.1g（最大量不超过 0.6g/d）。如产生中毒症状（头晕、步态不稳、眼球震颤等）应立即减量到中毒反应消失为止。如仍有效，即以此为维持量。疼痛消失后，逐渐减量。

(3) 加巴喷丁：开始剂量 0.1g，每日 3 次，可逐渐加大剂量，最大量 0.9g/d。单独使用或与其他药物合用，效果较好。常见不良反应有头晕、嗜睡，可逐渐耐受。

(4) 其他：卡马西平和苯妥英钠无效者可选择巴氯芬 5~10mg，每日 3 次；或阿米替林 25-50mg，每日 2 次，以提高疗效。

(5) 氯硝西泮：初始剂量 1mg/d，逐渐增加到 4~8mg/d。注意有嗜睡以及步态不稳等副作用，尤其老年患者偶见短暂性精神异常，停药后可以缓解。

2. 神经阻滞疗法 适于药物治疗无效或有明显副作用、拒绝手术治疗或不适于手术治疗者。方法是取无水酒精或其他化学药物如甘油、维生素 B12 等直接注入三叉神经分支或半月神经节内，使之发生凝固性坏死，阻断神经传导，可使局部感觉丧失而获止痛效果。阻滞疗法简易安全,但疗效不持久。

3. 半月神经节射频热凝治疗 适用于长期用药无效或无法耐受者。射频通过机体时电磁波能转为热能，产生热效应和热电凝。可选择性破坏三叉神经痛觉纤维,基本不损害触觉纤维达到止痛作用。

4. 手术治疗 适用于药物和神经阻滞治疗无效者。对血管压迫所致三叉神经痛效果较好。手术治疗可能失败、易复发、可伴有并发症。主要的手术治疗方法有：① 微血管减压术 (microvascular decompression)；② 外三叉神经周围支切断术；③ 颅内三叉神经周围支切断术；④ 三叉神经感觉根部分切除术；⑤ 三叉神经脊髓束切断束。

二、特发性面神经麻痹

特发性面神经麻痹，又称 Bell 麻痹（Bell palsy），是因茎乳孔内面神经非特异性炎症所致的周围性面神经麻痹。

【病因】

确切的病因未明，长期以来认为本病与嗜神经病毒感染有关。受凉或上呼吸道感染后发病，可能是茎乳孔内的面神经急性病毒感染和水肿所致神经受压或局部血液循环障碍而产生面神经麻痹。多数人认为，本病亦属一种自身免疫反应。部分患者可由带状疱疹病毒引起膝状神经节炎。

【病理】

主要是面神经水肿，髓鞘肿胀、脱失，晚期可有不同程度的轴突变性，以在茎乳孔和面神经管内的部分尤为显著。

【临床表现】

任何年龄均可发病，20-40 岁最为多见,男性略多。绝大多数为一侧性，双侧者甚少。发病与季节无关。通常急性起病，表现为口角歪斜、流涎、讲话漏风、吹口哨或发笑时尤为明显。可于 48 小时内达到高峰。有的患者在起病前几天有同侧耳后、耳内、乳突区或面部的轻度疼痛。体格检查时，可见患侧面部表情肌瘫痪。额纹消失、眼裂扩大、鼻唇沟平坦、口角下垂、面部被牵向健侧。面部肌肉运动时，因健侧面部的收缩牵引，使上述体征更为明显。患侧不能作皱额、蹙眉、闭目、露齿、鼓气和吹口哨等动作。闭目时瘫痪侧眼球转向内上方，露出角膜下的白色巩膜，称 Bell 现象。鼓气和吹口哨时，因患侧口唇不能闭合而漏气。进食时，食物常滞留于患侧的齿颊间隙内，并常有

口水自该侧淌下。泪点随下睑外翻，使泪液不能正常吸收而致外溢

（不同部位的面神经损害出现不同临床症状：①膝状神经节前损害，因鼓索神经受累，出现舌前2/3味觉障碍；镫骨肌分支受累，出现听觉过敏，过度回响。②膝状神经节病变除表现有面神经麻痹、听觉过敏和舌前2/3味觉障碍外，还有耳廓和外耳道感觉迟钝、外耳道和鼓膜上出现疱疹，称亨特综合征Hunt's syndrome,系带状疱疹病毒感染所致。③茎乳孔附近病变，则出现上述典型的周围性面瘫体征和耳后疼痛。

面神经麻痹患者通常在起病后1-2周内开始恢复，大约80%的患者在几周及1~2个月内基本恢复正常。1/3患者为部分性麻痹，2/3为完全性麻痹。在后者中，约有16%不能恢复。面神经炎如果恢复不完全，常可伴发瘫痪肌的挛缩、面肌痉挛或联带运动。瘫痪肌的挛缩，表现为患侧鼻唇沟加深、口角反牵向患侧、眼裂缩小。但若让患者做主动运动如露齿时，即可发现挛缩侧的面肌并不收缩，而健侧面肌收缩正常，患侧眼裂更小。临床常见的联带征系指患者瞬目时即发生患侧上唇轻微颤动；露齿时患侧眼睛不自主闭合；试图闭目时患侧额肌收缩；进食咀嚼时，患侧流泪伴颞部皮肤潮红、局部发热及汗液分泌等表现。这些现象可能是由于病损后再生的神经纤维长入邻近其他神经纤维通路而支配原来属于其他神经纤维的效应器所致。

【鉴别诊断】

需除外其他引起周围性面瘫的疾病，如耳带状疱疹，中耳炎，外中耳胆脂瘤及岩尖胆脂瘤，创伤（气压伤、产伤及颞骨骨折等），颞骨内良恶性肿瘤（如听神经瘤，面神经鞘瘤或纤维瘤，鼓室体瘤，中耳癌、外耳道恶性肿瘤，内淋巴囊乳头状瘤，白血病或转移癌等），腮腺疾病（尤其是腮腺内的恶性肿瘤）以及Lyme病、人类免疫缺陷病毒（HIV）、格林-巴利综合等神经系统、免疫系统、代谢因素导致的面瘫以及先天性面瘫（Mobius综合征）或综合征性面瘫（Kawasaki综合征，Melkersson-Rosenthal综合征）。

【辅助检查】

检测面神经兴奋阈值和复合肌肉动作电位(compound muscle action potential, CMAP)能估计预后。①兴奋阈值测定一般在病后7天内检查。健康人应用持续时间0.1秒的恒定电流刺激双侧面神经，双侧面神经的兴奋阈值(threshold excitability)差异不大于2mA。如兴奋阈值在正常范围，或健侧与患侧之间兴奋阈值差在3~5mA预后良好；兴奋阈值差≥10mA，预后差；兴奋阈值差为5~10mA，其预后介于二者之间。②CMAP波幅测定发病3周内患侧CMAP波幅下降为健侧的30%以上，可能在2个月内恢复；下降为健侧的10%~30%，在2~8个月恢复；下降为健侧的10%以下，恢复较差，需6个月~1年。

肌电图的面神经传导速度测定，对鉴别面神经是暂时性传导障碍，还是永久性失神经支配有帮助。

【治疗】

1.药物治疗

（1）糖皮质激素可在急性期起到消炎消肿减轻免疫反应，抑制面神经的炎性反应，使之在固定管径的面神经骨管内受压减轻，从而减轻了面神经因水肿增粗而受到面神经骨管压迫、微循环障碍的程度，因此，糖皮质激素治疗为该病的首要和主要的药物治疗，但不宜长期使用。注意糖尿病、结核、胃溃疡以及孕妇慎用。小儿慎用，防止影响生长发育。高血压者应注意控制血压。

（2）抗病毒药物可干扰疱疹病毒DNA聚合酶，抑制DNA复制。常用无环鸟苷（阿昔洛韦），亦可用更昔洛韦、泛昔洛韦或万乃洛韦。

（3）神经营养药或能量合剂维生素B1和维生素B12等肌肉注射或口服。ATP肌注或静脉点滴。辅酶A静脉点滴。

（4）改善面神经微循环的药物采用银杏叶提取物或其他扩张血管、改善微循环的药物静脉注射或口服。

（5）止疼药耳剧痛时可以适当应用止疼药。

（6）眼药膏及眼药水夜间可以用眼药膏，如四环素或红霉素眼药膏涂抹患侧眼部，并用眼罩保护眼睛。泪液减少时可以采用人工泪液。

2.手术治疗

面神经减压术：当面神经电图显示面神经纤维变性数量达到90%~94%，临床上发现面神经功能无任何改善并且进行性加重时，应及时行面神经减压术。

3.其他治疗

(1) 中医中药及针灸治疗可起到辅助治疗的作用。在急性期（1~2周）不宜用强刺激如针灸等治疗，待急性期后可以采用针灸治疗。活血化瘀药物对于改善面神经微循环有辅助作用。清热解毒药物亦可用于对抗病毒。

(2) 热敷、理疗、面部按摩等在急性期可采用温热疗法、磁疗或电磁疗法、超短波或微波、激光和直流电药物离子导入等辅助治疗。恢复期可采用物理治疗如肌肉按摩及训练。面肌痉挛者可用镁离子导入、痉挛肌肉运动点阻滞疗法如注射苯酚溶液、肉毒杆菌毒素等。

三、面肌痉挛

面肌痉挛（facial spasm）又称面肌抽搐。是以一侧面部肌肉阵发性不自主抽动为特点，无神经系统其他阳性体征的周围神经病。

【病因与发病机制】

病因未明。多数学者认为本病的发生与面神经通路受到机械性刺激或压迫有关，少部分见于面神经麻痹恢复不完全的患者。血管压迫报道较多，主要是小脑前下动脉、小脑后下动脉、小脑上动脉及静脉血管。桥小脑角区的肉芽肿、肿瘤及囊肿压迫面神经也可引起面肌痉挛。发病机制可能是面神经的异位兴奋或伪突触传导所致。

【临床表现】

多见于中老年人，女性多发。表现为阵发性、快速不规律的面肌抽动，多限于一侧，两侧受累较少。起病从眼轮匝肌的轻微抽动开始，逐渐向口角、整个面肌扩展，重者眼轮匝肌抽动致使睁眼困难。每次抽动数秒至数分钟。精神紧张、疲劳和自主运动时加重，睡眠时消失，不伴有疼痛。神经系统检查除面肌阵发性抽动外，无其他阳性体征。晚期少数患者可有面肌轻度无力和萎缩。

【辅助检查】

肌电图检查显示肌纤维震颤和肌束震颤波。刺激面神经后患侧面肌可出现 10~65Hz 同步阵发性急促动作电位，阵挛抽动者可见 100~300Hz 的动作电位。

【诊断与鉴别诊断】

根据病史及面肌阵发性抽动特点，神经系统无其他阳性体征，肌电图可见肌纤维震颤及肌束震颤波，诊断并不困难。应与下述疾病鉴别：

1.局灶性运动性癫痫　虽然有面肌局限性抽搐，但抽搐范围大，多波及头、颈、肢体，仅局限面肌舒者极少。脑电图可有癫痫波发放，如出现尖波、棘波、棘慢波等。

2.习惯性面肌痉挛　常见于儿童及青壮年，为双侧眼睑强迫运动，可自主控制，肌电图正常。

3.舞蹈病　可出现面肌抽动，但多为双侧，常伴有躯干、四肢的不自主运动。见于风湿性和遗传性舞蹈病，有该病的其他临床表现。

【治疗】

药物治疗可用卡马西平，0.3g/d，分次口服，症状开始改善后缓慢增量，部分患者发作可完全消失。但需注意副作用如头晕、共济失调等。氯硝西泮每次 0.5~1mg，每日 3 次，口服，可使症状减轻。药物治疗效果不佳或症状加重时，可进行药物神经注射治疗。注射方法有面神经主干及分支注射。药物可用乙醇、山莨菪碱、维生素 B2 及地西泮等。近年来，国内外应用 A 型肉毒毒素（botulinum toxinA）在抽搐局部肌肉注射收到较好的效果。上述治疗无效者可行面神经分支切断术，对血管压迫所致面肌痉挛，采用微血管减压术效果较好。

第三节 单神经干疾病

一、桡神经麻痹

桡神经可在腋部受压("拐杖麻痹"),但下部受累更常见,桡神经在肱骨中下 1/3 处贴近骨干,此处切割伤,捆绑过久或应用压力过大的止血带,肱骨骨折骨痂生长过多,钢板固定与去除的不当等,易使桡神经受损。桡骨头前脱位可压迫牵拉桡神经深支,手术不慎也可伤及此神经。

【临床表现】

1.畸形 由于伸腕、伸拇、伸指肌瘫痪,手呈"腕下垂"畸形。由于旋后肌瘫痪,前臂旋前畸形。肘以下平面损伤时,由于支配桡侧腕伸肌的分支未受损,故腕关节可背伸,但向桡偏,仅有垂拇、垂指不能和前臂旋前畸形。

2.感觉 损伤后在手背侧、上臂下半桡侧的后部及前臂背侧虎口背侧感觉减退或消失。

3.运动 桡神经在部损伤后,特征性地出现肱三头肌、肱桡肌、旋后肌和腕指伸肌无力,出现伸腕、伸拇、伸指不能。由于肱二头肌的作用,前臂旋后能够完成,但力量明显减退,拇指不能作桡侧外展。如桡神经损伤平面在肘关节以下,主要表现为伸拇、伸指不能。

【诊断】

1.典型的外伤史如肱骨干中下 1/3 骨折,桡骨小头脱位等。

2.典型的症状与体征腕下垂、伸拇、伸指不能。

3.肌电图检测可明确损伤部位性质。

【治疗】

1.非手术治疗 包括药物、理疗及功能训练,适合于轻度损伤或病程短者。

2.手术治疗 适合于经保守治疗 3 个月无恢复或开放性神经损伤。根据损伤性质选择不同手术方式。骨折所致神经损伤一般先保守治疗观察 1~2 个月后再决定治疗方案。

二、尺神经麻痹

在肘部,尺神经可直接受外伤或骨折脱臼合并损伤。严重肘外翻畸形及尺神经滑脱可在损伤数年后引起尺神经损伤,又称慢性尺神经炎,同样,肘关节炎形成的骨赘、腱鞘囊肿、脂肪瘤、Charcot 肘、肱尺腱膜韧带的肥厚、滑车上肘肌的压迫也可造成慢性尺神经炎。尺侧腕屈肌的纤维变性增厚造成尺神经在肘管入口处受压所引起的尺神经病较为常见,称为肘管综合征。在尺骨髁上的尺神经沟中延伸的尺神经,可因其位置表浅而易受压迫性损害,如经常长时间地屈肘并置于硬物表面,如课桌、扶手椅等可造成慢性的尺神经受压。颈肋或斜角肌综合征时,尺神经最容易受累,造成不全损伤。在腕部,尺神经易受切割伤,卡压性疾病较肘部少见,腕关节退行性变、类风湿关节炎、远端畸形的血管或长时间用手紧握工具可发生该部位的损伤。

【临床表现】

典型表现为屈腕、手向桡侧偏斜,各指不能分开或合并,小指不能运动,拇指不能内收,手部精细动作障碍。小鱼际肌、部分大鱼际肌和骨间肌萎缩。由于伸肌的过度收缩,使掌指关节过伸而远端指关节屈曲呈"爪形手"。感觉障碍分布在手掌及手背的尺侧,整个小指和无名指的尺侧一半。尺神经不完全性损伤可以引起患肢烧灼样痛。

【诊断】

1.外伤史有腕、肘部外伤史。

2.典型症状和体征环、小指爪形手,第一背侧骨间肌萎缩,手肌不能内收外展,环、小指感觉障碍。

3.电生理检查可明确损伤部位及性质。

4.MRI 肘部损伤 MRI 可发现局部占位性病变及结构异常,并可显示神经增粗及信号增强,特别适用于电生理检查未发现局灶性病变者。腕部损伤 MRI 若发现尺骨管结构性损害者需手术探查。

5.超声检测 肘部的高分辨率超声可发现尺神经的增厚。

【治疗】

保守治疗包括避免屈肘和肘部压迫、使用护肘等。外科手术前需接受至少 3 个月的保守治疗。外科手术包括尺神经干前移位、尺侧腕屈肌腱膜松解术及内上髁切除术等。尺神经干前移位的并发症高于松解术,而手术的获益取决于手术的方式、神经病变的持续时间及严重程度。一般症状持续 1 年内的患者或电生理检查示脱髓鞘者预后较好,超声显示神经增厚明显者预后较差。

三、正中神经麻痹

正中神经由C5~T1神经根组成。支配旋前圆肌、桡侧屈腕肌、各指深浅屈肌、掌长肌、拇长屈肌、拇短屈肌、拇对掌肌和拇短展肌。正中神经的感觉支分布于手掌桡侧一半，拇、示、中三指的掌面，无名指桡侧一半掌面，示、中两指背面和无名指中节、末节桡侧一半的背面。正中神经的主要功能是前臂旋前和拇、示指的屈曲。

【临床表现】

正中神经在上臂受损时，发生完全性麻痹。表现为前臂不能旋前，腕不能外展及屈曲，拇、示、中指不能屈曲，拇指不能对掌、外展及屈曲；肌肉萎缩以大鱼际肌最明显，手掌变平，拇指紧靠示指，呈"猿手"样；感觉障碍分布于手掌桡侧，桡侧三指和无名指的桡侧一半。正中神经的不完全损伤可出现灼性神经痛。

【诊断】

1. 外伤史 在腕、肘部有明显外伤史。
2. 典型症状和体征有典型的猿手畸形，桡侧3个半手指感觉障碍，拇指对掌功能丧失，拇、示指末节屈曲不能(肘部受损时)。
3. 肌电图检查可明确损伤部位及性质。

【治疗】

1. 非手术治疗包括药物、理疗及功能训练，适合于轻度损伤或病程短者。
2. 手术治疗 适合于经保守治疗3个月无恢复者或开放性神经损伤。根据损伤性质选择不同手术方式。

四、腓总神经麻痹

腓总神经起自L4~S2神经根，为坐骨神经的一个主要分支，在大腿下1/3从坐骨神经分出，在腓骨头前方分出腓肠外侧皮神经，分布于小腿外侧面，然后形成腓浅神经和腓深神经。腓浅神经支配腓骨长肌和腓骨短肌，并分出足背内侧皮神经和足中间皮神经，分布于2、3、4、5趾背侧皮肤。腓深神经支配胫骨前肌、拇长伸肌、拇短伸肌和趾短伸肌，并分出皮支到1、2趾间背侧。

腓总神经在腓骨上部位置表浅易受撞击、挤夹、压迫、冷冻、膝关节后小血肿及肌肉肿胀的压迫等各种外界因素的损害，也可为代谢障碍(糖尿病)、结缔组织疾病(结节性多动脉炎)和麻风所累。

【临床表现】

腓总神经损伤引起腓骨肌及胫骨前肌群的瘫痪和萎缩，患足不能背屈和外展、翘趾及伸足外翻，足下垂呈马蹄内翻足。步行时患者高举足，使髋关节、膝关节过度屈曲，当足落地时足尖下垂，接着用整个足尖着地行走的步态，似涉水步态，称跨阈步态。感觉障碍分布于小腿前外侧和足背，包括第一趾间隙。跟腱反射不受影响。

【诊断】

根据典型的垂足症状、肌肉瘫痪特点及其感觉障碍分布范围，腓总神经麻痹的诊断一般并不困难。神经传导速度的测定可有助于了解腓总神经受损程度。需通过详细病史及有关检查分析病因。

【治疗】

首先是病因治疗。早期治疗尤其重要。创伤性损伤有手术条件者可考虑手术治疗。继发于结缔组织疾病或糖尿病应积极治疗原发病。由局部压迫而引起的必须立即解除有关因素。可给予理疗、电刺激、针灸、体疗以及足量B族维生素等促使神经功能的恢复。

五、股外侧皮神经炎

股外侧皮神经为纯感觉神经，发自腰丛，由L_2~L_3节段神经根前支组成。在髂嵴水平从腰大肌下方穿过，越过髂肌表面，在髂前上棘的内下方，腹股沟韧带附着点之间的间隙出骨盆。出骨盆后，股外侧皮神经折向下走行形成明显的角度，缝匠肌收缩时是腹股沟韧带受牵拉，导致大腿的伸屈动作，此角度随大腿的屈伸而减小或增大。在腹股沟韧带下方约4cm处，股外侧皮神经穿出阔筋膜。股外侧皮神经分为前支和后支，小的后支支配自大转子以下直至前支分布区皮肤的感觉，前支支配大腿外侧至膝部的皮肤感觉。部分正常人股外侧皮神经发自股神经。

股外侧皮神经经过腰大肌外侧缘下行到腹股沟时，走行角度大，而且要穿过腹股沟韧带，因此易受损。在股外侧皮神经出骨盆时，站立、行走或其他使该神经尖锐成角的姿势动作，都可能导致持久而显著的临床症状。受压部位通常在髂前上棘处，常见的原因包括局部嵌压、妊娠、肥胖、腹水、外伤、血肿、骨折或腹膜后肿瘤压迫等。腰带、腹带及背包固定带等局部刺激也是常见的促发因素。也是糖尿病单神经病或酒精中毒性神经病最容易累及的神经。部分患者受损伤的原因不清。其病理改变包括大纤维的局部脱髓鞘和华勒变性，某些神经纤维存在结间的肿胀断裂以及神经内膜和血管的增厚。

【临床表现】

股外侧皮神经病的发病率约为0.4%。男性较女性多见，多发生于中年人，通常一侧受累，仅20%的患者为双侧症状，左右两侧受累概率相当。部分患者有家族聚集倾向。

大腿外侧感觉异常是最常见的早期症状，表现为麻刺感、烧灼感和疼痛等。另外，股外侧皮神经支配区出现触觉、痛温觉缺失，压觉保留。在久病患者，大腿外侧皮肤可见增厚，汗毛脱失，有时可见皮疹或触及皮下结节。没有肌肉萎缩和无力等病运动受累的症状和体征。腱反射正常。感觉检查可见大腿外侧痛觉减退或过敏，部分患者腹股沟外侧有压痛或Tinel征，即叩击受损神经部位或其远端，出现相应支配区的放电痛、麻木感或蚁走感。一些患者呈卧位姿势可能缓解疼痛。

【诊断和鉴别诊断】

本病的诊断主要依据病史和体格检查。由于该神经是纯感觉神经，肌电图检查无意义，神经传导速度的测定也受到部位的限制。皮节刺激体感诱发电位检查，特别是两侧对比对本病的诊断具有重要意义。使用局麻药进行局部神经阻断可能具有一定的诊断价值。

临床上应与股神经病变和L_2神经根病变相鉴别。股神经病变同时累及运动支，有相应支配区的肌无力和肌肉萎缩；肌电图可见股四头肌神经源性损害和股神经传导速度减慢及波幅降低等。L_2神经根病变临床上较少见，感觉障碍分布在大腿的前内侧，可伴有髂腰肌和股二头肌无力等。

【治疗】

通常采用保守治疗，包括去除或避免刺激性因素如腰带、疝带、腹带和野营装备等，建议将腰带换成宽松的工作裤或背带裤，鼓励肥胖者减肥，镇痛，矫正姿势等。如果症状仍持续存在，且对患者工作或生活影响较大时，建议手术治疗。在股外侧皮神经穿出骨盆处行神经切断术是一个简单有效的治疗方法，但这种方法常导致大腿外侧的麻木感。有些外科医生主张在腹股沟韧带下方，该神经受嵌压处切开该韧带，在髂前上棘附着处的下方给予衬套以松解神经，使神经自内侧通过，且减小其成角角度，而且术中要保证该神经不受任何损伤。尽管如此,这种简单的解压术失败率很高，之后往往仍需行神经切断术。

六、坐骨神经痛

坐骨神经是由L_4-S_2神经根组成，坐骨神经痛(sciatica)是指坐骨神经通路上，即腰、臀部、大腿后、小腿后外侧和足外侧的疼痛症状群。可由多种病因引起。

坐骨神经痛可分为原发性和继发性两种。原发性少见，为坐骨神经的间质炎症。常在牙、扁桃体、副鼻窦等感染之后发病，寒冷、受潮为常见的发病诱因。继发性者病因复杂，根据受损害的部位不同可分为根性和干性坐骨神经痛两类。根性坐骨神经痛常见病因有腰椎间盘突出、腰骶增生性脊椎炎、腰椎骶化、隐性脊柱裂合并第5腰椎棘突肥大、先天性椎管狭窄、各种原因的蛛网膜炎及椎管内肿瘤等。干性坐骨神经痛为邻近处的病变及腰骶神经丛的病变如骶髂关节及髋关节炎、盆腔炎及肿瘤等，糖尿病、外伤、下肢动脉内膜炎、臀部注射部位不当等亦可引起干性坐骨神经痛。

【临床表现】

本病于男性青壮年多见,以单侧性为多。

1.根性坐骨神经痛多为急性或亚急性起病，少数为慢性。开始常有下背部酸痛或腰部僵硬不适感，典型的疼痛是自腰部向一侧臀部及大腿后面、腘窝、小腿外侧和足背放射，呈烧灼样或刀割样疼痛，在持续性基础上有发作性加剧，夜间更甚。咳嗽、打喷嚏、用力排便时疼痛加剧。病员常取特殊的减痛姿势，如睡时卧向健侧、患侧膝部微屈，仰卧起坐时患侧膝关节屈曲，坐下时健侧臀部先着椅，站立时身体重心移在健侧，日久造成脊柱侧弯，多弯向患侧。病变水平的腰椎棘突或横突常有压痛。牵拉坐骨神经的试验可引起疼痛：①患者仰卧，下肢伸直，检查者将患肢抬高，如在70°范围内患者感到疼痛为拉塞格征(Lasegue sign)阳性；②颏胸试验主要是牵引坐骨神经根部，患者仰卧，下肢伸直，检查者将患者的头颈部尽量前屈，使其下颏触及胸前，如激发或加剧疼痛为阳性。患侧小腿外侧和足背可有针刺、发麻等感觉,客观检查该处可有轻微感觉减退。出现足和足趾运动功能受损，踝反射减弱或消失。

2.干性坐骨神经痛多为亚急性或慢性起病，少数为急性。疼痛部位主要沿坐骨神经通路，腰部不适不明显，也有根性坐骨神经痛的减痛姿势。沿坐骨神经行程有几个压痛点：①腰椎旁点第4、

5 腰椎棘突外侧 2cm 处；②臀点坐骨结节与股骨大粗隆之间；③腘点腘窝横线中点上 2cm 处；④腓肠肌点 小腿后面中央；⑤踝点 外踝之后。Lasegue 征常为阳性。小腿外侧和足背的感觉障碍比根性者略为明显，坐骨神经支配区的肌肉松弛，并有轻微肌萎缩，踝反射常减退或消失。

【诊断与鉴别诊断】

根据疼痛的分布，加剧和减轻疼痛的特殊姿势，以及直腿上举试验等检查，诊断一般不难。原发性和继发性的区别在于原发性坐骨神经痛起病较突然，痛点压痛明显、肌萎缩不明显。继发性起病较徐缓，腰痛明显，但痛点压痛不明显，常伴有肌萎缩。根性和干性坐骨神经痛的区别是前者在咳嗽、用力时加剧疼痛，且呈放射性，腰椎横突和棘突压痛及叩击痛明显，痛点压痛轻微或不明显，坐骨神经牵拉症状较轻，肌力减退和反射消失明显。干性的压痛点压痛明显、咳嗽、用力时疼痛加重，坐骨神经牵拉症状明显。必要时可进行脑脊液、X 线摄片、CT 或 MRI 等检查。坐骨神经痛需与腰肌劳损、梨状肌综合征及髋关节疼痛鉴别。腰肌劳损多有明显的腰部扭伤或长期腰部劳累史，主要为腰痛，可放射至大腿前部，压痛点在腰肌、Lasegue 征阴性。梨状肌综合征多因下肢外展位时扭伤、局部肌肉痉挛压迫坐骨神经产生臀部疼痛，臀肌可有萎缩，臀肌深部可触及索状肌束并有压痛，踝反射正常。髋关节病变时疼痛在该关节范围内，局部有压痛，髋关节内收或外展时疼痛明显加剧。

【治疗】

应针对病因治疗。坐骨神经炎和腰椎间盘突出急性期应卧硬板床休息，以保持腰骶部肌肉松弛。防寒冷和潮湿，局部可进行热敷、透热疗法、离子透入。口服止痛剂及血管扩张剂。风湿性者可用水杨酸制剂或皮质激素口服。镇静剂及维生素 B1、维生素 B12，亦可辅助应用。针灸、推拿可根据病情选用。药物治疗无效、病因明确的继发性坐骨神经痛可考虑手术治疗。

第四节 神经丛疾病

一、臂丛神经疾病

臂丛系由 C5~T1 的脊神经前支组成，主要支配上肢的感觉和运动。组成臂丛神经的各部位受损时产生在其支配范围内的疼痛，称为臂丛神经痛。

多种原因引起。通常可将臂丛神经痛(brachial neuralgia)分为原发性和继发性两类，以后者多见。原发性臂丛神经痛无明确的病因。继发性臂丛神经痛按其病损部位可分为根性臂丛神经痛及干性臂丛神经痛。根性臂丛神经痛的常见病因有颈椎病、颈椎间盘突出、颈椎结核、骨折、脱位、颈髓肿瘤、硬膜外转移癌等。干性臂丛神经痛的病因有胸廓出口综合征、臂丛神经炎、外伤、锁骨骨折、颈部肿瘤、转移性癌肿、肺上沟瘤等。

【临床表现】

各种原因所产生的臂丛神经痛的共同特点是有肩部及上肢不同程度的疼痛，可呈持续或阵发性加剧，夜间及活动上肢时疼痛更甚。

起初在颈部及锁骨上疼痛，后扩散到肩后、臂及手，呈间歇性或持续性疼痛，似烧灼样、针刺样或酸胀痛，活动和牵拉患肢可加重疼痛。在臂丛神经的行程上，即锁骨上、下窝及腋窝压痛明显。患肢可有感觉减退或过敏区，后期出现肌萎缩。重症者可有皮肤菲薄、肿胀等改变。疼痛多在 1~2 周内消失，功能可在 6~8 周恢复正常。

【治疗】

首要是消除病因。受累上肢用宽带悬吊于颈，让其充分休息。可用泼尼松或地塞米松口服。止痛剂、局部理疗、针灸及 B 族维生素应用均有较好的疗效。

二、腰骶神经丛疾病

腰骶丛包括腰丛和骶丛，腰丛主要由 L1~L4 神经根的前支组合而成，位于腰大肌的深部，通过 L4 前支连接于骨盆内的骶丛。腰丛的分支包括由 L1 发出的髂腹下神经和髂腹股沟神经(包括部分 T12 神经)、由 L2 和 L3 后支组成的大腿股外侧皮神经，及 L1 和 L2 前支组成的生殖股神经，其他分支尚包括由 L2~L4 后支组成的股神经,位于腰肌内，及 L2~L4 前支组成的闭孔神经。

腰丛通过 L4 前支与骶丛相联系，L4 前支与 L5 在位于骶骨支的腰大肌内侧缘组成腰骶干，后者进入骨盆，在梨状隐窝连接于骶丛。骶丛由 L4, L5, S1 和 S2 前支在骶髂关节前组成。和腰丛一样，骶丛也分前支和后支，前支主要组成坐骨神经的胫神经部分，后支主要组成其腓神经部分。坐骨神经经骨盆的坐骨大切迹离开骨盆。许多重要的神经都是源于骶丛，臀上神经和臀下神经源于骶丛的后支，分别支配臀大、中和小肌；股后皮神经是由 S1~S3 前支组成,通过坐骨大孔进入臀部；会阴神经源于 S2~S4 连续的前初级支，通过坐骨大孔伸至臀部。

【临床表现】

腰丛病会出现 L2~L4 支配节段的肌无力，感觉障碍和反射异常，骶丛病则导致 L5~S3 支配节段相类似的改变。腰丛病的病变特征包括闭孔神经和股神经支配区域的肌无力、感觉障碍，膝反射减退或消失。屈髋、伸膝和腿内收肌均出现无力，伴大腿前内侧面的感觉丧失。髋屈肌及髋内收肌同时无力提示神经丛或神经根疾病。更精细的定位需要借助辅助检测手段，包括肌电图及 CT、MRI。

骶丛病变表现为臀部神经(只有运动纤维受累)、腓神经和胫神经支配区域的肌无力和感觉障碍。可能出现广泛的下肢无力，包括髋伸肌、髋外展肌、屈膝肌、踝跖屈肌和背屈肌。感觉丧失位于大腿后侧面、膝盖以下的小腿前外侧面和后面，以及足背外侧面和跖面。可伴踝反射降低或消失。在这些区域也会出现血管舒缩功能异常及营养障碍。臀肌无力意味着靠近骨盆梨状肌的骶丛纤维受累，甚至骶神经根受累。至于骶丛病，确诊常需借助于电生理学及神经影像学检测。

【诊断】

病史 创伤史；下腹部或骨盆肿瘤病史,进行或未进行靶向放疗；感觉障碍；下肢局灶性肌肉无力。

体格检查

1.徒手肌力测试；感觉检查；深部腱反射。

2.根据神经丛受累的部分而出现具体的检查结果：

①腰神经丛受累：髋关节屈曲、膝关节伸展、大腿内收无力大腿前内侧感觉减退；膝腱反射减

弱。

②骶神经丛受累：髋关节伸展、髋关节外展、膝关节屈曲、踝关节跖屈和背屈无力；大腿后侧和足部跖面感觉减退；跟腱反射减弱。

3.寻找双下肢肌肉萎缩的体征。

【治疗】

一般临床处理

①控制疼痛的药物：非甾体抗炎药(NSAIDs)

②抗惊厥药：加巴喷丁，普瑞巴林。

③三环类抗抑郁药：去甲替林，阿米替林。

④度洛西汀常被用作治疗神经病理性疼痛的辅助治疗：阿片类药物一般对治疗神经病性疼痛没有帮助。

⑤如果神经丛病变的原因是糖尿病，也应对潜在的合并症进行适当的治疗。

运动治疗

关节活动度练习，用于预防挛缩和继发性畸形，随后进行助力运动,然后进行抗阻运动，被动肌肉牵伸有助于预防肌肉萎缩，失神经支配肌肉进行电刺激，可有助于预防显著的肌肉萎缩。

物理治疗

①电刺激控制疼痛：经皮电刺激神经疗法,尽管对慢性疼痛和神经病理性疼痛的疗效尚不确定。

②超声治疗肌肉痉挛和控制疼痛。

注射治疗

局部神经阻滞。

外科治疗

神经、神经丛重建，放置脊髓刺激器，脑深部刺激器，背根进入区损毁。

第五节 免疫介导性周围神经病

一、急性炎症性脱髓鞘性多发神经根神经病

急性炎症性脱髓鞘性多发神经根神经病(acute inflammatory demyelinating polyradiculoneuropathy, AIDP)(格林-巴利综合征)是一种急性的或者更确切地说是一种亚急性的瘫痪性疾病。最早由 Landry 在 1859 年率先报道,1916 年,Guillain,Barre 和 Strohl 描述了这组疾病的主要临床特点,即瘫痪、反射消失、感觉异常伴轻度感觉缺失、脑脊液细胞蛋白分离,因此又被称为吉兰-巴雷综合征(Landry-Guillain-Barre Strohl syndrome, GBS),其病理特征为脊神经根和周围神经多灶性炎性脱髓鞘,是一种异常的免疫反应。近年来发现,虽然 AIDP 是 GBS 的主要类型,但 GBS 是一个异质性疾病,其病理改变并非都是脱髓鞘,免疫介导的轴索损伤也有相似的临床表现,这类疾病被称之为轴索变异型 GBS,如急性运动-感觉轴索神经病(acute motor-sensory axonal neuropathy, AMSAN)、急性运动轴索神经病(acutemotoraxonal neuropathy, AMAN),此外,GBS 亚型还包括米-费综合征(Miller-Fisher Syndrome, MFS)、急性全自主神经功能失调症等。

【病理】

经典 GBS 显示神经内膜血管周围单核细胞浸润及多灶性脱髓鞘。从神经根到肌内神经末梢均可受累,但以前根、脊神经近端和后组脑神经为主。严重的炎症反应可导致继发轴突变性,超微结构研究显示单核细胞在脱髓鞘反应中起主要作用。AMSAN 则为广泛的运动感觉原发性华勒样变性,但无显著炎症反应和脱髓鞘表现。

【病理机制】

基础和临床研究多表明 GBS 是一个器官特异性的免疫介导反应,由细胞和体液免疫反应共同参与,但其致病抗原至今未完全确认。

前驱感染可能因"分子相似"而触发自身免疫反应,起病时,激活的 T 淋巴细胞起主要作用,血-神经屏障受到破坏,循环抗体与周围神经抗原得以接触,T 细胞激活标志物(白介素-6,白介素-2,可溶性白介素-2 受体,干扰素-γ)、TNF-a 和 IL-23 的血清水平增高,黏附分子和基质金属蛋白酶也参与其过程。细胞介导的免疫反应已在动物模型中被证实。

以下证据表明体液免疫也在自身免疫攻击中起作用:①患者有髓纤维上免疫球蛋白和补体染色阳性;② MFS 和 AMAN 与特定的抗神经节苷脂抗体密切相关;③MFS 和 AMAN 患者血清 IgG 抗体能阻滞小鼠的神经肌肉传导;④在急性期 GBS 患者血清中发现了补体 C1 固定的抗周围神经髓鞘抗体;⑤大鼠髂神经内注射患者血清在引起后肢肌无力时可见注射部位有继发性 T 细胞浸润;⑥血浆置换或免疫球蛋白注射对临床症状有改善。

特定种类空肠弯曲杆菌的多糖外壳含有与 GM1 相似的抗原表位,轴索型 GBS 和 AMAN 发病可能与抗体、补体介导的针对运动神经纤维免疫反应有关,最易受到攻击的靶点是位于运动轴索朗飞节或节间、与 GM1 和唾液酸-GM1 分子结构相似的神经节苷脂。

【临床表现】

本病可发生于任何年龄,我国北方以儿童较多见。男女发病率相似。全年均可发病,多数患者起病前 1~3 周有呼吸道或胃肠道感染的症状。首发症状常为四肢远端对称性无力,很快加重并向近端发展,或自近端开始向远端发展,可累及躯干和脑神经,严重病例可累及肋间肌和膈肌导致呼吸麻痹。瘫痪为弛缓性,腱反射减弱或消失,病理反射阴性。初期肌肉萎缩可不明显,后期肢体远端有肌萎缩。

感觉障碍一般比运动障碍为轻,表现为肢体远端感觉异常和手套、袜套样感觉减退,也可无感觉障碍。某些患者疼痛可很明显,肌肉可有压痛,尤其是腓肠肌的压痛。脑神经损害以双侧面神经麻痹最常见,其次为舌咽和迷走神经麻痹,表现为面瘫、声音嘶哑、吞咽困难。动眼、外展、舌下、三叉神经的损害较为少见;偶可见视乳头水肿。自主神经功能损害有出汗、皮肤潮红、手足肿胀、营养障碍、心动过速等症状。罕见括约肌功能障碍和血压降低。多数病例病情迅速发展,3~15 天内达高峰,90%以上患者的病情在 4 周内停止进展,但其余仍可继续加重。1-2 个月后开始恢复。本病常见的并发症是肺部感染、肺不张。少见的是心肌炎和心力衰竭。

实验室检查可见周围血细胞轻度升高。生化检查正常。发病后第 1 周内作脑脊液检查,多数患者可能正常,第 2 周后,大多数患者脑脊液内蛋白增高而细胞数正常或接近正常,称为蛋白-细胞分离现象,此现象为本病的特征。蛋白增高自 0.8-8g/L 不等。这种特征性的改变在发病后第 3 周最

明显，脑脊液压力多正常。少数病例脑脊液无变化。

神经电生理检查，发病早期可能仅有 F 波或 H 反射延迟或消失。神经传导速度减慢，远端潜伏期延长，动作电位波幅正常或下降。

除上述典型病例外，尚有一些不典型临床表现的变异型。

1. Miller-Fisher 综合征(Miller-Fisher syndrome)主要表现为三大特点，即共济失调、腱反射减退、眼外肌麻痹。有时可出现瞳孔改变。大部分患者病前有感染，脑脊液蛋白升高。周围神经电生理可有传导延迟，髓鞘和轴索同时受损。有时头颅 MRI 检查可发现脑干病灶。血清中有抗神经节苷脂 GQ1b 抗体，没有肢体瘫痪或瘫痪较轻。

2. 急性轴索性运动神经病(acute axon motor neuropathy)多数由空肠弯曲菌感染后激发。曾在中国北方夏季流行。急性起病的 24~48 小时出现四肢无力的下运动神经元瘫痪，很少有感觉受累。病情严重，常有呼吸肌受累、肌肉萎缩出现早，病残率高，恢复差。电生理检查主要是运动神经轴索受累、复合肌肉运动神经电位严重降低；感觉电位保留，无传导速度减退等脱髓鞘证据。20%~30% 患者血清存在神经节苷脂 GM1、GD1b 抗体。

3. 脑神经型 病前有上呼吸道或胃肠道感染史，表现为脑神经急性或亚急性的双侧对称的运动神经麻痹症状，如双侧周围性面瘫、延髓麻痹(舌咽和迷走神经损害)，复视(展神经、动眼或展神经麻痹)。无肢体瘫痪。有脑脊液蛋白-细胞分离。

【诊断与鉴别诊断】

本病的诊断要点是病前 1~3 周有感染史，急性或亚急性起病并在 4 周内进展的对称性四肢弛缓性瘫痪和脑神经损害，轻微感觉异常，脑脊液蛋白-细胞分离现象，肌电图检查，早期可见 F 波或 H 反射延迟或消失，神经传导速度减慢，远端潜伏期延长，动作电位波幅正常或下降。然而，本病需要与以下疾病鉴别：①脊髓灰质炎 起病时多有发热，肌肉瘫痪多为节段性，可不对称，无感觉障碍，脑脊液蛋白和细胞均增多；②急性脊髓炎表现为截瘫，锥体束征阳性，传导束型感觉障碍和括约肌功能障碍，脑脊液蛋白和细胞均有轻度增高或正常；③周期性瘫痪发作时无感觉障碍和脑神经损害，脑脊液正常，发作时多有血钾降低和低钾心电图改变，补钾后症状迅速缓解；④重症肌无力也表现四肢弛缓性瘫痪，并可有对称性脑神经所支配肌肉无力，特别是面瘫和咽部、喉部肌肉瘫痪，但本病有病态易疲劳性、波动性和新斯的明试验阳性；⑤白喉和肉毒中毒应作喉部检查和相应的血清学检查，以除外此两种疾病。

【治疗】

1. 血浆置换 无严重感染、血液病、心律失常等禁忌证的急性期患者可用血浆置换，每次交换血浆量按 40ml/kg 体重或 1~1.5 倍血浆容量计算。轻症者每周交换 2 次，重症者每周交换 6 次。发病两周后治疗无效。

2. 静脉注射人免疫球蛋白(intravenous immunoglobulin,IVIG)在急性期患者，无免疫球蛋白过敏或先天性 IgA 缺乏症等禁忌证者，可用静脉注射 IgG(immunoglobulin)。成人按 0.4g/(kg·d)计算，连用 5 天。血浆置换和静脉 IgG 不必联合应用，联合应用并不增效。

3. 激素治疗 临床循证医学研究结论为，无论是中等剂量、大剂量或冲击剂量的糖皮质激素单用，在 GBS 患者的功能恢复、脱机周期和死亡率等方面，与安慰剂对比均无显著差异。因此，目前在 GBS 治疗中几乎不再应用激素。

4. 其他治疗急性期应给予足量 B 族维生素、维生素 C、辅酶 Q1 和高热量易消化饮食，对吞咽困难者及早鼻饲饮食。本病主要死亡原因之一是呼吸肌麻痹。需密切观察呼吸，保持呼吸道通畅有呼吸衰竭和气道分泌物过多者应及早气管切开，必要时用呼吸机。卧床期间加强护理，患肢处于功能位，早期进行康复，防止肢体挛缩、畸形。可用物理、针灸治疗。

二、慢性炎症性脱髓鞘性多发神经根神经病

据 Lunn 等报道，CIDP 患病率为 1/10 万~2/10 万左右。CIDP 与 AIDP 之间存在很多相似性：临床表现，CSF 细胞蛋白分离的特点，多灶性炎性脱髓鞘的病理表现以及相应的电生理神经传导速度减慢等；两者之间最主要的区别在于病程和对皮质激素治疗的反应。CIDP 病程更长，很少有前驱感染史(10%左右)，与人类淋巴细胞抗原(HLA)相关，对皮质激素治疗有反应。CIDP 的病程发展主要有两种，60%以上呈持续或阶梯样进展；另 1/3 呈复发缓解(完全或不完全)病程。

【临床表现】

CIDP 是导致一定程度残疾的终身疾病，所有年龄段均可发病，50~60 岁发病达到高峰。起病

时的症状不一，多数患者有对称性的感觉运动障碍，但也有患者以运动累及为主，肌无力须至少持续 2 个月以上。上下肢均可受累及，下肢症状常更严重，肢体近远端的肌无力程度相似；肌肉萎缩少见，这点常有助与将 CIDP 与其他轴突型周围神经病相鉴别。全身腱反射下降或消失；感觉症状为手套-袜子样感觉障碍，多为麻木或针刺感而疼痛主诉较少，提示大纤维受损更多；儿童较成人起病更急且步态障碍更突出。其他症状还包括上肢体位性震颤，周围神经变粗、视乳头水肿、面瘫和球麻痹等，呼吸衰竭和自主神经紊乱少见。Falcone 等报道，有些 CIDP 患者可与复发性多灶性中枢神经系统脱髓鞘(类似多发性硬化)有关，这些患者有视觉异常，体感诱发电位和脑 MRI 有异常变化。

Lewis-Sumner 变异型：也称之为多灶性获得性脱髓鞘感觉运动神经病(multifocal acquired demyelinating sensory and motor neuropathy, MADSAM)，临床表现为多灶分布的肌无力和感觉障碍，电生理表现为感觉运动神经局部传导阻滞或神经传导速度明显下降，CSF 蛋白增高，对皮质激素敏感。

【实验室检查】

CIDP 的实验室依据主要包括电生理检查、CSF 检查、神经活检。

脑脊液：疑为 CIDP 的患者均需行腰穿检查，80%~90%存在脑脊液蛋白细胞分离现象，即细胞数正常，而蛋白升高，通常在 0.75~2g/L。

周围神经活检：临床怀疑 CIDP 而电生理标准不符合时需要行神经活检。常规选择腓肠神经进行活检。由于脱髓鞘的不均一，活检完全有可能为非特异性改变，分离单纤维的方法(teased fiber)可提高检出率。另外，神经活检对除外血管炎性周围神经病和遗传性周围神经病有意义。CIDP 的病理改变主要有：神经内膜水肿、巨噬细胞介导的髓鞘脱失、髓鞘再生、施万细胞增生形成洋葱皮样改变、单核细胞浸润、轴索变性等。

全血细胞分析、血沉和生化检查对排除系统疾病很重要。血清和尿的免疫固定电泳、骨骼检查有助于排除单克隆伽马球蛋白病或骨髓瘤。

【诊断标准】

1.电生理诊断标准

(1)运动神经传导异常：至少要有两根神经均存在下述内容中的至少 1 项异常：①远端运动潜伏期延长 50%以上或运动神经传导速度下降 30%以上；②F 波潜伏期延长 20%以上(当远端复合肌肉动作电位 CMAP 负相波波幅下降 20%以上时，则要求 F 波潜伏期延长 50%以上)或无法引出 F 波；③运动神经部分传导阻滞(在常规节段近端与远端比较负相波波幅下降 50%以上)；④异常波形离散(在常规节段近端负相波时限较远端延长 30%)；当最远端 CMAP 负相波波幅低于 1mV 时，难以再准确判断传导阻滞。

(2)感觉神经传导：感觉神经传导速度下降，波幅通常也有下降。

(3)针电极肌电图：异常自发电位(纤颤电位和正锐波)、运动单位电位时限增宽和波幅增高，提示存在轴索损害。据报道，仅有 60%的 CIDP 患者完全符合上述标准。

2.临床标准 ①症状进展超过 8 周，病程为慢性进展或缓解复发；②临床表现为不同程度的肢体无力，多数为对称性，近端和远端均可累及；③四肢腱反射减低或消失；④脑脊液细胞数正常，蛋白升高。

3.排除标准 ①系统疾病或毒性物质暴露病史；②周围神经病家族史；③活检结果不支持。

【鉴别诊断】

常见的慢性多发性周围神经病如代谢性、营养障碍性、药物性、中毒性、血管炎性周围神经病均以轴索受累为主，通过详询病史，加上规范的电生理检查和血生化检查，鉴别并不难，其中的血管炎性周围神经病多表现为多数单神经病，临床上也易与典型的 CIDP 鉴别。

下列是易与 CIDP 混淆的其他慢性获得性脱髓鞘多发性神经病(chronic acquired demyelinating polyneuropathy, CADP)。

1.MGUS 伴周围神经病 CADP 可见于意义未明的单克隆伽马球蛋白病(monoclonal gammopathy of unknown significance, MGUS)，最多见的是 IgM 型 MGUS，与 CIDP 略有不同的是，MGUS 伴发的周围神经病感觉症状重于运动症状，远端受累更明显，约 50%的患者抗 MAG(髓鞘相关糖蛋白)抗体阳性。IgM 型 MGUS 伴发的周围神经病对一般免疫抑制剂或免疫调节剂治疗反应差，可能用利妥昔单抗治疗有效。偶尔 IgG 型或 IgA 型 MGUS 亦可伴发 CADP，其临床和电生理特点与 CIDP 无异。免疫固定电泳发现 M 蛋白是诊断 MGUS 伴周围神经病的关键。

2.POEMS综合征相对 MGUS 伴周围神经病,POEMS 更为常见,它的命名体现了疾病的特点,即多发性周围神经病(髓鞘脱失为主)、脏器肿大(如肝、脾、淋巴结肿大)、内分泌异常(糖尿病、甲状腺功能低下等)、M 蛋白(通常为 IgG 型, λ 轻链增多)和皮肤改变(肤色发黑),需行全身多系统的相应检查方可排除本病。

3.多灶性运动性神经病(multifical motor neuropathy, MMN) 是一种仅累及运动的不对称的 CADP。成人男性多见,初为不对称的上肢远端无力,渐及上肢近端和下肢,也可下肢起病。受累肌分布呈现多数单神经病的特点。EMG 有特征性表现,即多灶的运动传导阻滞。

4.霍奇金淋巴瘤伴发的周围神经病和其他副肿瘤综合征 并非肿瘤直接浸润所致,而是免疫介导的周围神经病,因此临床表现为 GBS 或 CIDP,原发病的诊断有助于鉴别诊断。

【治疗】

许多免疫治疗方法都可用于 CIDP,并可获得较好疗效,如激素治疗、静脉注射人免疫球蛋白和血浆置换。

1.糖皮质激素治疗泼尼松是治疗 CIDP 的主要药物。常用治疗方案如下：泼尼松起始剂量为 1~1.5mg/kg,每日晨顿服,对于病情严重者,也可先采用甲泼尼龙 1g,每日 1 次,静点 3~5 次后改为泼尼松口服。根据临床症状改善情况调整泼尼松用量。激素治疗 2 个月时,大约 90% 的患者症状可改善。

2.静脉注射人免疫球蛋白(IVIG)研究显示 IVIG 和血浆置换的短期疗效基本相同,因 IVIg 副作用小,使用简便,尽管价格昂贵,目前已被认为是儿童、存在激素禁忌证的患者和绝经期后女性的首选治疗。在长期治疗中,联合应用 IVIG 和激素效果最好。IVIG 治疗 CIDP 的确切机制不明,可能的机制是中和自身抗体,并与补体结合,阻断巨噬细胞反应以抑制脱髓鞘的进行。IVIG 的治疗对大部分(70%~90%)的 CIDP 患者有效,特别是那些上、下肢都受累的患者。IVIG 治疗的副作用有急性脑病、无菌性脑膜炎和脑梗死。目前已有 30 例无菌性脑膜炎的报道,可能与外源性 IgG 进入脑脊液引起的免疫反应有关。脑脊液检查示中性粒细胞数或淋巴细胞数上升。

3.其他治疗 包括血浆置换、免疫抑制剂、适度的功能训练及辅助支持治疗。

三、多灶性运动神经病

多灶性运动神经病(multifocal motor neuropathy, MMN)是一种获得性免疫介导的周围神经病。该病 1982 年由 Lewis 首先报道,1988 年 Pestronk 等将此病正式命名为 MMN,并最早发现其与 GM1-IgM 抗体的关系。临床上以慢性或阶梯进展性、非对称性肢体无力,不伴感觉障碍为特点。电生理检查表现为持久性、多灶性部分运动神经传导阻滞(conduction blocks, CBs)。血清抗神经节苷脂(GM1)抗体滴度升高。临床易与 CIDP 混淆。

【发病机制】

尚不明确,基于该病患者血清中抗神经节苷脂 GM1 抗体升高,应用免疫治疗后临床症状改善,目前多认为此病为一种免疫介导的可治性疾病。抗 GM1 抗体 IgM 的致病机制并不明确,能通过以下途径：血神经屏障破坏后,这些 IgM 抗体特异性地与周围神经 GM1 结合,在局部激活补体,补体沉积后破坏朗飞节及节旁区域结构的完整性,阻断 Na+ 通道而导致传导阻滞。由于感觉和运动神经 GM1 分子构成的不同,与抗体的亲和力不同,所以病变选择性侵犯运动神经,临床症状以运动症状为主。但肌萎缩侧索硬化(ALS)及吉兰-巴雷综合征变异型急性运动轴索神经病的患者中也存在高滴度的 GM1 抗体,而在其他周围神经疾病或非神经症状的自身免疫疾病中罕见 GM1 抗体。其次,GM1 抗体阴性的 MMN 患者 IVIG 治疗效果与抗体阳性的患者相似,且后者经治疗后临床症状好转但不伴 GM1 抗体滴度的下降。所以,GM1 抗体与 MMN 的关系是神经损伤后的继发现象,但是直接的免疫致病因子仍需进一步研究。

【病理】

主要病理改变为脱髓鞘和施万细胞增生形成的洋葱球样结构,无炎细胞浸润。尽管临床表现及电生理发现均以运动神经受累为主,但病理检查表明感觉神经亦受累。

【临床表现】

多灶性运动神经病是一种少见的周围神经疾病。发病率在 1/10 万~2/10 万左右,男性较女性多见,约 3:1,平均发病年龄 40 岁,约 80% 的患者在 20~50 岁出现首发症状。大多隐袭起病,慢性或阶梯进展,病程长短不一,几年至几十年。该病主要表现如下：

1.运动症状 肌无力有如下特点：①多部位非对称性分布。② 远端重于近端。③多于上肢起病,腕下垂、握拳无力是最常见的首发症状。④肌萎缩在疾病早期较轻。⑤肌束震颤和痛性痉挛症状占50%以上，而肌纤维颤搐只偶见报道。

2.感觉症状 通常无客观的感觉体征，少数患者有离散的感觉异常或麻木的主诉，但只有20%的患者查及轻微的振动觉减退。

3.脑神经症状脑神经损害少见。少数患者可累及舌下神经。

4.腱反射 肌无力部位的腱反射通常减弱，但亦可正常甚至活跃。后者与肌萎缩侧索硬化较难鉴别。

【实验室检查】

(1)血常规和生化检查均正常。

(2)血清肌酸激酶(CK)2/3的患者轻度增高。

(3)脑脊液检查细胞数正常，蛋白可轻度升高，一般<0.8g/L。

(4)血清学及血清免疫学检查血清抗 GM1 抗体 IgM 升高(30%~80%)。此外，抗糖脂 GD1a 或 GM2 抗体也可发现，但并不常见。值得注意的是，血清抗 GM1 抗体并不是 MMN 特有的，少数运动神经元病(MND)、吉兰-巴雷综合征(GBS)、CIDP 的患者甚至正常人群中也可出现低滴度的血清抗 GM1 抗体。有意思的是，多灶性获得性脱髓鞘性感觉运动神经病(MADSAM)、MND 和 GBS 患者血清中常测得高浓度的抗 GM1 抗体 IgG。总之,抗 GM1 抗体 IgM 的检出能支持 MMN 的诊断，但阴性并不能排除本病。

(5)电生理检查发现传导阻滞和局灶性髓鞘脱失对诊断有重大意义。其特征性的改变是常见容易受压区域以外的部位出现多灶性、持续性、局灶性运动传导阻滞(PMCBs)。感觉神经不受影响。传导阻滞是指在肢体近端刺激运动神经较远端刺激所产生的复合肌肉动作电位(CMAP)的幅度和面积降低。但 MMN 患者传导阻滞的定义不同。传导阻滞可同时发生于多根周围神经，也可发生于同一根神经的不同节段，后者更易被检出。其中正中神经和尺神经最易检测到传导阻滞。此外，还可见其他脱髓鞘的电生理改变，如 F 波延迟或消失。

(6)核磁共振检查 40%~50%的 MMN 患者出现臂丛异常信号，表现该神经 T2W 信号增强，T1W 信号在钆增强后出现强化，与临床肌无力的分布及 CB 部位一致。

【诊断】

1.核心标准 （两条需同时符合）

（1）缓慢进展或阶梯样进展的局限性非对称性肢体无力，即至少有两条以上运动神经支配区受累，且症状持续大于 6 个月，如果症状和体征只见于一条神经支配区，只诊断为可能 MMN；

（2）无客观的感觉障碍，除了下肢可见轻微的震动觉异常。

临床支持标准：①主要累及上肢；②腱反射减弱或消失；③颅神经不受累；④受累肢体可见痛性痉挛和束颤；⑤免疫抑制剂对功能障碍和肌力有改善作用；

排除标准：①上运动神经元体征；②有明确球部受累；③感觉障碍严重；④最初数周内出现弥漫性对称性无力。

2.电生理标准

确诊的运动传导阻滞：

（1）无论神经（正中神经、尺神经和腓神经）节段的长度如何，复合肌肉动作电位（CMAP）负峰面积近端与远端相比减少≥50%。对有运动传导阻滞的节段的远端部分刺激时，CMAP 负峰波幅必须>正常低限的 20%且>1mV，且 CMAP 负峰时限近端与远端相比增加必须≤30%。

（2）很可能的运动传导阻滞：上肢跨越长节段（如腕到肘或肘到腋）的 CMAP 负峰时限近端与远端相比增加≤30%时，CMAP 负峰面积减少≥30%；或上肢跨越长节段（如腕到肘或肘到腋）的 CMAP 负峰时限近端与远端相比增加>30%时，CMAP 负峰面积减少≥50%。

（3）有传导阻滞的上肢神经节段的感觉传导检查正常。

【鉴别诊断】

1.CIDP ①CIDP 患者的肌无力为对称性近端为主。②疾病通常为复发-缓解的过程。③感觉障碍常见。④脑脊液蛋白明显升高。⑤血清抗 GM1 抗体 IgM 升高在 CIDP 中少见。⑥电生理检查：CIDP 患者有广泛的脱髓鞘改变，因此感觉运动神经传导速度明显降低，伴远端潜伏期延长。⑦激素及血浆交换治疗对 CIDP 患者显效，而对 MMN 患者无效，且可能加重症状。

2.MND ①MND 病程进行性加重，而 MMN 慢性发展，病程较 MND 长。②MND 可有上运动神经元受损的症状及体征,而 MMN 仅有周围神经受损的表现。③常出现球麻痹。④MND 常出现严重的肌肉萎缩,而 MMN 少见,至少在疾病早期很少出现严重的肌萎缩。⑤血清抗 GM1 抗体 IgM 升高少见。⑥电生理检查:MND 虽有 CMAP 波幅的下降,但非局灶性,且肌电图为广泛的失神经改变。⑦MMN 是一种能够可治性疾病,而 MND 目前尚无有效的治疗方法。

3.MADSAM 也是一种伴传导阻滞的多灶性神经病。但与 MMN 不同,MADSAM 累及感觉神经,常伴有神经痛。此外,MADSAM 患者抗 GM1 抗体阴性,部分患者对激素治疗有效。

【治疗】

虽然,MMN 被定义为免疫介导的疾病,但与 CIDP 不同,激素及血浆交换治疗对 MMN 患者无效,且可能使 20%的患者症状加重。而免疫球蛋白及免疫抑制剂治疗有效。

免疫球蛋白 IVIG 是目前 MMN 治疗的一线药物,其有效性在 4 项随机对照双盲临床研究中被证实。综合了这 4 项的系统综述显示,IVIG 较对照组明显改善患者肌力(NNT 1.4,95% CI 1.1~1.8)。2 个回顾性研究显示 70%~86%的患者使用 IVIG 治疗有效性。与其他神经系统疾病相同,IVIG 治疗的确切机制不明。目前认为 IVIG 可能通过与 B 细胞受体结合,阻止 B 细胞产生抗体,从而减少补体沉积。用免疫球蛋白治疗后,血清抗 GM1 抗体滴度无变化,而电生理检查发现运动传导阻滞的程度减轻或消失与临床症状的改善相平行。IVIG 治疗一周后临床症状出现持续的改善,但数周后疗效逐渐减退,因此需要重复 IVIG 治疗。但长期持续 IVIG 治疗中亦有出现新的传导阻滞点和轴索变性,故需进一步研究。欧洲神经科学协会联盟/周围神经学会推荐的 IVIG 方案如下:疾病初期给予 IVIG 2.0g/kg,连续 2~5 d(A 级推荐)。如果治疗有效,可以对合适的患者予以重复 IVIG 治疗(C 级推荐),每隔 2~4 周给予 1g/kg 或每 1~2 个月给予 2g/kg。

免疫抑制剂仅有的一项随机对照研究显示吗替麦考酚酯不能改善患者的肌无力,也不能减少免疫球蛋白的用量。另一些非对照研究显示环磷酰胺、环孢素、硫唑嘌呤、干扰素 β-1a 和利妥昔单抗等免疫抑制剂有效。

多灶性运动神经病是一种获得性免疫介导的周围神经病。其发病机制尚不明确。目前的一线治疗是 IVIG,但其最佳治疗方案、治疗的长期获益及免疫抑制剂的作用仍需进一步的临床研究。

四、不明意义的单克隆球蛋白神经病

不明意义的单克隆丙种球蛋白病(monoclonal gammopathy of undetermined significance, MGUS)具有慢性周围神经病变的患者应检测单克隆蛋白(M 蛋白)。M 蛋白的检测能发现潜在的系统疾病。M 蛋白是浆细胞或 B 淋巴细胞单克隆恶性增殖所产生的一种大量的异常免疫球蛋白,其本质是一种免疫球蛋白或免疫球蛋白的片段。根据重链不同分为 IgA、IgD、IgE、IgG 和 IgM。

M 蛋白中包含一种或多种抗髓鞘或轴突膜的抗体如抗 MAG、GM1 和 GD1 抗体。10%的特发性周围神经病患者伴有单克隆丙种球蛋白病。而不明意义的单克隆丙种球蛋白病患者中有 1/3 存在神经病变。所谓不明意义的单克隆丙种球蛋白病是指患者虽然 M 蛋白阳性,但未查及潜在疾病,它是最常见的单克隆丙种球蛋白病,属恶性前期疾患,每年约 1%的 MGUS 患者进展为恶性浆细胞增殖性病变。以骨髓浆细胞含量<10%、血清 M 蛋白浓度≤30g/L、无终末器官损害(高钙血症、肾功能不全、贫血和骨损害)为特征。

MGUS 伴周围神经病变的患者中,最常见的 M 蛋白是 IgM,占 50%,IgG 和 IgA 分别占 35% 和 15%,而不伴周围神经病变的患者中 75%是 IgG。依据 M 蛋白组成成分不同,MGUS 神经病分为 IgM 相关的周围神经病,IgG 和 IgA 相关的周围神经病两种。

【病理】

MGUS 周围神经病变的原因并不明确,多认为是 M 蛋白介导的自身免疫疾病。IgM 是导致神经病变,尤其是脱髓鞘周围神经病变最主要的 M 蛋白。伴神经病变的单克隆丙种球蛋白病患者存在 IgM 抗体,而无周围神经病变的患者无此抗体。活检发现 IgM 单克隆蛋白沉积在周围神经的髓鞘上,导致髓鞘表面的断裂。约 50%以上的 IgM-MGUS 患者存在抗 MAG 抗体。动物实验证实抗 MAG 抗体与周围神经病变的关系:注射抗 MAG-IgM 能诱发补体介导的脱髓鞘神经病变,且抗 MAG-IgM 滴度下降能改善神经病变。而 IgG 单克隆蛋白除与 MGUS、多发性骨髓瘤、POEMS 相关外与其他神经病变无关。

【临床表现】

神经系统症状多中年以后出现,平均发病年龄 60 岁左右,以男性为主。多为隐袭性起病,进行性发展。表现为远端对称性感觉运动神经病变,不累及脑神经和自主神经。感觉症状包括轻触觉、针刺觉、振动觉和位置觉异常。四肢腱反射减退或消失，下肢症状较上肢早且重。

IgM-MGUS发病年龄为60~90岁，以男性为主。主要临床特征为DADS，即远端获得性脱髓鞘性感觉神经病(distal- acquired demyelinating sensory neuropathy)英文首字母的缩写。患者多呈隐匿进展，远端感觉症状较突出，而运动症状较轻。因累及粗纤维，感觉症状中震动觉及本体感觉障碍较痛温觉障碍明显，以致患者平衡障碍进行性加重。此外，上肢位置性震颤较明显。少数患者无力症状较突出，且呈侵袭性发展。DADS患者中绝大多数有M蛋白(DADS-M)，少数无M蛋白(DADS)，两者对于治疗的反应不同。电生理检查显示DADS-M的运动传导速度减慢伴远端潜伏期延长均较DADS明显。

与IgM-MGUS相比，IgG和IgA-MGUS患者较少出现神经病变，但临床表现形式多样，包括远端轴索神经病变、CIDP和以对称性近、远端无力为特征的自身免疫性周围神经病变。总体来说，肌无力较IgM-MGUS常见，而平衡障碍少见。虽然部分患者与CIDP的临床症状及实验室检查相似，但与M蛋白阴性的CIDP患者相比，本病起病更晚，感觉症状更明显，长期预后较差。

【实验室检查】
脑脊液蛋白升高常见，有时>1g/L，细胞数不高。
肌电图检查表现为脱髓鞘，但脱髓鞘损害和轴索变性同时存在更常见。
腓肠神经活检显示神经脱失、节段性脱髓鞘和轴索变性。约50%以上的IgM-MGUS患者存在抗MAG抗体。15%的IgM-MGUS患者存在抗神经节苷脂自身抗体，抗GD1B和GQ1b。

【治疗】
目前尚无最佳的治疗方案。治疗应根据神经病变的严重程度进行选择。一项持续8年的随访研究发现,轻症患者治疗与否其神经功能损害的结局相似，且免疫调节治疗在半数以上的患者中产生严重不良反应。所以，对于轻症患者建议随访，暂时不予治疗。但也有学者认为对于年轻患者应在早期轻症时给予治疗，而老年患者应在出现严重功能障碍时给予治疗。

2006年的循证回归研究提示，尚无任何免疫治疗具有充分的临床证据。根据发病机制，治疗的主要目标是降低循环中IgM或抗MAG抗体，治疗方法包括：去除抗体(血浆置换、IVIG)，减少抗体的合成(皮质激素、免疫抑制剂、细胞毒性药物或a干扰素)。

Harati等建议对于轻症患者暂不予治疗，随访6个月。对于进行性神经系统缺损的患者，IgM-MGUS给予IVIG治疗2 g/(kg·d)，2~5 d，其他CIDP相似的脱髓鞘性神经病变给予血浆置换、IVIG或皮质激素等治疗。若无改善，可选用口服环磷酰胺或血浆置换联合静脉环磷酰胺，或利妥昔单抗(rituximab)。

2010年欧洲神经科学协会联盟/周围神经学会对IgM-MGUS治疗推荐如下：①疾病早期无明显神经功能障碍时，仅予对症治疗。②患者出现慢性或进行性功能障碍时，应予免疫治疗。尤其对于快速进展或临床表现与CIDP相似的患者，推荐使用血浆置换或IVIG治疗，由于可能仅有短期疗效，可能需要重复治疗。也可选用利妥昔单抗、环磷酰胺联合泼尼松、氟达拉滨(fludarabine)、苯丁酸氮芥(chlorambucil)等药物以获得长期获益。

第六节 POEMS 综合征

POEMS 综合征是一种病因和发病机制不清的、罕见的多系统疾病，主要表现（按照字母顺序）为：P：多发性神经病变（包括四肢麻木无力，以下肢远端无力为主）；O：器官肿大（包括肝脾大、淋巴结肿大，淋巴结活体组织病理检查常为 Castleman 病表现）；E：内分泌异常（包括性功能减退、甲状腺功能减退、肾上腺皮质功能不全、糖尿病等）；M：血清中存在 M 蛋白（经蛋白电泳或免疫固定电泳证实，一般都为 IgG 或 IgA λ 型）；S：皮肤改变（皮肤颜色变黑变硬、体毛增多变硬）；其他表现还有腹腔积液、胸腔积液和水肿、肺动脉高压、视乳头水肿等。本病于 1956 年首先由 Crow 描述，1968 年随后由 Fukase 描述，Nakanishi 等将其称为 Crow-Fukase 综合征。Takatsuki 和 Sanada 首先确认并全面描述本病，因此也有人称为 Takatsuki 综合征。Bardwick 在 1980 年首次将主要症状的首字母组合，形成了现在的 POEMS 综合征。几乎所有病例都合并浆细胞增生性疾病，最常见为骨硬化性骨髓瘤，其次为髓外浆细胞瘤，溶骨性多发性骨髓瘤少见。病例多合并内分泌功能紊乱、心力衰竭和恶病质。目前来自法国、美国、中国和日本的小样本的流行病学调查，显示该病患病率约为 0.3/10 万。

【病因】

尚不明确。目前认为与以下方面可能有关：95%以上的患者血清入轻链水平增高，但是对所累及脏器和神经的组织病理学研究不支持 POEMS 综合征是免疫沉积物所导致的。②血管内皮生长因子(vascular endothelial growth factor, VEGF)：大量研究发现患者血中 VEGF 水平显著增高，且有效治疗后其水平通常下降。VEGF 产生过多引起血管通透性增加可能是器官肿大、水肿、皮肤损害的原因，但是它对周围神经损害的作用还不清楚。③病毒感染：Belec 等报道 78%的伴 Castleman 病的 POEMS 综合征患者血液中发现了抗 HHV-8(人类疱疹病毒)抗体，而不伴 Castleman 病的 POEMS 综合征患者中此抗体的阳性率为 22%。提示 HHV-8 感染与 POEMS 综合征伴发 Castleman 病有关。

【病理】

神经活检发现:普遍存在轴突变性和节段性脱髓鞘，并且几乎所有患者有髓纤维的数量减少。通过电子显微镜检查,发现神经内膜上均有免疫球蛋白沉积,沉积数量及部位各有不同，但未发现轴突上有沉积。

【临床表现】

1. 多发性周围神经病：疾病初期常见为隐袭起病的渐进性的运动感觉周围神经病。为双下肢起病，逐渐向上发展。通常伴有麻木、刺痛和发凉感，随后出现无力症状，初期无力症状不重，主诉一般为难以上楼、难以站起。随病程进展，运动症状较感觉症状突出。除视乳头水肿外不累及脑神经。体检表现为双下肢远端为重的感觉周围神经病和上下肢远端无力及肌肉萎缩的周围神经病，通常对称存在。病程较为良性，但致残率高，患者生活质量较差。100%的 POEMS 综合征并发多发性周围神经病，这也是诊断 POEMS 的首个条件。

2. 其他表现：(1) 脏器肿大，通常为肝脾肿大，淋巴结肿大；(2) 内分泌异常，表现为甲状腺功能减退、性功能减退、肾上腺皮质功能不全、糖尿病等表现；(3) M 蛋白，通常为 λ 型；(4) 皮肤改变（皮肤颜色变黑变硬，体毛增多等）。

推荐意见：(1) 对慢性进展的周围神经病患者，应该注意询问和检查是否存在脏器肿大、内分泌异常、皮肤改变，如果存在这些异常，应该考虑 POEMS 综合征的可能。(2) POEMS 综合征并发周围神经病达 100%。

【实验室检查】

1. 神经传导检测和针极肌电图：上下肢运动、感觉神经传导速度（包括正中、尺、桡、腓总、胫、腓肠等周围神经）可见一条或多条神经运动末端潜伏期延长或神经传导速度（NCV）轻度减慢或减慢，或伴随有波幅下降。针电极可见到周围神经损伤区域的肌肉失神经和神经源性损害。神经传导速度和针极肌电图为诊断 POEMS 周围神经病的损伤范围及程度的客观指标。

2. 腰椎穿刺：脑脊液可出现压力轻度增高或正常，细胞计数正常或轻度增高，蛋白定量常增高的细胞-蛋白分离现象但无特异性。腰椎穿刺在本病可以鉴别感染性或恶性细胞增殖性疾病。

3. 血生化检查：(1) 血清或尿免疫固定电泳发现游离轻链，且 M 蛋白为 IgG 或 IgA λ 型；(2) 骨放射检查：发现单个或多个骨髓破坏性病灶；(3) 骨髓活体组织检查：半数患者可见浆细胞轻度增多（2%-5%），合并骨髓瘤者的轻链限制性浆细胞比例明显增高（>10%）；(4) 血浆或血清血管内皮生长因子水平检测，血浆>200pg/ml或血清>1920pg/ml；(5) 内分泌检查提示甲状腺、肾上腺皮质功能减退和血糖升高等；(6) 超声提示肝脾肿大和淋巴结肿大。

4. 腓肠神经活体组织检查：可见不同程度的节段性脱髓鞘和（或）轴索变性，以轴索变性和神经外膜的新血管生成为主要表现。本病腓肠神经活体组织检查在高度怀疑淀粉样变和血管炎性周围神经病时有鉴别意义，但并非POEMS周围神经病诊断所必需。

推荐意见：(1) 神经传导和肌电图检查可帮助判断多发性周围神经病的性质和程度；(2) 对于原因不明的慢性周围神经病，血清和尿免疫固定电泳发现λ型轻链可以作为首选的辅助检查；(3) 脑脊液检查和血清免疫电泳除外其他病因。

【诊断】

临床表现为亚急性或慢性进行性多发性运动感觉周围神经病的患者在经过电生理诊断后需要进行常规的周围神经病的病因筛查，如血清或尿免疫固定电泳发现游离轻链，则应进行骨髓检查，以除外浆细胞增殖性疾病。如患者伴有下列症状或体征即可考虑POEMS的诊断：(1) 不明原因的肝脾肿大；(2) 不明原因的腹腔积液、胸腔积液或水肿；(3) 不明原因的性功能减退或伴有甲状腺功能减退；(4) 不明原因的皮肤变黑。2003年国际骨髓瘤协作组 (The International Myeloma Working Group) 发表了POEMS诊断标准，并于2007年做了修订，在2017年做了更新。其中诊断的必要条件包括2条强制标准和至少1条主要标准和至少1条次要标准 (表1)。

表3-1 POEMS综合征的诊断标准

强制标准	多发性周围神经病(脱髓鞘性周围神经病为典型类型)
	单克隆浆细胞增殖(几乎都为1型)
主要标准(非强制性)	Castleman病
	骨硬化病或囊性骨硬化病
	血清或血浆血管内皮生长因子升高
次要标准	器官肿大(脾肿大、肝肿大、淋巴结肿大)
	血液容量增加(周围性水肿、腹腔积液、胸腔积液)
	内分泌紊乱(肾上腺、甲状腺、垂体、性腺、甲状旁腺、糖尿病以外的胰腺功能紊乱,甲状腺功能减退)
	皮肤改变(色素沉着、肾小球血管样瘤、手足发绀、指尖发白)
	视乳头水肿
	血小板增多症/红细胞增多症
其他症状或体征	杵状指、消瘦、多汗症、肺动脉高压/阻塞性肺病、血栓体质、腹泻、维生素B12降低

推荐意见：POEMS综合征的诊断条件和流程：慢性或亚急性周围神经病患者，如血清或尿免疫固定电泳发现游离轻链则应考虑POEMS的可能；伴有下列中的1条即可诊断POEMS综合征：(1) Castleman病；(2) 骨硬化病或囊性骨硬化病；(3) 血清或血浆血管内皮生长因子升高，和下列中的1条：①器官肿大（脾肿大、肝肿大、淋巴结肿大）；②血液容量增加（周围性水肿、腹腔积液、胸腔积液）；③内分泌紊乱（肾上腺、甲状腺、垂体、性腺、甲状旁腺、糖尿病以外的胰腺功能紊乱，甲状腺功能减退）；④皮肤改变（色素沉着、肾小球血管样瘤、手足发绀、指尖发白）；⑤视乳头水肿；⑥血小板增多症/红细胞增多症。

【鉴别诊断】

1. 慢性炎性脱髓鞘性多发性神经根神经病 (chronic inflammatory demyelinating polyradiculoneuropathy, CIDP)：早期慢性或亚急性进展性周围神经病易被误诊为CIDP，患者常随着系统病变的发现而诊断为POEMS综合征。CIDP患者不会出现POEMS的异常M蛋白、血管内皮生长因子升高，骨放射检查以及皮肤的改变可以区分两者。在神经电生理诊断中，POEMS综合征患者的周围神经病更常见到近端NCV减慢，CIDP患者更多见传导阻滞。

2. 单克隆丙种球蛋白病合并周围神经病，也称为副蛋白血症周围神经病 (paraproteinemic peripheral neuropathy)：在原因未明的特发性周围神经病患者中，有10%合并单克隆丙种球蛋白病，而意义未明单克隆球蛋白血症 (monoclonal gammopathy of undetermined significance,

MGUS)中有29%-71%合并周围神经病,提示单克隆丙种球蛋白病与周围神经病有关。患者同时存在两组临床症状、体征,即单克隆丙种球蛋白病所导致的多系统病变表现,以及周围神经受损害出现的周围性运动、感觉自主神经功能障碍表现。此为本病的临床特征之一。

MGUS或良性单克隆丙种球蛋白病合并周围神经病主要见于50岁以上,起病隐袭,临床表现为足麻木、感觉异常、平衡障碍和步态不稳,深感觉和触觉受累明显。半数患者有疼痛不适。约50%患者人抗髓鞘相关糖蛋白抗体阳性。MGUS虽然出现M蛋白,但不会出现血管内皮生长因子升高、骨放射检查以及皮肤的改变。

3. 淀粉样变性周围神经病(amyloidotic peripheral neuropathy):即周围神经的淀粉样变性,是淀粉样物质在周围神经沉积引起的一组严重的进行性感觉、运动周围神经病,伴自主神经功能障碍。本组疾病主要包括家族性淀粉样变性周围神经病、原发性轻链淀粉样变性、继发性淀粉样变性等。淀粉样变性周围神经病老年期发病,主要临床特征为小纤维神经病和自主神经功能低下。表现为痛性感觉异常,自主神经功能低下可在患病初期出现。其他系统受累时可有肝脾肿大、蛋白尿或肾病、异常球蛋白血症和巨舌,血或尿免疫电泳也可以合并M蛋白。骨髓活体组织检查结果不会出现POEMS综合征的异常增殖。NCV提示上下肢周围神经运动感觉均受累的周围神经病变,运动神经波幅和(或)感觉神经波幅降低伴有速度减慢,腓肠神经活体组织检查可见到偏振光苹果绿染色阳性或刚果红染色阳性,可以诊断。

推荐意见:(1)对于慢性多发性周围神经病,血或尿中出现异常增殖轻链(M蛋白)可以与CIDP和MGUS鉴别,但淀粉样变可以出现M蛋白;(2)骨髓活体组织检查结果阴性以及腓肠神经(或唇部、腹部脂肪)活体组织检查发现淀粉染色阳性可以帮助诊断淀粉样变。

【治疗】

目前为止没有关于POEMS综合征治疗的随机双盲安慰剂对照研究报道,对治疗的推荐均来自病例报道系列。医治的经验来自多发性骨髓瘤和轻链性淀粉样变。

1. POEMS综合征的治疗原则:仅有骨髓受累(2个以内病灶)而未发现克隆性浆细胞病的患者推荐观察并每3-6个月评估。单纯骨髓病变数目大于或等于3个,或已发现克隆性浆细胞病证据的患者进行系统治疗,可根据病情和实际医疗条件选择:马法兰联合地塞米松或糖皮质激素单独应用、环磷酰胺联合地塞米松、自体造血干细胞移植、沙利度胺联合地塞米松、硼替佐米、贝伐单抗等。

2. 周围神经病治疗:①病因治疗:对明确诊断的POEMS综合征进行针对性治疗;②神经营养修复治疗:临床可选择多种B族维生素(如硫胺素和甲钴胺等)针对神经营养修复治疗;③对症治疗:对伴有神经痛的患者可以给予治疗神经痛的药物改善生活质量,目前根据证据级别可以选择三环类抗抑郁药、钙离子通道调节剂、5-羟色胺和去甲肾上腺素再摄取抑制剂等。在可做出POEMS综合征诊断的中心可以采用NCV和针极肌电图的变化作为客观评价神经病变的指标。

3. 支持治疗:对所有患者均需要血液科、神经科、康复科、内分泌科、肾内科、放射治疗科的多科协作。对患者除了治疗浆细胞病或骨髓瘤,还需要支持治疗,包括针对周围神经病的康复治疗和器械辅助、内分泌的替代治疗、浆膜渗出导致的水负荷过多应用利尿剂治疗以及针对血液高凝状态的抗血小板治疗等。

推荐意见:(1)对临床诊断为POEMS综合征的患者需要血液科、神经科、康复科的联合治疗,以血液科治疗克隆性浆细胞病为病因治疗;(2)周围神经病的治疗在于早期诊断和神经营养治疗和对症治疗。

【预后】

POEMS综合征患者的预后较多发性骨髓瘤好。POEMS综合征患者发病中位年龄为51岁,进展缓慢,中位生存期为97个月,5年生存率为60%。马法兰治疗和肾功能正常有助于延长生存期。神经病变的不断恶化是POEMS综合征的常见结局和死因,而继发于疾病进展和化疗后的骨髓衰竭是常见死因。患者主要死于疾病进展、肺炎、脓毒血症、卒中、急性髓细胞白血病和多发性骨髓瘤。

第四章 肌病

第一节 概述

骨骼肌疾病是指一组由于遗传、代谢、炎症、中毒等诸多因素所致的肌肉本身的病变，临床上主要表现为慢性起病的肌无力和肌萎缩，有的伴疼痛、强直或痉挛，腱反射和感觉功能正常。近10多年来，本类疾病的研究进展迅速，已经完全改变了传统对骨骼肌疾病的认识，几乎所有疾病的认识范畴都有更新，如肌营养不良症(muscular dystrophies)是一类由肌细胞骨架蛋白缺陷所致的遗传性肌病；骨骼肌离子通道病(channelopathies)由肌膜上兴奋性离子通道的结构和(或)功能异常所致，肌强直和周期性麻痹均为骨骼肌离子通道病；代谢性肌病(metabolic myopathies)和先天性肌病(congenital myopathies)均有不同酶缺失和基因异常的发现。为使临床医生更好地了解各种疾病的发病机制和临床表现，本章粗略介绍与骨骼肌疾病有关的基础和临床知识。

【骨骼肌的解剖与生理】

人体的600多块骨骼肌占体重的40%，但其供血量占心脏总输出量的12%，全身耗氧量的18%。每块肌肉由许多肌束组成，而每条肌束再由许多纵向排列的肌纤维聚集而成。肌纤维(肌细胞)呈圆柱状，是所有体内各种细胞中，大小长短差别最大的，其平均长2-15cm，直径7~100μm。肌纤维内有许多有形结构，如肌膜、肌核、肌原纤维、横管、纵管、终池、线粒体、糖原颗粒、高尔基体、溶酶体等。核(细胞核)均位于肌纤维膜下，呈椭圆形，一个肌纤维内有数百个肌核。肌膜(细胞膜)为一层密度较高的匀质性薄膜，除与普通细胞膜的功能相同外，还有兴奋传递功能。肌膜的特定部位(终板)与神经末梢构成神经肌肉突触联系，完成神经肌肉的兴奋传递。肌膜还每隔一定距离向内凹陷，穿行于肌原纤维之间，形成横管。后者与肌原纤维纵行排列的纵管交接处略扩大，称为终池，该池内含有钙离子。肌浆中有许多与肌纵轴平行的肌原纤维，直径约1μm，其是由许多纵行排列的粗、细肌丝组成,粗肌丝含肌球蛋白(myosin)，细肌丝含肌动蛋白(actin)。前者固定于肌节的暗带(A带)，后者一端固定于Z线，另一端伸向暗带。Z线两侧仅含细肌丝，称为明带(I带)。两条Z线之间的节段(即两个半节的明带和1个暗带)称为一个肌节(sarcomere)，为肌肉收缩的最小单位，每条肌原纤维由数百个肌节组成，故有数百个明暗相间的横纹，横纹肌故此得名。电镜下，在暗带区断面上可见每根粗肌丝周围有6根呈六角形排列的肌动蛋白纤维包绕。静息状态时,细肌丝的两端相距较远；当收缩状态时，Z线两侧的细肌丝向暗带滑动，细肌丝两端的接近使肌节缩短。

肌肉收缩和舒张所需的能量来自三磷酸腺苷(ATP)，由线粒体的氧化代谢过程所提供。根据肌肉中氧化酶和糖原水解酶活性高低，结合其形态结构和生理功能将骨骼肌纤维分为两型：I型为红肌纤维，又称慢缩肌纤维(slow twitch fibers)，具有高的氧化酶活性，低的糖原水解酶活性，以脂类为主要能源，有氧代谢为主要获取能量的方式。II型为白肌纤维，又称快缩肌纤维(fast twitch fibers)，以糖酵解活动为主，可进行糖原无氧代谢获得能量。一般来讲，I型肌纤维与II型肌纤维在各个部位的肌肉呈均匀性分布，以致ATP酶染色时可以显示出围棋盘样分布。

骨骼肌受运动神经支配。一个运动神经元支配的范围称为一个运动单位。一个运动神经元的轴突可分出数十至数千分支分别与所支配的肌纤维形成突触。突触由突触前膜(突入肌纤维的神经末梢)、突触后膜(肌膜的终板)和突触间隙构成。突入肌纤维的神经末梢不被髓鞘包绕，末端都呈杵状膨大，它可通过由载体介导的"胞饮作用"摄取胆碱，然后合成乙酰胆碱(acetylcholine, Ach)，贮存于突触前膜的突触囊泡(vesicle)中，每个囊泡内约含1万个Ach分子。囊泡壁厚45nm，直径约45nm突触后膜由肌细胞表面特殊分化的终板构成，有许多皱褶，每个皱褶的隆起处存在许多乙酰胆碱受体(acetylcholine receptor, AchR)，其密度为$104/\mu m$。突触间隙非常狭小，一般约500A，充满了细胞外液内含使Ach降解的乙酰胆碱酯酶。

神经肌肉接头的传递过程是电学和化学传递相结合的复杂过程，当生物电冲动从神经轴突传到神经末梢，促使钙离子内流，继而使突触前膜的囊泡向轴突膜的内侧面靠近，囊泡膜与轴突膜融合并出现裂口，使囊泡中的Ach按全或无的定律进行量子释放,一次释放大约107个Ach分子进入突触间隙。1/3Ach分子弥漫到突触后膜，两个分子的Ach与一个分子的AchR结合，使离子通道开放，引起细胞膜的钾、钠离子通透性改变，细胞内的K^+外溢，细胞外大量的Na进入细胞内，导致细胞膜的去极化，产生终板电位，并沿肌膜进入横管系统扩散至整个肌纤维，促使钙离子从肌浆网中释出,肌球蛋白与肌动蛋白结合,细肌丝向粗肌丝滑行而向肌节中心靠拢,使肌节变短,肌纤维呈收缩状态。多个运动单位的神经肌肉接头同时兴奋和肌纤维收缩则引起肌肉收缩,产生动作电位。另1/3 的 Ach 分子被突触间隙中的胆碱酯酶分解成乙酸和胆碱而灭活,其余 1/3 的 Ach 分子则被突触前膜重新摄取,准备另一次释放。随后,释放到肌浆中的钙迅速被肌浆网纵管系统重吸收,肌浆中 Ca^{2+} 浓度降低,肌凝蛋白与肌动蛋白解离,粗细肌丝回复到收缩前状态,引起肌肉舒张。与此同时,肌细胞外的 K^+ 内流,Na^+ 外流以恢复静止膜电位,完成了一次肌肉收缩周期。

【发病机制】

1. 肌细胞膜电位异常如终板电位下降而引起去极化阻断,包括周期性瘫痪,强直性肌营养不良症和先天性肌强直症。

2. 能量代谢障碍如线粒体肌病因缺乏某些酶或载体而而不能进行正常的氧化代谢以产生足够

3. 肌细胞膜内病变如各种肌营养不良症、先天性肌病代谢性肌病、内分泌性肌病、炎症性肌病和缺血性肌病。

【临床症状】

(一)肌无力:是神经肌肉接头疾病和肌肉疾病最早的,也是最常见的临床表现;其特点多为近端重于远端,对称性,且其受损肌肉分布不能用某一神经损害来解释。重症肌无力和代谢性肌病多表现为运动后肌无力或不耐受运动现象;肌营养不良表现为缓慢进展的四肢肌无力伴肌萎缩;周期性瘫痪则呈发作性肌无力,可伴或不伴血钾含量降低。

(二)肌肉萎缩:系指肌纤维体积变小或数目减少达到一定程度而表现为局部肌肉组织变小;因此肌肉萎缩多表现在肌无力出现之后,甚至更长时间后再出现。从临床定位角度,肌萎缩的原因分为三种类型:①神经源性肌萎缩,系指脑干运动神经元或脊髓前角、脊神经前根、神经干、神经末梢病变导致相应的骨骼肌萎缩;②肌源性肌萎缩,系指神经肌肉接头和肌肉本身的病变引起的骨骼肌萎缩;③失用性肌萎缩,系指局部肌肉较长时间的活动受限引起的肌肉体积变小而表现为肌萎缩现象,其可以是中枢性瘫痪或骨关节病变导致肢体活动受限,一旦解除受限因素后,通过正常的锻炼,萎缩的肌肉可以恢复至原体积。肌萎缩还应与消瘦鉴别,后者为全身普遍现象,肌力一般正常。除了常规体格检查外,肌电图和肌肉活检是肌萎缩鉴别的最好方法。

(三)肌肉疼痛:主要是由于肌肉组织内的神经末梢受到刺激所致。肌肉疼痛可以是肌肉出现的自发性疼痛或被按压后出现的疼痛;也可以是静止性和活动性肌肉疼痛。肌肉自发性疼痛可以是肌肉本身病变也可以是脊髓前角至周围神经病变引起;肌肉按压疼痛主要是由于肌肉本身病变所致;活动后肌肉疼痛还可与骨关节病变有关。肌肉疼痛预示着肌肉组织的急性或亚急性病变,一般慢性肌病较少有肌肉疼痛。肌肉疼痛多见于多发性肌炎、皮肌炎、糖原沉积性肌病、脂质沉积性肌病、缺血性肌病、横纹肌溶解症、肌肉强直症等。

(四)肌肉强直:是指肌肉收缩后不易即刻放松。但反复多次活动或温暖以后症状减轻。见于神经性肌强直、先天性肌强直和强直性肌营养不良。

(五)肌肉不自主运动:系指在非运动状态下(静止情况下)出现肉眼可见到的某块或某条肌肉不自主地收缩或抽动。

1. 肌束颤动(fasciculation)常简称束颤,是指一束肌肉组织的不自主收缩,其不引起关节的活动。主要见于肌萎缩侧索硬化,也可见于正常人。

2. 肌纤维颤动(fibrillation)常简称纤颤,是专指舌肌出现的一条或数条肌纤维的抽动;而其他部分出现的纤颤,用肉眼观察不到。见于肌萎缩侧索硬化。

3. 肌肉颤搐(myokymia)是指一组肌肉呈蠕动样运动,患者常有局部异常不适或酸痛感。见于神经性肌强直、特发性肌肉颤搐及过度疲劳之后。

(六)肌肉肥大与假性肌肉肥大:肌肉肥大是指肌纤维数量增多或体积增大而引起的整块肌肉的肥大,其分为生理性与病理性,前者指运动员和健美运动员通过特殊锻炼使得肌肉肥大,后者是因为肌肉组织受到病变的刺激或代偿性增生而出现的肌肉肥大,见于强直性肌营养不良、神经性肌强直、僵人综合征等。假性肌肉肥大是指局部肌肉组织中的脂肪组织与结缔组织增生所致,主要见于假肥大型肌营养不良的小腿假性肥大、偏侧肢体肥大症、肢端肥大症等。

【影像学检查】

MRI 在肌肉疾病诊断中的应用是最近几年的进展之一,由于 MRI 能提供较为清晰的软组织成像,因此肌肉的内部结构得以在 MRI 上呈现。当怀疑肌肉病变的患者行 MRI 检查时能明确知道哪块肌肉或肌肉的哪部分有异常，敏感性高是其优点，但缺乏特异性则是其局限性，许多引起肌肉病变的情况在 MRI 上有重叠表现。

通过MRI判断肌肉组织是否异常需要观察的内容包括，受累肌肉、信号改变情况、浅表及深层筋膜以及皮下脂肪等。正常肌肉组织的信号为介于骨皮质与皮下脂肪之间的中等强度信号，即软组织信号影；皮下脂肪、肌间隔内的脂肪组织及骨髓腔于 T1WI 及 T2WI 均表现为高信号，骨皮质呈低信号。MRI 可显现肌肉水肿、脂肪浸润以及肿块等病情况，但不能区分由何种原因所致。水肿或炎症于 T1WI 表现为低信号，T2WI 或水抑制表现为高信号，细胞内和细胞外水肿具有相同表现；脂肪浸润在 T1W 和 T2W 均表现为肌肉组织内高信号增加。

肌营养不良症由于受累肌群萎缩和脂肪浸润，在 MRI 上显示肌容积减小，T1WI、T2WI 上均呈高信号改变；多发性肌炎由于受累肌群炎症细胞浸润，组织水肿，MRI 上示 T1WI 低、T2WI 高的弥散信号，晚期由于脂肪组织充填还可见受累肌肉内 T1WI、T2WI 高信号。

由于 MRI 检查能清楚地显示病变肌肉的形态和范围，其对临床活检及肌电图检查选取适当的肌肉具有指导意义，能够提高活检的阳性率。另外，对于肌肉疾病的疗效判断及病情随访，MRI 也能提供准确客观的资料。

【实验室检查】

(一)肌酶检查

1.肌酸激酶(creatine kinase, CK)心肌和骨骼肌细胞中浓度最高，脑、小肠和肺也有分布，它主要在肌细胞的能量运输和储存中发挥重要作用。CK 为二聚体，由单体肌型(M)和脑型(B)两两组成不同的同工酶，骨骼肌中主要为 CK-MM，占 97%~99%，心肌中主要为 CK-MB，占 75%~80%，脑中主要为 CK-BB。正常情况下人体内测到的 CK 主要是骨骼肌的 CK-MM。CK 在出生时升高，可高达 10 倍，可能与分娩的外伤有关，儿童的 CK 水平高于成人，老年人 CK 水平下降。过度紧张、长时间运动以及未经训练进行不当运动后可导致 CK 水平增高，主要为 CK-MM，但随运动时间延长，CK-MB 的成分也会增加。其增高通常在运动后数小时出现，1~4d 达高峰，3~8d 恢复至正常水平。有关运动后 CK 水平增加的具体机制不清，可能与组织缺氧、糖原耗竭、脂质过氧化以及自由基堆积有关。

CK-BB 主要位于神经元和胶质细胞，其水平增高可见于脑外伤、卒中、癫痫和脑瘤等。CK 同工酶检测的临床价值主要与 CK-MB 和 CK-MM 有关，前者为主的 CK 增高在诊断急性心肌梗死具有重要价值，后者为主的增高是诊断肌病最常规和简便易行的方法，其增高与活动性肌肉坏死有关，如炎症性肌病、Duchenne 型肌营养不良症和横纹肌溶解症等。但在一些神经源性疾病如肌萎缩侧索硬化和脊肌萎缩症患者中也可升高。

肌病中 CK 的持续增高取决于以下因素：①疾病严重程度：如横纹肌溶解症和 Duchenne 型肌营养不良症的 CK 水平最高；②病程：急性进展性肌病(如 Duchenne 型肌营养不良症、多发性肌炎)的 CK 水平高于慢性进展性肌病(如面肩肱型肌营养不良症、包涵体肌炎)；③残存肌组织：某些肌病早期(如 DMD)可见 CK 显著增高，但随着病情进展残存肌组织减少，CK 水平逐渐下降，晚期甚至可回复到正常水平；④肌纤维坏死：坏死或膜漏是 CK 增高的主要原因，与肌细胞破坏无关或肌膜完整的肌病不会出现 CK 增高，如线粒体肌病和类固醇肌病。鉴于后两种情况，CK 正常不能排除肌病诊断。CK-MM 是肌病中增高 CK 的主要同工酶。但也有报道在 DMD、皮肌炎和多发性肌炎中发现 CK-MB 比例升高，可能与再生肌纤维中 CK 的活性有关。此时不应误认为患者合并有心肌梗死。

2.氨基转移酶(aminotransferase)丙氨酸氨基转移酶(alanine aminotransferase, ALT)主要位于肝脏，肾脏中也含量丰富，临床上其水平增高主要反映肝脏疾病，有时也可见于坏死性肌病。天冬氨酸氨基转移酶(aspartateaminotransferase, AST)的特异性不及 ALT，因为它主要位于线粒体内，在心脏、肝脏、骨骼肌、肾脏、脑、胰腺、肺等脏器中均含量丰富，血清 AST 水平增高敏感性较高，但特异性差，因此其意义应结合临床背景和其他酶的情况。严重肌病的 CK 和转氨酶水平同时升高并不少见，但由于肌病可能同时合并肝脏损害，尤其是应用硫唑嘌呤或氨甲蝶呤者，因此明确患者是合并肝脏损害还是仅为肌病酶谱表现有一定难度。此时分析 ALT/AST 比值较有帮助，在肝脏疾病中此比值大于 1，而肌病或急性心肌梗死者比值倒置。此外还可以参考 γ 谷氨酰胺转移酶(γ-GT)，它有助于区分肌病患者是否合并肝脏疾病，该酶在肌肉中含量较低，对肝脏疾病有较高特异性。

3.乳酸脱氢酶(lactate dehydrogenase)有 5 个同工酶，每一种同工酶由一种或两种不同的亚单位构成四聚体，亚单位分为 M(代表骨骼肌)和 H(代表心脏)两种，5 种同工酶依次命名为 LDH1~LDH5。

心脏和红细胞富含 LDH1、LDH2，骨骼肌和肝脏富含 LDH、LDH。LDH 同工酶的检测可提高诊断特异性，临床上发现 LDH、LDH2 升高可能提示溶血或急性心肌梗死,LDH,升高可能提示肝脏或骨骼肌疾病。单独 LDH 升高但 CK 正常往往可排除肌病。

4.醛缩酶(aldolase)和丙酮酸激酶(pyruvate kinase)在骨骼肌中含量少且与 actin 结合，其敏感性不及 CK。醛缩酶升高见于原发性肌病或肝脏疾病，肝毒性药物也可导致其水平增高。有研究报道丙酮酸激酶在 dystrophin 肌营养不良症和携带者中升高。

5.碳酸酐酶Ⅲ(carbonic anhydrase-Ⅲ)为非结合酶，存在于胎儿和成人的骨骼肌中，在Ⅰ型肌纤维中有较高浓度，肌细胞损伤时可漏至血液中，其敏感性与 CK 相当。但检测较困难，尚未有实际的应用。

6.肌肉特异性烯醇化酶(enolase)为非结合酶，在骨骼肌中的浓度低于 CK，肌营养不良症和脊肌萎缩症患者中可见升高，它在肌病中的临床价值仍存有争议。

(二)肌肉活检

骨骼肌活检也是一种创伤性检查，应注意保护周围软组织及神经，术后严密止血，预防感染。采集的新鲜肌肉标本，经适当处理垂直固定后，制成 4μm 厚的横断面冰冻切片，通过各种染色后在光学显微镜下进行观察，对代谢性肌病或疑为包涵体肌炎或肌病的患者，需及时留取电镜标本，残余标本应放置深低温冰箱储存，以备分子生物学检测。在取材、制片及染色过程中，应尽量避免诸多人为因素对肌肉病理观察及诊断的影响。骨骼肌的纤维类型，形态学改变，酶学变化，线粒体异常，蛋白质异常及间质变化需通过一系列的特殊染色后才能观察。

骨骼肌的形态学改变

1.正常肌肉组织由数十至数百根直径 60~80μm 肌纤维丝聚集成肌束，在肌纤维丝之间很少有结缔组织成分，偶见少量毛细血管及末梢神经，在肌束之间能见到纤维结缔组织、肌纺锤、血管及末梢神经束等组织。肌纤维呈多边形，周边部有 2~3 个细胞核，纤维内部基本见不到细胞核，细胞质呈嗜酸性，主要是含有丰富的收缩蛋白肌原纤维及线粒体、溶酶体和糖原颗粒构成的肌浆网，通常肌纤维可分为两种类型，Ⅰ型肌纤维相当于慢肌，又称赤肌；Ⅱ型肌纤维相当于快肌，又称白肌，在正常情况下两种类型肌纤维的比例约为 1:1，呈"马赛克"样结构镶嵌均匀分布，采用 ATP 酶、NADH、SDH 及 PAS 染色能区分两种类型的肌纤维。

2.异常肌纤维通过骨骼肌活检希望能发现对诊断最有价值的信息，例如：肌纤维的类型及构造异常、异常物质沉积、酶活性改变、间质内炎性细胞浸润及蛋白质异常等。

(1)肌纤维萎缩：Ⅱ型肌纤维萎缩为非特异性改变，常见于中枢神经系统病变引起的废用性萎缩及长期使用类固醇激素的患者；Ⅰ型肌纤维萎缩具有病理意义及诊断价值，常见于各种类型的肌营养不良和先天性肌病等疾病；由于长期失神经支配及再分配导致肌纤维群组化萎缩现象或出现小角化肌纤维，常见于遗传性运动感觉性神经病等神经源性损害。

(2)肌纤维变性、坏死和再生：是肌源性疾病最基本的病理改变，由于变性、坏死使肌原纤维及细胞内小器官消失导致染色性低下，在显微镜下不能清晰呈现肌纤维的内部结构，偶尔伴有巨噬细胞浸润；肌纤维再生现象往往与坏死相随行，表现为含有数个核仁明显、中等大小肌周细胞核的嗜碱性小型肌纤维，常见于各种类型的肌营养不良。

(3)肌原纤维及肌浆网的构造异常：NADH 染色可发现肌纤维横纹排列紊乱和消失，通常被形容为虫蚀样、分叶状、漩涡样或不透边肌纤维,常见于各种类型的肢带型肌营养不良；肌周细胞核向心性内移，杆状体及中央轴空形成，常见于各种类型的先天性肌病;不同类型的空泡形成，特别是含有嗜碱性膜样漩涡状结构的镶边空泡，在 Gomori 三色染色下呈紫红色，常见于肌原纤维肌病、远端型肌病及包涵体肌炎等疾病。

(4)异常物质聚集或沉积：常见于代谢性肌病，Gomori 三色染色可发现在肌膜下有染成紫红色的破碎纤维形成，同时伴有各种酶活性的改变，提示有线粒体代谢障碍或异常聚集；PAS 染色可发现肌原纤维内有糖原颗粒异常沉积；油红 O 及苏丹黑染色可发现Ⅰ型肌纤维内有大量粗大脂滴颗粒沉积。

(5)间质的变化：任何慢性进行性肌病都能引起间质内纤维结缔组织增生，脂肪组织填充；在皮肌炎、多发性肌炎及免疫系统异常的患者中，可见各种类型的炎性细胞弥散浸润或形成血管周围淋巴套现象。

3.蛋白质异常 采用特异性抗体的免疫组织化学筛选和分析主要用于对肌营养不良的诊断及分

类,以下就骨骼肉活检病理在肌营养不良诊断中的有效性,病理改变及近年来的进展做一详细阐述。

【诊断】

肌肉疾病的诊断首先判断是否是在肌肉本身或神经肌肉接头。一般说来,四肢近端、骨盆带和肩胛带对称性肌无力和肌萎缩,无感觉障碍,腱反射减弱或消失,提示为肌肉损害;若伴有肌肉压痛,假性肥大等,则可考虑为肌肉病。根据肌无力和肌萎缩起病年龄、进展速度、是否为发作性、萎缩肌肉的分布、遗传方式、病程和预后,结合实验室生化检测、肌电图、肌肉病理以及基因分析,可对各种肌肉疾病进行诊断和鉴别诊断。如儿童期缓慢起病,小腿腓肠肌假性肥大,Gowers 征阳性,血清肌酸激酶(creatine kinase, CK)显著增高,抗肌萎缩蛋白基因突变及肌肉免疫检测发现肌膜的抗肌萎缩蛋白缺乏,可确诊为假肥大型肌营养不良症。常染色体显性遗传,青年期起病、缓慢发展,面部、肩胛带和肱二、三头肌萎缩,是面肩肱型肌营养不良症。急性或亚急性起病,数周内症状达高峰,近端肌无力及压痛,肌酶升高者多见于多发性肌炎。容易疲劳,休息后症状缓解,血清乳酸脱氢酶(lactate dehydrogenase, LDH)升高,乳酸试验阳性,肌活检有特征性的"破碎红纤维"(ragged red fiber, RRF),可考虑为线粒体肌病。

第二节 特发性炎性肌病

特发性炎性肌病（idiopathic inflammatory myopathies, IIMs）是一组以累及皮肤和四肢骨骼肌为主要特征的自身免疫病。IIMs 的临床表现多种多样，异质性强。随着对肌炎特异性抗体与肌肉病理的认识，IIMs 的分类与诊疗取得了显著进展，但我国对其规范诊疗尚欠缺。本文制定了特发性炎性肌病诊疗规范，旨在规范炎性肌病的诊断、临床分型与治疗。

IIMs 的临床表现多种多样，异质性强，可将其分为：（1）皮肌炎、（2）抗合成酶综合征、（3）免疫介导坏死性肌病、（4）多发性肌炎及（5）散发型包涵体肌炎等不同的亚型。临床上以前三种亚型最为常见。

一、皮肌炎

皮肌炎(dermatomyositis, DM)是 IIMs 最常见的一类亚型。我国 DM 的发病率尚无准确的数据，各年龄段均可发病，女性相对多见。

【临床表现】

DM 常呈亚急性起病，在数周至数月内出现皮疹及四肢近端肌无力，少数患者可急性发病。患者常伴有全身性表现，如发热、乏力、厌食及体重下降等。

（一）皮肤及骨骼肌受累的表现

DM 的皮肤受累表现多种多样。常见的皮肤症状包括：

1.Gottron 疹：这是 DM 特征性的皮肤表现，表现为关节伸面，特别是掌指关节、指间关节或肘关节伸面的红色或紫红色斑丘疹，边缘不整，或融合成片，常伴有皮肤萎缩、毛细血管扩张和色素沉着或减退，偶有皮肤破溃（主要见于抗 MDA5 阳性患者）。此类皮损亦可出现在膝关节伸面及内踝等处，表面常覆有鳞屑或有局部肿胀。2.向阳性皮疹(heliotrope rash)：这是 DM 另一特征性的皮肤损害，表现为上眼睑或眶周的水肿性紫红色皮疹，可为单侧或双侧，光照加重。3.甲周病变：甲根皱襞处可见毛细血管扩张性红斑或瘀点，伴有甲皱及甲床有不规则增厚。4."技工手"：表现为手指的掌面和侧面皮肤过多角化、裂纹及粗糙，类似于长期从事手工作业的技术工人手，故名"技工手"。还可出现足跟部的表皮增厚、粗糙和过度角化，又称为"技工足"。5.其他皮肤粘膜改变：皮疹还可出现在两颊部、鼻梁、颈部、前胸 V 形区和肩背部（称为披肩征）。皮肤血管炎和脂膜炎也是 DM 较常见的皮肤损害；另外可有手指的雷诺现象及手指溃疡。部分患者还可出现肌肉硬结、皮下小结或皮下钙化等改变。

对称性四肢近端肌无力是 DM 肌肉受累的特征性表现。上肢近端肌肉受累时，可出现抬臂困难，不能梳头和穿衣。下肢近端肌受累时，常表现为上楼梯和上台阶困难，蹲下或从座椅上起立困难。患者远端肌无力不常见。随着病程的延长，可出现肌萎缩。约一半的患者有颈屈肌无力，表现为平卧时抬头困难。

（二）其他脏器受累的表现

间质性肺病（ILD）、肺纤维化、胸膜炎是 DM 最常见的肺部病变，表现为胸闷、气短、咳嗽、咯痰及呼吸困难等。少数患者有胸腔积液，喉部肌肉无力可造成发音困难和声哑等。膈肌受累时可表现为呼吸表浅、呼吸困难或引起急性呼吸功能不全。肺部受累是影响 DM 预后的重要因素之一。

DM 累及咽、食管上端横纹肌较常见，表现为吞咽困难，饮水呛咳等。关节痛或关节炎也是 DM 常见的表现；心脏及肾脏受累相对少见，且无特异性。

【辅助检查】

一般检查：患者可有轻度贫血，白细胞正常或减少。重症 DM 患者常伴有外周白细胞下降，尤其是淋巴细胞的减少（抗 MDA5 阳性患者最常见）。血沉和 C 反应蛋白可以正常或升高。血清 IgG、IgA、IgM、免疫复合物以及 γ 球蛋白正常或增高。补体 C3、C4 正常或减少。

肌酶谱：DM 患者活动期血清肌酶明显增高，如肌酸磷酸激酶（CK）、醛缩酶、谷草转氨酶、谷丙转氨酶及乳酸脱氢酶等，其中临床最常用的是 CK，它的改变对肌炎最为敏感，升高的程度与肌肉损伤的程度平行。

肌炎特异性抗体：约 70%的 DM 患者血清中存在 DM 的特异性自身抗体（myositis specific autoantibody, MSA），目前发现的 DM 特异性抗体有五种，即抗染色质解旋酶 DNA 结合蛋白(Mi-2)抗体、抗核基质蛋白-2(NXP-2)、抗转录中介因子1-γ(TIF1-γ)抗体、抗小泛素样修饰剂激活酶(SAE)抗体和抗黑色素瘤分化相关基因 5(MDA5)抗体。不同的 MSA 具有各自独特的临床表型(见诊断要点中"临床分型")。

肌肉病理：DM的肌肉病理特点是炎症分布位于血管周围或在束间隔及其周围（图2-1a）。浸润的炎性细胞以B细胞和CD4+T细胞为主。肌纤维表达MHC I分子明显上调（图2-1b-e）。肌纤维损伤和坏死通常涉及部分肌束或束周而导致束周萎缩。束周萎缩是DM的特征性表现。

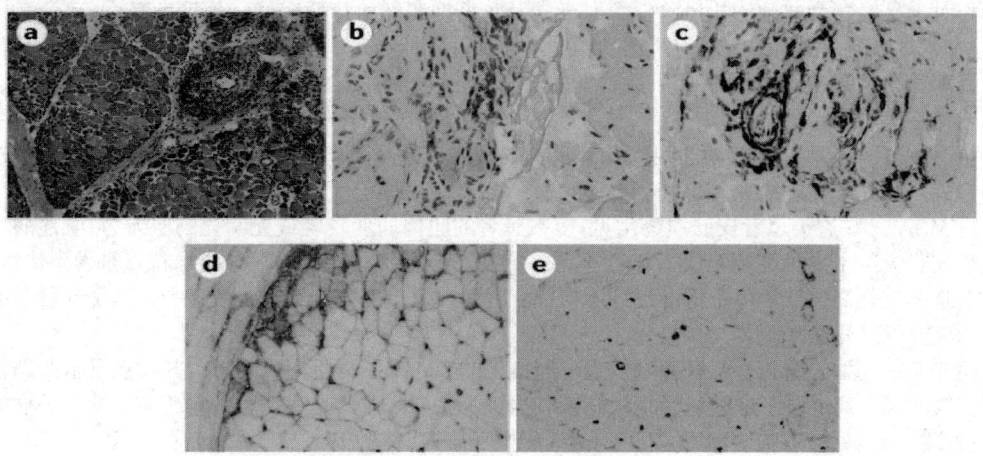

图2-1 皮肌炎患者肌肉组织病理染色（×100）

a: HE染色；b: CD4+T细胞；c:B细胞；d: MHC-I；e: 膜攻击复合物

其他辅助检查：肌肉MRI检测可提示皮肤及肌肉的炎症、脂肪浸润、钙化及定位特定肌群的病变。MRI还可指导肌活检，也可能用于长期治疗的疗效评估和临床试验。肌电图检查对于DM的诊断有一定帮助，但不具有特异性。

【诊断标准】

目前临床上存在多个IIMs的分类诊断标准。有关DM的分类诊断建议采用最新的2020 ENMC制定的DM分类标准（表4），与其他分类标准相比，该标准更为简单、实用和准确。

表4-1 2020 ENMC-DM分类诊断标准

DM的分类标准需要满足下列的临床及皮肤活检特点
临床检查发现（至少需要2条）：Gottron征、Gottron斑疹和/或向阳性皮疹
皮肤活检：界面性皮炎

或

DM的分类标准需要满足下列的临床及具备DM肌肉特点或DM特异性抗体阳性
临床检查发现（至少需要1条）：Gottron征、Gottron斑疹和/或向阳性皮疹
DM的肌肉特点
j 四肢近端肌无力
k 肌酶升高
L 肌活检提示DM： 淋巴细胞浸润（常在血管周围）； 束周病变的依据（即：束周肌纤维COX染色淡染和/或NCAM染色阳性）
m 肌活检确诊是DM：束周萎缩和/或束周束周粘病毒抗性蛋白A（MxA）过表达，少或无束周坏死
如果患者具备a、b、c或d中的任何一项下列特点就可称为患者具备DM肌肉特点：
(a) j+k
(b) j+l
(c) k+l
(d) m
DM特异性抗体：抗TIF1-g, 抗NXP2, 抗Mi2, 抗MDA5或抗SAE中任何一种抗体阳性

【临床分型】
依据目前 DM 的 MSA 类型，可以将 DM 分为六种亚型：

抗 Mi-2 型：这类患者常表现为典型的皮肌炎特征，包括近端肌肉无力和典型的皮疹，但肺部受累相对少且轻，合并肿瘤的风险低。对激素及免疫抑制剂治疗反应好，预后良好。

抗 NXP-2 型：典型的表现为严重的四肢近端和远端肌肉无力、皮下水肿及吞咽困难，血清 CK 水平显著升高。此外，抗 NXP-2 阳性者发生皮下钙化的比例高，尤其是青少年患者。抗 NXP-2 阳性者合并肿瘤的风险也较高。

抗 SAE 型：这类患者相对少见，除表现为典型的皮肤及肌肉病变外，皮肤色素沉积样的皮疹较为多见，合并恶性肿瘤风险也较高。

抗 MDA5 型：这类患者皮肤溃疡常见，多数患者的肌肉病变较轻或无明显的肌无力，既往的"无肌病性皮肌炎"主要见于抗 MDA5 阳性患者。抗 MDA5 阳性患者的另一个突出特点是发生快速进展性 ILD 的比例高，且常伴有低淋巴细胞血症，对激素及免疫抑制剂治疗反应差。这是预后最差的一类 DM 亚型，死亡率高。

抗 TIF 1-γ 型：这类 DM 患者除了表现为典型的 DM 皮肤、肌肉病变外，其特点是合并恶性肿瘤的风险明显升高。对于这类患者积极筛查肿瘤极为必要，尤其是在病程的前三年。合并肿瘤的类型多种多样，常见的有肺、卵巢、乳腺和结肠等脏器的实体肿瘤。

MSA 阴性型：上述五种 DM 特异性抗体均阴性，但符合 2020ENMC 有关 DM 的分类诊断标准的患者统称为 MSA 阴性型 DM。这类患者存在较大的异质性，随着对 MSA 研究的深入，这些患者中也可能存在新型的 MSA。

【治疗方案及原则】
糖皮质激素：是治疗 DM 的基础药物，但激素的用法尚无统一标准，一般初始剂量为泼尼松 1~2mg/kg/d 或等效剂量的其他糖皮质激素。患者常在用药 1~2 月后症状开始改善，然后开始逐渐减量。激素的减量应遵循个体化原则，减药过快容易出现病情复发。对于重症患者可加用甲基泼尼松龙冲击治疗，甲基泼尼松龙每日 500~1000mg，静脉滴注，连用 3 天。对激素治疗反应不佳的患者应及时加用免疫抑制剂治疗。

免疫抑制剂：治疗 DM 常用的免疫抑制剂包括甲氨蝶呤(MTX)、硫唑嘌呤(AZA)、环孢霉素 A(CsA)、他克莫司（TAC）、霉酚酸酯（MMF）及环磷酰胺(CYC)等。MTX 和 AZA 一般于轻症患者，对于改善患者的皮疹及肌无力有帮助。CsA、TAC、MMF 及 CYC 主要用于中重度及难治性患者的治疗。其剂量及用法与治疗其他系统性风湿病如系统性红斑狼疮等相似。

静脉免疫球蛋白注射(IVIg)：对于复发性和难治性的病例，可考虑加用 IVIg。常规的治疗剂量是 0.4/kg/d，每月用 5 天，连续用 3~6 个月以维持疗效。

生物制剂：近年来抗 B 细胞抗体或 JAK 抑制剂等新型生物制剂用于治疗常规激素联合传统免疫抑制治疗效果不佳的患者的研究逐渐增多。但大部分研究都是小样本或个案报告，确切的疗效有待于进一步的大样本研究。

二、抗合成酶综合征

抗合成酶综合征(Anti-synthetase syndrome, ASS)是炎性肌病的一种亚型，临床表现除肌肉受累以外，肺部受累常见，其他表现有关节炎、发热、典型皮肤病变和雷诺现象，伴有特征性的抗合成酶抗体，包括抗组氨酰 tRNA 合成酶抗体（抗 Jo-1 抗体）及其他合成酶抗体。据估计，全球 ASS 发病率约为 1~9/10 万，但目前尚无发病率的精确数据。ASS 更常见于女性，平均发病年龄约为 40~55 岁。

【病因与发病机制】
ASS 确切病因与发病机制尚不清楚。有研究显示，环境暴露与 ASS 的发病有关，包括烟草、清洁化学品、鸟粪、霉菌和空气颗粒物等。在环境因素暴露的情况下，携带有相应遗传易感的基因人群，免疫系统发生异常，最终可能引起抗合成酶综合征。在欧美患者中，发现 HLA-DRB1*03:01 与 ASS 密切相关。

【临床表现】
1.肌炎：
ASS 的肌肉受累从单独的血清肌酶升高到严重的肌无力和活动障碍。大多数 ASS 病人有肌无力表现，部分患者有肌痛。抗Jo-1抗体阳性患者肌痛和肌无力发生率高于抗苏氨酰tRNA合成酶抗体（抗PL-7抗体）和抗丙氨酰tRNA合成酶抗体（抗PL-12抗体）阳性患者。与其他ASS患者相比，抗异亮氨酰tRNA合成酶抗体（抗OJ抗体）阳性患者可能有更严重肌无力和萎缩。

通常，ASS患者上下肢近端肌肉均无力，但下肢肌肉受累要多于上肢及颈部肌群受累，大约三分之一患者有颈部肌无力。临床上，亦有少部分患者无肌肉受累，肌酸激酶正常或肌电图正常，称之为"低肌病或无肌病"，可见于抗OJ抗体阳性患者及部分抗Jo-1抗体阳性患者。三分之一的患者出现食道肌肉受累并伴有吞咽困难。亦可有不伴发肌无力的肌痛。部分肌肉有筋膜炎。65%的ASS患者大腿肌肉MRI检查异常，肌肉水肿主要发生在前侧肌群，而肌肉萎缩和脂肪替代常发生在后侧肌群。部分ASS患者存在肌肉容积缩小。

2.间质性肺疾病

不同队列研究ASS中ILD发生率不同。但不是所有的病人在起病初期就有ILD。临床表现为胸闷、气短、咳嗽、咯痰、呼吸困难和紫绀等。少数患者有少量胸腔积液，大量胸腔积液少见。高分辨率CT常见类型为非特异性间质性肺炎（NSIP）、机化性肺炎（OP）和寻常型间质性肺炎（UIP）。

3.皮肤和其他骨骼肌外受累的表现

(1) 皮肤受累："技工手"是ASS特征性的皮肤病变。其他常见皮肤病变包括：向阳疹(heliotrope rash)，Gottron疹（征），披肩征，V字征，枪套征、甲周病变与雷诺现象等，严重时可出现指端溃疡。

(2) 心脏受累：心肌炎在ASS中少见，可在起病时发生，也可在病程中出现，可无明显临床症状，或可出现典型的心力衰竭症状，常与活动性肌炎相关。此外，部分患者可出现心包积液。

(3) 关节炎：ASS常有关节炎表现，与其他抗合成酶抗体相比，关节炎更常见于抗Jo-1抗体阳性的患者。值得注意的是，有少部分ASS合并关节炎患者抗CCP抗体阳性。

(4) 肿瘤：与DM相比，ASS的肿瘤发生率较低，但仍比普通人群肿瘤发生率高。

【辅助检查】

1.一般检查

患者可有轻度贫血、白细胞增多。大部分患者血沉和C反应蛋白正常，少部分患者可升高。急性肌炎患者血中肌红蛋白含量增加。当有急性广泛的肌肉损伤时，病人可出现肌红蛋白尿。还可出现血尿、蛋白尿、管型尿，提示有肾脏损害。其他血清学检查有涎液化糖链抗原（KL-6），血清铁蛋白等。ASS患者可有KL-6及血清铁蛋白的升高，常常与ILD密切相关。

2.肌酶谱检查

患者可出现血清肌酶明显增高。如肌酸磷酸激酶（CK）、醛缩酶、谷草转氨酶、谷丙转氨酶及乳酸脱氢酶等，其中临床最常见的是CK。

3.自身抗体

(1) 抗合成酶抗体：目前发现8种抗合成酶抗体，有针对组氨酸，苏氨酸，丙氨酸等氨酰基合成酶等，其中抗Jo-1抗体最常见，其次为抗PL-7抗体、抗PL-12抗体、抗甘氨酰tRNA合成酶抗体（抗EJ抗体）、抗OJ抗体、抗天冬氨酰tRNA合成酶抗体（抗KS抗体）等。

(2) 肌炎相关性抗体：ASS患者常常合并有抗Ro-52抗体阳性，与间质性肺炎密切相关。

4.肌肉病理：①束周坏死和巨噬细胞增多是肌肉活检病理中最具特征性的表现。②巨噬细胞和CD8+淋巴细胞浸润主要分布在血管周围的肌束膜；碱性磷酸酶活性在肌束膜组织中高度表达。与多发性肌炎和包涵体肌炎相反，肌内膜未见炎症细胞浸润。③主要组织相容性复合体Ⅰ类和Ⅱ类（MHCⅠ和MHCⅡ）在肌纤维的细胞质和肌膜上的表达增加，主要分布在肌束周围。在肌内膜纤维肌膜或肌浆内有C5b-9复合物沉积。④少部分ASS患者肌肉可见弥漫性坏死和再生的肌纤维。

5.其他辅助检查：有肌肉MRI、肌电图等。

【诊断】

表4-2. ASS的不同分类标准

分类标准	Solomon's	Connor's
	抗合成酶抗体（ARS）	ARS

	主要标准	-ILD
	-ILD	-PM/DM（符合 B/P 标准）
	-PM/DM(符合 B/P 标准)	-关节炎
	次要标准	-雷诺现象
	-关节炎	-技工手
	-雷诺现象 -技工手	-持续不明原因发热
辅助检查	无	无
分类标准	ARS+2 主要标准或 ARS+至少 1 条主要标准+2 条次要标准	ARS+至少 1 条临床标准

【治疗】

ASS 临床表现多种多样且因人而异，目前治疗方案尚缺乏基于临床随机对照实验依据，但治疗方案应遵循个体化的原则。

糖皮质激素：糖皮质激素的用法尚无统一标准，一般开始剂量为泼尼松 0.5~1mg/kg/d 或等效剂量的其他糖皮质激素。对于严重或多器官受累的 ASS，可以考虑甲基泼尼松龙 250-1000mg/d，连续 3-5 天。常在用药 1~2 月后症状开始改善，然后开始逐渐减量，每月减量 20-25%，直到 5-10mg/天维持。激素的减量应遵循个体化原则，减药过快出现病情复发，则需重新加大激素剂量控制病情。

免疫抑制剂：ASS 诱导缓解期的免疫抑制剂可选用：硫唑嘌呤(AZA)、环磷酰胺(CYC)、吗替麦考酚酯(MMF)及钙调磷酸酶抑制剂(环孢素 A 或他克莫司)。稳定维持期治疗可选用 AZA、MMF、柳氮磺胺吡啶或羟氯喹等。

静脉免疫球蛋白注射(IVIg)：对于复发性和难治性的病例，可考虑加用 IVIg。常规治疗剂量是 0.4g/kg/d，每月用 5 天，连续用 3~6 个月以维持疗效。IVIg 不良反应较少，但可有头痛、寒战、胸部不适等表现，对于有免疫球蛋白缺陷的患者应禁用 IVIg。

生物制剂：近年来小样本量病例报道显示，抗 CD20 单抗、白介素 1 受体拮抗剂、白介素 6 受体拮抗剂、JAK 抑制剂等均可用于抗合成酶综合征的治疗，但需要多中心大样本量随机对照研究进一步确定其临床疗效。

三、免疫介导坏死性肌病

免疫介导坏死性肌病 (immune-mediated necrotizing myopathy, IMNM) 是近年被逐渐认识到的 IIMs 的一个新的临床亚型。2004 年，欧洲神经肌肉疾病中心 (European Neuromuscular Centre, ENMC) 根据 IIMs 的骨骼肌组织病理学特征，首次提出在 IIMs 中存在一组以肌细胞坏死为主要特征，而无或少炎症细胞浸润的亚型，将其称为 IMNM，以区别于多发性肌炎 (polymyositis, PM)。肌炎特异性自身抗体 (myositis-specific autoantibodies, MSA) 中抗信号识别颗粒抗体 (anti-signal recognition particle, anti-SRP) 和抗 3-羟基-3-甲基戊二酰-CoA 还原酶抗体

(anti-3-hydroxy-3-methylglutaryl-coenzyme A reductase, anti-HMGCR) 目前被认为是 IIMNM 的标记性抗体，并且可能参与了 IMNM 的发病。IMNM 的确切患病率和发病率尚不清楚，推测在 IIMs 中的比例为 10-15%，不同地域、不同种族所报道的比例不同。成人 40 岁以上发病多见，儿童也可患病，但少见。女性患病多于男性。

【临床表现】

IMNM 可急性或亚急性起病，数周至数月出现四肢近端肌无力，也可隐匿性起病，数年逐渐发展为肌无力。患者可伴有全身症状，如乏力、纳差和体重下降等，但很少出现发热。

1.骨骼肌症状

IMNM 患者常有肌痛,其中大多数患者有肌无力,甚至是严重的肌力下降。患者通常表现为四肢近端对称性肌无力,虽然上肢和下肢均可受累,但以下肢肌无力为主。在病程缓慢进展的患者中,下肢肌无力先于上肢肌无力发生。约三分之一或更多的患者伴有吞咽困难。严重的病例可出现肌肉萎缩,这在病程较长(>12 个月)的患者中,肌肉萎缩更多见和/或更明显。对于病情进展缓慢的患者,尤其是年轻患者,可以观察到肩胛骨翼。个别病例中,尤其是缓慢进展的病例,很难与肢带型肌营养不良相区分。部分患者可累及到中轴肌群,主要是颈屈肌受累,出现颈屈肌无力,表现为平卧时抬头困难。

2.骨骼肌外症状

尽管 IMNM 是以肌肉受累为主的自身免疫性疾病,但少数 IMNM 患者可出现皮疹,向阳征(heliotrope sign)和 Gottron 征在抗 SRP 阳性 IMNM 中更常见,而 V 字征在抗 HMGCR 阳性 IMNM 患者中更多见。IMNM 可累及咽、食管上端横纹肌,患者可出现吞咽困难和饮水呛咳等。抗 SRP 阳性 IMNM 患者可出现心肌受累。有报道这些患者中有 2-40%出现心脏受累的临床症状,包括胸痛、充血性心力衰竭,以及心电图和超声心动图或心肌核磁共振(MRI)观察到的心肌受累改变,心肌 MRI 和/或心肌活检证实心肌组织中有炎症浸润。

合并恶性肿瘤是 IIMs 常见并发症,而在 IMNM 中主要是血清阴性的 IMNM 患者与发生肿瘤相关。抗 SRP 阳性 IMNM 患者的恶性肿瘤风险没有增加,抗 HMGCR 阳性 IMNM 患者的恶性肿瘤风险仅轻微增加。而有报道在血清阴性 IMNM 患者中相关恶性肿瘤的发生率高达 21%,标准化发病率较与一般人群显著增加,OR 值为 8.35(1.68 – 24.41, p<0.01)。

伴肌肉外器官受累的 IIMs 也可能表现出肌细胞坏死的病理特征,如抗 RNP 抗体或抗 Ku 抗体阳性的 IIMs 患者,这些抗体阳性的患者多有肌肉外器官受累的表现,包括皮肤改变(如合并硬皮病出现手指肿胀和硬皮)、关节炎或滑膜炎(如合并系统性狼疮或混合性结缔组织病)和/或间质性肺病(如合并硬皮病或抗 Ku 疾病)。因此,这些肌肉外器官表现更常见于重叠综合征,而非单纯的 IMNM。

【辅助检查】

1.肌酸激酶

血清肌酸激酶(creatine kinase, CK)是肌肉损伤的标志物,在 IMNM 中通常 CK 水平显著升高,可超过正常值上限 30 倍以上。血清 CK 水平与坏死肌细胞的百分比有关,因此 CK 升高常与 IMNM 的疾病活动性相关,但在长期病程的患者可能见到血清 CK 水平下降,这与长病程的患者出现严重的肌肉萎缩和低肌酐水平有关。

2.IMNM 的肌炎特异性自身抗体(MSA)

目前认为与 IMNM 相关的 MSA 包括抗 SRP 抗体和抗 HMGCR 抗体。SRP 于 1980 年第一次被分离出来,它是一个沉淀系数为 11S 的复合物,由 6 条分子量分别为 72、68、54、19、14 和 9kDa 的多肽组成,是胞浆中识别蛋白结构和功能所必需的,对新生多肽向内质网转运至关重要。抗 SRP 抗体针对的是 IMNM 患者血清中 54 kDa 的 SRP 亚单位。已证明抗 SRP 抗体与 SRP 蛋白 54 N 末端或 G 中心区结合。抗 SRP 抗体在 81%的患者中以免疫球蛋白 G1(IgG1)亚型的形式存在,在 29%的患者中以 IgG4 的形式存在(一些患者同时具有 IgG1 和 IgG4 亚型)。在体外,抗 SRP 抗体有抑制 SRP 复合物的功能。

HMGCR 催化 HMG-CoA 转化为甲戊酸,是胆固醇合成的一个重要步骤。他汀类药物是 HMGCR 抑制剂,可降低血清胆固醇水平。HMGCR 也是一种糖蛋白,其细胞质催化结构域锚定在内质网膜嵌入的结构域上。2010 年美国约翰霍普金斯大学的学者首次报道了在 IIMs 患者体内检测到新的抗 200kDa 和 100kDa 蛋白的自身抗体(因此最初也称为抗 200kd/100kd 抗体),这些患者都曾经使用过他汀类降脂药,肌肉病理特征均表现为 IMNM 的特征,1 年后该抗体的靶点被确定为 HMGCR,抗原以 97kDa 单体和二聚体的形式存在。随后来自全球不同的队列分析显示在抗 SRP 阴性的 IMNM 队列中存在抗 HMGCR 抗体。需要注意的是,在高达 20%的接触他汀类药物的患者会出现肌肉症状,但这些症状大部分是由于他汀类药物的直接毒性所致,停用他汀后肌肉症状可好转,因为这些患者并没有产生抗 HMGCR 抗体,而仅极少数产生抗 HMGCR 抗体的人出现自身免疫性肌病。

3.肌肉病理

坏死肌细胞的存在是 IMNM 的病理特征,坏死肌细胞随机分布在整个肌束中,H&E 染色下坏死肌细胞呈透明化、颗粒状或溶解,伴有肌细胞的吞噬和再生,可见坏死、吞噬和再生不同阶段的肌细胞，但有时这些不同阶段的肌细胞不一定在一次肌活检中均能见到。除肌细胞坏死外，IMNM中尚能见到其他的IIMs组织病理学特征，如肌细胞膜主要组织相容性复合物(major histocompatibility complex, MHC)-I类分子表达上调，膜攻击复合物 (membrane attack complex, MAC) 在肌细胞膜上沉积。尽管2004年定义的IMNM病理特征为无或少炎症浸润，但巨噬细胞浸润在IMNM中很常见。此外，当坏死肌细胞较多时，T淋巴细胞浸润也较常见，与其他类型的IIMs相似，但DM中的束周病变和PM中的CD8+T细胞包绕和浸入未坏死肌细胞的特征在IMNM中不存在。长期病程的患者行肌活检时，无论肌细胞再生情况如何，都可以见到相当数量的萎缩肌细胞，以肌内膜和肌束膜纤维化和脂肪组织替代。此外，某些治疗药物（如糖皮质激素）也可造成肌细胞萎缩。

基于上述特征，2017年ENMC对IMNM的病理诊断标准达成了一致意见，包括如下特征：(1)肌束内散在分布的坏死肌细胞；(2)可见坏死、吞噬、再生等各阶段的肌细胞；(3)吞噬细胞为主的炎症或者少炎症；(4)未坏死或未变形的肌细胞膜上表达MHC-I类分子上调；(5)肌细胞膜上MAC沉积；(6)可能伴有肌内膜的纤维化和毛细血管扩张。其中(1)~(3)条是IMNM的主要特征，(4)~(6)条是IMNM的次要特征。

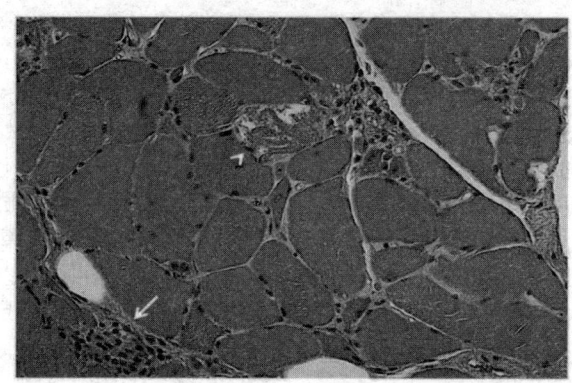

图2-2 免疫介导坏死性肌病患者肌肉组织HE染色 （HE×200）

4.其他辅助检查

肌肉MRI是评估IMNM中特征性肌肉损伤的重要工具，可提示肌肉炎症、纤维化（脂肪浸润）分布和程度。对慢性病或疾病晚期患者，还可帮助指导肌活检部位，但与MSA或肌活检的检测相比，MRI的影像特征不足以诊断IMNM。肌电图有助于提示肌源性损害或神经源性损害特征，并可评价肌肉损伤的活动性，但肌电图对确诊IMNM无特异性。

【诊断】

IMNM的诊断标准最早于2004年由ENMC提出，包括临床和病理标准，临床表现为四肢近端对称性肌无力，CK升高和肌电图呈肌源性损害；病理特征为大量的肌细胞坏死，极少的炎症浸润或无炎症浸润；符合所有上述临床和病理特征可诊断IMNM。2017年ENMC对IMNM的诊断标准进行了修订，该标准包括临床、血清和病理标准，临床标准与2004年ENMC标准相同，血清标准包括抗SRP抗体和HMGCR抗体阳性，病理标准见上述辅助检查的肌肉病理部分。需要注意的是，对抗SRP或抗HMGCR抗体阳性的患者不一定需要肌活检来诊断IMNM，但对血清阴性的IMNM患者则必需肌活检来确诊。

【鉴别诊断】

肌细胞坏死并不是IMNM特异性的改变，各种肌肉受损的疾病也可能存在坏死肌纤维。在IIM的其他亚型如DM、ASS、与肌炎并存的重叠综合征中也可见到肌细胞坏死，但DM的特征性皮疹，ASS和重叠综合征常伴的肌肉外器官受累，和他们的所特有的自身抗体（见各章节内容）有助于鉴别IMNM与IIMs其他亚型。此外，在许多其他导致肌细胞坏死的情况（如代谢性肌病或毒物暴露损伤等）也可见到大量肌细胞坏死，而MHC-I类抗原在未坏死肌细胞膜上表达、补体在未坏死肌细胞膜沉积在其他肌病如感染性肌病、先天性肌病、肌营养不良等中也可见到，而肌活检可提供肌组织特征性的病理学信息，无疑在这些肌病的鉴别诊断中具有重要价值和不可替代的作用。此外，对疑诊遗传性、先天性、代谢性肌病的患者，结合具体的临床表现，有目的地进行相关基因检测对这类疾病的诊断及与IMNM的鉴别也有重要意义。肌活检和基因检测是两个不同的检查手段，在等待基因检测结果前开展肌活检检测，可为相关基因检测提供重要的线索，并为基因检测结果的分析提供重要的病理学依据。

【治疗】

目前尚无关于IMNM的任何随机、盲态、对照临床试验来证实对IMNM有效的治疗药物，目前所有的治疗均是基于经验性治疗和来自于回顾性、观察性的研究结果或专家共识。

糖皮质激素：糖皮质激素是治疗IMNM的基础药物，但激素的用法尚无统一标准，一般初始剂量为醋酸泼尼松1 mg/kg/d或等效剂量的其他糖皮质激素，最大量一般不超过醋酸泼尼松80 mg/d。伴有吞咽障碍和/或行走困难的严重IIM，先静脉注射，然后改为口服。对严重病例可初始应用甲泼尼龙0.5-1 g/d*3d冲击治疗，随后改为醋酸泼尼松1mg/kg/d。患者常在用药1月后症状出现改善，然后开始递减糖皮质激素用量至有效的最低剂量维持。

免疫抑制剂：糖皮质激素单一疗法常不足以控制大多数IMNM患者的病情，绝大多数IMNM患者在开始治疗的1个月内，除糖皮质激素外还需要联合免疫抑制剂治疗。甲氨蝶呤是最常用的二线药物，应在IMNM初始治疗时或开始治疗的1个月内应用，用量为0.3 mg/kg/w。其他常用的免疫抑制剂包括硫唑嘌呤、吗替麦考酚酯和环孢霉素A等，可帮助减少糖皮质激素的用量。

静脉免疫球蛋白注射(IVIg)：2017年ENMC关于IMNM诊断和治疗指南中建议，对于抗SRP阳性和抗HMGCR阳性IMNM患者，如果在治疗后6个月内未观察到足够的反应，除上述糖皮质激素和免疫抑制剂外，还应使用静脉注射免疫球蛋白治疗，IVIG用法为2 g/kg/m，分3-5天用完，至少应用不少于3个月。而在无症状的抗HMGCR阳性伴CK升高的患者，单独应用IVIG可能有效，但不推荐在其他类型的IMNM中单独应用IVIG来治疗。此外，IVIG还可用于治疗肿瘤相关的IMNM。

靶向治疗：回顾性研究显示，利妥昔单抗可替代甲氨蝶呤治疗难治性的抗SRP阳性的IMNM，但利妥昔单抗对抗HMGCR阳性IMNM未显示出显著的疗效。抗SRP或抗HMGCR抗体在IMNM中的致病作用的基础研究提示肌细胞坏死与经典补体途径的激活有关，因此推测未来靶向在产生抗体的细胞的治疗策略如抗CD38单克隆抗体（针对浆细胞）或补体系统（抗C5抗体）可能是有希望的治疗IMNM的方法，但需要开展随机对照的临床试验以验证。

其他治疗：除药物治疗外，所有的IMNM患者均可通过物理治疗来恢复肌力。物理治疗对于预防肌肉损伤很重要。药物治疗可以控制疾病活动，阻止肌肉损伤进展，但对肌肉功能的修复没有直接影响，而物理治疗对疾病活动没有负面影响，可以改善肌肉功能。

在与他汀类药物暴露相关的抗HMGCR阳性的IMNM患者中，再使用他汀类药物可能使疾病复发，对需要降脂治疗的患者，可使用他汀类药物的安全替代品来降低患者的胆固醇水平。对治疗与恶性肿瘤相关的血清阴性IMNM，应做特殊考虑，因大剂量的糖皮质激素和/或免疫抑制剂可能与肿瘤手术或化疗相矛盾。此外，不建议将免疫检查点抑制剂用于治疗有活动性自身免疫性肌病的肿瘤患者。

【预后】

IMNM是一种慢性疾病，病程较长。恶性肿瘤和心肌受累是IMNM患者常见的死亡原因。在未经治疗或长期治疗无效的IMNM患者中，常见到肌肉萎缩和持续性肌无力，最终致残。肌肉损伤的严重程度取决于从症状出现到开始治疗的时间和疾病持续的时间。有研究显示IMNM患者在免疫调节治疗两年后，约四分之一血清阳性的患者日常生活仍有困难。所有血清类型中，抗SRP抗体阳性的患者预后最差，只有一半患者在治疗4年后接近或达到完全正常的肌力。需要注意的是，所有暴露于高累积剂量糖皮质激素的IMNM患者患动脉粥样硬化疾病的风险增加。IMNM疾病持续时间长，大多数患者在确诊数年后仍需要免疫抑制剂或免疫调节药物治疗，治疗带来的副作用和不断累积的并发症也最终影响患者的预后。

总之，对IIMs的临床疾病谱的认识从以肌无力为主要表现的疾病已经演变为多器官受累的全身炎症性疾病。肌炎特异性自身抗体有助于疾病的临床分型、治疗方案的制定。

四、多发性肌炎

多发性肌炎(polymyositis)是一组多种病因引起的弥漫性骨骼肌炎症性疾病,临床表现为急性或亚急性起病、对称性四肢近端和颈肌及咽肌无力、肌肉压痛、血清酶增高和病理提示骨骼肌纤维坏变及淋巴细胞浸润为特征，同时可伴有血沉增快及肌电图呈肌源性损害，用糖皮质激素治疗效果好等特点。发病与细胞和体液免疫异常有关。本病的发病率为(0.1-0.9)10万。

【病因与发病机制】

约半数多发性肌炎患者与HLA-DR3相关。HLA-DR52几乎见于所有的多发性肌炎患者，姐弟同患多发性肌炎的家族也不少见,说明遗传因素参与了发病。外因多与病毒感染和自身免疫功能常有关。部分患者在发病前有流感病毒 A 和 B、HIV、ECHO、柯萨奇病毒感染或寄生虫感染史,或有恶性肿瘤。有些患者合并红斑狼疮、类风湿性关节炎和硬皮病等。

多发性肌炎发病机制与免疫失调有关,包括细胞免疫和体液免疫的异常。90%的患者血清抗肌球蛋白抗体阳性;50%的患者抗核抗体阳性;肌纤维及其周围可见 T 辅助细胞;周围淋巴细胞对肌肉抗原敏感,并对肌细胞培养有明显的细胞毒作用,故本病是一自身免疫性疾病。多发性肌炎以细胞免疫为主,与 T 细胞毒性淋巴细胞直接导致肌纤维的破坏,细胞间黏附分子、白细胞介素-1a 和炎性细胞的浸润密切相关。目前尚不清楚什么因素直接诱发多发性肌炎的自身免疫异常,推测病原体感染改变了内皮细胞或肌纤维表面的抗原性,从而引发针对内皮细胞或肌细胞的免疫反应;或病毒感染后启动了机体对某些病毒肽段的免疫应答,而这些肽段与肌细胞中的某些蛋白的肽段结构相似,通过交叉免疫启动了自身免疫反应而攻击自身的肌细胞。体液免疫也参与了多发性肌炎的发病,抗体的作用机制可能为:①直接与肌膜上的靶抗原结合;②抗体与肌膜表面的蛋白呈交叉反应,引起组织损害;③补体参与引起免疫反应。

【病理】

肌纤维呈角形、圆形或不规则形态;可见片状或散在肌纤维变性、坏死及吞噬现象;有较多的核内移肌纤维;肌内、外衣增宽。肌纤维间隙或肌束衣出现大量炎细胞浸润,炎性细胞围绕小血管分布。可有小动脉壁增厚,内皮细胞增生,甚至使管腔狭窄或完全闭塞。急性期还可出现肌纤维水肿空泡样变性及肌纤维溶解现象。慢性多发性肌炎伴有明显的肌纤维肥大、增生及分裂现象。严重者肌纤维数量明显减少,代以大量增生的结缔组织和脂肪组织。免疫组化染色提示的炎性细胞主要是单核细胞和 CD8 淋巴细胞;血管壁有免疫球蛋白和补体沉积;坏死肌纤维上有免疫补体 C5-9 沉积;未出现坏变的肌纤维的基质胞;血管壁有免疫球蛋白和补体沉积;

【临床表现】

1.急性或亚急性起病,部分为慢性起病。任何年龄均可发病,但以中青年为多;女性多于男性。发病后,病情逐渐加重,可在数天、数周或数月达高峰。病前可有低热或感冒史。许多患者在急性期过后转为慢性多发性肌炎,部分直接为慢性起病,有的在缓慢发病较长时间后方确诊。

2.首发症状通常为四肢近端无力,常从盆带肌开始逐渐累及肩带肌肉,表现为上楼、起蹲困难、双臂不能高举、梳头困难等。颈肌无力致抬头困难,咽喉肌无力致构音和吞咽困难,呼吸肌受累则出现胸闷、呼吸困难,常伴有关节和肌的自发性疼痛或压痛。少有眼外肌受累,一般无感觉障碍。晚期有明显的肌肉萎缩。

3.其他系统受损多发性肌炎常合并其他系统受损,约 16%的患者合并间质性肺炎,出现咳嗽、呼吸困难等,严重者出现死亡;约 42%的患者出现心脏损害,表现为心悸、心律失常、心力衰竭、晕厥、心包积液等,严重者可导致死亡;消化道受累者出现恶心、呕吐、痉挛性腹痛;肾脏受累可出现蛋白尿和红细胞;少数合并周围神经的受损。

4.部分患者常合并其他自身免疫性疾病,如系统性红斑狼疮、干燥综合征、白塞病等。10%~30%的病例伴发恶性肿瘤,如乳腺肿瘤、肺癌、卵巢癌和胃癌等;中老年人并发恶性肿瘤的可能性更大。

【辅助检查】

1.急性期周围血 WBC 增高,血沉增快;血清 CK 明显升高,可达正常的 10 倍以上。1/3 患者类风湿因子和抗核抗体阳性,免疫球蛋白及抗肌球蛋白抗体增高。24 小时尿肌酸可增高。如合并横纹肌溶解者,可出现肌红蛋白尿。

2.肌电图可见自发性纤颤电位和正锐波,多相波增多,运动单位电位时限缩短和波幅降低等肌源性损害的表现。神经传导速度正常。

3.52%~75%的患者有心电图异常,QT 延长、ST 段下降。

4.肺部 X 线或 CT 检查可发现肺部片状阴影。

5.肌活检是诊断与排除其他类似肌病的唯一手段。

【诊断】

根据典型的(可肢近端肌无力伴压痛、无感觉障碍、血清酶含量升高、肌电图呈肌源性损害、肌活检为炎性改变则可确诊。

【鉴别诊断】

1.脂质沉积性肌病 部分脂质沉积性肌病的表现非常类似于多发性肌炎,如短期内发生四肢肌无力,进展较快,且对激素治疗有较好的效果。此时的唯一鉴别方法是肌肉活检,具体改变见脂质沉积性肌病。

2.肢带型肌营养不良症因有四肢近端和骨盆、肩胛带无力和萎缩,肌酶增高而需与多发性肌炎鉴别。但肢带型肌营养不良症常有家族史、无肌痛、肌活检无明显炎性细胞浸润,可资鉴别。

3.重症肌无力 慢性多发性肌炎与重症肌无力一样,可表现为四肢无力,没有肌肉疼痛及全身症状。其主要鉴别点是多发性肌炎患者没有"晨轻暮重"现象,肌电图没有重频刺激呈递减现象;肌肉活检结果有根本的区别。

【治疗】

急性期患者应卧床休息,适当体疗以保持肌肉功能和避免挛缩,注意防止肺炎等并发症。

1.肾上腺皮质激素为首选药物,且应该进行首次或早期冲击治疗,效果更佳。依患者不同情况选择不同激素。甲泼尼龙 1000mg,静脉滴注,每日 1 次,连用 3~5 天,随后每日减半量,即 500mg、250mg、125mg,继之改为口服泼尼松 60mg;最后酌情逐渐减量;地塞米松 20mg,静脉滴注,每日 1 次,连用 1 周,随后改为口服泼尼松并酌情逐渐减量至维持量;氢化可的松 200mg,静脉滴注,每日 1 次,连用 1 周,随后改为口服泼尼松并酌情逐渐减量至维持量;有的患者可直接给予口服泼尼松 60~100mg,每日早顿服,连续 10 天后,开始酌情减量至维持量。多数患者在激素冲击治疗后一周左右症状开始减轻,6 周左右症状明显改善,然后持续 8~12 周后逐渐减量,泼尼松的维持量因人而异,一般为 5~20mg,可应用 1~3 年。如果在减量过程中或应用维持量过程中出现病情复发加重,则重新采用大剂量冲击。长期皮质激素治疗应注意预防副作用,给予低糖、低盐和高蛋白饮食,用抗酸剂保护胃黏膜,注意补充钾和维生素 D,对结核病患者应进行相应的治疗。

2.静脉注射免疫球蛋白有条件者可为首选治疗办法,且有较好的效果。丙种免疫球蛋白,0.4g/(kg*d),静脉滴注,每次连续 3~5 天,每月可重复一次,连续 3~5 个月。

3.免疫抑制剂 在激素治疗不满意时加用。可选用其中一种,如甲氨蝶呤、硫唑嘌呤、环磷酰胺、环孢素,用药期间注意定期查白细胞和肝肾功能。

4.血浆置换 泼尼松和免疫抑制剂治疗无效并伴有明显吞咽困难、构音障碍者可用血浆置换治疗,以去除血液中的淋巴因子和循环抗体。可改善肌无力的症状。

5.给予高蛋白和高维生素饮食,进行适当体育锻炼和理疗。重症者应预防关节挛缩及失用性肌萎缩。

【预后】

大多数患者有较好的预后,但少数呈慢性过程,甚至长达十余年未愈。个别患者因发病较重,对正规治疗反应不佳,尤其合并心、肺、肾及消化道受损者可致死。伴发恶性肿瘤者的预后取决于肿瘤的治疗效果。

五、散发型包涵体肌炎

包涵体肌炎(inclusion body myositis, IBM)由 Yunis 等于 1971 年首先提出,用以描述类似慢性多发性肌炎而病理上有环形空泡或包涵体的一种肌病。包涵体肌炎分为散发性和遗传性两种,本节所讨论的 IBM 均指散发性 IBM。

IBM 的流行病学资料不甚完全,荷兰估计患病率为 4.9/10 万,美国康涅狄格州一个神经肌病转诊中心估计患病率为 10.7/10 万,但实际患病率可能更高,因为相当一部分患者被误诊为多发性肌炎等其他疾病。IBM 是 50 岁以上人群中最常见的炎症性肌病,男女均可发病,但多见于中老年男性,男女之比为 3:1。

【病因病理】

IBM 的发病机制不明。由于病理可见非坏死肌纤维有单核细胞(多数为 CD8+T 细胞)浸润,与多肌炎相似,因此传统上仍将 IBM 归入炎性肌病。但近年来发现,IBM 肌纤维中积聚着一些特殊蛋白,如淀粉样物质、磷酸化 Tau 蛋白和 ApoE 等,提示 IBM 的发病机制可能类似阿尔茨海默病,是一种原发性肌肉变性疾病,继发炎症反应。免疫抑制剂治疗 IBM 无效也支持后一假说。

病理表现为肌纤维直径不一,可见肥大和萎缩的纤维,常见较多核内移现象。特征性改变为肌纤维内出现镶边空泡,改良 Gomori 三色染色下空泡染成红色。免疫组化提示空泡内存在淀粉样蛋白。炎性细胞浸润表现与多肌炎相似,主要为 CD8+T 细胞。电镜检查可以发现胞核内存在细丝样包涵体。

【临床表现】

常隐袭性起病，慢性进展，主要表现为无痛性肌无力，近端或远端肌群均可受累，以股四头肌受累最为多见。患者以单侧或双侧局部肌无力起病，如股四头肌、手指屈肌、腕屈肌或足背屈肌，随后在数月或数年内扩展至其他肌群，拇长屈肌的选择性肌无力最具特征性。约有1/3的患者有面肌无力，眼外肌不受累。由于咽喉肌受累不少患者可有吞咽困难，文献报道发生率约为40%，但若仔细询问相关症状则有80%以上患者有主诉。感觉大多正常，但约30%的患者有支持轻度周围神经病的临床或电生理证据。查体可见手掌前臂肌群和股四头肌萎缩伴膝反射消失，其他腱反射最初正常，但随病情进展可有减弱。病情逐渐进展，可导致严重残疾，但预期寿命与正常人相当。少数患者可合并心血管疾病。

本病可伴有其他自身免疫性疾病，Koffman等报道13%的患者合并有11种自身免疫疾病中的一种或几种，25%有异常蛋白血症或异常蛋白尿症，44%有9种自身抗体中的一种或几种滴度增高。

血清CK正常或轻度增高，通常不高于正常10倍。针极肌电图提示肌源性损害，但少数患者的下肢远端肌表现为神经源损害。大腿肌肉MRI可见特征性改变：股外侧肌和股内侧肌严重受累，而股直肌和大腿后群肌相对保留。

【诊断】

临床上，根据是否具有下列特征可以诊断散发性包涵体肌类：①50岁以上起病者，慢性病程(6个月以上)，四肢近端、远端均无力，并有功能障碍和肌肉萎缩，特别是股四头肌的无力萎缩；②实验室检查显示血清CK水平中度升高，肌电图检查显示多相电位或MUP时限延长等炎性肌病的电生理表现；③肌肉活检显示有单核细胞浸润的非坏死肌纤维，肌纤维中有1至数个空泡溶酶体，空泡周边酸性磷酸化酶染色阳性，刚果红染色显示肌纤维内有大量不规则的淀粉样物质沉积，电镜中可见到15~18nm的细丝状结构。

根据临床和肌肉病理改变的特征程度，包涵体肌炎的诊断可分为肯定诊断和可能诊断。凡肌肉病理中有单核细胞浸润、空泡性肌纤维、淀粉样物资沉积、电镜下见到15~18nm细丝状结构者即可确诊；凡有单核细胞浸润、空泡性肌纤维、淀粉样物资沉积而电镜下未见15~18nm细丝状结构者可拟诊为包涵体肌炎。

【鉴别诊断】

由于本病在早期和晚期的病理表现分别以炎性细胞浸润和环形空泡为主，且淀粉样蛋白等染色和电镜在许多机构不作为常规检查，故容易与以下疾病相混淆。

1.多发性肌炎 最易与本病混淆，国外大多学者认为许多s-IBM被误诊为多发性肌炎，导致其患病率被低估，可借起病年龄、Jo-1抗体阴性、对激素治疗效果以及病理上的包涵体进行鉴别。

2.肌营养不良症 某些肌营养不良症病理上也可有空泡，如Welander肌病、眼咽型肌营养不良等，为避免病理上混淆，应重视临床表现和有无炎性细胞浸润以资鉴别。

3.运动神经元病 起病年龄、远端肌无力、肌萎缩以及肌电图的神经源损害等易在临床上与部分s-IBM混淆，可借血清CK、肌电图有无前角细胞损害证据以及病理特点以资鉴别。

【治疗】

目前并无确凿证据支持免疫抑制或免疫调节治疗可明显改善患者的症状。相反，一项对136例IBM患者的长期观察研究发现免疫抑制剂会轻度促进患者运动功能的减退。下列药物曾经被用于IBM的治疗。

1.糖皮质激素 Joffe和Leff报道他们的患者中有40%~58%部分有效，但无一例完全缓解。多数研究表明激素治疗本病无效。推荐试用剂量为泼尼松100mg，每日顿服，2~4周后改为100mg，隔日1次，维持2~3个月后评价肌力情况。若无改善可逐渐减量并在2个月内停用，若有改善可继续应用。

2.甲氨蝶呤 Joffe等进行的回顾性研究表明，10例患者中有4例应用小剂量甲氨蝶呤联用泼尼松部分有效，随后进行的开放性前瞻性交叉研究表明甲氨蝶呤联用强的松不能改善临床症状，但可使血清CK水平下降并维持病情稳定。每周可试用7.5mg，以每1周增加2.5mg，直至每周15mg，可单剂服用，也可间隔12h分3次服用。

3.静脉注射丙种球蛋白 有2项双盲随机对照交叉研究表明治疗本病有效。常用方法为每日0.4g/kg，5次为1个疗程。它可减少肌内膜的炎性细胞浸润，但肌力无明显改善。

第三节 肌营养不良症

肌营养不良症(muscular dystrophy, MD)是一组与遗传有关的肌纤维变性和坏死性疾病,主要临床特征为进行性肌肉无力和萎缩。近年的研究发现,肌细胞膜的骨架蛋白复合体对维系细胞膜的稳定和保护肌收缩表面膜应力起重要作用,它包括位于胞外的层粘连蛋白(laminin)和肌萎缩糖蛋白(dystroglycan)复合体,跨膜肌质糖蛋白(sarcoglycans)复合体,以及位于肌浆膜胞质侧的肌萎缩蛋白(dystrophin)、syntrophin 复合体和 utrophin 等。这些蛋白以 dystrophin 为核心形成一个轴,称为 dystrophin-糖蛋白复合体(DAP),发挥稳定肌膜的作用。如果这些糖蛋白缺乏,肌膜在收缩和松弛时变得不稳定,会造成过多 Ca2+内流,导致肌细胞变性坏死。肌营养不良症的发病正是基于这些蛋白功能缺陷所致。

一、假肥大型肌营养不良症

该组疾病为肌营养不良症中最常见类型,亦称为假肥大型肌营养不良症,Duchenne 型(DMD)首先被描述。目前已明确该组疾病与肌膜骨架蛋白-抗肌萎缩蛋白(dystrophin, dys)缺陷有关。它与孤立性 X 连锁性心肌病、孤立性股四头肌肌病、伴肌红蛋白尿性肌痉挛、无症状性高肌酸肌酶以及 dys 缺陷基因携带者统称为抗肌萎缩蛋白病(dystrophinopathy),其中 DMD 是最常见的儿童型肌营养不良症。

【流行病学】

我国尚无确切统计学资料。参照国外资料,DMD 患病率为 3/10 万,发病率在男婴中约为 1/3500。Becker 型肌营养不良症(BMD)发病率约为 DMD 的 1/10。约有 1/3 的患者无明确家族史,为散发病例。

【病因与发病机制】

假肥大型肌营养不良症的基因(DMD 和 BMD)位于染色体 Xp21,属连锁隐性遗传。该基因组跨度 2300kb,是迄今为止发现的人类最大基因 cDNA 长 14kb,含 79 个外显子,编码 3685 个氨基酸,组成 427kD 的细胞骨架蛋白—抗肌萎缩蛋白 (dystrophin)。该蛋白位于骨骼肌和心肌细胞膜的质膜面,具有细胞支架、抗牵拉、防止肌细胞膜在收缩活动时撕裂的功能。作为细胞骨架的主要成分,抗肌萎缩蛋白与肌纤维膜糖蛋白结合为抗肌萎缩蛋白相关蛋白(dystrophin-associated protein),这些蛋白与肌细胞的黏附蛋白(laminin)联结,以维持肌纤维的稳定性。DMD 患者因基因缺陷而使肌细胞内缺乏抗肌萎缩蛋白,造成肌细胞膜不稳定并导致肌细胞坏死和功能缺失而发病。DMD 患者大脑皮质神经元突触区抗肌萎缩蛋白的缺乏可能是智力发育迟滞的原因。

【病理】

受累骨骼肌容积缩小,色泽较正常人苍白、质软而脆。光学显微镜下可见肌肉内灶性坏死、肌纤维粗细不均;纤维内横纹消失,空泡形成或有淀粉样颗粒沉积;肌核成串排列、内移;NADH 染色可见肌纤维内虫蚀样变。电镜下可见肌细胞膜锯齿状变,线粒体肿胀、变性,肌质网内有散在淀粉颗粒。晚期肌纤维普遍消失、坏死,在残留的肌纤维间充填大量脂肪细胞和结缔组织。

【临床表现】

根据抗肌蛋白疏水肽段是否存在,以及蛋白空间结构变化和功能丧失程度的不同,本型又可分为两种类型:

(1)Duchenne 型肌营不良症(DMD)

1)DMD 是我国最常见的 X 连锁隐性遗传的肌病,发病率约 3/10 万活男婴。女性为致病基因携带者,所生男孩 50%发病,无明显地理或种族差异。

2) 通常 3-5 岁隐袭起病,突出症状为骨盆带肌肉无力,表现为走路慢、脚尖着地、易跌跤。由于髂腰肌和股四头肌无力而上楼及蹲位站立困难。背部伸肌无力使站立时腰椎过度前凸,臀中肌无导致行走时骨盆向两侧上下摆动,呈典型的"鸭步"。由于腹肌和髂腰肌无力,病孩自仰卧位起立时必须先翻身转为俯卧位;其次屈膝关节和髋关节,并用手支撑躯干成俯跪位;然后以两手及双腿共同支撑躯干;再用手按压膝部以辅助股四头肌的肌力,身体呈深鞠躬位;最后双手攀附下肢缓慢地站立。上述动作称为 Gower 征,为 DMD 的特征性表现。随症状加重出现跟腱挛缩、双足下垂、平地步行困难。

3)肩胛带肌、上臂肌往往同时受累,但程度较轻。由于肩胛带松弛形成游离肩。因前锯肌和斜方肌萎缩无力,举臂时肩胛骨内侧远离胸壁,两肩胛骨呈翼状竖起于背部,称为"翼状肩胛",在两臂前推时最明显。

4) 90%的患儿有肌肉假性肥大，触之坚韧，为首发症状之一。以腓肠肌最明显,三角肌、臀肌、股四头肌、冈下肌和肱三头肌等也可发生。因萎缩肌纤维周围被脂肪和结缔组织替代,故体积增大而肌力减弱。

5)大多患者伴心肌损害，如心律不齐，右胸前导联出现高R波和左胸前导联出现深Q波；心脏扩大，心瓣膜关闭不全。约30%患儿有不同程度的智能障碍。平滑肌损害可有胃肠功能障碍，如呕吐、腹痛、腹泻、吸收不良、巨结肠等。面肌、眼肌、吞咽肌、胸锁乳突肌和括约肌不受累。

6)患儿病情发展至12岁时，不能行走，需坐轮椅，这是鉴别DMD和BMD的主要依据。晚期患者的下肢、躯干、上肢、髋和肩部肌肉均明显萎缩，腱反射消失；因肌肉挛缩致使膝、肘、髋关节屈曲不能伸直。最后因呼吸肌萎缩而出现呼吸变浅，咳嗽无力，多数患者在20-30岁因呼吸道感染，心力衰竭而死亡。

(2)Becker型肌营养不良症(BMD)：Becker(1967年)首先报道该病，呈X连锁隐性遗传，与DMD是等位基因病,发病率为DMD患者的十分之一。多在5~15岁起病，临床表现与DMD类似：首先累及骨盆带肌和下肢近端肌肉，有腓肠肌假性肥大，逐渐波及肩胛带肌；但进展缓慢，病情较轻，12岁尚能行走，心脏很少受累，智力正常，存活期长，接近正常生命年限。

DMD和BMD均有血清酶CK和LDH显著升高。肌电图为肌源性损害，尿中肌酸增加，肌酐减少。肌肉MRI检查示变性肌肉呈"虫蚀现象"。抗肌萎缩蛋白基因诊断(PCR法、印迹杂交法和DNA测序法等)可发现基因缺陷。抗肌萎缩蛋白免疫学检查的确诊率为100%。

【实验室检查】

5岁以前起病的BMD病者血清CK高于正常值上限20~100倍，DMD为50~100倍。有的患儿在出生1年内虽无临床表现但CK可明显增高,此时不能区分是DMD抑或BMD。有研究报道，血清CK水平以每年递减20%的速度逐渐降低，晚期患者CK水平可能正常。约有70%的携带者血清CK水平增高并随年龄逐渐降低。BMD和DMD患儿的血清醛缩酶、乳酸脱氢酶、血清谷丙转氨酶、谷草转氨酶等均可明显增高，但特异性不及CK。肌酶水平的增高推测与肌膜不稳定引起的膜漏有关。

肌电图检查呈典型的肌源性改变,自发电位如纤颤电位和正尖波常见，运动单位电位时限短,波幅小,多相波增多，不易与儿童型多发性肌炎或皮肌炎鉴别。MRI检查主要表现为短T1、长T2信号及长T1、长T2信号，前者提示脂肪替代改变，后者提示炎症坏死和(或)水肿病变。

用抗dys抗体对患者肌肉活检标本的冰冻切片进行直接免疫荧光染色可观察到肌膜的dys表达情况，正常人的dys表达完整。BMD患者的肌膜可见dys段性表达减弱和分布异常。DMD患者的肌膜则为dys表达缺失,但部分患者有不到1%的肌纤维表现为dys段性表达减弱和分布异常，与BMD患者相似,这一小部分称为"回复突变体纤维"。有学者认为，由于患者体细胞的dys基因在另一位点突变而纠正了原来的读码框移位突变，从而引起少数肌膜的部分表达。

【诊断】

DMD诊断标准为：①5岁前起病；②进行性对称肌无力，近端重于远端，常伴有腓肠肌肥大；③无束颤或感觉异常；④13岁以前需依赖轮椅代步；⑤血清CK至少增高10倍以上；⑥肌电图检查可见短时限、低波幅多相MUAP，有纤颤电位，运动感觉传导速度正常；⑦肌肉活检可见肌纤维大小不一，肌纤维坏死、再生、透明样变，脂肪和结缔组织沉积；⑧组化染色dys缺失；⑨dys基因读码框外缺失；⑩遗传方式呈X连锁隐性遗传。散发病例需符合以下情况：①若年龄小于5岁，需满足第2、3、5、7、8和9项；②如果年龄大于12岁，需满足第1、2、3、4、5、9(或7和8)项。家族性病例需符合以下情况：①若年龄小于5岁，需满足第5、10项；②若年龄大于5岁，需满足第1、2、3、5、10项。

BMD诊断标准：①常于5岁后起病；②进行性近端肌无力和肌萎缩，近端重于远端,常伴腓肠肌假肥大，部分患者可有运动诱发的肌痉挛，晚期可见肘部屈侧挛缩；③无束颤或感觉异常；④16岁以前尚能行走，而不需依赖轮椅代步；⑤血清CK至少增高5倍以上；⑥肌电图检查可见短时限、低波幅多相MUAP，有纤颤电位，运动感觉传导速度正常；⑦肌肉活检可见肌纤维大小不一、肌纤维坏死再生、透明样变、脂肪和结缔组织沉积；⑧免疫组化dys部分染色或完全染色；⑨dys基因读码框内缺失；⑩遗传方式呈X连锁隐性遗传。若满足第2、3、4、6、9(或7)和8项，可诊断散发性BMD。若一级亲属中有人患病，仅需满足第5项即可诊断。如果有非一级亲属的家族史，需满足第2~6、9(或8)和7项方可做诊断。

【鉴别诊断】

1.肢带型肌营养不良症由 dys 之外的多种肌细胞骨架蛋白缺陷引起。临床表现和血清 CK 变化可与 DMD/BMD 极为相似，但为常染色体隐性或显性遗传，无明显智能减退，心肌病相对少见，腓肠肌肥大不明显。

2.少年型进行性脊肌萎缩症为常染色体隐性遗传，其发病年龄与 BMD 相似或更迟，临床症状相似，可表现为近端肌无力和腓肠肌假肥大，但可依据血清肌酶不增高或轻度增高、肌电图和肌活检均为神经性损害等鉴别。

3. Emery-Dreifuss 型肌营养不良症呈 X-连锁或常染色体显、隐性遗传，其起病症状易与 BMD 相混淆，可借临床上无假肥大、CK 轻度增高、肘和跟腱早期挛缩等予以鉴别，基因分析可予精确鉴别。

4.儿童型多发性肌炎也以近端肌肉无力和血清 CK 增高为主要表现，但临床上可根据起病急、症状有波动以及激素治疗效果佳等做鉴别。

【治疗】

1.药物治疗

常用的药物有：维生素 E、肌苷、三磷腺苷以及中药等。利用肾上腺皮质激素和联苯双酯等可降低血清酶水平。有人提出早期给予乳酸钠，可增强患者的肌力。此外，用钙拮抗药维拉帕米治疗也有一定效果。但上述治疗只能延缓病情的发展，并不能根本治愈疾病。

2.支持治疗

为保持肌肉功能及预防挛缩，进行适度运动甚为重要，不宜久卧床上。对症治疗包括肌肉、关节被动运动和按摩，注意并预防并发症。

3.外科治疗

DMD 患者常发展为进行性脊柱侧弯，常需行脊柱后融合术。

4.基因治疗

DMD 的基因治疗，从质粒直接注射到应用不同类型的载体组装的 DMD 基因转染，在动物实验中取得了成功，在动物骨骼肌中 dystrophin 进行表达。在寻找合适载体方面也进行了广泛研究，目前仍然在寻找最合适的载体，提高表达效率，克服免疫排斥反应。

【预后】

DMD 预后较差，患儿常于 10 岁左右丧失行走能力，常于 20 岁前因呼吸衰竭伴或不伴肺部感染、心衰等夭折。随着支持治疗的发展，尤其是矫形技术和机械通气的应用，患者寿命有所延长。BMD 较 DMD 相对良性，进展缓慢，有的患者最终在轮椅上生活。也有极少患者即使在晚年也症状不明显，预期寿命略低于正常人。

二、面-肩-肱型肌营养不良症

面-肩-肱型(facioscapulohumeral dystrophy, FSHD)是最常见的肌营养不良症之一，由 Landouzy 和 Dejerine 于 1884 年首先描述，临床上以高度选择性面-肩-肱肌群慢性进行性无力和萎缩为主要特点。

【流行病学】

FSHD 是继 DMD 和强直性肌营养不良症之后最常见的遗传性肌病，发病率为 1/20000。自婴儿至中年均可起病，多数在 10~30 岁之间，两性罹病概率相等。国内尚无患病率和发病率的资料。

【病因与发病机制】

面肩肱型肌营养不良症基因定位在四号染色体长臂末端(4q35)，在此区域有一与 KpnI 酶切位点相关的 3.3kb 重复片段。正常人该 3.3kb/KpnI 片段重复 10~1100 次，而面肩肱型肌营养不良症患者通常少于 8 次，故通过测定 3.3kb/KpnI 片段重复的次数则可做出基因诊断。

【病理】

肌肉病理检查显示肌肉病变较轻，肌纤维大小不一，仅少数纤维坏死与再生。可见很小的角状纤维，不成群，ATP 酶染色纤维分型正常。肌纤维间和肌束间可见灶性炎症细胞浸润，为炎症细胞对坏死肌纤维的反应。

【临床表现】

(1)常染色体显性遗传，性别无差异。多在青少年期起病，但也可见儿童及中年发病者。

(2)常为面部和肩胛带肌肉最先受累，患者面部表情少，眼睑闭合无力，吹口哨、鼓腮困难，逐渐延至肩胛带(翼状肩胛)，三角肌，肱二、三头肌和胸大肌上半部。肩胛带和上臂肌肉萎缩十分明显，可不对称。因口轮匝肌假性肥大嘴唇增厚而微翘，称为"肌病面容"。可见三角肌假性肥大。

(3)病情缓慢进展，逐渐累及躯干和骨盆带肌肉，可有腓肠肌假性肥大，视网膜病变和听力障碍。大约20%需坐轮椅，生命年限接近正常。

(4)肌电图为肌源性损害，血清 CK 正常或轻度升高。印迹杂交 DNA 分析可测定 4 号染色体长臂末端 3.3kb/KpnI 重复片段的多少来确诊。

【实验室检查】

血清 CK 可正常或轻度升高。早期肌电图检查正常，当病情继续进展时，可见运动单位电位呈短时限、小波幅的多相波，晚期患者可有失神经表现。肌肉病理提示肌病改变，可有散在灶性炎性细胞浸润。

【诊断与鉴别诊断】

依据典型常染色体显性遗传，面肌、肩、肱肌和踝背屈萎缩无力，临床诊断一般不难。此外，肌肉无力萎缩不对称、肌群由上而下逐步受累、三角肌保留、伴有高频听力丧失或视网膜血管病变等也是诊断本病的重要依据。但临床上仍需与肢带型肌营养不良症、肩胛综合征等鉴别。

【治疗】

主要是支持治疗。对于翼状肩胛明显且手举过头困难的患者，可通过外科手术固定肩胛骨以改善症状。Twyman 等对 6 名 FSHD 患者实施了双侧肩胛胸融合术，平均随访时间 49 个月，术后肩外展平均增加 28°，所有患者在功能和外观上均有良好改善。足下垂者应用踝-足矫形器(ankle-foot orthosis)可有所帮助。药物治疗尚无肯定疗效，但下列药物有人试用。

1.泼尼松可能使患者短期获益，用药剂量可参照 DMD 治疗方案。

2.沙丁胺醇(albuterol)动物和人体研究表明 P2 肾上腺素能激动剂有促肌肉合成作用，可防止多种损伤后的肌肉萎缩。推荐剂量为 8~16 mg，每日 2 次，持续治疗 6 个月至 1 年。部分病儿服药后肌力改善，大剂量服用后肌肉容积增加。该药的主要不良反应为震颤、肌肉痉挛和失眠。

3.单一水合肌酸(creatine monohydrate)可能改善患者生活质量。

【预后】

由于 FSHD 较少累及延髓肌、呼吸肌和心功能，其预期寿命与正常人相近。约20%的患者需依赖轮椅。

三、肢带型肌营养不良症

肢带型肌营养不良 (limb girdle muscular dystrophies, LGMD) 是由 Walton 和 Nattrass 于 1954 年提出的一组以肢带肌无力为主要临床表现的肌肉疾病，用以区别 Duchenne 型、面肩肱型等已知的肌营养不良症。LGMD 有共同的临床特点：多在青少年至成年起病，以肩胛带和骨盆带肌不同程度的无力、萎缩为主要表现，伴血清肌酸激酶 (creatine kinase) 正常至显著升高。但肢带综合征的临床表现并非这一组疾病所特有，其他肌肉疾病亦可有类似表现。本组疾病在遗传方式、起病年龄、病情进展等方面存在很大的异质性，但限于当时诊断手段有效，在提出该病后的 40 年内对于此病的研究并无很大进展。直到 20 世纪 90 年代后，随着分子生物学的发展，人们才对本组疾病的认识有了较大突破。其临床表型和基因型的关系一直是许多学者研究的热点。近年来随着基因诊断和治疗技术的发展，为 LGMD 患者的遗传咨询及精准治疗带来了新的希望。

【病因与发病机制】

肢带型肌营养不良症是一类具有高度遗传异质性和表型异质性的常染色体遗传性肌病。肢带型肌营养不良蛋白与附着于肌纤维膜上的抗肌萎缩蛋白-糖蛋白复合物构成一个肌纤维蛋白复合体。在复合体内，各蛋白之间紧密结合，互相关联。任何一种蛋白的缺失均会影响到整个膜结构的稳定，导致肌细胞的坏死。

【临床表现】

(一) 常染色体显性遗传 LGMD

1.LGMD 显性 1 型 (LGMD D1)：本型与染色体 7q36.3 的 DnaJ 热休克蛋白家族 6 (DNAJB6) 基因突变相关。DNAJ 蛋白家族可强化热休克蛋白 Hsp70 功能，参与异常折叠蛋白的降解过程，也是多聚谷氨酰胺的抑制剂。常在 38 岁左右发病，表现为近端无力，下肢重于上肢，腘绳肌重于股四头肌。20%的患者伴有吞咽困难，部分患者出现肌肉萎缩及痉挛。血肌酸激酶往往正常或轻度升高。下肢肌肉 MRI 平扫在大腿以大收肌、半膜肌及股二头肌受累，小腿以比目鱼肌受累为著。肌肉病理可见镶边空泡伴 TDP 43、LC3 及 SQSTM1 表达升高，亦可见部分嗜酸性胞质体沉积。

2. LGMD 显性 2 型（LGMD D2）：本型与染色体 7q32.1 上的 transportin 3（TNPO3）基因突变有关。transportin 3 的主要功能为运输富含丝氨酸/精氨酸的蛋白入核，病理机制为 RNA 介导的骨骼肌病。患者平均发病年龄为 16 岁，表现为对称的下肢近端无力，部分患者伴有翼状肩。到病程后期远端亦可受累，以指伸肌、胫前肌及趾伸肌为著。

3. LGMD 显性 3 型（LGMD D3）：本型与染色体 4q21.22 的异质性核糖 D 样蛋白（heterogeneous nuclear ribonucleoprotein D like protein, HNRNPDL）编码基因突变有关。HNRNPDL 蛋白主要位于肌细胞核内，参与前信使 RNA 转录本特定外显子的剪切过程，也与 transportin 1 存在相互作用。多在 37 岁左右起病，表现为四肢近端乏力，腿部偶有痉挛，可伴指曲及趾曲受限，有 50% 的患者合并白内障。血清肌酸激酶可正常，亦可轻度升高至 9 倍左右。肌肉活检可发现肌纤维大小不一、肌束周围纤维化及个别坏死纤维。

4. LGMD 显性 4 型（LGMD D4）：本型与染色体 15q15.1 的中性蛋白酶 3（calpain 3）蛋白编码基因 CAPN3 突变有关，主要为 21 bp 的读码框内删失。calpain 3 是一个肌细胞胞质内的钙调蛋白水解酶，21 bp 的框内删失突变株与 CAPN3 野生型共表达时引起细胞内 calpain 3 蛋白表达的明显减少（<15%正常值），提示常染色体显性遗传的突变引起了显性抑制作用（dominant negative effect），影响正常 calpain 3 二聚体聚合及行使水解功能。本型发病年龄较晚，多在 34（13~84）岁起病，较 LGMD2A 型的起病年龄晚 16 年。有 50% 的患者合并肌肉及背部疼痛，肢体无力症状较 LGMD2A 型轻，但受累肌群相似，均为椎旁肌、大腿近端、小腿内侧肌群及上肢近端。本型患者临床表现差异很大，严重者可丧失行走能力，但有部分患者持续无症状。血肌酸激酶在 90% 的患者中升高（169~9 000 U/L）。肌肉 MRI 提示 椎旁肌、臀肌、腘绳肌、腓肠肌内侧头出现脂肪化。

5. LGMD 显性 5 型（LGMD D5）：本型与染色体 21q22.3 上的 COL6A1、COL6A2 基因及 2q37 上的 COL6A3 基因突变相关，呈常染色体显性遗传。胶原 6 是肌细胞外间质的主要组分，在肌细胞与细胞外间质交联中发挥重要作用。本型又称为 Bethlem 肌病，主要表现为近端重于远端的肌无力，儿时较轻，逐步加重。若为相同基因的隐性突变则对应更为严重的 Ullrich 先天性肌营养不良。本型与其他 LGMD 相比，具有两大可供识别的显著特点：（1）关节挛缩：手指关节、腕部、肘部及踝部痉挛，严重患者甚至可出现脊柱侧弯。（2）皮肤改变：毛囊角质化、瘢痕体质、膝盖处"雪茄烟纸"般改变。血肌酸激酶范围可从正常到 1750 U/L。肌肉 MRI 以股外肌及腘绳肌外周受累、中央豁免为特点。肌肉活检可见肌纤维大小不一、分裂状纤维、核内移及结缔组织增生。

（二）常染色体隐性遗传 LGMD

1.LGMD 隐性 1 型（LGMD R1，原 LGMD2A）：本型与 15 号染色体上的肌肉特异性钙激活 calpain 3 编码基因突变有关，绝大部分为单一核苷酸突变（60%~70%）。亦有 30%~40% 为小片段插入或缺失突变。所有突变分布在各外显子上，其中不乏一些热区，以第 21 号外显子突变最多。calpain 3 并非骨架蛋白，但与 titin 连接，其功能与转录因子的调节有关。

本型是 LGMD 中最常见的亚型之一，尤其在东欧，占 LGMD 总人群的 9%~30%，在中国约占总 LGMD 的 24.8%。多于儿童或成人早期起病，大多数患者表现为轻度至中度的进展性肢体无力，下肢重于上肢，髋部和肩部内收肌群受累较各自外展肌群明显，多伴双侧翼状肩及跟腱挛缩，亦可出现肱肌萎缩。面肌、颈屈伸肌、咽喉肌和眼外肌不受影响。基因型与表型存在一定的关联：严重表型患者往往携带纯合无义突变。血清肌酸激酶可明显升高，随病程进展逐步降至正常。肌肉 MRI 大腿以后群、小腿以腓肠肌/比目鱼肌内侧头受累为著。肌肉病理呈肌营养不良样表现，多数可见肌内膜结缔组织增生，氧化酶染色可见分叶状纤维以及轮状纤维。肌肉组织的免疫印迹检测有助于诊断此病，calpain 3 的 94 000 全蛋白及 60 000、30 000 降解蛋白均缺失则高度提示 LGMD2A 的诊断。但仅有 23% 的患者蛋白条带完全缺失；64 000 条带完全缺失或严重减少，对 LGMD2A 的诊断的特异度可达 94%，敏感度达 64%。

2. LGMD 隐性 2 型（LGMD R2，原 LGMD2B）：本型与染色体 2p13 的 dysferlin 编码基因突变有关。dysferlin 蛋白位于肌细胞膜，不与 dystrophin 或 sarcoglycans 直接作用，dysferlin 肌病可能与膜融合/修复受损密切相关，而膜损伤后导致的细胞内钙及氧化还原失衡，引起 ATP 及炎性因子异常释放亦是主要病理机制之一。dysferlin 基因较为庞大，有 55 个外显子，其中约 18% 患者仅发现 DYSF 基因一个突变，可能有部分患者伴有大片段缺失，而突变类型主要为错义突变（26%~46%），其次为无义突变（18%~26%）。LGMD R2 早期可表现为无症状高肌酸激酶血症，血肌酸激酶可高达 20 000 U/L，亦可表现为 Miyoshi 远端肌病，仅有双侧小腿后群萎缩。绝大多数患者到了疾病的中期，开始出现上楼、起立困难，1~16 年内进展为上肢近端肌无力。肌肉 MRI 提示以腘绳肌、比目鱼肌及腓肠肌内侧头受累为著。肌肉病理改变多样，轻者仅见纤维大小不一、肌内膜结缔组织轻度增生；重者则大量充斥着脂肪组织和变性纤维。有研究报道约 50%患者的肌内膜和血管周围有 CD4+T 细胞和巨噬细胞浸润，容易被误诊为多发性肌炎。但 LGMD2B 的炎性细胞不像多发性肌炎那样侵犯非坏死肌纤维。免疫染色可见肌膜 dysferlin 染色缺失或减少。dysferlin 免疫染色异常可继发于其他骨架蛋白缺陷，因此确诊有赖于蛋白免疫印迹或基因筛查的结果。

3.LGMD 隐性 3~6 型（LGMD R3/R4/R5/R6，原 LGMD 2D/E/C/F）：LGMD 隐性 3~6 型分别与 17q21.33、4q12、13q12.12 及 5q33.3 的 α sarcoglycan、β sarcoglycan、γ sarcoglycan 和 δ sarcoglycan 编码基因突变有关，统称为 sarcoglycan 肌病。其中 α sarcoglycan 的编码基因 SGCA 突变多位于细胞外结构域，Arg77Cys 为常见突变；β sarcoglycan 的编码基因 SGCB 突变以 Ser114Phe 常见；γ sarcoglycanopathy 患者发生的突变位置多导致蛋白 C 端功能丧失；而 δ sarcoglycan 的编码基因突变多为框移或终止密码子突变，如 del656C，错义突变 Glu262Lys 亦较为常见。本亚型约占 LGMD 的 10%，起病于 1~15 岁。最初表现为骨盆带肌无力，随后 1~3 年内累及肩带肌。股四头肌和肱三头肌等近端伸肌受累相对次于近端屈肌。体检常见腓肠肌肥大、翼状肩、巨舌以及脊柱过度前凸。心脏受累常见。血清肌酸激酶明显升高，可为正常上限的 5~120 倍。由于 sarcoglycan 的 α、β、γ、δ 4 个亚单位结合紧密，一个亚单位的缺陷会造成其他亚单位的丢失，故免疫染色不能区分上述几种类型，确诊需借助于蛋白免疫印迹和基因检测。

4.LGMD 隐性 7 型（LGMD R7，原 LGMD2G）：致病基因定位于 17q12 的 telethonin 基因（TCAP）。该类型在巴西及欧洲家系中首先被报道，突变类型以点突变及小片段删失为主。telethonin 位于肌小节的 Z 线上，与 titin 蛋白有交联，可为其他肌节蛋白提供结合位点以保证肌节的装配。LGMD2G 起病于儿童期，平均发病年龄为 12.5 岁。最初表现为行走、奔跑、上楼梯等困难，踝背屈无力（表现为足下垂）。肌萎缩以上肢近端明显，下肢近端和远端肌群均可累及，血清肌酸激酶在疾病早期可增高 3~30 倍。肌肉活检可见肌纤维多有边缘空泡。免疫组织化学可见肌质 telethonin 缺失而肌核存在，Z 盘的其他肌节蛋白（titin、myotilin 和 a actinin）表达正常。

5.LGMD 隐性 8 型（LGMD R8，原 LGMD2H）：本型由位于 9q33.1 上的 TRIM32（tripartite motif containing gene 32）基因突变所致，多为 D487N 纯合突变。TRIM32 是一种 E3 泛素连接酶，催化泛素转运至靶蛋白，病变将导致正常降解的蛋白不断堆积，引起肌纤维损害。患者多在 20~30 岁起病，最初累及股四头肌和骨盆带肌，以后发展至上肢近端肌、肱桡肌和胫前肌群。斜方肌和二头肌较易受累而胸肌较少累及，患者呈"向内耸肩姿势"。面肌可轻度受累。肌肉 MRI 平扫可见大腿后群重于前群，小腿后群、胫前肌受累显著。血清肌酸激酶正常或增高至 10 余倍。

6.LGMD 隐性 9 型（LGMD R9，原 LGMD2I）：本型与 19q13.32 上 fukutin 相关蛋白（FKRP）的基因缺陷有关，在丹麦及英国常见，热点为 C826A。FKRP 广泛分布于人体组织中，以骨骼肌、心脏及胎盘组织表达最高。FKRP 是一种糖基转移酶，在细胞表面的分子修饰中发挥作用。此基因最先在先天性肌营养不良症 1C 中发现，随后证实 LGMD2I 也由其突变所致。本型于 0.5~27.0 岁发病，多数患者在症状继续加重前可稳定数年至 10 年，于 30~40 岁仍保留行走能力。病初累及骨盆带肌，随后进展至下肢远端肌和上肢近端肌。常有腓肠肌肥大和脊柱前凸，无翼状肩。病初可出现明显的呼吸和心脏功能异常，多数患者最大肺活量降低 50%以上，心脏超声检查可见左心室功能异常。血清肌酸激酶可明显升高，达 1 000~8 000 U/L。肌肉活检示肌营养不良样表现，部分患者可有 I 型纤维优势。蛋白免疫印迹可见 laminin a2 和 a dystroglycan 表达减少。

7.LGMD 隐性 10 型（LGMD R10，原 LGMD2J）：本型由位于染色体 2q31.2 的 titin 基因突变所致，在芬兰人群中有奠基者突变 11 bp 插入缺失（FINmaj），其余与 LGMD 相关的突变多位于第 364 号外显子上。titin 蛋白从 Z 线到 M 线跨越半个肌节，含有 calpain 3 的配体结合位点。多于儿童起病，以肩带肌和骨盆带肌无力为主要表现，发病 20 年后患者丧失行走能力。部分患者有心脏病变。血清肌酸激酶水平极少增高 4 倍以上。蛋白免疫印迹可见 M 线的 titin 和 calpain 3 缺失。

8.LGMD 隐性 11 型（LGMD R11，原 LGMD2K）：本型由位于染色体 9q34.13 的 O mannosyltransferase 1（POMT1）基因突变所致，与α dystroglycan 糖基化相关。患者的临床表型与 POMT1 蛋白酶活性密切相关。多于儿童后期起病，可出现疲乏、爬楼及奔跑困难等症状。早期可出现肌肉假肥大，无力以近端为主，逐渐加重。50%的患者可合并踝关节挛缩，60%的患者可出现智能发育迟滞（智商 50~60），偶伴小脑畸形，30%存在扩张型心肌病（左心室扩张）。血肌酸激酶可异常升高达 9~40 倍。肌肉病理提示肌营养不良样改变，a dystroglycan 染色可减弱或消失。

9.LGMD 隐性 12 型（LGMD R12，原 LGMD2L）：本型与染色体 11p14.3 的 Anoctamin 5（ANO5）基因突变相关，在欧洲地区可占总 LGMD 的 10%~20%，女性较少受累。ANO5 突变以第 13 号外显子区的剪切突变为多（C1295G）。ANO5 蛋白位于肌细胞内，为整合胞膜糖蛋白，主要作用在于促进肌细胞再生及骨细胞再生。本型患者临床早期可表现为无症状高肌酸激酶，到后期发展为肢带综合征。起病年龄多在 33~43 岁左右，以股四头肌不对称受累为著。下肢肌无力重于上肢，肱二头肌受累明显。86%的患者有肌肉痉挛性疼痛，部分合并腓肠肌假肥大。肌肉 MRI 平扫提示股内肌、腘绳肌及大收肌的早期萎缩。血肌酸激酶可波动在正常至 35 000 U/L。肌肉病理提示肌细胞坏死及新生，核内移及分裂纤维，在 2 例患者的肌肉病理中可见空泡样改变。

10.LGMD 隐性 13 型（LGMD R13，原 LGMD2M）：本型与染色体 9q31.2 上的 Fukutin 基因（FKTN）突变密切相关，目前有 5 个家系报道，多分布在葡萄牙、土耳其及法国。主要突变类型为终止密码子及错义突变。临床多表现为幼年起病的肌张力降低、运动发育迟滞（最小可在 6 个月内发病），多为中轴肌、近端肌无力重于远端肌肉。面肌偶可受累，经激素治疗后可有改善。到病程后期，多数肌肉可出现萎缩，也可有小腿后群及舌体的肥大。部分患者可出现智能轻度下降。血肌酸激酶可显著升高。肌肉活检提示肌营养不良样改变，糖基化α dystroglycan 染色可接近完全缺失。

11.LGMD 隐性 14 型（LGMD R14，原 LGMD2N）：本型与染色体 14q24.3 上的 O mannosyltransferase 2 基因（POMT2）突变密切相关，目前有 16 例患者报道。POMT2 蛋白功能主要也与糖基化相关。可于出生后至 55 岁间起病，近端无力重于远端，下肢重于上肢，偶伴有小腿后群肥大及翼状肩。部分患者可出现智能轻度下降。血肌酸激酶波动在 300~5 000 U/L。肌肉 MRI 平扫提示腘绳肌、椎旁肌及臀部肌肉受累。头颅 MRI 平扫提示 30%症状最为严重的患者有白质异常信号。肌肉活检提示肌营养不良样改变，糖基化α dystroglycan 染色明显减少。

12.LGMD 隐性 15 型（LGMD R15，原 LGMD2O）：本型与染色体 1p34.1 上的 POMTGnT1（O linked mannose β1，2 N acetylglucosaminyltransferase）基因突变密切相关。该蛋白主要进行 O Mannosyl 糖基化，负责转移 N acetylglucosamine 残基到 O linked mannose。LGMD 亚型相对于同一基因突变所致的先天性肌营养不良较轻，多于 12 岁起病，近端无力重于远端，可伴有颈部无力。小腿后群及大腿前群早期可出现肥大，腘绳肌及三角肌萎缩明显。部分患者出现踝关节挛缩。但无智力障碍及心脏受累。血肌酸激酶可显著升高达 5 000 U/L。肌肉活检提示肌营养不良样改变，糖基化α dystroglycan 染色可呈不同程度减少。

13.LGMD 隐性 16 型（LGMD R16，原 LGMD2P）：本型与染色体 3q21.31 上的 DAG1（dystrophin associated glycoprotein 1）基因突变密切相关，主要报道于土耳其和英国家系，以 Thr192Met 纯合突变为主。该蛋白是 dystroglycan complex 的主要组分，突变将影响 dystroglycan1 蛋白的糖基化及其与 LARGE 蛋白的交联。患者多在 10 岁内起病，可伴有疲乏感，爬楼及跑步时无力明显。大腿和小腿后群可出现轻度肥大，进展缓慢，50%的患者伴有踝关节挛缩。血肌酸激酶显著升高，肌肉病理可见肌纤维大小显著不等，新生增多及肌束间结缔组织增多。α dystroglycan 免疫染色提示部分减少。

14.LGMD 隐性 17 型（LGMD R17，原 LGMD2Q）：本型与染色体 8q24.3 上的 Plectin 基因（Plec1）突变有关，多为错义、终止密码子突变及小片段缺失/重复。Plectin 蛋白主要行使细胞骨架连接的功能，维持肌细胞的完整性。患者多在儿童期起病，行走年龄延迟。近端无力重于远端，面部及眶周肌肉无受累。多在青春期进展，成人期丧失行走能力。血肌酸激酶可升高至 3 000~5 500 U/L。肌肉病理可见肌营养不良样改变，2 型纤维占优势，免疫组织化学染色可见 desmin 异常沉积。

15.LGMD 隐性 18 型（LGMD R18，原 LGMD2S）：本型与染色体 4q35.1 上的 TRAPPC11（trafficking protein particle complex, subunit 11）基因突变有关，突变类型多为错义、删失及剪切突变。TRAPPC11

蛋白主要作用为促进内质网至高尔基体的囊泡运输，其突变将导致高尔基体功能丧失，蛋白经高尔基体修饰运输到细胞表面时间延长，囊泡相关蛋白 LAMP1 及 LAMP2 异常。患者多于幼儿或儿童期起病，近端受累为著，下肢重于上肢，面部肌肉可有轻度肌源性害，伴轻度翼状肩。部分可有智能障碍，偶伴癫痫、共济失调及下肢肌张力增高等。血肌酸激酶升高至 300~9 000 U/L。头颅 MRI 可见正常或轻度大脑及小脑萎缩。肌肉病理可见肌纤维大小不一，伴有坏死和新生、核内移，肌束间结缔组织增生。

16.LGMD 隐性 19 型（LGMD R19，原 LGMD2T）：本型与染色体 3p21.31 的 GMPPB (mannose 1 phosphate guanyltransferase beta) 基因突变有关，多为错义突变（Asp27His、Arg287Gln、Pro32Leu 及 Cys266Tyr）。GMPPB 蛋白催化 GDP mannose 生成，而后者为 4 大糖基化通路的关键蛋白。因此 GMPPB 突变可导致糖基化底物蛋白的缺陷。本型发病年龄跨度较大，为出生至 40 岁左右。肢体无力以近端为著，缓慢进展。部分可出现横纹肌溶解及肌肉痉挛，偶伴小腿肌肉肥大，可有学习困难。由于 GMPPB 蛋白突变亦可导致肌接头障碍，患者可有波动性肌肉无力，重复电刺激低频阳性，血肌酸激酶异常增高。肌肉病理可见肌病样改变，免疫染色可见 α dystroglycan 减少。

17.LGMD 隐性 20 型（LGMD R20，原 LGMD2U）：本型与染色体 7p21.2 的 ISPD (isoprenoid synthase domain containing) 基因突变有关。ISPD 蛋白与 O mannosylation 相关，作用于 Lamin 结合糖基的合成。可在儿童早期发病，伴有四肢肌张力降低，步态异常及 Gowers 征阳性。四肢乏力以近端为主，慢性进展，通常在 12 岁以内就丧失行走能力。肌肉容积增大，可伴左心功能轻度降低。血肌酸激酶可升高至 700~9 000 U/L。肌肉病理可见肌纤维大小不等，肌束间结缔组织增生，免疫染色可见 α dystroglycan 完全缺失或严重减少，Laminin α2 减少。

18.LGMD 隐性 21 型（LGMD R21，原 LGMD2Z）：本型与染色体 3q13.33 的 POGLUT1 (protein O glucosyltransferase 1) 基因突变有关，POGLUT1 蛋白主要作用于 Notch 蛋白的翻译后修饰，其突变将导致 Notch 蛋白的 O glucosyltransferase 激酶活性下降，从而影响肌肉细胞发育。患者多于 30 岁左右起病，表现为肢体近端无力，下肢重于上肢，到 40 岁左右呼吸肌可能受累。本型进展缓慢，但部分到后期可能需要依赖轮椅。头颅 MRI 平扫多正常。肌肉病理提示肌纤维大小不等、间质增生、卫星细胞减少。免疫染色可见 α dystroglycan 糖基化减少。血肌酸激酶可正常或轻度升高。

19.LGMD 隐性 22 型（LGMD R22，原属于先天性肌营养不良）：本型由染色体 21q22.3 上的 Collagen VI 的 α2 亚基（COL6A2）基因突变所致，与 LGMD 隐性亚型相关的突变为 Q819X 的纯合突变。多于 2~4 岁起病，伴有关节挛缩。四肢近端及远端肌无力，可有肺功能下降。血肌酸激酶可轻度升高 1.5 倍。免疫荧光染色可见胶原 VI 在基底膜上表达不连续，毛细血管上表达缺失。

20.LGMD 隐性 23 型（LGMD R23，原属于先天性肌营养不良）：本型与染色体 6q22.33 上的 Laminin α2 亚基（LAMA2）基因突变相关。Laminin α2 (Merosin) 主要位于肌肉、皮肤、神经系统的基底膜上。临床多在 1~59 岁起病，可有四肢轻度无力，偶伴小腿后群肥大。患者多伴中枢神经系统病变，可表现为癫痫或智能下降。头颅 MRI 平扫提示大部分患者存在白质脑病。血肌酸激酶可升高至 1 000 U/L。肌肉活检提示肌病样改变，可伴镶边空泡，部分有炎性细胞浸润。

21.LGMD 隐性 24 型（LGMD R24，原属于先天性肌营养不良）：本型与染色体 3p22.1 上的 GTDC2 (glycosyltransferase like domain containing protein 2) 基因突变相关。GTDC2 蛋白在脑组织、骨骼肌、心脏及肾脏中高表达，可能参与了 α dystroglycan 的糖基化过程。患者多在 11 个月龄至 13 岁起病，表现为近端无力伴小腿肥大，面部肌肉无受累。2 例患者表现为智能受损。血肌酸激酶可波动在 300~4 000 U/L。肌肉活检提示肌肉组织纤维化，再生增多，核内移。α dystroglycan 的糖基化染色可表现为完全缺失。

【鉴别诊断】

LGMD 在临床上需与其他肌营养不良症相鉴别：(1) 假肥大型肌营养不良症：本病在临床上与经典分型 LGMD 2C/2D/2E/2F 极易混淆，但可借助 X 性连锁隐性遗传、男性患病、病情进展快、肌肉病理 dystrophin 免疫染色缺失等特点相鉴别。(2) 面肩肱型肌营养不良症：可借助典型的面、肩、肱肌萎缩无力，三角肌保留等鉴别。某些神经肌病以四肢近端无力为主要表现，在临床上酷似 LGMD，亦需予以鉴别，如：(1) 炎性肌病：虽以近端肌肉无力为主要表现，但可根据起病急、症状有波动、激素治疗效果佳等进行鉴别；(2) 脊肌萎缩症或肯尼迪病：可借肉跳、舌肌纤颤及电生理检查等进行鉴别；(3) 慢性吉兰 巴雷综合征：可借有感觉异常、脑脊液蛋白细胞分离、电生理示神经传导速度减慢、激素有效等相互鉴别。

【治疗】

本组疾病无特效治疗，仍以支持治疗为主，关节活动锻炼、跟腱挛缩松解、矫形器具及康复锻炼对维持功能有一定帮助。心脏受累者需密切随访心电图或心脏超声，房室传导阻滞严重者需安装起博器，扩张型心肌病伴心衰者在条件许可下可行心脏移植。目前在 FKRP 突变小鼠上发现核糖醇可提高糖基化α dystroglycan 表达，从而改善肌力，但更多的治疗探索正在进行中。近年来，基因治疗及细胞治疗在动物试验中显示了良好前景。对于 LGMD 的临床队列随访及自然史研究正在全球火热进行中，以 LGMD2B、LGMD2A 及 LGMD2E 等为首，为即将到来的新治疗做了很好的铺垫。

四、强直性肌营养不良症

强直性肌营养不良症(myotonic muscular dystrophy 或 dystrophia myotonia, DM)是一组以肌无力、肌强直和肌萎缩为特点的多系统受累的常染色体显性遗传病。除骨骼肌受累外，还常伴有白内障、心律失常、糖尿病、秃发、多汗和性功能障碍等表现。不同的患者病情严重程度相差很大，如在同一家系中可见从无症状的成人杂合子到病情严重的婴幼儿。

【病因与发病机制】

强直性肌营养不良症的基因位于 19 号染色体长臂(19q13.2)，基因组跨度为 14kb，含 15 个外显子，编码 582 个氨基酸残基组成萎缩性肌强直蛋白激酶(dystrophia myotonica protein kinase, DMPK)。该基因的 3'-端非翻译区存在一个三核苷酸串联重复顺序即 p(CTG)n 结构，正常人的 p(CTG)n 结构中 n 拷贝数为 5~40，而强直性肌营养不良患者的 n 为 50~2000，称为(CTG)n 动态突变。该异常扩展了的 p(CTG)n 影响基因的表达，对细胞有毒性损害而发病。该病的外显率为 100%。

【病理】

肌活检病理可见肌纤维大小不一，形态呈角形、圆形和不规则形；萎缩肌纤维呈广泛分布，有大量核内移肌纤维;伴较多的肌纤维肥大、增殖和分裂；但无明显的肌纤维坏变。萎缩肌纤维可出现明显的肌浆块为本病特点，但并非每个患者都出现。ATP 酶染色提示萎缩肌纤维以Ⅰ型纤维为主，Ⅱ型肌纤维肥大；可有肌源性群组化现象。

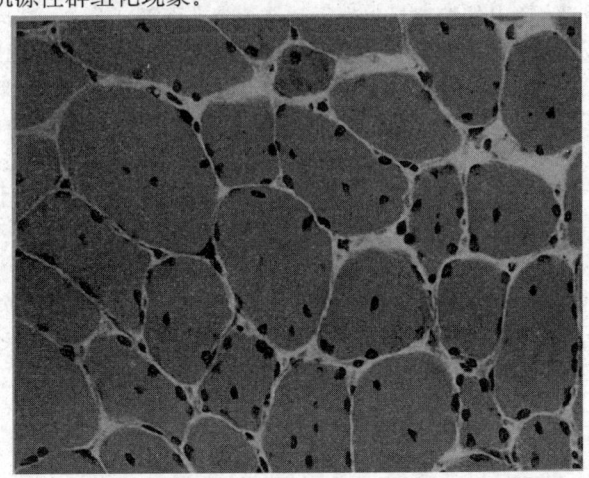

图2-3 强直性肌营养不良患者HE染色 (HE×200)

【临床表现】

1.发病年龄及起病形式 多在 30 岁以后起病，但也有儿童期起病者。起病隐袭，进展缓慢，肌强直通常在肌萎缩之前数年或同时发生。病情严重程度差异较大，部分患者可无自觉症状，仅在查体时才被发现有异常。可有阳性家族病史。

2.肌强直 肌肉用力收缩后不能即刻正常地松开，且遇冷加重。主要影响手部动作，行走和进食，如用力握拳后不能立即将手伸直，需重复数次才能放松；或用力闭眼后不能睁开；或开始咀嚼时不能张口。用叩诊锤叩击四肢肌肉、躯干甚至舌肌时，可见局部肌丘形成，持续数秒后才能恢复原状，这有重要的诊断价值。

3.肌无力和肌萎缩 肌肉萎缩往往先累及手部和前臂肌肉,继而累及头面部肌肉,如上睑、颞肌、咬肌、面部诸肌、胸锁乳突肌等。尤其颞肌和咬肌萎缩最明显,患者面容瘦长,颧骨隆起,呈"斧状脸",颈消瘦而稍前屈,而成"鹅颈"。部分患者有构音障碍、足下垂及跨越步态。

4.其他表现 大多在成年患者较明显,病变程度与年龄密切相关。

(1)白内障:成年患者常见,且常伴有视网膜色素变性。

(2)内分泌症状:①男性睾丸小,生育能力低;女性月经不规律,卵巢功能低下,过早停经,甚至不孕;②糖耐量异常占35%,常伴糖尿病。

(3)心脏:常有心悸,甚至出现晕厥。

(4)胃肠道:可出现胃排空慢、胃肠蠕动差、假性肠梗阻、便秘。有时因肛门括约无力可大便失禁。

(5)其他:部分患者有智力低下、听力障碍、多汗、肺活量减少、颅骨内板增生、脑室扩大等。男性有秃顶。

【辅助检查】

1.肌电图 典型的肌强直放电对诊断具有重要意义。受累肌肉出现连续高频强直波逐渐衰减,属电图扬声器发出一种类似轰炸机俯冲样声音。67%患者的运动单位时限缩短,48%有多相波。

2.其他 血清CK和LDH正常或轻度升高;心电图可提示心律不齐或房室传导阻滞。

3.肌肉活组织检查见前文的病理所述。

4.基因检测 患者染色体19q13.3位点的肌强直蛋白激酶基因的3'-端非翻译区的CTG重复顺序异常扩增超过100次(正常人为5~40次),即可确诊。

【诊断】

根据肌强直和肌萎缩的特点,以及肌电图提示强直电位,可以考虑本病;如有白内障、秃发、睾丸萎缩、月经失调等表现则更支持诊断;肌肉活检病理显示特征性改变、阳性家族史或基因检测阳性者可明确诊断。

【鉴别诊断】

本病主要与其他类型的肌强直鉴别,如①先天性肌强直:与强直性肌营养不良症的主要区别点是肌强直及肌肥大,貌似运动员但肌力减弱,无肌萎缩和内分泌改变。②先天性副肌强直(paramyotonia congenital):突出的特点是出生后就持续存在面部、手、上肢远端肌肉遇冷后肌强直或活动后出现肌强直(反常肌强直)和无力,如冷水洗脸后眼睛睁开缓慢,在温暖状态下症状迅速消失,叩击性肌强直明显。常染色体显性遗传,致病基因定位在17q23。③高血钾型周期性瘫痪:10岁前起病的迟缓性瘫痪伴肌强直,发作时血钾水平升高、心电图T波增高,染色体17q13的a-亚单位基因的点突变检测可明确诊断;④神经性肌强直(neuromyotonia):又称Isaacs' syndrome,为后天获得性免疫性肌强直,主要见于青年,隐袭起病,缓慢进展,临床特征为以小腿腓肠肌为主的持续性肌肉颤搐,伴局部肌肉酸胀疼痛不适,伴有强直及汗多。

【治疗】

目前无特殊治疗办法。为减轻肌强直,可口服苯妥英钠0.1g,每日3次;或卡马西平0.1-0.2g,每日3次;或普鲁卡因胺1g,每日4次;但有心脏传导阻滞者忌用普鲁卡因胺。注意心脏病的监测和处理。白内障可手术治疗。内分泌异常给予相应处理。

【预后】

预后取决于发病的年龄,幼年发病者的预后较差,多在未成年就死亡。成人发病者的预后较好,可不影响寿命。

第四节 代谢性肌病

代谢性肌病是一大类以肌纤维线粒体、糖原及脂质代谢紊乱导致能量产生过程障碍而引起的肌肉功能障碍、肌纤维变性和坏死的疾病，有的伴有全身多个脏器器系统的受累。依据代谢环节受累的不同，主要分为线粒体肌病或脑肌病、糖原沉积病和脂质沉积病等。这些疾病还各自分为许多不同的类型。

一、糖原累积病

肌细胞从外周血中转运葡萄糖并合成糖原，在能量需求增加时进行糖原降解。肌膜不允许葡萄糖自由通过，因而外周血葡萄糖的利用受其通过肌膜的转运速率所限制。糖原是肌肉组织中主要的碳水化合物储备。当肌肉收缩需要能量时，糖原被降解为葡萄糖供能。糖分解或合成过程中各种酶的缺乏可导致糖原累积症。

本组疾病是一大类遗传性糖代谢障碍性疾病，通常糖原累积在肝、心、肌肉等组织，有时也影响脑组织而出现神经症状，最常见的是低血糖脑病的表现。本组疾病的命名可根据缺陷酶命名，也可根据发现先后顺序以罗马字母命名，目前已发现和报道的有13，可累及骨骼肌的有10型，其中以Ⅱ型和Ⅴ型最为常见。

【病因与发病机制】

因基因缺陷导致的糖代谢途径中的某个酶缺乏或活性降低，引起糖代谢障碍，使能量产生障碍及糖原颗粒堆积而挤压和破坏肌纤维结构，使得肌纤维运动功能受损，表现为肌无力和肌萎缩；因糖原利用障碍，不能及时供应能量，所以患者表现为不耐疲劳现象。

【病理】

不论何种糖代谢的酶缺乏，其最终导致肌纤维内出现大量的糖唐原颗粒堆积，其不仅不能产生能量，且还因过多的糖原颗粒挤压破坏肌原纤维，因此，病理形态学的共性是：HE染色显示肌纤维内出现大量空泡样变性或坏死，部分空泡内有嗜碱性颗粒；PAS染色可见病变肌纤维呈阳性或强阳性，但多数病变肌纤维因为在标本染色处理过程中，糖原颗粒被冲洗而脱失，故未显示出阳性，甚至是淡染。电镜观察到肌膜下及肌原纤维间隙有大量糖原颗粒堆积，肌丝结构断裂、破碎，可伴有许多髓样体或小管空泡体。采用特殊缺陷酶染色可确定不同类型的糖原沉积性肌病，但国内极少开展。

【临床表现】

1. Ⅱ型糖原沉积病 即Pompe病，由酸性麦芽糖酶缺乏引起，为常染色体隐性遗传，多为散发。分为婴儿型、儿童型及成年型。婴儿型在生后3~6个月发病，肌无力、心脏大、舌大、肝肿大，2~3岁死于心力衰竭和呼吸衰竭；儿童型表现为进行性肌无力，个别心脏扩大，最终心力衰竭和呼吸衰竭，3-24岁死亡；成人型的患者，有半数以上自儿童发病，进展性肌无力，以近端为主。半数在早期呼吸肌无力。最易误诊为重症多发性肌炎。

2. Ⅴ型糖原沉积病又称McArdle病，由磷酸化酶缺乏引起。不同的年龄发病表现不同。儿童或少年发病者常表现为肌肉易疲劳或间歇性肌红蛋白尿；青年发病者表现为运动后肌痉挛和偶有一过性肌红蛋白尿；中年发病者的特征为进行性肌无力而无肌红蛋白尿。但不论何种类型，其临床表现主要有以下特点：①运动性肌痉挛，即剧烈运动后出现肌肉剧烈疼痛，尤其下肢明显，持续时间由数分至数小时，也可长达数天。休息后可完全好转。②继减现象(second wind phenomenon)，即发生运动后肌肉痉挛时，患者仍须坚持轻中度的肢体活动，则肌肉痉挛反而逐渐减轻或消失。③肌疲劳和肌无力，在运动后出现肌疲劳和无力，且可持续存在；严重时完全瘫痪，甚至眼外肌也出现疲劳现象。④运动后肌红蛋白尿，半数以下青少年患者在剧烈运动后数小时，出现肌红蛋白尿，且可持续24小时。⑤肌肉萎缩和肌肉肥大，半数以上患者出现小腿肌肉肥大，晚期出现肌肉萎缩。

【辅助检查】

Ⅱ型糖原沉积病患者血CK升高，但ALT和AST正常。超声检查发现肝脾肿大，心电图提示心律失常和心脏扩大。

Ⅴ型糖原沉积病患者血清CK和LDH正常或轻度升高，血和尿肌红蛋白含量升高。肌电图提示肌源性损害。心电图提示QRS增高，R-P延长和T波倒置。

肌肉酶组织化学及酶特异性染色可明确本病及其不同类型。必须切取新鲜肌肉组织进行常规HE和酶组织化学检查方可发现典型的病理改变，详见前文病理描述。以肝脏受累为主者，可行肝脏活检。

【诊断】

任何年龄出现的不耐疲劳现象、肌无力、肌肉疼痛，尤其运动后出现肌肉痉挛，并伴有反复低血糖、高脂血症、肌红蛋白尿者，应考虑本病的可能。肌肉活检有助于明确本病，但类型的区分须通过特殊酶组织化学检查。

【鉴别诊断】

糖原沉积病首先应与其他代谢性肌病鉴别，其次与其他肌肉疾病区别。但各种肌肉病的临床表现没有特异性，所以，最终通过肌肉活检进行鉴别。糖原沉积病本身类型的鉴别除各自类型的临床特点外，主要通过特殊缺陷酶的组织化学染色加以区别。

【治疗】

对于Ⅱ型糖原沉积病，可试用纯化的α糖苷酶治疗，可使肝内糖原减少。Ⅴ型糖原沉积病患者应避免剧烈运动，也可在运动前服用少量葡萄糖、果糖和乳糖以防止或减轻发作性肌无力及肌肉痉挛性疼痛。

二、脂质沉积性肌病

脂质沉积性肌病是指脂肪代谢障碍导致肌纤维内脂滴过多引起其形态结构破坏和收缩功能减弱的骨骼肌疾病。其临床表现为肢体运动不耐受或运动后出现肌肉痉挛、疼痛及肌无力，后期可出现肌肉萎缩等。大多类型的脂质沉积性肌病主要与肌纤维内相关的酶缺乏有关。

【病因与发病机制】

肌纤维内有许多氧化脂肪酸的酶，不同的酶缺乏导致不同的疾病。

1.肉碱缺乏症可分为基因缺陷引起的原发性肉碱缺乏病和内科疾病引起的继发性肉碱缺乏症。前者称系统性肉碱缺乏病，而只出现在肌肉的肉碱缺乏病称为局限性肉碱缺乏病，即通常所说的脂质沉积性肌病。肌纤维内的肉碱(carnitine)是将长链脂肪酸从线粒体外转运到线粒体内进行氧化，是长链脂肪酸穿过线粒体膜转运必需的辅助因子。肉碱为小分子水溶性物质，其75%来自食物中的肉类，其余在肝脏和肾脏由赖氨酸和甲硫氨酸合成肉碱。90%的肉碱存在于肌肉中，因此肌纤维中的肉碱一旦缺乏，则导致大量脂肪酸不能氧化，而引起肌纤维内的脂滴堆积产生肌纤维受损，功能也受影响。

2.肉碱转运酶缺乏 肉碱转运脂肪酸还需要相关的酶参与，这些酶缺乏也同样造成脂肪酸的代谢障碍，其引起的疾病包括肉碱棕榈酰转移酶Ⅰ缺乏病、肉碱棕榈酰转移酶Ⅱ缺乏病和肉碱酯酰转位酶缺乏病。尽管这三种酶的缺乏均可引起相似的肌肉疾病，但临床上治疗完全不同。

3.脱氢酶缺乏 被转运到线粒体的长链脂肪酸在β-氧化过程中，还需要相关的酶参与，如脱氢酶；某些基因缺陷时，该酶的活性下降，使得脂肪酸不能被氧化代谢产生能量。不同的长链脂肪酸在氧化时，由不同的酶所负责，因此，不同的酶缺乏产生相应的酶缺乏病，常分为极长链、长链、中链、短链脂肪酸酯酰-CoA脱氢酶缺乏病四种。

4.其他 还有些其他酶的缺乏，如肉碱酯酰转位酶缺乏和脂肪酸β-氧化障碍都引起相应的脂质沉积性肌病。

不管哪种原因引起脂肪酸代谢障碍，最终产生两个结局，一是能量不够，使得肌纤维收缩功能降低，而表现为肌无力或肌肉运动不耐受现象；二是肌纤维内的脂肪滴逐渐增多、堆积，对肌原纤维或肌丝产生挤压破坏作用，使肌纤维结构异常，严重者发生肌纤维变性坏死；其引起的临床表现，除肌无力外，还出现明显的肌肉萎缩，此时治疗效果不好。

【病理】

从病理形态学角度，脂质沉积性肌病的共同病理特点是，肌纤维内堆积大量的脂滴，严重程度取决于脂滴堆积的多少。轻者的肌纤维呈细小筛孔样变性，重者出现肌纤维呈粗大空泡样变性，甚至肌纤维破碎；伴有吞噬现象。油红O(ORO)染色可显示肌纤维呈阳性或强阳性，NADH染色提示肌纤维结构破坏，有较粗大的深染颗粒。有的还伴肌纤维内线粒体增多，甚至出现RRF样改变。ATP酶染色提示受累肌纤维以Ⅰ型最多。

【临床表现】

1.原发性肉碱缺乏性肌病儿童后期或青年期开始出现的进行性近端肌无力，可累及面肌、颈肌和呼吸肌。青年或中年发病者，以肌无力和易疲劳为特点，也可表现为全身肌无力。病程缓慢，但有急性加重，严重时可累及呼吸肌而危及生命。部分患者可有心肌损害，如心律失常、心功能障碍等。一般没有骨骼肌溶解表现。

2.脂酰-CoA 脱氢酶缺乏病主要有以下几种类型。

(1)短链酰基辅酶 A 脱氢酶缺乏：新生儿型，可致死。在出生后几天内出现进食减少、呕吐和代谢性酸中毒。6 个月内出现较明显并呈进行性肌无力和肌张力减低。成人型主要表现为近端型肌无力和显著的肌肉疼痛，可有眼外肌麻痹。

(2)中链酰基辅酶 A 脱氢酶缺乏：最常见。临床症状各异，主要表现为代谢性脑病、Reye 病样发作、呕吐、疲劳和昏迷，而肌肉受累症状较少。本病可猝死。

(3)长链酰基辅酶 A 脱氢酶缺乏：发病年龄更早、症状更为严重。患儿不能耐受饥饿，脂肪酸代谢缺陷，肝脏和心脏增大，易夭折。早期非酮症性低血糖发作常见，可有发育迟滞，后期出现近端性肌无力、肌痛、肌痉挛和反复肌红蛋白尿。尤其肌无力和肌张力减低很显著。

(4)极长链酰基辅酶 A 脱氢酶缺乏：2 岁左右发病，轻者表现为非酮症性低血糖，重者早发型伴有扩张性心肌病，死亡率较高。

(5)多长链脂酰-CoA 脱氢酶缺乏病：本病也称戊二酸尿症Ⅱ型。成人型以 30~40 岁发病，亚急性进展。表现为近端肌无力，可伴有运动后肌痛、肌疲劳。可累及呼吸肌伴有发作性昏睡、呕吐、低血糖和代谢性酸中毒。新生儿型者在 2 岁内发病，严重的肌张力低下、低酮低血糖、心肌病、肝肿大，可有严重肌无力、死亡率极高。表现与 Reye 综合征相似，可因严重的酸中毒和低血糖而致死。

(6)长链脂酰 3-羟脂酸-CoA 脱氢酶缺乏病：临床表现为肌无力、肌痛和发作性横纹肌溶解，伴有感觉运动神经病和色素性视网膜炎。

(7)线粒体三功能酶缺乏病(trifunctional enzyme deficiency, TFPD)：表现为多器官损害、复发性低血糖、心肌病、神经肌病，新生儿及婴儿发病，且较重。成人表现为进行轴索性感觉运动性神经病伴发作性肌红蛋白尿。

3.肉碱棕榈酰转移酶缺乏病分两个类型。

(1)肉碱棕榈酰转移酶Ⅰ缺乏病：少见。只有肝受损型。表现为低酮低血糖、肝肿大、肝性脑病、Reye 综合征、心肌损害。治疗主要是高糖低脂饮食，补充中链三脂酰甘油。

(2)肉碱棕榈酰转移酶Ⅱ缺乏病：分三个类型。

1)儿童及成人型：反复发作性肌红蛋白尿、运动后出现痛性肌痉挛、肌无力及急性横纹肌溶解。

2)新生儿型：为多系统性损害的严重疾病。表现为脑病、心肌病、肝肿大、呼吸功能差、癫痫、腱反射亢进、肌张力低、代谢性酸中毒、畸形、低酮低血糖、高氨血症、心肝肾脑肾上腺脂肪累积。

3)严重婴儿型：生后 3 个月发病，饥饿感染诱发。全身表现为肝肿大、心肌病、低酮低血糖、肌肉损害、昏睡抽搐。

4.肉碱-脂酰肉碱转位酶缺乏病　本病少见。多于新生儿或婴儿时死亡。表现为严重低酮低血糖、高血氨、脑病、心脏病及肌无力。

5.三脂酰甘油累积病伴长链脂肪酸氧化障碍　又称 Dorfman-Chanarin 病。临床表现为鱼鳞癣样红斑、肝肿大、小耳、听力差、精神迟滞、眼外斜、肌张力低下、痛性肌痉挛、横纹肌溶解、低酮体性低血糖、代谢性脑病、色素视网膜炎、周围神经病。死亡率高，如果不及时治疗，多在 2 岁前死亡。

上述各种类型的临床表现相互有交叉，但其共同的表现为，青少年发病多见，肌无力，肌张力低下，不耐受疲劳现象突出；有的可出现运动后肌肉疼痛，有的可伴有代谢性酸中毒、低血糖、脑肝脂肪变性等。严重者可出现呼吸肌的受累，甚至可表现为发作性呼吸困难，而危及生命。

【辅助检查】

血清 CK 升高，肌肉肉毒碱水平低，血清肉碱水平正常。可检测出代谢性酸中毒、低血糖及低酮。肌电图呈肌源性改变。肌肉活检查常规 HE 染色及酶组织化学检查可见肌纤维内有大量脂滴沉积，油红染色阳性或强阳性。

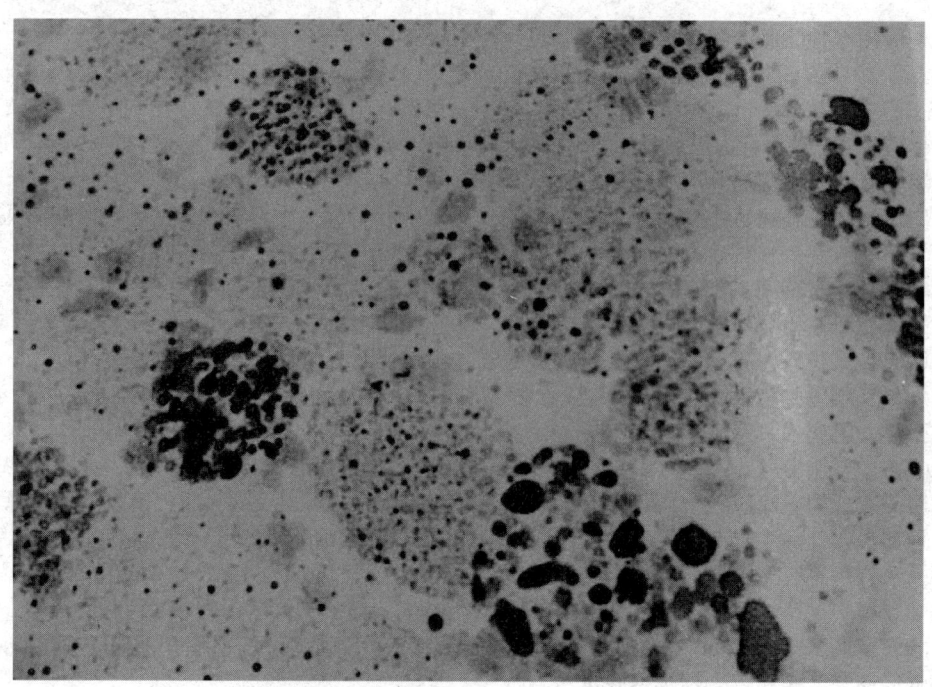

图2-4 脂质沉积性肌病患者油红O染色 (×400)

【诊断】

患者平时运动不耐受现象，间断缓慢或快速出现的四肢无力，肌张力低下，血 CK 水平升高，肌电图提示肌源性受损者应注意本病的可能。肌肉活检提示肌纤维内有大量脂肪滴沉积者可以确诊。如需进行各类型的诊断，则依赖相应的酶活性检查，目前国内不开展这些检查。

【鉴别诊断】

本病主要与其他各种肌肉病区别，特别是首先注意与多发性肌炎的鉴别，其次与线粒体肌病和糖原沉积性肌病鉴别。但是主要的鉴别还是依靠肌肉酶组织化学检查技术方能很容易地做出鉴别诊断。

【治疗】

本病因为是先天的某种酶缺乏，故没有完全根治办法，但对于某个类型的脂质沉积性肌病，有相应的症状缓解药物，如肉碱缺乏引起的脂质沉积性肌病，可给予补充肉碱，一般应用佐卡尼丁10ml，每日 2~3 次，可取得较好疗效，但需长期应用；多长链脂酰-CoA 脱氢酶缺乏病应用核黄素治疗有明显的效果，故此类型也称为核黄素反应性脂质沉积性肌病，可给予口服维生素 B2，每次100~200mg，每日 3 次，长期应用可使症状得到持久的缓解。对于各种类型的脂质沉积性肌病在急性加重或复发期，应用肾上腺皮质激素治疗可以改善肌力，不过长期或反复应用后，效果逐渐不明显。患者应避免进食过多高脂类食品，而应该多进食高碳水化合物食物。可以适当运动，但不能过于剧烈，否则可使病情加重。

三、线粒体肌病及脑肌病

线粒体肌病(mitochondrial myopathy)和线粒体脑肌病 (mitochondrial encephalomyopathy)是一组由线粒体 DNA(mitochondrial DNA, mtDNA)或核 DNA(nucleus DNA, nDNA)缺陷导致线粒体结构和功能障碍、使 ATP 生成不足而引起的肌肉疾病，主要表现为活动后即感到疲乏无力，休息后好转；肌肉酶组织化学染色显示破碎红纤维(RRF)。如病变同时累及到中枢神经系统，则称为线粒体脑肌病。

线粒体遗传病(mitochondrial genetic disease)是近四十多年来发现的一个新疾病体系。Luft(1962年)首次报道一例线粒体肌病，生化研究证实为氧化磷酸化脱耦联所致。Anderson(1981 年)测定了人类 mtDNA 全长顺序，Holt(1988)首次在线粒体肌病患者中发现 mtDNA 缺失，证实 mtDNA 突变是人类疾病的重要病因。到目前为止，已确定 mtDNA 上的 100 多种病理性点突变和数百种重排(rearrangement)方式，建立了有别于孟德尔遗传(Mendelian inheritance)的线粒体遗传(mitochondrial genetics)新概念。

【病因与发病机制】

线粒体肌病和线粒体脑肌病的病因主要是mtDNA(少数是nDNA)发生突变,如基因点突变(point mutation)、缺失(deletion)、重复(duplication)和丢失(depletion),即mtDNA拷贝数减少等、使编码线粒终在氧化代谢过程中所必需的酶或载体发生障碍,糖原和脂肪酸等原料不能进入线粒体,或不能被充分利用、故不能产生足够的ATP。终因能量不足,不能维持细胞的正常生理功能,产生氧化应激,诱导细胞凋亡而导致线粒体病(mitochondriopathy)。

80%的线粒体脑肌病伴高乳酸血症和卒中样发作(mitochondrial encephalomyopathy with lactic acidosis and stroke-like episodes, MELAS)是由mtDNA第3243位点发生A到G的点突变(A3243G)所致。该突变改变了tRNA亮氨酸基因的结构,并使tRNA亮氨酸基因和rRNA基因下游紧密结合的转录终止子失活,从而降低了转录活性并改变了线粒体rRNA和mRNA转录的比例,抑制了线粒体蛋白质的翻译功能,细胞色素氧化酶活性减弱而使ATP产量下降。A3243G突变在mDNA制造了一个新的ApaI限制酶酶切位点,在不同种族的患者中均能检测到,正常人无此突变。用此特性可作MELAS的基因诊断。肌阵挛性癫痫伴破碎红纤维(myoclonus epilepsy ragged-red fibers, MERRF)主要是由于mIDNA第8344位点A到G的点突变(A8344G)引起,使tRNA赖氨酸基因结构发生改变,蛋白合成受阻。30%-50%的慢性进行性眼外肌瘫痪(chronic progressive external ophthalmoplegia, CPEO)和Kearns-Sayre综合征(Kearns-Sayre syndrome, KSS)均有mtDNA的缺失,最常见的是mtDNA的8468位点和13446位点之间的4979bp的缺失。

线粒体病的遗传方式主要是母系遗传(maternal genetic patter),遗传性的病理改变仅能通过母系传递到后代,家系显示母系遗传的临床表型。这是因为受精卵中的线粒体主要来自卵子。人体的每一个细胞均含有多个线粒体,每个线粒体含有许多mtDNA,因此每个细胞含有成百上千个mtDNA(或线粒体基因组)。若母亲是一线粒体病患者,其体内的部分mDNA是正常的,部分是突变的。在母系遗传时,母亲将其正常的和突变的mDNA均传递给子代,但只有女儿可将其正常和突变的mtDNA传递给下一代。子代是否发病,这取决于子代个体正常mtDNA和突变mtDNA的比例,仅当突变mtDNA达到某一阈值时,患者才会出现症状,这与孟德尔遗传方式是不同的。同一种mtDNA突变对于不同患者可引起不同的临床表现,这与突变mtDNA的数目有关,突变mtDNA数目越多临床症状越重,这也是线粒体病临床表现复杂多样的原因。如当MELAS患者肌细胞内的A3243G突变mtDNA超过90%时,临床上出现卒中样发作、痴呆、癫痫和共济失调等;若A3243G突变mtDNA<50%,则只出现慢性进行性眼外肌瘫痪、肌肉损害和耳聋。

非遗传性(环境因素)线粒体突变是由于躯体特异组织的各种紊乱不断积累并超过了一定的阈值,导致mtDNA突变,ATP能量供给障碍使机体出现症状。

【病理】

肌肉:可见较多散在分布的凝固性变性或坏死肌纤维呈紫红色,可伴有吞噬现象。酶组织化学染色中的Gomori trichrome(GT)染色可以清楚地显示这些坏变肌纤维的肌膜下有大量形态异常,肿胀堆积的线粒体被红染,甚至有的整个肌纤维红染,结构不清,即所谓的破碎红纤维(RRF),这是各种线粒体肌病的病理特点。部分患者还伴有不同程度的肌纤维脂质沉积现象,油红染色呈阳性。电镜可观察到肌膜下或肌原纤维间有大量异常线粒体堆积,且有的线粒体内存在结晶体样包涵体,则为诊断本病的最重要依据。

脑:脑的病理改变为非特异性,主要为海绵样改变、神经元变性水肿、灶性坏死或广泛坏死,伴星形细胞增生、脱髓鞘或矿物质沉积。MELAS患者还可见颞顶枕叶皮质多灶性损害,脑皮层萎缩和基底节钙化,颅内多灶性坏死伴小血管增生和星形细胞增多,灶状或层状海绵样改变。MERRF患者可有齿状核(dentate nuclei)、红核(red nuclei)和苍白球(globus pallidus)等核团变性。

【临床表现】

1.线粒体肌病多在20岁左右起病,也可在儿童及中年起病,男女均可受累。临床上以骨骼肌不能耐受疲劳为主要特征,轻度活动后即感疲乏,休息后好转,可伴有肌肉酸痛。后期可出现持续性肌无力,甚至肌萎缩。如果以眼睑下垂为首发症状,且缓慢进展为全眼外肌瘫痪,眼球完全固定,部分患者可有咽部肌肉和四肢无力者,称为慢性进行性眼外肌瘫痪(CPEO)。

2.线粒体脑肌病有较多类型,且分类比较复杂,症状重叠。以下类型较为常见,且在临床上有特殊条件确诊。

(1)MELAS:为线粒体脑肌病的最常见类型。青少年发病,也可至中老年发病。多为突然发病,少数缓慢起病。临床表现为突发的卒中样表现,如精神障碍、智力低下、肢体瘫痪、皮质盲、癫痫和呕吐等，可有偏头痛病史；一般身材矮小和神经性耳聋。追问病史，可发现常有不耐疲劳现象。可有阳性家族史。在发作期进行脑MRI检查时，T2和DWI像可清晰地显示沿脑回分布的皮质及皮质下呈现出高信号，T1像呈现低信号，脑CT扫描显示出低密度改变，这种改变常称为"层状坏死"，系本病特征性影像学改变；且这种影像学的病变与脑血管支配分布不一致。特别有意义的是这种改变经过数月后可完全消失，少部分留有局部脑萎缩；但再复发时，这种特征的改变又可出现在另一部位的皮质。同时，部分患者可有基底节钙化。发病时血和脑脊液乳酸增高。血乳酸及丙酮酸试验可呈阳性。

(2)KSS：本病的诊断标准为：①20岁前起病；②CPEO；③视网膜色素变性，在具备这三种条件下，加上以下一种即可诊断，如心脏传导阻滞、小脑症状和脑脊液蛋白>100mg/dl。

(3) MERRF：多在儿童发病，少数在成人发病；可有阳性家族史。主要特征为：①肌阵挛；②癫痫；③共济失调；④肌肉活检提示有RRF。部分患者还可有身材矮小、智力低下、视神经萎缩、听力障碍、运动不耐受及周围神经病等；也偶有心肌病、视网膜色素变性、锥体束征、眼外肌麻痹和多发性脂肪瘤。

【辅助检查】

1.血生化检查

(1)80%患者的乳酸、丙酮酸最小运动量实验呈阳性，即运动后10分钟血乳酸和丙酮酸仍不能复正常。线粒体脑肌病者CSF乳酸含量也增高。

(2)线粒体呼吸链复合酶活性降低。

(3)少数患者血清CK和LDH水平轻度升高，多数为正常。

2.肌肉活检获取的肌肉组织必须通过冷冻切片进行酶组织化学染色，方可发现RRF，以支持诊断；电镜可观察到肌膜下或肌原纤维间有大量异常线粒体堆积，尤其线粒体内有结晶样包涵体，但因为电镜取材极少，再经超薄切片后，发现RRF的概率极低，故一般不强调用电镜诊断本病。

3.影像学检查 头颅CT或MRI可发现上述特征性改变，也同时排除其他疾病；尤其是在发作当时进行DWI检查，可清楚地出现典型层状坏死表现。

4.肌电图 多数为肌源性受损，少数可以正常。

5.线粒体DNA分析可协助本病诊断。DNA分析可见mtDNA点突变、缺失、重复或丢失。如①CPEO和KSS均为mtDNA片段的缺失，其可能发生在卵子或胚胎形成的时期；②80%的MELAS患者是由于mtDNA tRNA亮氨酸基因3243位点突变所致；③MERRF是mtDNA tRNA赖氨酸基因位点8344的点突变所致。

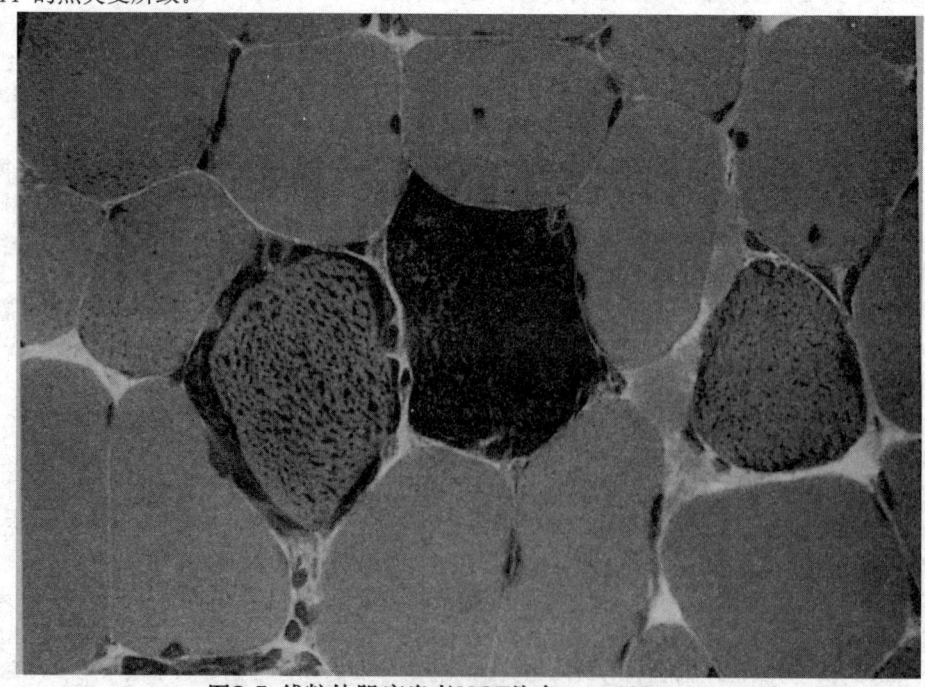

图2-5 线粒体肌病患者MGT染色（×400）

【诊断】

1.线粒体肌病 肢体不耐受疲劳，且活动后出现肌无力，休息后好转，血乳酸/丙酮酸试验阳性，没有脑受损表现，结合肌活检观察到较多的 RRF，则可诊断本病；基因检测到 mtDNA 丢失和重排则可确诊。

2.线粒体脑肌病的诊断出现脑或视网膜受损的同时，结合影像学及肌活检观察到的 RRF，可虑线粒体脑肌病的可能。依不同的特殊临床表现及基因检测，可确定本病的特殊类型。

【鉴别诊断】

线粒体肌病主要与重症肌无力、多发性肌炎、眼咽型肌营养不良、肢带型肌营养不良、其他代谢肌病鉴别；线粒体脑肌病则应与多发性硬化、急性播散性脑脊髓炎、脑炎、脑膜炎、脑梗死、肌阵挛癫痫等鉴别。

【治疗】

目前无特效治疗办法。可长期应用维生素 E、ATP、辅酶 Q10 和 B 族维生素治疗或许可减轻症状。KSS 患者有重度心脏传导阻滞者可用心脏起起搏器。

第五节 先天性肌病

先天性肌病(congenital myopathy)是一组自新生儿或青少年发病的肌肉疾病。主要表现为出生后的肌张力低下、肌无力，以后出现生长缓慢、骨骼畸形，病程相对稳定，血清 CK 水平正常或轻度增高。一般肌肉病理不能诊断，仅在电镜或特殊组化染色下才能明确，以下对几种相对常见的先天性肌病做一介绍。

一、杆状体肌病

杆状体肌病(nemaline myopathy, NM)，由 Conen 等和 Shy 等于 1963 年首先报道，其定义为肌纤维结构异常，即可在肌纤维中发现尼曼林小体(nemaline body)。本病较为少见，估计发病率在活婴中是 0.02/1 000，国内未见报道。

【病因和发病机制】

目前认为本病为遗传性疾病，但有一定异质性，常染色体显性遗传性杆状体肌病与 1q21-q23 的 a-原肌球蛋白基因和 9p13 的 β-原肌球蛋白基因突变有关。常染色体隐性遗传性杆状体肌病与 2q21.2-q22 的 nebulin 编码基因和 19q13 的肌钙蛋白基因突变有关。此外，常染色体显、隐性杆状体肌病均可由 1q42.1 上的 a-肌动蛋白基因突变引起。

【病理】

肌肉病理特征是在多数肌纤维中出现无数微小的棒状颗粒，主要在 Gomori 三色法染色中显现，呈红色或紫红色。两型肌纤维分布不均匀。电镜下可见明显的棒状体积聚，其数目与肌病严重程度及发病年龄之间无相关性。

【临床表现】

本病的临床表现不一。突出表现是肌无力和肌张力低下，肌萎缩不明显。肌无力以肩胛带和骨盆带最为严重。远端肌如足背屈肌、趾伸肌亦可受累，眼外肌一般不受累。呈肌病面容，如面部狭长、没有表情、口呈帐篷状、腭弓抬高、下颌退缩和迟发的颌骨固定，新生儿可见"金鱼嘴"。后组脑神经支配肌肉受累程度较轻。脊柱过度前凸，某些患者出生即有明显胸廓畸形，腱反射减弱或消失。关节活动度过大，以后出现关节挛缩和畸形。肌无力程度可不反映呼吸肌受累的程度。检查可见呼吸容量受限，患者具有隐袭发作的夜间缺氧危险，而晨起时无症状，可突然出现呼吸衰竭。婴儿喂食困难，年长的患者可见吞咽困难、胃食管反流、肋间肌和膈肌受累,易患肺炎。少数患者需鼻饲或人工呼吸。偶见心脏受累，以扩张性心肌病常见。

本病为非进展性，但部分患者也会有无力进行性加重。本病有不同类型，严重婴儿型可致命，表现为新生儿明显肌张力低下和呼吸衰竭。晚发型者起病在成人早期，以轻度近端无力为主要表现。

【实验室检查】

肌电图所见为非特异性肌源性改变。血清 CK 可正常或轻度增高。肌肉活检可见肌纤维中有大量杆状体。

【诊断和治疗】

诊断主要依赖于病史和肌肉病理。肌肉病理可见选择性 I 型纤维萎缩和 II B 型纤维缺如，光镜下可见特征性棒状体，主要位于肌浆，肌核内也有分布。本病无特效治疗，必要时可实施矫形手术改善生活。对呼吸不好的患儿应及早使用机械通气，可避免由于夜间低氧而突然发生的呼吸衰竭。

二、中央轴空病

中央轴空病(central core disease)是最早被描述的先天性肌病，于婴儿期发病，主要表现为运动发育迟缓，肌张力低下和肢体近端肌无力。

【病因和发病机制】

多数呈常染色体显性遗传，已定位于 19q13.1 的 ryanodine 受体基因，即编码骨骼肌肌质网钙离子释放通道的基因。本病与恶性高热的易感性密切相关，有研究证实两者均与 ryanodine 受体基因突变有关，但两者的表型不同可能是基因型变异所致。目前也有学者将本病归为离子通道病。

【病理】

肌肉病理的特征性表现是由于肌纤维中缺乏线粒体，氧化酶活性低而形成轴空状纤维；ATP 染色见 I 型纤维占优势。在 Gomorik 改良三色法染色中可见肌纤维中央显示模糊的中心圆形浅染区，也不被 NADH-TR、SDH 以及 PAS 染色呈中央空白区。电镜下可见轴空区域肌丝结构的各种变化，有的肌节结构破坏。轴空部位线粒体耗尽，轴空周围则有线粒体聚集。

【临床表现】

本病在出生或婴儿初期起病，主要表现为肢带肌及近端肌无力。早期即可见到脊柱侧弯和四肢关节挛缩。肌萎缩可不明显，肌张力低下。患儿不能站立，坐立不稳，重者常因呼吸困难和肺部感染而夭折。病情可缓慢进展，偶有一定程度好转，大多数在成年时仍可维持日常生活和工作。约 40%有肌纤维中央轴空的患者无症状，其中部分患者表现为对恶性高热危象敏感。在吸入麻醉及使用去极化肌松剂时出现骨骼肌僵硬、心动过速、过度通气、紫绀、发热和乳酸血症，如果治疗不及时，患者可在几分钟内死于心室纤颤或几小时内死于肺水肿和凝血障碍。

【实验室检查】

肌电图所见为非特异性肌源性改变。血清 CK 多正常，有时也见轻度增高。肌肉活检见特征性轴空表现。

【诊断和治疗】

确诊依赖于病理，切片横断面上见 I 型纤维增多伴轴空。在本病中，肌纤维中心的肌原纤维排列紊乱的区域不被线粒体酶和过碘酸希夫(PAS)染色，故而呈现轴空，为特征性病理改变。

本病预后差。尚无有效的治疗。注意心肺功能，尤其脊柱侧突患者。对呼吸功能不好的患者及时使用机械通气，避免发生呼吸衰竭。加强肌肉营养，加强肢体物理治疗，可能有助于延长患者寿命及提高生活质量。关节挛缩及肢体畸形者可予矫形。

三、肌管性肌病

肌管性肌病(myotubular myopathy)又称为中央核肌病(centronuclear myopathy)。由 Spiro 于 1966 年首先报道，本病可见有中央核的异常肌纤维，与胎儿早期的肌管特征相似。目前较为了解的是婴儿型，常为致死性。表现为眼外肌、面肌和肢体肌肉的无力，常伴有呼吸衰竭。

【病因和发病机制】

本病遗传类型不定，为常染色体显、隐性或性连锁隐性遗传，目前认为 Xq28 长臂上的肌管素(myotubularin)编码基因 MTM1、X 染色体上的 MTMR1 基因、常染色体上的 MTMR2、MTMR3 基因均与本病有关。然而，以上基因产物和本病的关系尚未完全阐明，基因中大片断的缺失并不多见，但错义和无意义突变、点突变常见于 X 连锁隐性遗传家系。

【临床表现】

本病以 X 连锁隐性遗传者常见。婴儿型较为严重，常表现为出生后严重的肌张力低下和呼吸窘迫，婴儿多在最初数月内死于呼吸衰竭。四肢肌无力较为严重，面肌、颈肌和眼外肌也受累明显，虽然睑下垂不明显，但眼球固定。患儿肋骨较薄，髋、膝和踝关节可出现挛缩。成人型的症状相对较轻，可有不同程度的眼外肌无力、面瘫和四肢无力。青少年型的症状介于成人和婴儿型之间，常在中年时丧失行走能力。

常染色体显性遗传型临床少见，常于晚年起病，症状较轻，也表现为睑下垂、眼外肌麻痹和四肢无力，可有马蹄内翻足。

【实验室检查】

实验室检查均正常，有时可见 CK 轻度升高。肌电图可见纤颤电位、正尖波、复合重复放电，有时可见肌强直放电。在目前所知的先天性肌病中，只有本病和肌原纤维性肌病(myofibrillar myopathy)具有异常的自发电位和插入电位。

【诊断和治疗】

肌肉病理是确诊本病的主要手段。显微镜下可见 I 型肌纤维占优势，直径很小，大多数肌核在中央，肌纤维中氧化酶活性增高，PAS 染色增强，提示核旁线粒体和糖原增多。

本病无特殊治疗。婴儿型预后较差，多数在数月内死亡。轻症者应加强肌肉营养，加强肢体物理治疗，可能有助于延长寿命及提高生活质量。关节挛缩及肢体畸形者可予矫形手术。

四、多轴空病

多轴空病(multiple disease)也称为微小轴空病(minicore disease),除了肌纤维的轴空为多个并且形态较小，其病理改变与中央轴空病极为相似，但临床和遗传特点却截然不同。

本病多数为常染色体隐性遗传和散发病例，偶有显性遗传报道。目前报道的与本病相关的基因有：19q13.1 上的 raynodine 受体编码基因、1p35-p36 上的 selenoprotein N 1(SEPN1)基因以及 12q 上的乙酰 CoA 脱氢酶(SCAD)短链编码基因。

本病于围产期或婴幼儿期起病，出生前可发现胎动减少，出生后可呈现肌张力低下，可呈现运动发育迟缓。肌无力多累及躯干和近端肌,面肌、眼外肌也可受累。病程10年以上者可有脊柱侧凸、韧带松弛、足外翻等畸形,严重者可有呼吸肌无力。多数患者病情进展缓慢或呈非进展性。多数患者智能和心功能正常,一般不伴有恶性高热,但文献中也有两者合并存在的报道。

血清CK正常或轻度增高。肌电图呈现肌源性损害。肌肉病理可见Ⅰ型肌纤维占优势,肌纤维大小不一,NADH染色可见各型肌纤维内有许多形态较小的轴空,沿肌纤维长轴垂直分布,同时可见肌核增加,肌核内移,部分患者可见坏死、再生等肌营养不良症样病理改变。但多轴空并非绝对特征性改变,有时也可在其他肌病中出现。

第六节 离子通道相关性肌病

骨骼肌离子通道病(ion channelopathies)是一组肌细胞生物膜离子通道基因突变所致的骨骼肌疾病，临床上以反复发作性肌肉无力或强直为主要特点。包括周期性麻痹、先天性肌强直、先天性副肌强直、恶性高热等。

一、先天性肌强直

先天性肌强直(myotonia congenital, MC)是一种遗传性强直性肌病，目前归为离子通道病，为常染色体显性和隐性遗传。前者为 Thomsen 型肌强直，后者为 Becker 型肌强直。临床上均以全身骨骼肌强直和肌肉肥大为主要表现。

【病因和发病机制】

Thomsen 和 Becker 型肌强直均与 Cl-通道的异常有关。致病基因(CLCN1)定位于 7q35 上。Cl-通道异常使肌膜的 Cl-传导性也降低，K^+ 在肌细胞横管的浓度增高，导致横管膜的过度去极化而再度激活 Na^+ 通道，引起肌细胞重复放电，产生了临床和电生理上的肌强直。目前已发现 CLCN1 有 50 多个突变位点，部分位点的突变既可引起显性遗传，也可引起隐性遗传。错义突变(单一氨基酸残基改变)和非错义突变(不同的剪接产物)均有报道。一般而言，剪接突变常引起隐性遗传表型。Thomsen 和 Becker 型肌强直均已发现各种不同的截断和错义突变。显性突变型对二聚体通道复合体施加显性负效应，表现为突变/突变和突变/野生型通道复合体均为功能异常者。

【临床表现】

Thomsen 肌强直常于 10 岁前起病，而 Becker 肌强直则于青春早期起病，后者在临床上比前者多见。患者表现为肢体活动僵硬，动作笨拙，静止休息后或寒冷环境中症状加重。动作启动困难是本病的特征表现，常因吃饭时第一口咀嚼后张口不能；久坐后立即站起不能，站立后立即起步不能；握手后不能立即放松；发笑后表情不能立即终止而引起旁人惊异。严重者跌倒时不能用手去支撑，酷似门板倒地。上述症状均在重复运动后减轻或消失，休息或寒冷刺激后加重。Becker 型患者男性症状重于女性，部分可出现周期性肌无力，持续数分钟，多由休息后的突然运动所诱发。

体格检查可见全身骨骼肌肉肥大，酷似运动员体魄；可诱发握持性肌强直、眼睑肌强直；叩击肌肉可出现持久凹陷或肌球；全身感觉正常。

【实验室检查】

血清 CK 多正常，Thomsen 型可轻度增高，Becker 型可中度增高。肌电图示肌强直样放电，而无肌营养不良症样电生理表现，重复电刺激可见肌肉动作电位波幅递减，但与重症肌无力的不同在于波幅持续递减，如用高频刺激则递减更为明显。肌肉病理示 2B 型纤维减少，无特异性，原因不明。

【诊断和鉴别诊断】

依据家族史和典型病史诊断并不困难，但区分 Thomsen 型和 Becker 型有一定困难，可借助不伴肌肉萎缩、脱发、白内障和内分泌功能障碍等特征与强直性肌营养不良症相鉴别；以肌肉肥大、没有寒冷刺激亦有肌强直症状可与先天性副肌强直症相鉴别。

【治疗】

治疗选择决定于症状严重程度和药物不良反应。轻者不需任何药物治疗，只要改变生活方式减少发作即可。若肌强直症状需要治疗者，首选美西律(mexiletine)，部分患者有较好疗效，初始剂量为 150mg，每日 2 次口服，根据需用逐渐增加剂量，可加至 300mg，每日 3 次。主要不良反应为胃肠道不适、头痛、皮疹和震颤等。疗效不佳者可用妥卡胺(tocainide)400~1200mg/d，需严密注意可能引起的骨髓抑制作用。苯妥英钠由于不良反应相对少，可以 300~400 mg/d 分 3 次服用，此外，奎宁、普鲁卡因酰胺也可应用。部分患者应用乙酰唑胺有效，剂量为 125mg，每日 2 次，根据需用逐渐加至 250mg，每日 3 次。

二、副肌强直症

先天性副肌强直(paramyotoniacongenital, PMC)由 Eulenburg 于 1886 年首先描述，为常染色体显性遗传，临床上以运动后和遇冷后肌强直明显为主要特点，有时伴高钾性周期性麻痹。

【病因和发病机制】

本病与 17q23 染色体上编码骨骼肌 Na^+ 通道 a 亚单位基因(SCN4A)的突变有关。基因突变可导致 Na^+ 通道功能失调。当肌纤维遇冷时，肌膜静息电位从-80mV 下降至-40mV，呈现持续性去极化，从而引起过度兴奋和肌强直放电。研究发现，细胞外钾和低温并未对突变的通道产生直接的影响，为什么低温会加重肌肉僵硬还不得而知。但在低温时快速失活常数和持续电流增加的值更大，有可能在低温时突破某些阈值而形成重复地自我放电而引起肌强直。

【临床表现】

本病在国内偶有报道。临床特征为反常性肌强直和寒冷诱发性肌强直。与经典肌强直不同，本病在重复肌肉收缩后反而加重，即为反常性肌强直。症状常在出生时就有，可能终身不变。主要累及面、颈和手部肌肉，尤以口轮匝肌最易受累。肌无力常在日间出现，持续数小时，可由寒冷、应激以及运动后的休息所加重。大多数患者在温暖环境下不会出现症状，寒冷所诱发的肌肉僵硬在温度变暖后可获缓解，但也需数小时。患者将双手浸入冷水约 30min 可诱发肌无力和强直，叩击舌和鱼际肌可出现肌球。本病与 Na+通道肌强直和高钾性周期性麻痹有相互重叠。

心电图可见高血钾样表现。发作中或发作后血清 CK 可升高，遗有瘫痪的患者肌肉病理可见肌核内移、肌纤维大小不一以及肌浆空泡，但诊断本病肌活检并非必需。肌电图提示有肌强直放电，当温度下降时可见纤颤电位，动作电位明显减小，肌强直放电明显。

【诊断和治疗】

根据家族史、寒冷诱发的肌强直、反常性肌强直以及肌电图强直电位发放可诊断本病。急性发作常不需特别处理，可嘱患者吃糖或喝甜饮料即可终止发作。如果症状较重，可静注葡萄糖酸钙或氯化钠。间歇期可予双氯非那胺(diclofenamide)、乙酰唑胺或双氢克尿噻维持治疗以减少发作。肌强直症状可予美西律、利多卡因、妥卡胺等钠离子通道阻滞剂缓解。平时应注意保暖。

三、周期性瘫痪

周期性瘫痪(periodic paralysis)是以反复发作的骨骼肌弛缓性瘫痪为特征的一组肌病。发作时肌无力可持续数小时或数天，发作间歇期肌力完全正常。根据发作时血清钾浓度，分为低钾型、高钾型和正常钾型三类，以低钾型多见。部分周期性瘫痪为继发性，多因甲状腺功能亢进肾小管酸中毒、肾功能衰竭或代谢性疾病引起。因此，发病后必须首先进行上述疾病的排查。

（一）低钾型周期性瘫痪

低钾型周期性瘫痪(hypokalemic periodic paralysis)为周期性瘫痪中最常见的类型，以发作性肌无力、伴血清钾降低、补钾后肌无力能迅速缓解为特征。该病包括原发性与继发性；前者系呈常染色体显性遗传，在同一家族中数代均有发病，故又称为家族性周期性瘫痪，但我国多数为散发；后者多继发于前文所述的相关疾病。

【病因与发病机制】

家族性低钾型周期性瘫痪的致病基因位于 1 号染色体长臂(1q31)，为编码骨骼肌细胞钙离子通道(calcium channel of skeletal muscle)α-1 亚单位的基因突变而致病。α-1 亚单位基因的蛋白产物位于横管系统，是二氢吡啶复合受体的一部分，具有调节钙通道和肌肉兴奋-收缩耦联的作用。肌无力在饱餐后休息中或激烈活动后休息中最易发作，注射胰岛素、肾上腺素或大量葡萄糖也能诱发，这可能是因为葡萄糖进入肝和肌肉细胞合成糖原，因代谢需要钾离子内流进入细胞内，使血中钾含量降低。

发病机制尚不清楚，普遍认为与钾离子浓度在骨骼肌细胞膜内、外的波动有关。在正常情况下，钾离子浓度在肌膜内高，肌膜外低。当两侧保持正常比例时，肌膜才能维持正常的静息电位，才能为 Ach 的去极化产生正常的反应。而在患病情况下，肌细胞内膜经常处于轻度去极化状态，且不稳定，电位稍有变化即产生钠离子在膜上的通路受阻，从而不能传递电活动。在疾病发作期间，病肌对一切电刺激均不起反应，处于瘫痪状态。

【病理】

大多数患者的肌肉组织形态学正常，部分患者通过 Gomori 染色或电镜可发现肌纤维内有管聚集现象。长期反复发作或持续的病情严重者可有肌纤维萎缩呈不规则形态，部分出现变性或空泡形成

【临床表现】

酒和精神刺激等是常见的发作诱因。

1.任何年龄均可发病，以 20-40 岁男性多见，随年龄增长而发作次数减少。疲劳、饱餐、寒冷、发病前可有肢体疼痛、感觉异常、口渴、多汗、少尿、潮红、嗜睡、恶心等。

2.常于夜间睡眠或清晨起床时，出现对称性肢体无力或完全瘫痪，且下肢重于上肢、近端重于

远端；少数可从下肢逐渐累及上肢，数小时至1~2天内达高峰。少数可伴有肢体酸胀、针刺感。

3.在发病期，主要体征为肢体不同程度的瘫痪，肌张力低下，腱反射减弱或消失，但无病理反射。一般没有意识、呼吸、眼球运动、吞咽、咀嚼和发音障碍，也无大小便障碍。

4.个别出现呼吸肌麻痹、心动过速或过缓、室性心律失常，甚至室颤致死。这是因为血钾过低所致。

5.发作一般经数小时至数日逐渐恢复，最先受累的肌肉最先恢复。发作频率不等，频繁者每天均有发作，少者数年甚至终生仅发作一次，一般一年发作数次。发作间期一切正常。继发于甲状腺功能亢进、肾小管酸中毒、肾功能衰竭或代谢性疾病的周期性瘫痪，其发作频率较高，持续时间较短，且常在原发病治疗后，发作频率明显降低或消失。

【辅助检查】

1.发作期血清钾常低于3.5mmol/L,间歇期正常。

2.心电图呈典型的低钾性改变，u波出现，T波低平或倒置，P-R间期和Q-T间期延长，ST段下降，QRS波增宽。

3.肌电图主要是为了排除与之相关的疾病，如吉兰-巴雷综合征、多发性肌炎、重症肌无力等。周期性瘫痪肌电图可出现运动电位时限短、波幅低；如完全瘫痪时，则运动单位电位消失，电刺激无反应。膜静息电位低于正常。

【诊断】

根据周期发作性肢体近端弛缓性瘫痪，即时血钾低于3.5mmolL，心电图呈低钾性改变，补钾后瘫痪明显好转等不难诊断。有家族史者更支持诊断。

【鉴别诊断】

1.周期性瘫痪不同类型之间的鉴别这三种类型的区别在于其血清钾浓度，此外，各自存在特殊的临床表现，如高钾型周期性瘫痪一般在10岁以前发病，尤以白天运动后发作频率较高。肌无力症状持续时间短并有肌强直，补钙后肌力恢复；而正常血钾型周期性瘫痪常在夜间发病，肌无力持续的时间更长，补钾后症状加重，服钠后症状减轻。

2.重症肌无力 本病症状也呈波动性，晨轻暮重，病态疲劳。疲劳试验及新斯的明试验阳性。血清钾正常，肌电图重复神经电刺激检查异常可资鉴别。

3.吉兰-巴雷综合征 本病呈四肢弛缓性瘫痪，可伴有轻度的周围性感觉障碍和脑神经损害，脑脊液呈蛋白细胞分离现象，肌电图神经源性受损，可与低钾型周期性瘫痪鉴别。

4.其他疾病 应注意除外引起继发性周期性瘫痪的甲亢、原发性醛固酮增多症、肾小管酸中毒、失钾性肾炎、腹泻、药源性(噻嗪类利尿剂、皮质激素等)等疾病。还要注意区别于癔症和横纹肌溶解症。

【治疗】

1.正在发病时，如果症状不严重，可给予10%氯化钾或10%枸橼酸钾40-50ml顿服，24小时内再分次口服，一日总量为10g。症状较重时，直接静脉滴注氯化钾溶液以纠正低血钾状态。

2.如出现呼吸肌麻痹者，应予辅助呼吸，严重心律失常者应积极救治。伴有甲状腺功能亢进或肾小管酸中毒者，应进行相应的治疗，以达到防止复发的目的。

3.发作频繁的患者在发作间期，可给予长期口服钾盐1g,每日3次。如预防无效，可口服乙酰唑胺250mg,每日4次；或螺内酯200mg,每日2次口服。低钠高钾饮食也有助于减少发作。

应避免各种诱因，平时少食多餐，忌浓缩高碳水化合物饮食，并限制钠盐。避免受冻及精神刺激。

【预后】

预后良好，随年龄增长发作次数趋于减少。

二、高钾型周期性瘫痪

高钾型周期性瘫痪(hyperkalemic periodic paralysis)又称强直性周期性瘫痪，较少见。本病在1951年由Tyler首先报道,Ganistorp(1956年)随后报道了两个家系，称之为遗传性发作性无力症(adynamia episodica hereditaria),为常染色体显性遗传。【病因与发病机制

高钾型周期性瘫痪的致病基因位于第17号染色体长臂(17q13),由于骨骼肌膜钠通道的a-亚单

（二）高钾型周期性瘫痪

高钾型周期性瘫痪(hyperkalemic periodic paralysis)又称强直性周期性瘫痪，较少见。本病在1951

年由 Tyler 首先报道，Ganistorp(1956 年)随后报道了两个家系，称之为遗传性发作性无力症(adynamia episodica hereditaria)，为常染色体显性遗传。

【病因与发病机制】

高钾型周期性瘫痪的致病基因位于第 17 号染色体长臂(17q13)，由于骨骼肌膜钠通道的 a-亚单位基因的点突变,导致氨基酸的改变,如 Thr704Met、Ser906Thr、Ala1156Thr、Met1360Val，Metl592Val等，引起膜电位下降，膜对钠的通透性增加或肌细胞内钾、钠转换能力缺陷。瘫痪发作时血钾比平时高，钾离子从肌细胞内运出而钠离子代偿性进入肌细胞内。发作间歇期的肌膜电位低于正常，发作时更加降低。当骨骼肌膜钠通道的 a-亚单位基因的点突变引起其基因产物改变，可使钠通道通透性异常，而细胞外钾离子浓度升高，导致钠通道长时间开放而使膜兴奋性消失，肌无力产生。

【病理】

肌肉病理检查与低钾型相同。

【临床表现】

1.多在 10 岁前起病，男性较多；饥饿、寒冷、剧烈运动和钾盐摄入可诱发肌无力发作。

2.肌无力从下肢近端开始，而后累及上肢、颈部肌肉和脑运动神经支配的肌肉，瘫痪程度一般较轻，但常伴有肌肉痛性痉挛。每次持续时间短，约数分钟到 1 小时。发作频率为每天数次到每年数次。

3.部分患者伴有手肌、舌肌的强直发作，肢体放人冷水中易出现强直发作。

4.多数病例在 30 岁左右趋于好转，逐渐中止发作。

【辅助检查】

发作时血清钾水平明显高于正常水平，血清肌酸激酶(CK)可升高。心电图呈高血钾性改变，如 T 波高、尖、快速型心律失常。肌电图呈纤颤电位和强直放电，在肌无力发作高峰时，EMG 呈电静息，自发或随意运动、电刺激均无动作电位出现，神经传导速度正常。

【诊断】

根据发作性无力伴肌强直，无感觉障碍和高级神经活动异常，血钾含量增高及家族史，易于诊断。若诊断有困难，可进行以下检查：①钾负荷试验口服氯化钾 3-8g，若服后 30-90 分钟内出现肌无力，数分钟至 1 小时达高峰，持续 20 分钟-1 天，则有助于诊断。②冷水诱发试验 将前臂浸人 11-13℃水中，若 20~30 分钟出现肌无力，停止浸泡冷水 10 分钟后恢复，则为阳性，有助于诊断。

【鉴别诊断】

应注意与低钾型周期性瘫痪、正常钾型周期性瘫痪和先天性副肌强直症鉴别，另外尚需与肾功能不全、肾上腺皮质功能下降、醛固酮缺乏症和药物性高血钾瘫痪相鉴别。

【治疗】

1.发作时可用 10%葡萄糖酸钙静注，或 10%葡萄糖 500ml 加胰岛素 10-20U 静脉滴入以降低血钾。也可用呋塞米排钾。

2.预防发作可给予高碳水化合物饮食，勿过度劳累，避免寒冷刺激，或口服氢氯噻嗪等药帮助排钾。

(三) 正常钾型周期性瘫痪

正常钾型周期性瘫痪(normokalemic periodic paralysis)又称钠反应性正常血钾型周期性瘫痪，为常染色体显性遗传，较少见。多在 10 岁前发病，常于夜间或清晨醒来时发现四肢或部分肌肉瘫痪，甚至发音不清、呼吸困难等。发作持续时间常在 10 天以上。限制钠盐摄入或补充钾盐均可诱发，补钠后好转。血清钾水平正常。主要与吉兰-巴雷综合征、高钾型和低钾型瘫痪鉴别。治疗上可给予：①大量生理盐水静脉滴入；②10%葡萄糖酸钙 10ml，每日 2 次静脉注射，或钙片每天 0.6~1.2g，分 1~2 次口服；③每天服食盐 10~15g，必要时用氯化钠静脉点滴；④乙酰唑胺 0.25g，每日 2 次口服。间歇期可给予氟氢可的松和乙酰唑胺。另外，避免进食含钾多的食物，如肉类、香蕉、菠菜、薯类。防止过劳或过度肌肉活动，注意寒冷或暑热的影响。

四、神经性肌强直

神经性肌强直也称为 Issacs'综合征，是一种以肌肉颤搐为主要临床表现的少见疾病，肌肉颤搐表现为自发的肌肉波浪形收缩，可呈间歇或持续发作，在睡眠中或全麻下不会消失，系由运动神经的高度兴奋所致。痛性痉挛-束颤综合征是本病的一种轻症变异，相对常见。多数病例的发病与自身免疫有关。

【病因和发病机制】

神经性肌强直可能与其他自身免疫病或抗体相关,脑脊液检查可发现寡克隆区带。约15%的病例为副肿瘤综合征,多与胸腺瘤和肺癌相关。本病为抗体介导的证据包括血浆置换后病情改善、将患者血浆/IgG成功被动免疫小鼠、患者IgG可对培养的背根神经节或神经母细胞瘤株产生影响等。约40%的病例可通过放射免疫沉淀法检测出电压门控K+通道抗体。神经性肌强直偶可由感染诱发。

【临床表现】

获得性神经性肌强直临床少见,其临床表现多样。患者可出现肌强直、痛性痉挛、肌颤搐(肌肉可见波形蠕动)、假性肌强直(如握拳后放松困难)和无力。出汗增多常见,肌颤搐在睡眠中仍持续,痛性痉挛-束颤综合征与神经性肌强直有较多共性。部分患者有感觉症状,包括短暂或持续感觉异常、感觉迟钝和麻木。部分患者有脑病样中枢神经系统症状,包括失眠、幻觉、妄想以及情感改变。少数患者还可有便秘和心律失常。

【诊断】

EMG提示自发运动单位放电,以持续节律性高频双相、三相或多相波发放为主要特点(每秒40~300次),随意收缩时可有许多运动单位以重叠形式连续发放。在神经走形通路上的不同部位可出现异常肌肉活动,但多数患者以远端为主。约40%的患者电压门控K+通道抗体阳性。鉴别诊断包括由获得性或遗传性神经病产生的神经性肌强直以及电压门控K+通道基因(Kvl.1)变异所致的伴共济失调的神经性肌强直。

【治疗和预后】

神经性肌强直可通过抗癫痫药改善症状,包括卡马西平(每天最大剂量800~1000 mg)、苯妥英钠(每天最大剂量300mg)或拉莫三嗪(每天最大剂量100mg),这些药物可下调Na+通道功能,因而降低神经的高度兴奋性。使用与治疗重症肌无力相同方案的血浆置换和静脉注射丙种球蛋白可短期改善患者症状。此外,部分患者使用免疫抑制剂有效。

第五章 神经系统免疫病

第一节 多发性硬化

多发性硬化(multiple sclerosis, MS)是一种免疫介导的中枢神经系统(central nervous system, CNS)炎性脱髓鞘疾病，病变具有时间多发(dissemination in time)与空间多发(dissemination in space)的特征。MS病因尚不明确，Epstein-Barr病毒感染、低血清维生素D水平、日晒不足、吸烟、青少年时期肥胖等可能为MS发病的危险因素。

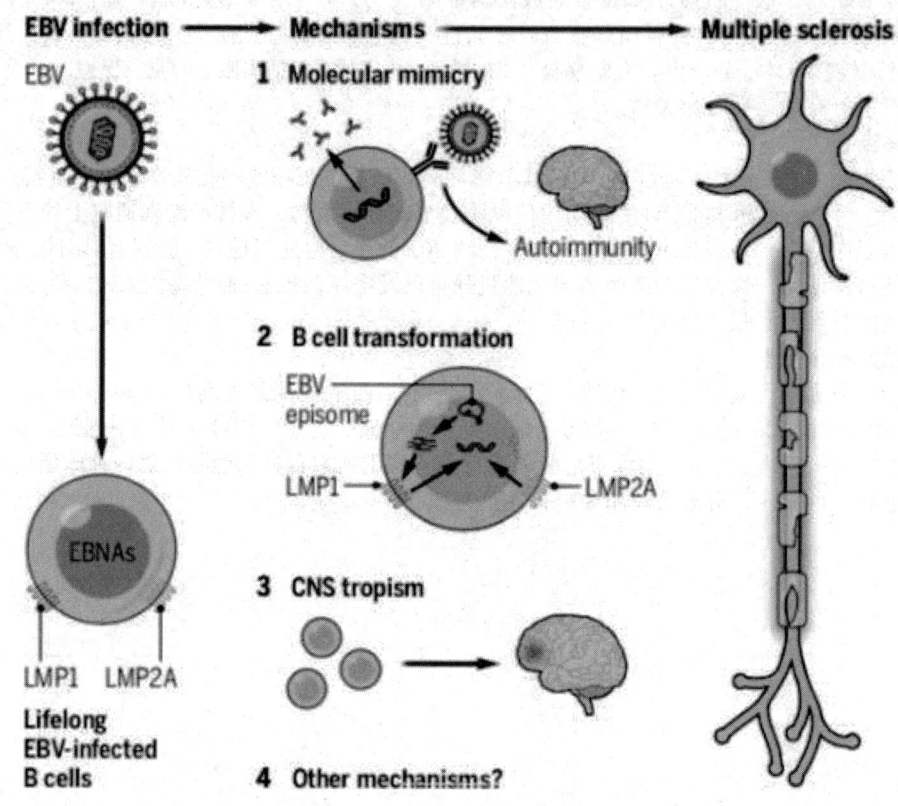

图1　多发性硬化(MS)危险因素——EBV感染

【流行病学】

MS好发于29~39岁，女性更为多见，男女患比例为1:1.5~1:2。MS有明显的地域分布及人种差异，高纬度高海拔地区更易发生MS，亚洲、非洲、拉丁美洲人群患病率明显低于欧美高加索人种。近年来MS的发病率及患病率有逐渐增高趋势。一项基于中国住院患者的流行病学资料显示，中国整体人群MS发病率为0.235/10万人年，成人男女患者比例为1:2.02。

【病生理机制】

MS病变可以累及CNS白质及灰质(图2)。急性期表现为以T淋巴细胞介导的小静脉周围炎症，继发髓鞘脱失，伴有不同程度的轴索损伤；进展型MS病理显示更为严重的白质和灰质脱髓鞘、轴突缺失、脑膜炎性改变及灰质受累。近年来发现，在大脑皮质血管周围间隙附近的软脑膜中可见异位淋巴滤泡样结构(follicle-like structure)，包含增殖的B淋巴细胞、浆细胞、辅助性T淋巴细胞和滤泡树突状细胞网络，具有生发中心功能，与MS灰质病变密切相关。这些炎症的区隔化，包括激活的B细胞、小胶质细胞，共同参与了慢性炎症过程。"阴燃病灶"是近些年逐渐认识的慢性病理学过程，与神经退行性变相关，在疾病早期即可发生，并在整个病程中持续。"阴燃"炎症活动，包括慢性活动性病变和皮质病变。在影像学上可表现为缓慢扩增的病灶(slowly expanding/evolving lesions, SELs)和顺磁性边缘病变(paramagnetic rim lesions)，小胶质细胞的过度活化可能是形成和发展的主要驱动因素。

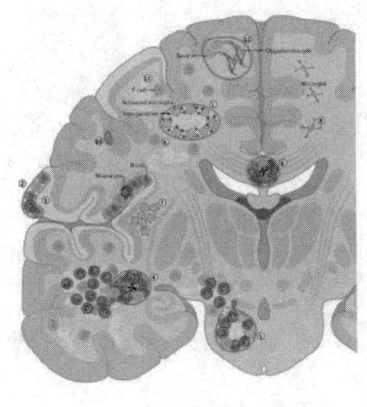

①SELs(缓慢扩增的病灶)其中涉及周边小胶质细胞激活和铁沉积；
②脑膜炎及皮层脱髓鞘(皮层脱髓鞘与这些淋巴样结构相接或邻近)；
③局限于皮层内的病灶，可能与皮层内小静脉相关；
④淋巴细胞迁出的急性活动性病灶；
⑤淋巴细胞迁出的慢性活动性病灶，不同于阴燃病灶；
⑥位于血管周围间隙中富含中性粒细胞的激活前病灶；
⑦相对正常白质中处于静息状态的小胶质细胞；
⑧病灶远隔部位活化的小胶质细胞；
⑨分散在脑实质中激活的CD8+T细胞以及其他能够导致弥漫性脱髓鞘和轴突损害的因素

图2　MS的主要病理特点

【概论】

一、MS 的疾病分型

结合临床表现，残疾进展及 MRI 影像特征将 MS 临床病程分型如下。

1. 临床孤立综合征(clinically isolated syndrome, CIS)：指患者首次出现 CNS 炎性脱髓鞘事件，引起的相关症状和客观体征至少持续 24h，且为单相临床病程，类似于 MS 的 1 次典型临床发作，为单时相临床病程，需排除其他原因如发热或感染事件。60%~70%的患者在满足时间多发、空间多发，并排除其他诊断，即可明确诊断为 MS。典型的 CIS 可表现出视神经、幕上、幕下(脑干或小脑)、脊髓症候，可以是单个或多部位同时受累。

2. 复发缓解型 MS(relapsing remitting multiple sclerosis, RRMS)：病程表现为明显的复发和缓解过程，每次发作后不留或仅留下轻微症状。80%~85%的 MS 患者疾病初期表现为本类型。

3. 继发进展型 MS(secondary progressive multiple sclerosis, SPMS)：约 50%的 RRMS 患者在患病 10~15 年后疾病不再或仅有少数复发，残疾功能障碍呈缓慢进行性加重过程。RRMS 向 SPMS 的转化往往是缓慢渐进的，至今仍缺乏较为明确的标准，经常是通过残疾功能障碍评分结合临床及影像资料综合得出的回顾性结论。

4. 原发进展型 MS(primary progressive multiple sclerosis, PPMS)：10%~15%的 MS 患者残疾功能障碍与临床复发无关，呈缓慢进行性加重，病程大于 1 年。PPMS 分型包括原有 MS 疾病分型中的进展复发型 MS(primary relapsing multiple sclerosis, PRMS)。头颅 MRI 和(或)脊髓 MRI 具备典型 MS 病灶特征，脑脊液特异性寡克隆区带(oligoclonal bands, OCB)常为阳性。

二、MS 相关概念

1. 疾病炎症相关活动(inflammatory disease activity)：分为临床和影像两个维度。在无发热或感染的情况下，出现临床复发和(或)磁共振成像(magnetic resonance imaging, MRI)出现 T1WI 钆增强病变或新的或明确扩大的 T2WI 病变。

2. 确定的残疾进展(confirmed disability progression, CDP)：定义为临床残疾功能障碍较基线时的进展。通常以 3 个月或 6 个月的扩展残疾功能量表(Expanded Disability Status Scale, EDSS)评分增加作为衡量标准。具体标准为基线 EDSS 评分≤5.5 分者，增加≥1.0 分；基线 EDSS 评分>5.5 分者，增加≥0.5 分或 25 英尺步行用时增加≥20%或 9 孔钉柱测试用时增加≥20%。

3. 复发相关恶化(relapse associated worsening, RAW)：指与临床复发相关的残疾功能障碍的增加。即在临床发作后 90d 之内，残疾功能障碍较基线的增加(图 3)。

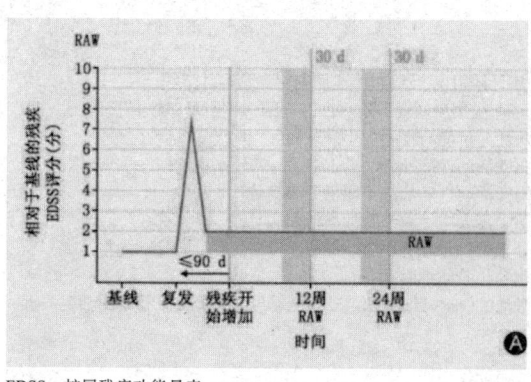
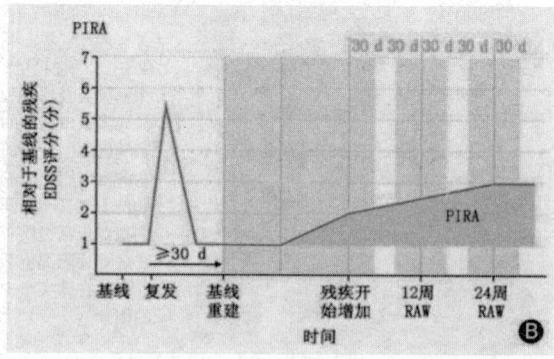

EDSS：扩展残疾功能量表

图3　复发相关恶化(RAW, A)及独立于复发活动的进展(PIRA, B)示意图

5. 独立于复发活动的进展(progression independent of relapse activity, PIRA)：指独立于临床复发的残疾功能障碍的增加，PIRA可能是构成慢性残疾累积的重要驱动因素(图3)。

6. 高活动性MS(highly active multiple sclerosis)：又称为侵袭性MS(aggressive MS, AMS)，表现为疾病的频繁复发和MRI新增病变高度活跃，疾病病程更具侵袭性，包括躯体和认知相关残疾功能障碍快速进展。疾病具有以下一种或几种特征：(1)发病后5年内EDSS评分达到4分或以上；(2)过去1年有≥2次未能完全缓解的复发；(3)尽管接受DMT，过去1年超过2次MRI显示新发/增大的T2病灶或钆增强病灶；(4)对一种或多种DMT治疗1年以上仍进展。此外，符合男性，首次发病年龄>50岁；首次发作治疗后未恢复；认知障碍；脊髓、脑干病变≥2个；幕上病灶负荷大等条件患者，需要密切监测，警惕疾病进展可能。

【MS的诊断】

一、诊断

表1　2017年版McDonald诊断标准

临床表现	诊断MS所需辅助指标
≥2次发作；有≥2个以上客观临床证据的病变	无b
≥2次发作；1个(并且有明确的历史证据证明以往的发作涉及特定解剖部位的一个病灶)c	无b
≥2次发作；具有1个病变的客观临床证据	通过不同CNS部位的临床发作或MRI检查证明了空间多发
1次发作；具有≥2个病变的客观临床证据	通过额外的临床发作或MRI检查证明了时间多发，或具有OCB的证据e
有1次发作；存在1个病变的客观临床证据	通过不同CNS部位的临床发作或MRI检查证明了空间多发，并且通过额外的临床发作，或MRI检查证明了时间多发或具有OCB的证据e
提示MS的隐匿的神经功能障碍进展(原发进展型MS)	疾病进展1年(回顾性或前瞻性确定)同时具有下列3项标准的2项：(1)脑病变的空间多发证据；MS特征性的病变区域(脑室周围、皮质/近皮质或幕下)内≥1个T2像上病变；(2)脊髓病变的空间多发证据：脊髓≥2个T2像上病变；(3)脑脊液阳性(等电聚焦电泳显示OCB)

注意事项：(1)需要认识到McDonald标准不是为了区分MS和其他疾病而制定的，而是为了在其他诊断被认为不太可能的情况下，在具有典型CIS的患者中识别MS或其他疾病的高度可能性。(2)做出MS可靠诊断或替代诊断应基于具有MS相关专业知识的临床医生综合患者病史、检查结果、影像学和实验室证据，除证实空间多发和时间多发以外，必须对临床数据、影像学表现和检测结果进行严谨的解释。(3)在没有明确的典型CIS的情况下，应谨慎做出MS的诊断，并应通过临床和影像学随访来进一步确诊。在这种情况下，临床医生应考虑推迟做出明确诊断并启用长期疾病修正治疗，等待更长时间的随访以积累支持诊断的额外证据。(4)如历史事件缺乏当时发作或当前客观证据进行佐证，应更为谨慎认定为临床发作。(5)亚洲人群患病率相对较低，为了明确诊断，应在以下情况下，建议额外的辅助检查，包括脊髓MRI或脑脊液检查：①支持MS诊断的临床和脑部MRI证据不充分，尤其是考虑开始长期DMT治疗时；②出现典型CIS以外的表现，包括发病时病程进展的患者(PPMS)；③出现非典型MS的临床、影像学或实验室特征；④MS不太常见的人群(例如儿童、老年人)。

四、辅助检查

1. MRI：MRI是目前MS最可靠的辅助诊断工具，经典区域的病变特征以及空间多发和时间多发证据成为 MS 诊断与鉴别诊断过程中的重要依据。

空间多发：指累及不同部位的临床或影像证据，空间多发的 MRI 证据为：脑室周围，皮质/近皮质，幕下和脊髓 4 个区域中至少有 2 个区域存在≥1 个具有 MS 特征的 T2WI 高信号病变。时间多发：指发作间隔 1 个月以上的 2 次临床或者影像证据，时间多发的 MRI 证据为：对比基线 MRI，在随访 MRI 上扫描出现新的 T2 和(或)钆增强病变，或者在任何时间点同时出现钆增强和非增强病变来实现。

定期进行 MRI 随访有助于及时识别疾病活动、评估治疗效果、预测治疗反应、调整治疗策略。建议在治疗基线首次进行 MRI 扫描，考虑到不同 DMT 起效时间不同，推荐将药物起效时间点 MRI 评估作为药物疗效评估基线起点。随后依据患者临床情况每 6~12 个月进行规律随访；可参考诊断 MS 的基础推荐序列，不建议常规随访应用增强序列，如临床出现明确发作或常规序列提示可疑急性期病变，推荐加做增强扫描序列。

2. 实验室检查：(1) 脑脊液常规及生化：MS 腰椎穿刺压力多为正常，脑脊液外观呈无色透明，单核细胞数可有轻中度升高，白细胞数一般不超过 $50×10^6/L$，脑脊液生化葡萄糖及氯化物正常，脑脊液蛋白轻中度升高，多在 1g/L 以下，其中以免疫球蛋白升高为主。(2) 脑脊液细胞学：可发现免疫活性细胞，如激活型淋巴细胞、浆细胞和激活型单核细胞，急性期常以小淋巴细胞为主，伴有激活型淋巴细胞和浆细胞，偶见多核细胞，是疾病活动的标志；缓解期多为激活的单核细胞和巨噬细胞，发作间期细胞学可完全正常。(3) IgG 鞘内合成：鞘内 IgG 合成的检测是临床诊断 MS 的一项重要辅助指标。MS 患者脑脊液中免疫球蛋白增加，其主要是 IgG 升高。(4) IgG 指数：IgG 指数是反映 IgG 鞘内合成的定量检测指标，70%~75%的 MS 患者该指数增高。IgG 指数计算公式为：(脑脊液 IgG/血清 IgG)/(脑脊液白蛋白/血清白蛋白)，其上限值为 0.7，超过该值提示 IgG 鞘内合成增加。判定 IgG 鞘内合成的前提是脑脊液白蛋白/血清白蛋白的比值正常，该比值提示血脑屏障的功能正常。病程中连续 2 次检测脑脊液白蛋白/血清白蛋白比值正常，而脑脊液 IgG/血清 IgG 比值增高 4 倍以上时，可确认有鞘内合成。(5) OCB：是 IgG 鞘内合成的重要定性指标，通过等电聚焦结合免疫化学检测 IgG 来分析脑脊液 OCB，脑脊液和血清样本必须同时配对分析，在 pH 值 3.0~10.0 区域，出现 2 条及以上狭窄且不连续的条带为 OCB 阳性。通常 OCB 结果可以分为 5 种模式：I 型是指正常血清和正常脑脊液，无鞘内 IgG 合成。II 型为仅在脑脊液中可见 OCB(存在鞘内 IgG 合成)，而血清正常。III 型为血清和脑脊液中均见 OCB，但脑脊液中出现血清中不存在的、额外的 OCB 条带(存在鞘内 IgG 合成)。IV 型是指血清和脑脊液中存在对称性分开的 OCB 条带(对称模式，没有鞘内 IgG 合成)。V 型为单克隆条带，分别在血清和脑脊液中出现对称性密集的条带(无鞘内 IgG 合成)。IV 型和 V 型区带需要结合血脑屏障及临床疾病分析其意义。60%~95%的 MS 患者可在脑脊液中检出。II 型、III 型 OCB 阳性，支持 MS 诊断。

推荐意见：对于临床怀疑 MS 患者，需尽早完善脑脊液常规、生化、细胞学、IgG 合成率及 OCB 等常规及免疫相关检测项目。同时应该完善血清或脑脊液水通道蛋白 4(aquaporin 4, AQP4)-IgG 及髓鞘少突胶质细胞糖蛋白(myelin oligodendrocyte glycoprotein, MOG)-IgG 筛查以鉴别。

3. 其他辅助检查：(1) 视觉诱发电位(visual evoked potential, VEP)：P100 潜伏期延长提示可能脱髓鞘，波幅降低提示可能轴索损伤，VEP 可帮助发现临床及亚临床病变；但是受很多因素影响，缺乏疾病特异性。(2) 光学相干断层扫描(optic coherence tomography, OCT)：通过视网膜神经纤维层(retinal nerve fiber layer)厚度来反映神经轴索损伤程度。OCT 有助于帮助评价临床及亚临床病变，但是受很多因素影响，缺乏疾病特异性。

【MS的鉴别诊断】

对于早期的 MS，应注意与其他临床及影像上同样具有空间多发和时间多发特点的疾病进行鉴别，尤其是具有非典型临床或 MRI 表现红旗征(red flag)的患者(表 2)。尽可能完善实验室及其他相关辅助检查，排除其他更好解释临床和放射学发现的可能疾病，切忌仅凭脑室周围多发长 T2 信号就片面地做出 MS 的诊断。需与 MS 鉴别的疾病包括：其他 CNS 炎性脱髓鞘病、系统性自身免疫性疾病、感染性疾病、遗传代谢性疾病、肿瘤性疾病、血管性疾病以及功能性疾病等。在中国尤其应注意排除视神经脊髓炎谱系疾病(neuromyelitis optica spectrum disorders)及髓鞘少突胶质细胞糖蛋白抗体相关疾病(myelin oligodendrocyte glycoprotein antibody associated diseases)，建议进行 AQP4-IgG 及 MOG-IgG 的检测。

表2 多发性硬化诊断的警示信号(红旗征)

多发性硬化诊断的红旗征
病史
系统性疾病(风湿免疫病、血液病);感染:结核分枝杆菌、人类免疫缺陷病毒、梅毒螺旋体;肿瘤;化学治疗或放射治疗史;家族史:遗传代谢相关疾病
临床表现
缺乏空间多发、时间多发;首次发病年龄<10岁或>55岁;显著的发热、头痛、意识障碍;听力突然丧失;非盲点视野缺损;脑病症状、皮质症状(癫痫、失语、皮质盲);锥体外系症状;中枢神经系统以外受累症候
视神经
双侧受累;剧烈的眼痛;1个月内未恢复的严重的视功能障碍;葡萄膜炎;视网膜渗出或出血;严重视盘水肿和玻璃体反应
脊髓
完全横贯性损害;进行性脊髓炎;痛触觉与本体觉分离;根痛、痛性痉挛;马尾综合征;同时存在下运动神经元损害体征
脑干/小脑
急性起病;符合血管分布区;眼征具有波动性;完全的眼外肌麻痹
磁共振成像
头部:正常;缺乏多发性硬化特征区域经典病变;病灶直径<3 mm或>3 cm;明显的灰质受累;脑积水;无胼胝体或脑室周围病变;典型第三脑室周围器官受累;对称的融合白质病变;脑膜强化;所有病变同时强化;病变持续强化超过3个月;微出血
脊髓:病变长度>3个椎体或以上的广泛病变;肿胀;横贯性损害;软脊膜强化;T_1WI低信号;病变符合脊髓前动脉分布区;病变持续肿胀超过3个月
脑脊液
正常;寡克隆区带缺失(采用等电聚焦技术);颅压增高;白细胞>50 g/dl;蛋白>100 mg/dl;葡萄糖及氯化物降低

注:1 g/dl=10 g/L,1 mg/dl=0.01 g/L

【MS的治疗】

一、治疗原则

MS一经明确诊断,应尽早开始DMT并长期维持治疗,推荐患者共同参与制定治疗决策,设立明确的治疗目标及随访计划,定期评估,在确保安全的前提下尽快达到治疗目标。

二、治疗目标

全面控制疾病炎症活动、延缓残疾进展、改善临床症状,促进神经修复,提高生活质量。目前,国际上主要通过临床、影像、生物标志物3个维度定期监测评估,实现疾病无活动证据(no evidence of disease activity, NEDA),主要指标包括:临床复发(年复发率,annualizedrelapserate)、CDP(EDSS评分)、MRI(新增T2、钆增强或扩大T2病变)、脑容积变化减少每年<0.4%,此外神经丝轻链(neurofilament light chain)、认知功能评估(符号数字模拟试验,symbol digit modalities test)等指标也在逐渐成为可能的观察指标。

三、治疗策略

首先需对MS患者进行充分评估,平衡安全性、有效性、经济因素、药物是否可及以及个体偏好等因素后,在循证证据的基础上制定个体化治疗策略。推荐在初始DMT或转换DMT决策时引入分层治疗逻辑;首先根据疾病病程分型;其次根据疾病的炎症相关活动以及CDP(包括RAW及PIRA),分别选取有循证依据支持的药物;同时需结合药物作用机制及可能出现不良反应、患者偏好等做出个体化选择;对于高度活动性MS患者推荐早期选择更高疗效治疗策略。

启动DMT治疗后,推荐对患者进行全程药物安全及有效评估,当出现药物不耐受;患者个人因素(妊娠、合并症等);疾病炎症活动或残疾进展未达到治疗目标:如维持治疗超过1年时,出现1次严重或≥2次复发、MRI检查发现2个或2次以上新增病变、残疾进展,可考虑转换不同作用机制DMT药物。

四、药物的短期及长期安全性原则

DMT在应用期间需关注药物短期及长期安全性;原则上应该建立好定期安全随访机制。需重点关注有合并症的患者或个体化人群的如下几个方面:既往疾病,如肝炎、结核感染、心脏病、糖尿病等;肝肾功能、血淋巴细胞及中性粒细胞绝对计数等;继发感染及肿瘤风险,尤其老年人、卧床患者;育龄期、妊娠期、哺乳期患者的药物禁忌。

五、MS的具体治疗方法

1. 急性期治疗:治疗目标:MS的急性期治疗以减轻恶化期症状、缩短病程、改善残疾程度和防治并发症为主要目标。适应证:并非所有复发均需处理。有客观神经缺损证据且提示恶化,如视力下降、运动障碍和脊髓、小脑/脑干症状等方需治疗。轻微感觉症状或无症状影像活跃可无需治疗,一般休息或对症处理后即可缓解。主要药物及用法如下。

(1) 糖皮质激素(简称"激素"):已有的研究证实,激素治疗能促进急性发病的MS患者神经功能恢复(Ⅰ级证据，A级推荐)；延长激素用药对神经功能恢复无长期获益(Ⅱ级证据，B级推荐)。大剂量甲泼尼龙冲击治疗(IVMP；Ⅰ级证据，A级推荐)的治疗原则：一线治疗。推荐大剂量，短疗程。具体用法：①成人从1g/d开始，静脉滴注3~4h，共3~5d，如临床神经功能缺损明显恢复可直接停用。如临床神经功能缺损恢复不明显，可改为口服醋酸泼尼松或泼尼松龙60~80mg，1次/d，每2日减5~10mg，直至减停，原则上总疗程不超过3~4周。若在减量的过程中病情明确再次加重或出现新的体征和(或)出现新的MRI病变，可再次给予IVMP或改用二线治疗。②儿童按体质量予以20~30mg·kg^{-1}·d^{-1}，静脉滴注3~4h，1次/d，共5d，症状完全缓解者，可直接停用，否则可继续给予口服醋酸泼尼松或泼尼松龙1mg·kg^{-1}·d^{-1}，每2日减5mg，直至停用。口服激素减量过程中，若出现新发症状，可再次IVMP或给予1个疗程大剂量静脉注射免疫球蛋白(IVIG)治疗。常见不良反应包括电解质紊乱，血糖、血压、血脂异常，上消化道出血，骨质疏松，股骨头坏死等。

(2) 血浆置换：为二线治疗。急性重症或对激素治疗无效者可于起病2~3周内应用5~6d的血浆置换(Ⅲ级证据，D级推荐)。注意事项：血浆置换需有创静脉置管，应避免导管相关感染，在置换过程中注意心脏负荷相关低血压及过敏、电解质紊乱等。

(3) IVIG：缺乏有效证据，仅作为一种备选治疗手段，用于妊娠或哺乳期妇女或不能应用激素治疗的患者(Ⅲ级证据，D级推荐)。推荐用法为：静脉滴注0.4g·kg^{-1}·d^{-1}，连续用5d为1个疗程，5d后如果无效，则不建议患者继续使用，如果有效但疗效不是特别满意，则可继续每周用1d，连用3~4周。注意事项：应避免IVIG后马上进行血浆置换治疗。在治疗过程中注意心脏负荷、高凝状态及过敏等。

2. 缓解期治疗(DMT)：目前经中国食品药品监督管理局批准，国内已经上市的DMT药物有：特立氟胺、芬戈莫德、西尼莫德、奥扎莫德、富马酸二甲酯、奥法妥木单抗、醋酸格拉替雷。

(1) 特立氟胺：通过阻断嘧啶从头合成途径可逆性抑制二氢乳清酸脱氢酶，进一步抑制活化的T、B淋巴细胞增殖，同时保留保护性免疫应答。

推荐意见：适用于成人复发型MS，包括CIS、RRMS和有复发的SPMS患者(Ⅰ级证据，A级推荐)。推荐用法：14mg，口服，1次/d。常见不良反应：头痛、丙氨酸氨基转移酶(ALT)水平升高、腹泻、脱发。推荐定期监测ALT水平，若重复检查证实血清转氨酶≥正常3倍建议停药，考来烯胺和活性炭粉末口服可加速药物消除(洗脱)。

(2) 芬戈莫德：芬戈莫德为鞘氨醇-1-磷酸(sphingosine-1-phosphate，S1P)受体调节剂，通过结合于淋巴细胞表面的S1P受体使其保留于淋巴结而发挥作用。

推荐意见：适用于成人和10岁及以上且体重超过40kg的儿童复发型MS，包括CIS、RRMS和有复发的SPMS患者(Ⅰ级证据，A级推荐)。推荐用法：0.5mg，口服，1次/d。起始治疗的患者和停药超过14d后重新开始治疗的患者均需要进行首次用药6h心电监测。常见不良反应：流感、鼻窦炎、头痛、高血压、咳嗽、腹泻、背痛和肝酶升高、疱疹病毒感染、支气管炎等，在儿童中的安全性特征与成人患者相似。推荐定期监测淋巴细胞计数、氨基转移酶水平、黄斑水肿。需注意停药后有很少量病例报道疾病出现严重恶化。

(3) 西尼莫德：西尼莫德为选择性S1P1、5受体调节剂，可阻止淋巴细胞从淋巴结外排，能穿透血脑屏障，促进髓鞘再生，起到神经修复作用。

推荐意见：适用于成人复发型MS，包括CIS、RRMS和活动性SPMS患者(Ⅰ级证据，A级推荐)。推荐用法：根据CYP2C9基因型决定维持剂量。对于携带CYP2C9*1*1或*2*2基因型的患者，维持剂量为2mg/d；对于携带CYP2C9*1*3或*2*3基因型的患者，维持剂量为1mg/d；对于携带CYP2C9*3*3基因型的患者，禁用西尼莫德。开始服药时应进行4~5d的剂量滴定，推荐每天早晨空腹或进食状态下服用1次。常见不良反应：头痛、高血压和氨基转移酶升高。推荐定期监测淋巴细胞计数、氨基转移酶水平、黄斑水肿。鉴于芬戈莫德停药后有很少量病例报道疾病出现严重恶化，需注意本药停药后出现严重恶化的可能性。

(4) 奥扎莫德：奥扎莫德为高选择性S1P1和5受体调节剂，阻止淋巴细胞从淋巴结外排，并能透过血脑屏障，直接发挥神经保护作用。

推荐意见：适用于成人复发型MS，包括CIS、RRMS和活动性SPMS患者(Ⅰ级证据，A级推荐)。推荐用法：第1~4天0.23mg，口服，1次/d；第5~7天0.46mg，口服，1次/d；第8天及之后0.92mg，口服，1次/d。常见不良反应：鼻咽炎、转氨酶升高。重度肝损伤患者不应给予奥扎莫德治疗。开始治疗前，需要进行心电图、全血细胞计数和肝功能等检查，无需基因检测。无心脏异常，无需首剂给药监测。使用后建议定期监测淋巴细胞计数、氨基转移酶水平，有视觉症状患者需监测黄斑水肿。

(5) 富马酸二甲酯：富马酸二甲酯主要通过激活 Nrf2 通路发挥免疫调节和细胞保护作用，包括调节细胞因子表达和免疫细胞亚型，以及对抗氧化应激损伤。

推荐意见： 成人复发型 MS，包括 CIS、RRMS 和有复发的 SPMS 患者（Ⅰ级证据，A级推荐）。推荐用法：起始剂量为 120mg，口服，2 次/d；7d 后，剂量增加至 240mg，口服，2 次/d，并维持。常见不良反应：潮红、腹痛、腹泻和恶心。推荐定期监测淋巴细胞计数、氨基转移酶。

(6) 奥法妥木单抗：奥法妥木单抗为全人源抗 CD20 单克隆抗体(IgG1)，通过抗体依赖性细胞和补体介导的溶解作用，选择性清除 CD20 阳性 B 淋巴细胞。

推荐意见： 适用于成人复发型 MS，包括 CIS、RRMS 和有复发的 SPMS 患者（Ⅰ级证据，A级推荐）。推荐用法：在第 0、1 和 2 周皮下注射 20mg；从第 4 周开始皮下注射 20mg，每 28 天 1 次。常见不良反应：上呼吸道感染、注射相关反应和注射部位反应。在首次使用奥法妥木单抗之前推荐进行乙肝病毒筛查，检测免疫球蛋白，完成疫苗接种。

(7) 醋酸格拉替雷：醋酸格拉替雷同时具有外周及中枢免疫调节作用，通过将促炎 Th1 细胞转化为抗炎 Th2 细胞，即"旁观者抑制(bystander suppression)"，发挥抗炎作用，同时可促进神经营养因子分泌，发挥神经保护作用，促进髓鞘修复及再生。醋酸格拉替雷是目前唯一获批（欧盟）可用于妊娠和哺乳期女性患者的 DMT 药物，也是唯一 FDA 批准为 B 级（动物研究无风险或孕妇对照研究无风险）的 DMT 药物。

推荐意见： 适用于成人复发型 MS，包括 CIS、RRMS 和有复发的 SPMS 患者（Ⅰ级证据，A级推荐）。推荐用法：2 种剂型，分别为 20mg，1 次/d 或 40mg，3 次/周，皮下注射。常见不良反应：注射部位反应。最常见的注射部位反应为红斑、疼痛、肿块、瘙痒、水肿、炎症和超敏反应。推荐定期监测淋巴细胞计数、氨基转移酶。

(8) 米托蒽醌：米托蒽醌可通过阻断 DNA 合成、复制、转录及抑制 Ⅱ 型拓扑异构酶活性对 DNA 产生影响，进而抑制单核细胞、巨噬细胞、树突状细胞、辅助性 T 细胞等免疫细胞的免疫活性及抗原递呈效果，进而达到降低自身免疫对 CNS 轴突髓鞘的攻击及损伤，发挥治疗效果。

推荐意见： 几项研究结果证实，米托蒽醌治疗可以减少 RRMS 患者的复发率（Ⅱ级证据，B级推荐）；延缓 RRMS、SPMS 和 PRMS 患者的疾病进展（Ⅲ级证据，C级推荐），但由于其严重的心脏毒性和白血病等不良反应，建议用于快速进展、其他治疗无效的患者（Ⅲ级证据，C级推荐）。推荐用法：每平方米体表面积 8~12mg，静脉注射，每 3 个月 1 次，终身总累积剂量限制在每平方米体表面积 104mg 以下，疗程不宜超过 2 年。主要不良反应为心脏毒性和白血病，2010 年一项系统性综述结果显示应用米托蒽醌治疗后，心脏收缩功能障碍、心力衰竭和急性白血病的发生风险分别为 12.0%、0.4%、0.8%。使用时应注意监测其心脏毒性，每次注射前应检测左室射血分数(left ventricular ejection fraction, LVEF)，若 LVEF<50%或较前显著下降，应停用米托蒽醌。此外，因米托蒽醌的心脏毒性有迟发效应，整个疗程结束后，也应定期监测 LVEF。

3. 妊娠期和哺乳期治疗：不反对适龄 MS 患者计划妊娠，但需充分评估 DMT 治疗获益及风险。有证据表明妊娠前疾病稳定患者与妊娠良好结局相关。对于病情持续高度活跃的患者，应先积极控制疾病，可适当推迟妊娠计划。妊娠期间应用醋酸格拉替雷是安全的。产后 1~6 个月，MS 进入较为活跃阶段，应尽早开始或维持 DMT，以预防复发。在妊娠期进行磁共振平扫、针对复发相关甲泼尼龙冲击治疗及 IVIG 治疗是安全的。

4. 对症治疗：在 MS 的治疗过程中，症状管理是 MS 治疗不可或缺的一部分，对症治疗应将药物治疗和非药物治疗相结合。现将 MS 常见症状及相应的对症治疗方式归纳为表 3。

表3 多发性硬化患者常见症状及相应的对症治疗方法

症状	药物治疗	非药物治疗
痉挛	卡马西平、巴氯芬、替扎尼定、加巴喷汀(特别对于相关肌痉挛)	运动、理疗、水疗
慢性疼痛、感觉异常	神经性疼痛:阿米替林、普瑞巴林、度洛西汀、加巴喷汀 三叉神经痛:一线:卡马西平、奥卡西平;二线:拉莫三嗪、加巴喷汀、普瑞巴林、巴氯芬 肌肉骨骼痛:常用镇痛方法、巴氯芬(如痉挛)	理疗、手术治疗三叉神经痛
疲劳(患者较明显的症状)	金刚烷胺、莫达非尼	运动、认知行为疗法、职业疗法、能量管理、有氧训练
步行能力受损	氨吡啶	运动、理疗
共济失调和震颤	盐酸苯海索、盐酸阿罗洛尔、心得安、氯硝西泮;肉毒杆菌毒素注射(如局部、肢体震颤)	理疗、手术治疗
膀胱功能障碍	膀胱过度活动症:奥昔布宁、托特罗定、索利那新	间歇性自我导尿、留置导管和耻骨上导管(排空困难)、手术治疗(保守措施失败)
性功能障碍	一线:西地那非 二线:尿道内前列地尔	认知行为疗法(如有潜在抑郁症)、盆底理疗(女性性功能障碍、单独或与电刺激或经皮胫神经刺激联合)
肠道功能障碍	便秘可选用轻泻剂、直肠兴奋剂(栓剂、灌肠剂)、灌肠	便秘可进行腹部按摩、生物反馈再训练 失禁可盆底理疗、生物反馈再训练、灌肠或直肠灌洗及手术治疗
抑郁和情绪不稳	抗抑郁药(5-羟色胺再摄取抑制剂或去甲肾上腺素再摄取抑制剂)、阿米替林(情绪不稳)、右美沙芬和奎尼丁(假性延髓症状)	认知行为疗法(抑郁症)
认知障碍	胆碱酯酶抑制剂	认知康复、行为干预、职业疗法

　　MS最普遍的症状之一是步行障碍,对于患者日常生活有巨大影响,可表现为行走速度降低、行走耐力下降、和(或)行走或站立时姿势稳定性变差。非药物康复方法包括运动训练、理疗和步态训练,可以通过中枢和外周机制促进步行能力改变。氨吡啶是唯一获批用于改善MS步行障碍的药物。氨吡啶可通过阻断钾通道恢复脱髓鞘神经纤维的信号传导。多项临床研究结果已证实,氨吡啶治疗可显著改善MS患者运动功能障碍,显著提高患者步行速度,使25英尺步行试验的步行速度显著改善。

　　5. 康复治疗及生活指导:MS患者的康复治疗至关重要。伴有肢体、语言、吞咽等功能障碍的患者应早期在专业医生的指导下进行相应的功能康复训练。推荐医务工作者对患者及亲属进行宣教指导,提高对疾病的认识。强调早期干预、早期治疗的必要性,合理交代病情及预后,增加患者治疗疾病的信心,提高治疗的依从性。此外还应在遗传、婚姻、妊娠、饮食、心理及用药等生活的各个方面提供合理建议,包括预防接种咨询、避免过热的热水澡和强烈阳光下高温暴晒、保持心情愉快、不吸烟、作息规律、适量运动、补充维生素D等。

第二节 视神经脊髓炎谱系疾病

视神经脊髓炎谱系疾病(neuromyelitis optica spectrum disorders，NMOSD)是一组自身免疫介导的以视神经和脊髓受累为主的中枢神经系统(central nervous system, CNS)炎性脱髓鞘疾病。NMOSD的发病机制主要与水通道蛋白4(aquaporin-4，AQP4)抗体相关，是不同于多发性硬化(multiple sclerosis , MS) 的独立疾病实体。临床上多以严重的视神经炎(optic neuritis, ON)和纵向延伸的长节段横贯性脊髓炎(longitudinally extensive transverse myelitis，LETM)为主要临床特征。

【流行病学特征】

NMOSD患病率在全球各地区约为(0.5~10)/(10万人·年)，在非高加索人群中更为易感。2020年中国发布了基于住院登记系统的数据，NMOSD发病率约为0.278/(10万人·年)，儿童0.075/(10万人·年)，成人0.347/(10万人·年)。NMOSD见于各年龄阶段，以青壮年居多，平均发病年龄约40岁；AQP4-IgG阳性患者，女男患病比例高达(4.7~11):1。NMOSD为高复发、高致残性疾病，90%以上为多时相病程，其中40%~60%在1年内复发，约90%在3年内复发。自然病程患者中，约50%在5~10年内遗留有严重的视觉功能或运动功能障碍。

【临床-影像特征】

NMOSD 有 6 组核心临床症候：急性视神经炎、急性脊髓炎、极后区综合征、急性脑干综合征、急性间脑综合征和大脑综合征；同时具有与之相对应的影像学特征性表现(表1、图1-3)。

表1 NMOSD 的临床与 MRI 影像特征

疾病	临床表现	MRI 影像特征
ON	急性起病，迅速达峰，多为双眼同时或相继发病，伴有眼痛，视功能受损，程度多严重；视野缺损，视力明显下降，严重者仅留光感甚至失明	眼眶 MRI：病变节段多大于1/2 视神经长度，视交叉易受累。急性期视神经增粗、强化，可合并视神经周围组织强化。缓解期视神经萎缩、变细，形成双轨征(图1)。也可以为阴性
急性脊髓炎	急性起病，多出现明显感觉、运动及尿便障碍，多有根性疼痛，颈髓后索受累可出现 Lhermitte 征。严重者可表现为截瘫或四肢瘫，甚至呼吸肌麻痹。恢复期易残留较长时期痛性或非痛性痉挛、瘙痒、尿便障碍等	脊髓病变长度多超过3个椎体节段，甚至可累及全脊髓。轴位多为横贯性，累及脊髓中央灰质和部分白质，呈圆形或H型，脊髓后索易受累，少数病变可小于2个椎体节段。急性期病变肿胀明显，可呈亮斑征、斑片样或线样强化，脊膜亦可强化。缓解期长节段病变可转变为间断、不连续信号(图2)，部分可有萎缩或空洞形成
极后区综合征	不能用其他原因解释的顽固性呃逆、恶心、呕吐，亦可无临床症候	延髓背侧为主，轴位主要累及最后区域，矢状位呈片状或线状长T2信号，可与颈髓病变相连(图3A~3D)
急性脑干综合征	头晕、复视、面部感觉障碍、共济失调，亦可无临床症候	脑干背盖部、四脑室周边、桥小脑脚，病变呈弥漫性、斑片状，边界不清(图3E, 3F)
急性间脑综合征	嗜睡、发作性睡病、体温调节异常、低钠血症等，亦可无临床症候	丘脑、下丘脑、三脑室周边弥漫性病变，边界不清(图3D)
大脑综合征	意识水平下降、高级皮层功能减退、头痛等，亦可无临床症候	不符合经典 MS 影像特征，幕上病变多位于皮层下白质，呈弥漫云雾状。可以出现点状、泼墨状病变。胼胝体病变纵向可大于1/2全长，多弥漫、边界模糊。病变可沿锥体束走行，包括基底节、内囊后肢、大脑脚。少部分可为ADEM 或 TDLs 表现，有轻度占位效应等(图3G, 3H, 3J)

注：NMOSD：视神经脊髓炎谱系疾病；ON：视神经炎；ADEM：急性播散性脑脊髓炎；TDLs：肿瘤样脱髓鞘病变

注：NMOSD：视神经脊髓炎谱系疾病；ON：视神经炎；A：T2像显示单侧ON(箭头所示)；B：T1增强像显示急性期视神经强化(箭头所示)；C：T1增强像显示双侧ON，病变节段＞1/2视神经(箭头所示)；D：T1增强像显示病变累及视交叉(箭头所示)

图1 NMOSD患者视神经病变MRI影像特征

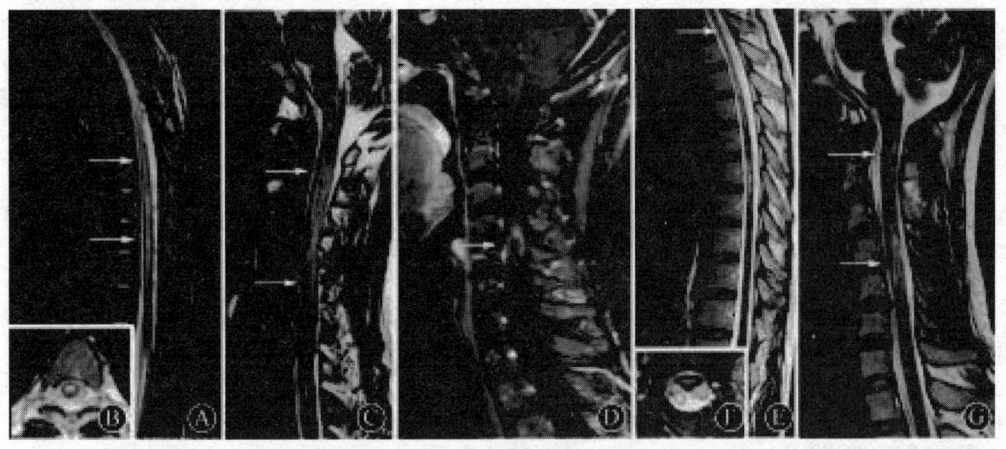

注：NMOSD：视神经脊髓炎谱系疾病；A、B：T2像显示脊髓长节段损害(箭头所示，A)，轴位像呈中央型损害(B)；C：T2增强像显示脊髓长节段横贯性损害，急性期脊髓肿胀(箭头所示)；D：T1增强像显示急性期病变明显强化(箭头所示)；E、F：T2像显示慢性期脊髓变细、萎缩(箭头所示)；G：T2像显示慢性期病变间断、不连续(箭头所示)

图2　NMOSD患者脊髓病变MRI影像特征

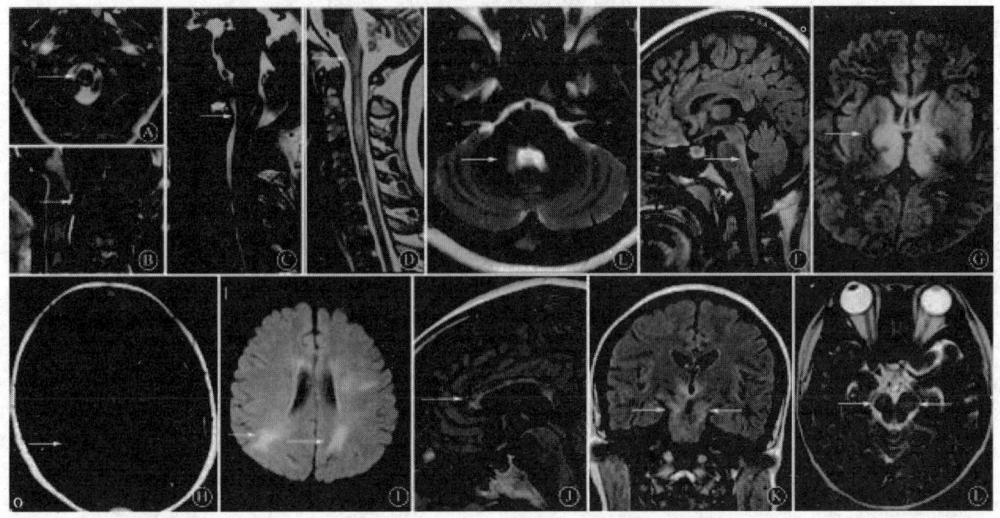

注：NMOSD：视神经脊髓炎谱系疾病；A：T2像显示延髓病变；B：T1增强像显示急性期延髓病变强化；C：T2像显示最后区线状病变；D：T2像显示最后区片状病变，与颈髓病变相连；E、F：T2及Flair像显示第四脑室周围病变；G：Flair像显示丘脑、下丘脑、第三脑室周围病变；H、I：Flair像显示大脑半球病灶弥漫云雾状；J：Flair像显示胼胝体弥漫病变；K、L：Flair及T2像显示沿锥体束走行病变，累及大脑脚

图3　NMOSD患者颅内病变MRI影像特征(箭头所示)

【实验室检查】

1. AQP4-IgG：AQP4-IgG是具有高度特异性的诊断标志物，特异度高达90%，敏感度约70%。推荐使用基于细胞转染的免疫荧光技术(cellbased transfection immunofluorescence assay, CBA)或流式细胞技术进行血清检测。酶联免疫吸附试验(enzyme linked immunosorbent assay, ELISA)较为敏感，但特异度有所降低，不推荐作为确立诊断的检测方法，但纵向监测抗体滴定度对疾病进展和治疗的评估有一定价值。

2. 脑脊液(CSF)：压力多数正常；急性期白细胞多大于$10×10^6$/L，约1/3患者大于$50×10^6$/L，少数病例可达$500×10^6$/L；可见中性粒细胞及嗜酸粒细胞增多。急性期生化：蛋白多明显增高，可大于1g/L，糖及氯化物多正常；约20%患者CSF特异性寡克隆区带(OCB)阳性，IgG明显增高。

3. MOG-IgG：MOG-IgG是MOGAD的生物诊断标志物，几乎不与AQP4-IgG同时阳性，具有要鉴别诊断价值。推荐采用CBA法对血清及CSF MOG-IgG进行检测。需要注意的是，一些疾病急性期可表现为一过性MOG-IgG阳性，需结合临床进行解读。

4. 其他自身免疫抗体：约近50% AQP4-IgG阳性NMOSD患者合并其他自身免疫抗体阳性，常见有血清抗核抗体(ANAs)、抗SSA抗体、抗SSB抗体、甲状腺过氧化酶抗体(TPO)阳性等。

5. 神经丝轻链(neurofilament light chain, NfL)：血清NfL作为神经元损伤的生物标记物可在多种疾病中被观察到。尽管其特异度不高，但在动态反映神经元损伤程度上被认为是较好的生物学指标，有利于观察疾病的进展及不可逆性损伤，可以作为NMOSD残障进展和治疗评价的生物学指标，同时需要综合如高血压、糖尿病、脑梗死等合并症因素的共同影响。

【视功能检查】

1. 视敏度：视力多明显下降，严重患者残留视力小于0.1，甚至全盲。
2. 视野：可单眼或双眼受累，表现为各种形式的视野缺损。
3. 眼底：慢性病变多有视神经萎缩，表现为视乳头苍白。
4. 视觉诱发电位(visualevoked potential, VEP)：多有明显异常，P100波幅降低及潜伏期延长，严重者诱发不出波形。
5. 光学相干断层扫描(optic coherence tomography, OCT)：多见较明显的视网膜神经纤维层(retinal nerve fiber layer, RNFL)厚度变薄。

【NMOSD的诊断】

NMOSD的诊断原则：以"病史 + 核心临床症候 + 影像特征 + 生物标记物"为基本依据，以AQP4-IgG作为分层，并参考其他亚临床及免疫学证据做出诊断，此外还需排除其他疾病可能(表2)。

表2　NMOSD诊断标准(IPND, 2015)

✓ **AQP4-IgG 阳性的 NMOSD 诊断标准**
(1)至少1项核心临床特征
(2)用可靠的方法检测 AQP4-IgG 阳性(推荐 CBA 法)
(3)排除其他诊断
✓ **AQP4-IgG 阴性或 AQP4-IgG 未知状态的 NMOSD 诊断标准**
(1)在1次或多次临床发作中，至少2项核心临床特征并满足下列全部条件：①至少1项临床核心特征为 ON、急性 LETM 或延髓最后区综合征；②空间多发 T2 个或以上不同的临床核心特征；③满足 MRI 附加条件
(2)用可靠的方法检测 AQP4-IgG 阴性或未检测
(3)排除其他诊断
✓ **核心临床特征**
(1)ON
(2)急性脊髓炎
(3)极后区综合征，无其他原因能解释的发作性呃逆、恶心、呕吐
(4)其他脑干综合征
(5)症状性发作性睡病、间脑综合征，脑 MRI 有 NMOSD 特征性间脑病变
(6)大脑综合征伴有 NMOSD 特征性大脑病变
✓ **AQP4-IgG 阴性或未知状态下的 NMOSD MRI 附加条件**
(1)急性 ON：需脑 MRI 有下列之一表现：①脑 MRI 正常或仅有非特异性白质病变；②视神经长 T2 信号或 T1 增强信号≥1/2 视神经长度，或病变累及视交叉
(2)急性脊髓炎：长脊髓病变≥3个连续椎体节段，或有脊髓炎病史的患者相应脊髓萎缩≥3个连续椎体节段
(3)最后区综合征：延髓背侧 / 最后区病变
(4)急性脑干综合征：脑干室管膜周围病变

注：NMOSD：视神经脊髓炎谱系疾病；AQP4：水通道蛋白4；ON：视神经炎；LETM：纵向延伸的长节段横贯性脊髓炎

【鉴别诊断】

NMOSD的诊断及鉴别诊断至关重要，需要注意疾病的复杂性以及检测方法的局限性等因素影响。NMOSD患者首次发作或病程在某一阶段AQP4-IgG检测均可能为阴性。对于早期或临床及影像特征不典型的病例，应该充分完善实验室及其他相关检查，同时与可能疾病相鉴别，并进行动态随访，查找相关支持或排除证据。对合并其他自身抗体阳性患者，如自身免疫性脑炎(autoimmune encephalitis, AE)，需结合临床综合评价哪一个是责任致病抗体，切忌唯抗体阳性诊断。

1. NMOSD需与下列疾病鉴别：

(1) CNS炎性脱髓鞘病：MOGAD、MS、ADEM、TDLs等；

(2) 系统性疾病：系统性红斑狼疮、白塞病、干燥综合征、结节病、系统性血管炎等；

(3) 血管性疾病：缺血性视神经病、脑小血管病、脊髓硬脊膜动静脉瘘、脊髓血管畸形、亚急性坏死性脊髓病等；

(4) 感染性疾病：结核、艾滋病、梅毒、布氏杆菌感染、热带痉挛性截瘫等；

(5) 代谢中毒性疾病：中毒性视神经病、亚急性联合变性、肝性脊髓病、Wernicke脑病、缺血缺氧性脑病等；

(6) 遗传性疾病：Leber视神经病、遗传性痉挛性截瘫、肾上腺脑白质营养不良等；

(7) 肿瘤及副肿瘤相关疾病：脊髓胶质瘤、室管膜瘤、淋巴瘤、淋巴瘤样肉芽肿、脊髓副肿瘤综合征等；

(8) 其他：颅底畸形、脊髓压迫症等。

2. NMOSD与MS和MOGAD的鉴别诊断(具体见表3)。

表3 NMOSD与MS和MOGAD的鉴别诊断

特征	MS	NMOSD(AQP4-IgG阳性)	MOGAD
生物标志物	CSF特异性OCB阳性	血清AQP4-IgG阳性	血清MOG-IgG阳性
女：男	3：1	(8~9)：1	(1~2)：1
常见发病年龄	30岁	40岁	儿童期较成人常见
病程	复发缓解型或慢性进展型	复发型多见	复发缓解型多见
临床表现	ON，部分性脊髓炎、脑干或小脑症状，认知功能障碍和累及其他MS典型脑区的症状	较严重ON、LETM，极后区综合征，脑干综合征，急性间脑综合征，大脑综合征	复发性ON，ADEM，脑炎或脑膜脑炎，视神经-脊髓炎
脑部MRI	累及皮层/近皮层、脑室旁、幕下；病灶3 mm~2 cm；呈卵圆形、圆形，Dawson指征状；急性期环形或开环强化；煎蛋征	无脑部病变，或不符合经典MS病变；累及极后区、四脑室、三脑室、中脑导水管、丘脑、下丘脑、胼胝体；病变弥漫，边界欠清	不符合经典MS病变；ADEM，累及皮层、丘脑、下丘脑、大脑脚、桥脑；急性期可伴有脑膜强化
脊髓MRI	短节段病灶；偏侧部分性病变	长节段病变(多长于3个椎体节段)；颈段及颈胸段最多受累；轴位呈横贯性；急性期肿胀明显，亮斑样强化；慢性期病变可见脊髓萎缩，病变可不连续、空洞	长节段病灶(长于3个椎体节段)，部分短节段病灶，累及腰髓和圆锥；轴位呈横贯性
视神经MRI	短节段或未见异常	病变长(长于视神经1/2)，视神经后段或视交叉易受累	病变长，视神经前段易受累
CSF细胞增多	轻度(<50%患者)	常见(>70%患者)	常见(>70%患者)
治疗	免疫调节剂	免疫抑制剂	免疫抑制剂
预后	致残率高，与疾病进展相关	致残率高，与高复发率和发作时恢复不良相关	致残率低，发作后恢复较好

注：NMOSD：视神经脊髓炎谱系疾病；MS：多发性硬化；MOGAD：MOG-IgG相关疾病；CSF：脑脊液；OCB：寡克隆区带；AQP4：水通道蛋白4；ON：视神经炎；ADEM：急性播散性脑脊髓炎；LETM：纵向延伸的长节段横贯性脊髓炎

3. 不支持NMOSD诊断的警示征(表4)

表4 不支持NMOSD诊断的警示征(IPND，2015)

临床或实验室表现
(1)临床特征和实验室结果
①进展性临床病程(神经系统症候恶化与发作无关，提示MS可能)
②不典型发作时间的低限：发作时间<4h(提示脊髓缺血或梗死)
③发病后持续恶化超过4周(提示结节病或肿瘤可能)
④部分性横贯性脊髓炎，病变较短(提示MS可能)
⑤CSF特异性OCB阳性(II型，提示MS可能)
(2)与NMOSD表现相似的疾病
①神经结节病：通过临床、影像和实验室检查诊断(肺门纵隔淋巴结肿大、发热、夜间出汗、血清血管紧张素转换酶或白细胞介素-2受体增高)
②恶性肿瘤：通过临床、影像和实验室检查排除淋巴瘤和副肿瘤综合征
③慢性感染：通过临床、影像和实验室检查除外艾滋病、梅毒等影像表现
(1)脑
①影像特征(MRI T2加权像)提示MS病变：侧脑室表面垂直(Dawson指征状)；颞叶下部病变与侧脑室相连；近皮层b病变累及皮质下U-纤维
②影像特征不支持NMOSD和MS：病变持续性强化(>3个月)
(2)脊髓
支持MS的MRI表现：脊髓矢状位T2加权像病变<3个椎体节段；横轴位像病变主要位于脊髓周边白质(>70%)；T2加权像示脊髓弥散性、不清晰的信号(可见于MS陈旧性病变或进展型MS)

【治疗】

NMOSD的治疗分为急性期治疗、序贯治疗(预防复发治疗)、对症治疗和康复治疗。

NMOSD药物治疗原则：NMOSD任何一次临床发作均有可能带来不可逆性损伤；其残障主要归因于发作后视觉功能缺损的累积。对于AQP4-IgG阳性以及AQP4-IgG阴性复发病程的患者，一经诊断应尽早开始序贯治疗，并坚持长程治疗。

NMOSD治疗药物的选择应在遵循循证证据基础上，结合安全性、有效性以及患者意愿进行。长期免疫抑制治疗有增加机会性感染和肿瘤的风险，推荐定期进行安全及有效指标监测，有条件的地区单位可开展免疫抑制剂药物基因筛查及血药浓度监测，做到个体化指导。近年来，一些新兴治疗靶点单克隆抗体药物不断涌现，RCT研究结果显示出显著疗效，为NMOSD治疗领域提供了更高的循证依据。国际上已有3种药物被美国FDA或欧盟正式批准用于治疗NMOSD，包括补体抑制剂、

IL-6受体阻断剂以及B淋巴细胞耗竭剂。2021年4月中国国家药品监督管理局正式批准萨特利珠单抗用于治疗12周岁以上AQP4-IgG阳性的NMOSD患者，成为中国大陆首个获批NMOSD治疗适应证的药物。2023年1月伊奈利珠单抗纳入医保目录，成为我国首个且唯一的NMOSD医保用药。

一、急性期治疗 治疗目标：减轻急性期症状、缩短病程、改善残疾程度和防治并发症。治疗人群：有客观临床及影像发作证据的急性发作期患者。

1. 糖皮质激素(简称"激素")：静脉注射甲泼尼松龙(intravenous methylprednisolone，IVMP)治疗可促进NMOSD急性期患者神经功能恢复(A级推荐)。

(1) 治疗原则：对于急性发作或复发患者IVMP治疗可迅速阻断病情进展，待病情稳定后，遵循先快后慢原则，逐渐阶梯减量，同时视序贯药物起效时间，最终减至小剂量长期维持或停用。

(2) 推荐用法：甲泼尼松龙1g静脉点滴，1次/d，3-5d；视病情减量至500mg静脉点滴，1次/d，3d；240mg静脉点滴，1次/d，3d；120mg静脉点滴，1次/d，3d；改为泼尼松60mg口服，1次/d，5~7d；50mg口服，1次/d，5~7d；顺序阶梯递减至中等剂量30~40mg/d后，依据序贯免疫治疗药物起效时效快慢，逐步放缓减量速度，例如每2周递减5mg，至5~10mg口服，1次/d，长期维持或停用。

(3) 注意事项：在激素冲击后，需衔接序贯治疗药物。静脉激素冲击治疗应注意静滴速度，推荐持续3~4h缓慢静滴。推荐同时应用质子泵抑制剂预防上消化道出血，对于年龄较大患者，应监测凝血功能，预防发生血栓。激素其他常见副作用包括电解质紊乱以及血糖、血压、血脂异常等。注意补钾、补钙、补充维生素D，较长时间应用激素可加用双磷酸盐类药物。尽可能减少中等剂量以上激素疗程，以预防骨质疏松、股骨头坏死等并发症。

2. 血浆置换(plasma exchange，PE)及免疫吸附(immunoadsorption，IA)：PE的治疗机制是从血液循环中消除病理性AQP4-IgG、补体和细胞因子。此外，还可引起抗体再分布的脉冲诱导和随后的免疫调节变化，改变细胞因子平衡和Fc受体活化的修饰。IA作为PE的一种新型替代治疗方法，是将患者的血浆通过特定免疫吸附柱吸附去除抗体和免疫复合物后重新输回体内。IA通过选择性吸附致病性抗体，起到类似PE的作用机制，同时无需血浆补充。推荐有条件的单位可以开展。对于中重度发作的NMOSD患者，早期PE/IA或与IVMP联合应用对促进长期临床功能残障恢复有益(A级推荐)。

(1) 治疗原则：对高AQP4-IgG抗体滴定度、重症、视功能损害严重、激素冲击疗效不佳或不耐受IVMP患者早期联合或辅助治疗。

(2) 推荐用法：PE/IA，单次置换剂量以患者血浆容量的1.0~1.5倍为宜，隔日1次，2周内重复5~7次。

(3) 注意事项：PE需有创静脉置管，应避免导管相关感染，在置换过程中注意心脏负荷相关低血压及过敏、电解质紊乱等。

3. 静脉注射人免疫球蛋白(intravenous immunoglobulin，IVIg)：对大剂量甲泼尼松龙冲击疗效不佳的患者，IVIg可能对NMOSD急性期残障功能恢复有益(B级推荐)。

(1) 治疗原则：对激素冲击疗效不佳、合并感染、低免疫球蛋白血症及妊娠期患者可选择IVIg治疗。

(2) 推荐用法：人免疫球蛋白，0.4g/(kg·d)，静脉点滴，连续5d为1个疗程。

(3) 注意事项：应避免IVIg后马上进行PE治疗。在治疗过程中注意心脏负荷、高凝状态及过敏等。

二、序贯治疗(预防复发治疗)

治疗目标：预防复发，减少疾病反复发作导致的神经功能障碍累积。治疗人群：适用于AQP4-IgG阳性以及AQP4-IgG未知或阴性、复发病程的NMOSD患者。确诊后尽早启动治疗，并坚持长程治疗。治疗药物：分为单克隆抗体药物及免疫抑制剂两大类。按照循证证据级别及国内药物可及性推荐如下：

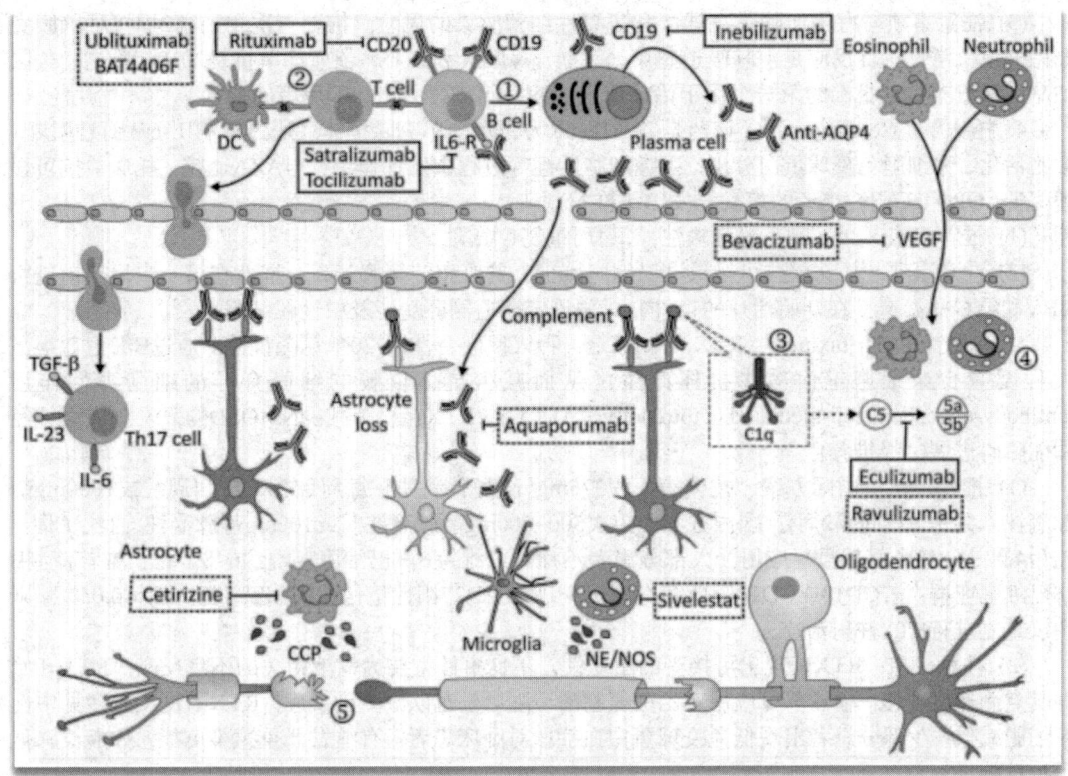

图4 不同靶点及作用机制的各类单抗药物

1. 萨特利珠单抗(satralizumab)：该药是一种人源化IgG2亚型重组抗IL-6R单克隆抗体，可通过阻断IL-6R的信号传导达到抑制淋巴细胞炎症过程的作用。萨特利珠单抗单药或联合传统免疫抑制剂可显著延缓AQP4-IgG阳性NMOSD患者的疾病复发时间(A级推荐)。

(1) 治疗人群：12周岁以上儿童及成人AQP4-IgG阳性的NMOSD患者。

(2) 推荐用法：萨特利珠单抗120mg皮下注射，首次先给予负荷剂量：第0、2、4周皮下注射；以后每4周重复皮下注射。

(3) 注意事项：萨特利珠单抗耐受性良好，常见不良反应有鼻咽炎、头痛、上呼吸道感染、中性粒细胞轻度下降等。推荐在第一次用药前进行乙型肝炎病毒(HBV)和结核病筛查。在开始治疗的1年内，每4周定期监测肝功能及中性粒细胞。

2. 伊奈利珠单抗(inebilizumab)：该药是一种人源化的IgG亚型CD19单克隆抗体，可导致B细胞及表达CD19的浆细胞耗竭，从而抑制抗体及补体依赖性细胞毒性作用。伊奈利珠单抗可显著降低NMOSD患者的疾病复发和减缓残疾进展(A级推荐)。

(1) 推荐人群：AQP4-IgG阳性的NMOSD患者。

(2) 推荐用法：初始负荷剂量，第1、15天300mg，静脉注射。以后每6个月重复静脉注射300mg。

(3) 注意事项：常见不良事件为尿路感染、关节痛、输液反应、鼻咽炎、头痛和背痛，输液相关反应及感染发生率较低。推荐在第一次用药前进行HBV和结核病筛查。治疗期间监测免疫球蛋白水平，且国内已进入医保，批准用于AQP4-IgG阳性的成人NMOSD患者。

3. 依库珠单抗(eculizumab)：该药是一种重组人源化的IgG2/4单克隆抗体，为终端补体蛋白C5抑制剂，可以防止其分裂成C5a和C5b片段参与的补体级联反应，从而阻断炎症和膜攻击复合体形成，减少星形胶质细胞的破坏和神经元的损伤。依库珠单抗单药或联合传统免疫抑制剂可显著降低AQP4-IgG阳性患者的疾病复发(A级推荐)。

(1) 推荐人群：AQP4-IgG阳性的NMOSD患者。

(2) 推荐用法：推荐方案为第0、2、3、4周900mg，以后每2周1200mg。采用静脉注射，输注时间控制在25~45min(欧盟)或35min(美国)，每次注射后应继续监测患者1h。如果在给药期间发生不良事件，医师可自行决定减缓或停止输液，总输液时间不得超过2h。

(3) 注意事项：有增加脑膜炎球菌和包裹性细菌感染的风险，推荐首次用药前2周接种脑膜炎球菌疫苗。常见不良反应是上呼吸道感染、头痛、鼻咽炎和恶心。依库珠单抗是2019年欧盟、美国、加拿大和日本特别批准的第一个用于治疗成人AQP4-IgG阳性NMOSD患者的药物。

4. 托珠单抗(tocilizumab)：该药是针对IL-6R为靶点的单克隆抗体，通过抑制IL-6从而在阻断T细胞活化、浆细胞免疫球蛋白分泌、巨噬细胞活性等过程中发挥作用。与AZA比较，托珠单抗可显著降低AQP4-IgG阳性患者的疾病复发(B级推荐)。

(1) 推荐用法：8mg/kg，静脉输注，每4周重复1次。

(2) 注意事项：托珠单抗可导致淋巴细胞减少、贫血和转氨酶升高。推荐在第一次用药前进行HBV和结核病筛查。在开始治疗的1年内，每4周定期监测肝功能及中性粒细胞。

5. 利妥昔单抗(rituximab, RTX)：RTX是一种人鼠嵌合性CD20单克隆抗体，通过B细胞耗竭最大程度减少浆细胞继而减少抗体产生，从而减少抗体依赖的细胞介导的细胞毒性作用(antibody-dependent cell-mediated cytotoxicity, ADCC)。RTX能显著减少NMOSD的复发和减缓神经功能障碍进展(A级推荐)。

(1) 推荐用法：国际方案：按体表面积375mg/m2静脉滴注，每周1次，连用4周；或1000mg静脉滴注，共用2次(间隔2周)。国内方案：单次500~600mg静脉滴注，或100mg静脉滴注，1次/周，连用4周，6~12个月后重复应用。大部分患者治疗后可维持B淋巴细胞耗竭约6~8个月。推荐监测B淋巴细胞亚群，若CD19或CD20阳性细胞比例 > 1%或CD27阳性记忆性B淋巴细胞比例 > 0.05%，则建议重复进行RTX注射治疗。

(2) 注意事项：RTX表现出可接受的耐受性，不良事件主要为输液相关的不良反应；RTX开始静脉点滴速度要慢，输注前可应用对乙酰氨基酚、泼尼松龙以减少副反应；RTX不良反应多见中性粒细胞减低，少部分患者出现低免疫球蛋白血症；对卧床患者，有继发严重感染可能，如卡氏肺孢子虫性肺炎。

6. 吗替麦考酚酯(mycophenolate mofetil, MMF)：MMF为T细胞免疫抑制剂，能特异性抑制淋巴细胞嘌呤从头合成途径中次黄嘌呤核苷酸脱氢酸的活性，因而具有强大的抑制淋巴细胞增殖的作用。MMF能减少NMOSD的复发和减缓神经功能障碍进展(B级推荐)。

(1) 推荐用法：1.0~2.0g/d，口服。

(2) 注意事项：MMF依从性较好，副作用主要为胃肠道症状和继发感染机会。

7. 硫唑嘌呤(azathioprine, AZA)：AZA为广谱免疫抑制剂，能抑制DNA、RNA及蛋白质的合成，从而抑制淋巴细胞的增殖，阻止抗原敏感淋巴细胞转化为免疫母细胞，产生免疫作用。AZA能减少NMOSD的复发和减缓神经功能障碍进展(B级推荐)。

(1)推荐用法：按体重2~3mg/(kg·d)，通常在AZA达到优效以后(4~5个月)将泼尼松渐减量至小剂量长期维持。

(2)注意事项：AZA的不良反应发生概率较高。常见不良反应有：白细胞降低、肝功能损害、恶心呕吐等胃肠道副反应，可增加肿瘤风险。首次应用前可测定硫代嘌呤甲基转移酶(TPMT)活性或相关药物基因检测；推荐定期监测血常规和肝功能及AZA血药浓度。

8. 氨甲蝶呤(methotrexate)：为广谱免疫抑制剂，是一种二氢叶酸还原酶抑制剂。小样本临床研究表明，氨甲蝶呤单用或与泼尼松合用能减少NMOSD复发和功能障碍进展(B级推荐)。

(1) 推荐用法：15mg/周，单用或与小剂量泼尼松合用。

(2) 注意事项：其耐受性和依从性较好。副作用主要有白细胞减少及继发感染。

9. 他克莫司(tacrolimus)：他克莫司又名FK506，是从链霉菌属中分离出的发酵产物，隶属于大环内酯类，是一种强力的新型免疫抑制剂，主要通过抑制白介素-2(IL-2)的释放，全面抑制T淋巴细胞发挥作用。小样本临床试验表明他克莫司对减少NMOSD复发和减缓神经功能障碍进展有一定疗效(C级推荐)。

(1) 推荐用法：2~3mg/d，分2次空腹口服。

(2) 注意事项：他克莫司可导致血糖升高、血镁降低、震颤、肝肾功损害以及罕见的骨髓抑制。推荐在第一次用药前进行HBV和结核病筛查。有条件时可监测他克莫司血药浓度，谷浓度在4~10ng/mL。

10. 环磷酰胺：该药为烷化剂，可用于其他治疗无效时的替代治疗，为二线药物。小样本临床试验表明环磷酰胺对减少NMOSD复发和减缓神经功能障碍进展有一定疗效(C级推荐)。

(1) 推荐用法：600mg静脉滴注，1次/2周，连续5个月；600mg静脉滴注，每个月1次，共12个月。年总负荷剂量不超过10~15g。

(2) 注意事项：主要副作用有恶心、呕吐、感染、脱发、性腺抑制、月经不调、停经和出血性膀胱炎。预防出血性膀胱炎可同时应用美司钠(uromitexan)注射，恶心和呕吐可适当应用止吐药对抗。白细胞减少时应及时减量或停用。

11. 米托蒽醌：通过抑制拓扑异构酶Ⅱ，导致B细胞和T细胞计数减少。该药为二线药物，对于其他药物治疗效果不佳者可作为替代治疗。米托蒽醌能减少NMOSD复发(C级推荐)。

(1) 推荐方法：按体表面积(10~12)mg/m2静脉滴注，每个月1次，共3个月，后每3个月1次再用3次，总量不超过100mg/m2。

(2) 注意事项：主要副作用为心脏毒性和治疗相关的白血病。应用米托蒽醌治疗致使发生心脏收缩功能障碍、心功能衰竭和急性白血病的风险分别为12%、0.4%和0.8%。使用时应注意监测其心脏毒性，每次注射前应检测左室射血分数(LVEF)，若LVEF<50或较前明显下降，应停用米托蒽醌。此外，因米托蒽醌的心脏毒性有迟发效应，整个疗程结束后，也应定期监测LEVF。

三、生育期患者应用免疫抑制剂的相关风险

NMOSD患者妊娠期复发的概率与非妊娠期相似；分娩或流产后的0~6个月复发率显著升高。年龄较小、AQP4-IgG滴度较高和治疗不足的患者发生妊娠相关疾病的风险较高。对于育龄期患者，激素及人免疫球蛋白是安全的，其他免疫抑制剂及单克隆抗体药物尚缺乏充足临床循证数据，不推荐或谨慎使用。

四、对症治疗

1. 痛性痉挛：卡马西平、加巴喷汀、普瑞巴林、巴氯芬等药物。
2. 慢性疼痛、感觉异常：阿米替林、普瑞巴林、选择性5-羟色胺及去甲肾上腺素再摄取抑制剂(SNRI)、去甲肾上腺素能与特异性5-羟色胺能抗抑郁药物(NaSSA)。
3. 顽固性呃逆：巴氯芬。
4. 抑郁焦虑：SSRI、SNRI、NaSSA类药物以及心理治疗。
5. 乏力、疲劳：莫达非尼、金刚烷胺、氨吡啶(钾通道阻滞剂)。
6. 震颤：盐酸苯海索、盐酸阿罗洛尔等药物。
7. 膀胱直肠功能障碍：尿失禁可应用丙咪嗪、奥昔布宁、哌唑嗪、盐酸坦索罗辛等；尿潴留应导尿，便秘可用缓泻药，重者可给予灌肠处理。
8. 性功能障碍：改善性功能药物等。
9. 认知障碍：胆碱酯酶抑制剂等。
10. 肌张力增高：巴氯芬，肉毒毒素A。
11. 其他：对于合并高胆固醇、高三酰甘油血症患者，推荐他汀类药物降脂治疗。

第三节 抗髓鞘少突胶质细胞糖蛋白免疫球蛋白G抗体相关疾病

抗髓鞘少突胶质细胞糖蛋白免疫球蛋白G抗体(anti-myelin oligodendroyte glycoprotein-IgG,MOG-IgG)相关疾病(MOG-IgG associated disorders, MOGAD)是近年来提出的一种免疫介导的中枢神经系统(central nervous system, CNS)炎性脱髓鞘疾病。目前认为,MOG-IgG可能是MOGAD的致病性抗体,MOGAD是不同于多发性硬化(multiple sclerosis, MS)和视神经脊髓炎谱系疾病(neuromyelitis optica spectrum disorder, NMOSD)的独立疾病谱。

【MOGAD的概念】

既往研究显示MOGAD与MS和急性播散性脑脊髓炎(acute disseminated encephalomyelitis, ADEM)存在一定相关性。近年研究表明MOGAD在血清抗水通道蛋白-4抗体(anti-aquaporin-4 antibody, AQP4-IgG)阴性的NMOSD和复发性ON中更常见。但目前尚无一种特发性炎性脱髓鞘疾病(idiopathic inflammatory demyelinating diseases, IIDDs)可囊括MOGAD的所有表现(图1),仅从临床症状上,MOGAD既可符合非典型MS、AQP4-IgG阴性NMOSD、ADEM的诊断标准,又可表现为局限性的ON和横贯性脊髓炎(transverse myelitis, TM)。国内外学者对MOGAD的系列研究发现,MOGAD具有区别于其他IIDDs的临床特征,且MOG-IgG滴度与MOGAD病情严重程度相关。病理学研究发现MOGAD有独特的免疫病理改变。此外,动物实验结果亦支持MOG-IgG是一种致病性抗体,而非髓鞘脱失继发的"旁观者效应"或免疫反应,MOGAD与MS、NMOSD等存在不同的发病机制。

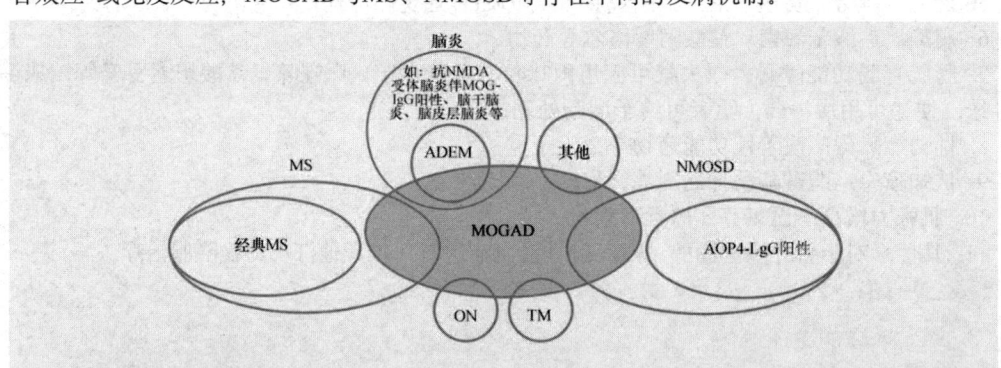

注:MOG:髓鞘少突胶质细胞糖蛋白,表1~2同;MOGAD:抗髓鞘少突胶质细胞糖蛋白抗体相关疾病,图2~6、表1~2同;MS:多发性硬化,NMOSD:视神经脊髓炎谱系疾病,AQP4-IgG:抗水通道蛋白-4抗体,ADEM:急性播散性脑脊髓炎,表2同;ON:视神经炎,图6、表1~2同;TM:横贯性脊髓炎,表1同;NMDA:N-甲基-D-天冬氨酸

图1 MOGAD与其他IIDDs在临床表现方面的关系示意图

【MOGAD临床表现和分型】

MOGAD男女发病比例为1:2~1:1。起病前可有感染或疫苗接种等诱因,诱因出现后4d至4周内发病。MOGAD可呈单相或复发病程,复发者可出现频繁发作。MOGAD病灶可广泛累及CNS,临床表现多样,包括ON、脑膜脑炎、脑干脑炎、脊髓炎等,可为单一症状或以上症状的多种组合,这些症状的确认需要相应的影像学支持。

1.临床表现的年龄相关性 MOGAD在儿童中较成人中更常见。有研究发现,儿童队列MOG-IgG阳性比例(40%)高于混合队列(29%)和成人队列(22%)。此外,MOGAD临床表现存在年龄相关性特征,儿童多表现为ADEM样表型(ADEM、ADEM相关性ON、多时相ADEM和脑炎),而成人多表现为视神经-脊髓表型(ON,脊髓炎)和脑干脑炎。

2. 临床分型

(1) ON：ON是MOGAD最常见的临床分型，在成年患者中视神经累及率可高达90%。男女发病比例波动于1:2.8-1:0.8之间。MOGAD相关的ON(MOGAD-ON)患者常诉有比较明显的眼痛或眼球转动痛，常合并眼眶痛；急性期出现单眼或双眼视力急剧下降、视野缺损、色觉改变以及对比敏感度下降。发病部位可累及双侧视神经，特别是视神经前段，导致视盘水肿多见(90%)。MOGAD-ON常合并眼眶结缔组织受累，导致视神经周围炎。另外，MOGAD患者视神经本身水肿明显。而在其他类型ON，如MS、NMOSD相关的ON，视神经水肿轻，且极少出现眼眶结缔组织受累。MOGAD-ON的另一特点是复发率高，复发周期短，所以在复发性ON中MOG-IgG阳性更常见。研究显示，MOGAD中ON复发率最高(64%)，其次为脊髓炎(50%)，同时伴有ON和脊髓炎的MOGAD最低(41%)，儿童患者复发率低于青年($p<0.05$)和中年成人($p<0.05$)。MOGAD-ON的视功能预后较好。

(2) 脑膜脑炎：除脑部局灶性定位症状外，意识障碍、认知障碍、行为改变或癫痫发作是MOGAD的常见脑部症状，可伴随脑膜炎症状。国内研究结果显示，MOGAD出现癫痫的比例为10.3%~24.0%，部分以癫痫为首发症状或在病程中出现。12%的MOGAD患者出现不同程度的脑膜受累表现，包括头痛、恶心、呕吐和脑膜刺激征等。存在脑膜炎表现的MOGAD常合并颅内压升高，脑脊液(cerebrospinal fluid, CSF)白细胞可超过$100×10^6$/L，并伴随CSF总蛋白水平上升。出现脑膜脑炎的MOGAD患者脑电图可有慢波表现。

(3) 脑干脑炎：30%的MOGAD可出现脑干脑炎表现。MOGAD脑干脑炎的症状包括呼吸功能衰竭、顽固性恶心和呕吐、构音障碍、吞咽困难、动眼神经麻痹和复视、眼球震颤、核间性眼肌麻痹、面神经麻痹、三叉神经感觉迟钝、眩晕、听力丧失、平衡障碍等。同样，脑干脑炎必须有提示脱髓鞘病变的影像学证据。

(4) 脊髓炎：MOGAD出现脊髓炎者大约占20%~30%。MOGAD脊髓炎可为长节段性TM，也可见短节段脊髓炎，可出现肢体乏力、感觉障碍和二便障碍等自主功能症状。国外研究结果显示，MOGAD脊髓炎累及腰髓和圆锥常见。脊髓炎后可残留括约肌或勃起障碍。

(5) 其他特殊类型：已有MOGAD炎性脱髓鞘假瘤表现的报道。根据假瘤累及部位，患者可出现多种不同的临床表现。脑活组织检查显示，此型患者可有T细胞、巨噬细胞浸润和补体介导的脱髓鞘等病理改变。

MOG-IgG在其他炎症性疾病中亦可被检测到，如与抗N-甲基-D-天冬氨酸(N-methyl-D-aspartic acid, NMDA)受体抗体共阳性。MOG-IgG阳性的抗NMDA受体脑炎患者对激素和免疫球蛋白治疗反应良好。

【实验室检查】

1. MOG-IgG检测

MOG-IgG是MOGAD的诊断生物学标志物。所有IIDDs患者血清和(或) CSF MOG-IgG阳性率约为6%。目前国际推荐的MOG-IgG检测方法是细胞法(cell-based assay, CBA)。MOG抗原必须使用全长人MOG。同时建议使用Fc特异性二抗，以避免与IgM和IgA抗体发生交叉反应。因MOG-IgG在外周血产生，故血清是首选的检测样品，CSF检测仅提供补充信息。目前认为，MOG-IgG阳性的临床意义应结合患者临床表现进行解读。如患者不符合MOGAD常见临床表型，建议使用不同的CBA检测方法对阳性血清样品进行重复检测，以降低检测方法假阳性的风险。此外，鉴于NMOSD与MOGAD临床症状的相似性，推荐对所有AQP4-IgG阴性的NMOSD患者进行血清MOG-IgG检测。血清MOG-IgG滴度与疾病活动性相关，在疾病急性期其滴度高于缓解期；此外，血清MOG-IgG滴度也与治疗状态相关，患者经免疫抑制或血浆置换治疗后其滴度下降。部分MOGAD患者为单相病程，MOG-IgG可于症状恢复后消失。因此，对于临床高度怀疑MOGAD而MOG-IgG检测为阴性患者，建议在急性发作期、未治疗的间隔期或血浆置换治疗后1-3个月重新检测。血清MOG-IgG滴度水平变化与临床病程相关。MOG-IgG持续阳性的MOGAD患者更可能出现复发性病程，而MOG抗体滴度下降与单相病程相关。免疫调节治疗期间血清MOG-IgG可转化为阴性。因此，建议MOGAD患者发病后6个月和1年后复查MOG-IgG，以指导治疗。

2. CSF检查：MOGAD患者CSF常规检查指标可正常，50%患者CSF中白细胞计数 > $5×10^6$/L。CSF蛋白水平也可升高。10%的MOGAD患者IgG寡克隆区带阳性。

【影像学检查】

1. MRI检查方法

（1）脑部MRI：推荐常规MRI平扫加增强扫描，平扫包括横断面T1/T2/FLAIR和DWI像扫描，增强后扫描包括横断面和矢状面T1像。

（2）脊髓和视神经MRI：由于脊髓和视神经都是细长带状结构，成像有一定难度，需要细致选择MRI参数。视神经成像需要仔细选择定位线角度，尽量在横断面显示视神经全程。推荐平扫横断面和冠状面T1/T2像，增强后横断面及冠状面T1像，全部扫描需要薄层(层厚2mm)。增强前、后T1扫描都需要压脂。脊髓MRI推荐平扫矢状面T1/T2像以及病灶所在节段横断面T2像，增强后推荐矢状面T1像扫描。

2. MRI表现

（1）视神经：累及前部多见，包括视盘；长节段病灶多见，长度20mm左右；视神经增粗明显，边缘模糊，明显和均匀强化；双侧多见(图2)。

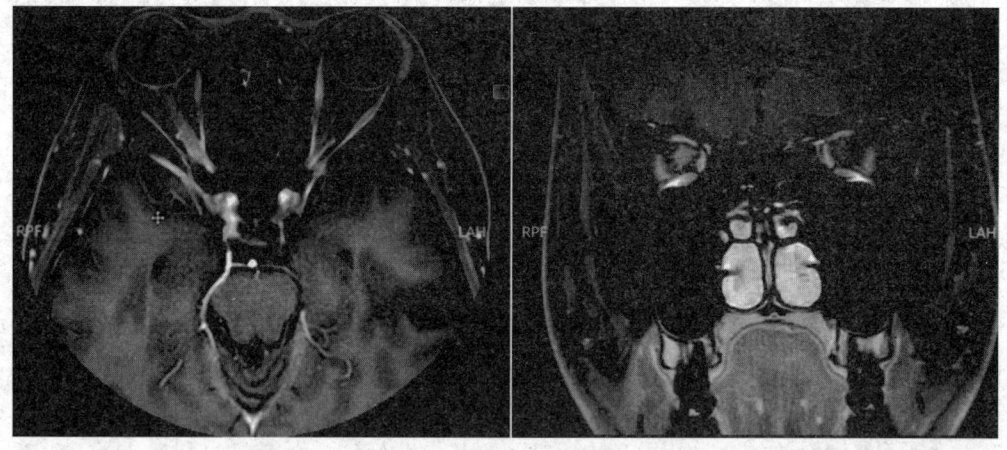

显示右侧视神经眶内段较对侧增粗，边缘毛糙，可见强化(图片来自天津医科大学总医院神经内科，MOG-IgG外周血1:320；脑脊液1:32)

图2 MOGAD患者视神经MRI检查横断面及冠状面增强T1像

（2）头颅：病灶分布不如MS具有特异性，两侧脑室旁白质区病灶多见，皮层、丘脑、海马病灶在MOGAD具有相对特异性，病灶亦可见于胼胝体、内囊和脑干、小脑。多发病灶常见，病灶绝大多数呈现斑片状。大病灶可类似于脱髓鞘假瘤样，中、小病灶一般数目不多。病灶可有或无强化，脑病或癫痫患者有时可出现软脑膜强化(图3)。

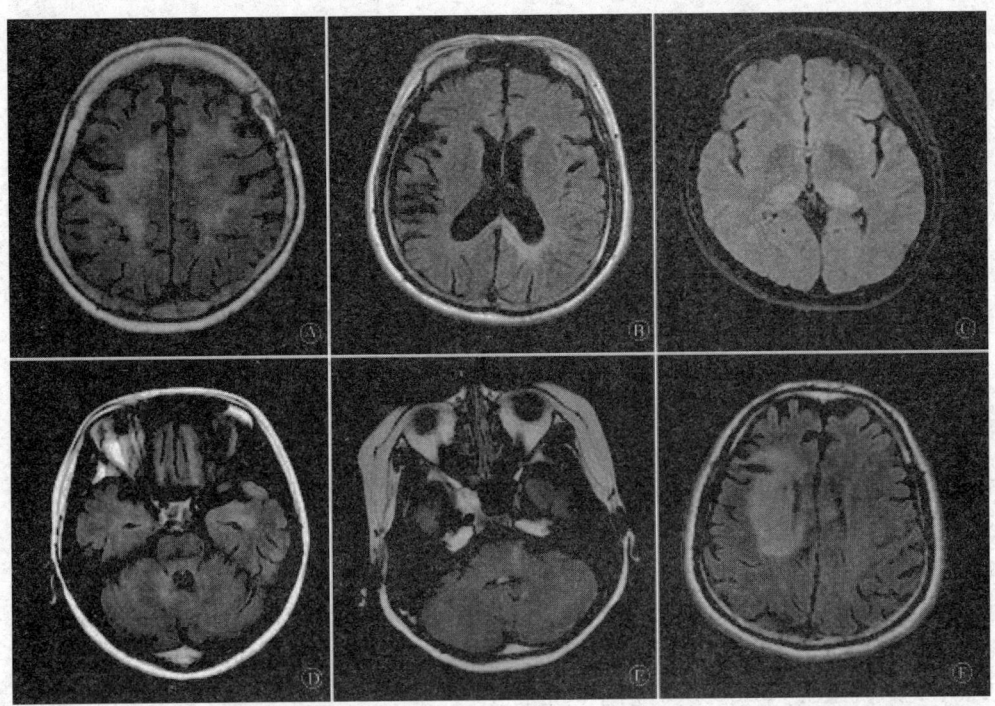

可见病灶广泛累及幕上、下结构，病灶形态呈多样性，如可累及左侧额叶皮层和/或两侧皮层下(A)，胼胝体压部(B)，两侧丘脑(C)，左侧海马、右侧小脑和脑干被盖部(D)，脑干(E)以及白质大病灶，呈脱髓鞘假瘤样(F)

图3 MOGAD患者头颅MRI检查

(3) 脊髓：可出现长节段及短节段病灶，短节段病灶相对多见，横断面病灶可见于脊髓中央或周边，斑片状。脊髓病灶累及腰髓和圆锥常见(图4)。

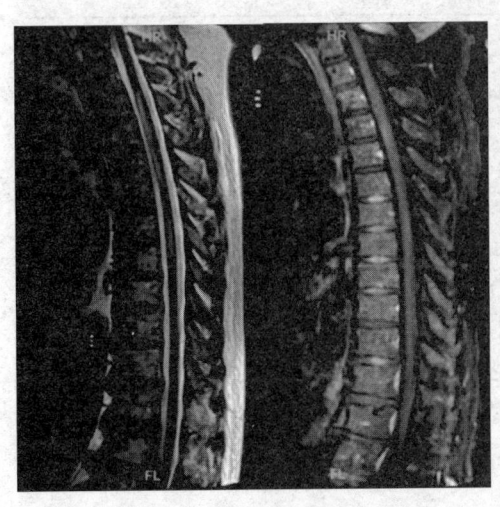

可见T3-5,7,8椎体水平胸髓肿胀及异常信号(A);同水平浅淡强化(B) (图片来自天津医科大学总医院神经内科 外周血MOG-IgG 1:32)

图4 MOGAD患者急性期脊髓MRI表现

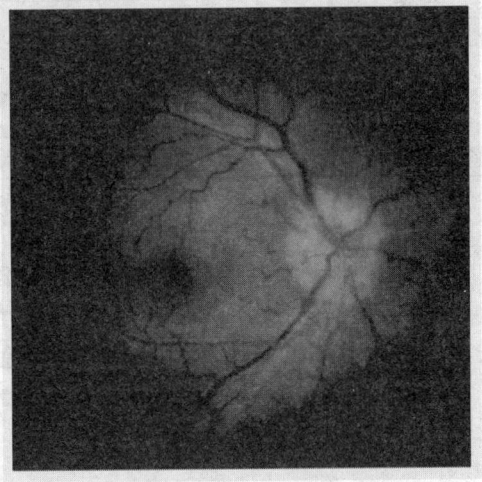

可发现显著视盘水肿，视盘边缘不清

图5 MOGAD患者急性期眼底检查

【眼科检查】

1. 眼底检查：MOGAD急性期可发现显著视盘水肿／乳头炎／视盘肿胀(图5)，而视盘表正常的球后ON型比较少见。在水肿发展迅速且严重的患者会出现视盘线状出血表现。随病程进展，水肿消退，大多数患者可观察到视盘苍白或视神经萎缩，视神经纤维厚度变薄明显。

2. 视野：MOGAD患者急性期视野缩小，如治疗及时，多视力恢复较好，甚至完全无视野损伤。但重症及治疗不及时的患者会有视野残余损伤。

3. 视觉诱发电位(visual evoked potential，VEP)：急性发作期由于受ON的影响，VEP表现明显，P100波潜伏期延迟，振幅降低程度与视神经受累的严重程度相关。

4. 光学相干断层扫描(optical coherence tomography，OCT)：虽然MOGAD-ON的视功能转归明显优于NMOSD-ON，然而两者在视神经结构损伤方面却无显著差异，MOGAD-ON患者急性发作后视盘周围视网膜神经纤维层(peripapillary retinal nerve fiber layer，pRNFL)及视网膜节细胞-内丛状层复合体带(ganglion cell/inner plexiform，GCIP)出现明显变薄，随着复发次数的增加pRNFL有变薄趋势。值得注意的是MOGAD-ON存在隐匿性视神经萎缩现象，即患者无视功能恶化主诉，甚至视野也维持正常，然而在常规复诊中却检测出视神经纤维层变薄。这一现象在NMOSD-ON患者中未见报道。

【MOGAD诊断】

1. 诊断原则：暂无特征性的临床症状可以直接提示MOGAD诊断。在血清MOG-IgG阳性基础上，以病史和临床表现为依据，结合辅助检查，尽可能寻找亚临床和免疫学证据辅助诊断。同时，需要排除其他疾病可能。近期，国际上两个研究组提出了初步诊断标准，分别把该疾病谱命名为"MOG脑脊髓炎"和"MOG-IgG相关疾病"。国内专家参考上述诊断标准，形成了我国MOGAD推荐诊断标准的建议(表1)。

表1 中国专家组建议的 MOGAD 诊断标准[a]

符合以下所有标准：
(1)用全长人 MOG 作为靶抗原的细胞法检测血清 MOG-IgG 阳性
(2)临床有下列表现之一或组合：①ON，包括慢性复发性炎性视神经病变；②TM；③脑炎或脑膜脑炎；④脑干脑炎
(3)与 CNS 脱髓鞘相关的 MRI 或电生理(孤立性 ON 患者的 VEP)检查结果
(4)排除其他诊断

注：[a] 应注意的是，由于可能存在 MOG-IgG 短暂阳性或低 MOG-IgG 滴度的患者，因此对于存在非典型表现的患者，且在第 2 次采用不同细胞法检测后未确认 MOG-IgG 阳性的患者，应诊断为"可能 MOGAD"；CNS：中枢神经系统

2. 鉴别诊断除与常见的IIDDs如MS和NMOSD进行重点鉴别外(表2)，还需要与神经结核、神经梅毒、脊髓亚急性联合变性、Leber遗传性视神经病变、血管炎、神经白塞病、CNS淋巴瘤、脑胶质瘤病、副肿瘤性神经系统疾病等鉴别。

表2 MOGAD与MS和NMOSD的鉴别诊断

指标	MS	AQP4-IgG阳性NMOSD	MOGAD
生物标志物	CSF寡克隆区带阳性	血清AQP4-IgG阳性	血清MOG-IgG阳性
女:男	3:1	9:1~8:1	2:1~1:1
好发年龄	20~30岁	20~40岁	儿童期较成人常见
病程	复发缓解型或慢性进展型	单相型/复发型(多见)	单相型/复发型(常表现为ON)
临床表现	ON、脊髓炎、脑干或小脑症状、认知功能障碍和累及其他MS典型脑区的症状	ON、脊髓炎、极后区综合征、脑干综合征、嗜睡或急性间脑综合征,伴NMOSD典型脑病灶的脑部症状	ADEM样表型(ADEM,多时相ADEM、ADEM-ON、脑炎或脑膜脑炎),或视神经-脊髓表型(ON,脊髓炎)或脑干脑炎
ON	单侧多见	双侧或单侧,严重,经常复发	双侧或单侧,很少累及视交叉,经常复发
脑部MRI	多发白质病灶(脑室旁、近皮层、幕下),6mm左右,卵圆形,黑洞(T1像无强化低信号);可有皮层病灶	无脑部病灶,或病灶不符合MS特征	多发或单发白质病灶,斑片状,可伴有丘脑、海马、皮层/近皮层病灶,大病灶肿瘤样,可见软脑膜强化
脊髓MRI	短节段病灶;偏侧	长节段病灶(纵向延伸超过3个椎体节段);中央	长短节段病灶,横断面可见于中央或周边,累及腰髓/圆锥为相对特异性表现
视神经MRI	短节段病灶	长病灶(长于视神经的1/2),视神经后段或视交叉病灶	长病灶(长于视神经的1/2),视神经前段病灶
CSF白细胞增多	中度(<50%患者)	常见(>70%患者)	常见(>70%患者)
治疗	免疫调节剂	免疫抑制剂	免疫抑制剂
预后	致残率高,与疾病进展相关	致残率高,与高复发率和发作时恢复不良相关	致残率低,发作后恢复较好;部分患者初次发作恢复差

注:CSF:脑脊液

【MOGAD的治疗】

目前,MOGAD治疗研究数据有限,治疗推荐均来自一些小样本、回顾性研究,并借助其他自身免疫性疾病的经验。因此,MOGAD没有统一治疗方法,基于专家共识的治疗指南具有重要意义。MOGAD的治疗分为急性期治疗和缓解期治疗。

一、急性期治疗

主要药物及疗法包括激素、静脉注射大剂量免疫球蛋白(intravenous immunoglobulin,IVIg)和血浆置换(plasma exchange,PE)。

1. 激素:(1)推荐意见:激素治疗有助于急性期MOGAD患者的神经能恢复,在多个回顾性病例研究中,有效率达50%~90%。(2)推荐用法:大剂量冲击,缓慢阶梯减量,小剂量维持。成人甲泼尼龙1g静脉注射,1次/d,共3~5d;逐渐减量,改为泼尼松60mg口服,1次/d;递减至中等剂量30~40mg/d时,依据免疫抑制剂起效快慢与之衔接,逐步放缓减量速度,如每2周递减5mg,至10~15mg口服,1次/d,长期维持,一般维持6个月至1年。儿童起始剂量为甲泼尼龙静脉注射20~30mg/(kg·d),参考成人方案阶梯减量。(3)注意事项:部分MOGAD患者对激素依赖,减量过程中可出现病情再次加重。对这部分患者激素减量要慢,并可与免疫抑制剂联合使用。

2. IVIg:借鉴其他自身免疫疾病的治疗措施,对大剂量激素冲击治疗疗效差的MOGAD患者,可试用IVIg治疗。剂量0.4g/(kg·d),连续用5d为1个疗程。

3. PE:PE可能是激素和IVIg治疗失败后的一个选择。小样本研究显示,对激素治疗无效的MOGAD患者行PE后显示较良好的预后,但一些患者神经功能仅部分恢复。建议行PE治疗5~7次,每次置换血浆1~2L。临床应避免PE与IVIg同时使用。

二、缓解期治疗

对于已出现复发的MOGAD患者应进行缓解期预防复发的治疗,对于初次发作的MOGAD患者是否需要长期免疫调节治疗有待进一步观察,需要根据患者受累部位、病情轻重、MOG-IgG滴度和阳性持续时间等综合评估。不同免疫药物,包括小剂量激素、硫唑嘌呤、吗替麦考酚酯、利妥昔单抗和氨甲蝶呤等,可能会降低MOGAD患者的复发风险,特别是当治疗持续3个月以上时。但对MS有效的疾病修正治疗药物(disease modifying therapy, DMT)，如干扰素-β、醋酸格拉替雷和那他珠单抗等可能对MOGAD无效。

1. 小剂量激素维持治疗：(1)推荐意见：现有多个回顾性研究提示，小剂量激素维持治疗能减少MOGAD复发概率。同时，借鉴NMOSD等其他免疫性疾病的诊疗经验，小剂量激素联合其他免疫抑制药物可能使患者获益。(2)推荐用法：建议10~15mg/d的泼尼松(或相等当量的其他口服激素)。治疗时间少于3个月的患者复发概率是治疗时间更长患者的两倍，因此建议小剂量激素维持治疗应超过6个月。

2. 硫唑嘌呤：(1)推荐意见：硫唑嘌呤有可能减少MOGAD复发，尤其与小剂量激素联合应用。(2)推荐用法：按体质量2~3mg/(kg·d)单用或联合口服泼尼松〔按体质量0.75mg/(kg·d)〕。一般于硫唑嘌呤起效后(4~5个月)将泼尼松渐减量至小剂量长期维持。

3. 吗替麦考酚酯：(1)推荐意见：此药物对MOGAD疗效尚未明确。有研究提示吗替麦考酚酯和激素联合治疗似乎有效；然而这种效果在激素逐渐减量后减弱。由于吗替麦考酚酯需要数个月才能充分起效，因此联合使用的泼尼松需缓慢减量。(2)推荐用法：推荐用法为1~1.5g/d口服。

4. 利妥昔单抗：(1)推荐意见：小样本量研究提示，33%~100%的MOGAD患者对利妥昔单抗治疗有效。(2)推荐用法：使用方法尚未统一，目前最常用方法是按体表面积375mg/m^{2}计算剂量，第1天及第15天分别静脉注射。大部分患者利妥昔单抗治疗后B淋巴细胞消减可维持6个月，若B淋巴细胞再募集可进行第2疗程治疗。

5. 其他药物：氨甲蝶呤耐受性较好，价格较低，适用于不能耐受硫唑嘌呤副作用及经济条件有限的患者。有研究通过对试用氨甲蝶呤治疗的6例MOGAD患者进行观察发现，其中5例保持病情稳定。推荐15mg/周单用，或与小剂量激素合用。亦有研究对7例MOGAD患者接受持续间断性IVIg治疗进行观察，其中4例无复发。

第四节 急性播散性脑脊髓炎

【概述】

急性播散性脑脊髓炎（ADEM）的最初描述见于200多年前的18世纪，被认为是麻疹，天花和其他儿童期常见感染的罕见并发症。在其间的若干年，直到最近，ADEM患者的临床特征发生了很大的变化。只有在获取神经病理的情况下，才能通过特征性的静脉周围脱髓鞘伴炎症浸润明确诊断。近期临床诊断标准共识的提出使得ADEM诊断的明显标准化。

【流行病学】

ADEM在儿童中比在成人中更常见。大部分为单相病程。在儿童中，最近的大型医院队列研究显示，ADEM的住院率估计为0.5/10万。与近期研究中国际估计的0.2-0.4/10万近似。成人发病率较低。最近一项基于中国人群的研究指出，发病率范围从最低的的0.12/10万（>80岁的成人）到最高的0.45/10万（50-59岁的成人）。

【病理生理学】

ADEM的病因尚不明确。推测具有类似髓鞘相关肽类表位的感染性病原体通过分子模拟诱发自身免疫反应。典型的ADEM病理包括静脉周围脱袖套样脱髓鞘，伴炎症性浸润（充满髓鞘的巨噬细胞，T和B淋巴细胞，偶可见浆细胞，以及粒细胞）。大面积的脱髓鞘是由许多静脉周围病变融合所致。

【临床表现】

该病好发于儿童和青壮年，男女发病率无明显差异，四季均可发病，散发病例多见。多在感染或疫苗接种后1~2周急性起病，少数也可呈暴发式或亚急性起病，出疹后脑脊髓炎通常出现于皮疹后2~4天，常表现为疹斑正在消退、症状正在改善时患者突然再次出现高热，并伴有头昏、头痛、乏力、全身酸痛，严重时出现抽搐和意识障碍。临床表现为多灶性神经功能障碍，绝大多数患者大脑弥漫性损害的症状较为突出，如意识障碍和精神异常；脑局灶性损害的表现，如偏瘫、偏盲、视力障碍和共济失调等也较为常见；少数患者脑膜受累，可出现头痛、呕吐、脑膜刺激征；锥体外系受累出现震颤、舞蹈样动作等；脊髓病变时出现受损平面以下部分或完全性截瘫或四肢瘫，上升性麻痹，传导束性感觉减退或消失，不同程度的膀胱及直肠功能障碍等。周围神经亦可累及。依据临床症状和病变部位可分为脑型、脑脊髓型和脊髓型。急性出血性白质脑炎常见于青壮年，病前1~14天可有上呼吸道感染史，常呈暴发起病，病情凶险，临床表现为高热、头痛、颈项强直、精神异常与昏迷，症状及体征迅速达到高峰，不少病例在2~4天，甚至数小时内死亡。

【病理】

急性播散性脑脊髓炎的病理改变为弥漫性、较对称的静脉周围炎性脱髓鞘病灶，病变分布于大脑、脑干、小脑和脊髓，灰质、白质均可受累，以白质主。脑部病变好发于皮质深层、丘脑、下丘脑、基底节、脑桥腹侧、黑质、内侧膝状体、外侧膝状体，半球白质，也可累及侧脑室和第三脑室室壁的血管丛。脊髓病损也呈播散性分布，重症时可见多个小病灶的融合，直径0.1mm至数毫米不等。急性期可见脑和脊髓组织肿胀，切面可见水肿和散在的出血点，白质静脉扩张。显微镜下见小静脉周围有散在的伴单核细胞和小胶质细胞浸润的脱髓鞘病灶，病变偶可融合，形成软化灶，无出血，轴突相对保存。血管周围有炎性细胞浸润，多数为淋巴细胞、巨噬细胞和浆细胞，粒细胞少见，常伴有内皮细胞增生，其特点是形成以小静脉和中静脉为中心的、巨噬细胞为主、伴有炎性细胞浸润的袖套样结构。严重时可见轴索、神经细胞及其他组织成分的破坏。随着病程进展，炎性反应逐渐减轻，星形胶质细胞增生，少突胶质细胞常呈固缩状态，最后胶质瘢痕形成。

急性出血性白质脑炎的病理改变表现为大脑肿胀、点状或环形出血，静脉周围脱髓鞘，有的融合成较大病灶。镜下可见广泛的小血管纤维素样坏死和小血管周围脑组织坏死，中性粒细胞、嗜酸性粒细胞浸润，血浆蛋白、红细胞、粒细胞分布于血管周围，环状出血合并静脉血栓形成，常可见血管壁内及周围组织有纤维素样渗出。病灶多位于半卵圆区、脑干、小脑与胼胝体。和MS不同的是，该病常伴多灶性炎细胞浸润脑膜。

【辅助检查】

1. 外周血象中白细胞增多，血沉增快。脑脊液压力增高或正常，细胞数正常或轻度增加，以单个核细胞为主。急性出血性白质脑炎则以多核细胞为主，红细胞常见，细胞数可高达$1000×10^6$/L以上。蛋白轻度至中度增高(一般<1g/L)，以IgG增高为主，可发现寡克隆区带，儿童OB的阳性率3%~29%，成人58%。

2. 脑电图多为广泛性中度以上异常，常见θ和δ波，亦可见棘波和棘慢复合波。

3. 头颅CT扫描可发现白质内弥散性多灶性大片状或斑片状低密度区，增强CT可出现环形或结节状强化。MRI显示病变更清楚，主要表现为长T_1、长T_2异常信号(图10-3)，为多灶性、非对称性病变，多分布在皮层下白质、脑室周围、脑干、小脑以及脊髓白质，也可见胼胝体病变，病灶可强化，近半数的病例病灶不强化。约40%患者出现丘脑病灶；约15%患者出现双侧丘脑或基底节对称性病灶；病灶可局限在脑干或小脑，有时出现假瘤样改变。丘脑受累是鉴别本病与MS的依据之一。

【诊断】

在非特异性病毒感染或免疫接种后，出现急性或亚急性脑和脊髓弥漫性损害的症状要高度警惕本病。脑脊液中细胞数轻度增多，EEG广泛中度以上异常，CT或MRI发现脑和脊髓白质内多发散在病灶，特别是丘脑部位，有助于诊断。

【鉴别诊断】

1. MS 急性播散性脑脊髓炎与首次发病的MS很难区别，通常从以下几点进行鉴别：①一般认为急性播散性脑脊髓炎儿童、成人均可发病，而MS少见于儿童，多见于成人。②急性播散性脑脊髓炎患者多有明确的前驱感染史或疫苗接种史，而MS患者少见。③急性播散性脑脊髓炎弥漫性脑损害的症状明显，而MS患者全脑受损症状不突出；如累及脊髓，急性播散性脑脊髓炎多为横贯性，而MS常为不完全的脊髓损害；如累及视神经，MS常先累及一侧，而急性播散性脑脊髓炎则多同时累及双侧。④绝大多数急性播散性脑脊髓炎呈单相病程而大多数MS患者病程表现为时间上的多发性⑤急性播散性脑脊髓炎脑脊液一般缺少寡克隆带，而MS常为阳性。⑥急性播散性脑脊髓炎的MRI表现常为同期大量广泛两侧不对称的白质受损，常累及深部灰质，尤其是丘脑；MS常为不同时期局部性损害，一般位于深部白质，很少累及丘脑。⑦急性MS炎性细胞浸润局限于脱髓鞘病变的血管周围，正常白质内无炎性细胞浸润，而急性播散性脑脊髓炎病变范围广，在正常白质内仍可见炎性细胞浸润，且炎性反应重。

2. 病毒性脑炎 以前由于诊断水平的限制，曾将病毒性脑炎与急性播散性脑脊髓炎统称为散发性脑炎。随着病毒学检查及神经影像技术的发展，大部分病毒性脑炎可以得到临床确诊并与急性播散性脑脊髓炎鉴别，如乙型脑炎发病具有明显的季节性；急性播散性脑脊髓炎多为散发性。单纯疱疹病毒脑炎常有高热、抽搐；而急性播散性脑脊髓炎发热症状不明显，抽搐少见。单纯疱疹病毒性脑炎MRI常可见颞叶、岛叶、额叶眶面，呈现长T_1、长T_2异常信号，并累及灰质；急性播散性脑脊髓炎表现为多灶性长T_1、长T_2异常信号，且以白质为主病毒性脑炎脑脊液相关病毒抗体检查也有助于两者鉴别。

【治疗】

早期使用足量皮质类固醇激素能减轻脑和脊髓的充血和水肿，保护血脑屏障，抑制炎性脱髓鞘过程。目前主张静脉滴注大剂量甲泼尼龙[30kg以下儿童为10～30mg/(kg·d),30kg以上者为1000mg/d冲击治疗，连用5天，随后改为口服泼尼松，逐渐减量且维持数周，有一定疗效。有些患者在使用皮质类固醇后症状缓解，但停药后病情又反复，而恢复用药后又获得改善。对皮质类固醇治疗无效的患者可考虑用血浆置换或免疫球蛋白治疗。容易复发患者可给予免疫抑制剂治疗如环磷酰胺除上述治疗外，对症支持治疗非常重要。高热、昏迷患者可采用物理降温和冬眠疗法，颅内压增高可用脱水剂，还要注意控制感染和痫性发作，补充营养，维持水及电解质平衡。

【预后】

本病预后与发病诱因及病情轻重有关，病死率为10%~30%。幸存者多在发病2～3周后开始逐渐好转，绝大多数恢复较好，部分患者残留运动障碍、认知障碍、视觉缺失和行为异常，9%有反复抽搐。

第五节 自身免疫性胶质纤维酸性蛋白星形胶质细胞病

自身免疫性胶质纤维酸性蛋白星形胶质细胞病(autoimmune glial fibrillary acidic protein astrocytopathy, GFAP-A)是一种新型的中枢神经系统自身免疫炎性疾病，临床表现为脑膜、脑实质、脊髓、视神经、周围神经受累或上述各受累部位症状的组合。其中以急性或亚急性起病的脑膜脑炎最常见，并伴有前驱症状。GFAP是成熟星形胶质细胞的主要中间丝蛋白，它不但是星形细胞的生物学标志物，而且具有参与维持细胞形态稳定、血-脑屏障形成、调节突触功能等多种生物学作用。胶质细胞酸性蛋白免疫球蛋白G(glial fibrillary acidic protein-IgG, GFAP-IgG)阳性是目前国际公认的GFAP-A诊断要素，且脑脊液阳性预测值高于其血清检测结果，推荐采用基于细胞学检测法(cell-based assay)或基于组织学检测法(tissue-based assay)。

【病因及发病机制】

GFAP-A病因尚不明确，部分可能与感染、肿瘤相关。30%的患者存在前驱感染症状，常见流涕、咽痛、咳嗽等。还可发生在单纯疱疹病毒、水痘带状疱疹病毒染、人类免疫缺陷病毒、登革热和梅毒等感染后，此外，GFAP-A与伴胼胝体压部可逆性病变的轻度脑炎相关的研究也支持其感染触发因素。少数GFAP-A患者合并肿瘤，尤以卵巢畸胎瘤常见。此外，鼻咽癌、B细胞淋巴瘤、慢性淋巴细胞白血病及几乎所有器官的腺癌都有报道，推测肿瘤表达的GFAP可能触发副肿瘤性神经自身免疫。GFAP-IgG为细胞内抗原抗体，自身并无致病潜力，淋巴细胞、小胶质细胞、巨噬细胞和浆细胞分泌的抗体相互作用所致的神经炎症是GFAP-A可能的发病机制。

另外，约30%~40%的GFAP-A患者存在1种或多种神经元自身抗体，尤以抗N-甲基-D-天冬氨酸受体抗体IgG(NMDAR-IgG)最为常见，其次为抗水通道蛋白4抗体IgG(AQP4-IgG)、抗髓鞘少突胶质细胞糖蛋白抗体IgG(MOG-IgG)，也有患者同时具有3种不同抗体(GFAP-IgG、AQP4-IgG、MOG-IgG)，少数可合并抗神经元核抗体-1、浦肯野细胞胞质抗体、富亮氨酸胶质瘤失活蛋白1抗体、接触蛋白相关蛋白2抗体和谷氨酸脱羧酶-65亚型抗体。初始的免疫攻击致星形胶质细胞功能失调、释放趋化因子，炎性细胞聚集可能在GFAP-A的发病机制中起重要作用。

【临床症状】

GFAP-A通常呈急性或亚急性起病，少数呈慢性起病，表现为进行性加重或复发缓解病程。男女发病比例相当，好发于中年人，发病中位年龄为40~50岁，中位病程约12个月。临床初期表现为：头痛、颈强、流涕、咽痛、发热、乏力、咳嗽常见，多数患者最初被怀疑感染性脑膜脑炎。病程中常见的症候以脑症候为主，可表现神经精神症候。如意识障碍(5%~50%)、精神行为异常(9%~36%)、癫痫发作(11%~32%)、认知障碍(16%~30%)。认知障碍主要表现为记忆力下降、执行功能下降。此外，患者可以脑干脑炎为主要表现，如出现顽固性呃逆、眼球运动障碍、吞咽困难等；也可以脑膜炎为主要表现，这样的患者因为脑脊液常规白细胞计数增高、生化检查中葡萄糖及氯化物水平降低和蛋白增高，常常按结核性脑膜炎和(或)病毒性脑膜炎进行诊治，同时由于给予激素或静脉注射免疫球蛋白(IVIG)治疗使病情好转，而误以为诊断正确；还有被诊断为脊髓炎或播散性脑脊髓膜炎的情况发生。总之，GFAP-A的临床表现可为脑膜、脑实质、脊髓、视神经甚或周围神经受累或上述各受累部位症状的组合，其中以脑膜脑炎最多见，临床上要注意鉴别。

1. 视神经：与AQP4-IgG阳性患者因视神经炎(optic neuritis)引起疼痛性视力丧失不同，大多数GFAP-A患者视力模糊与视盘水肿相关。多数患者无颅高压，视盘水肿可能是源于小静脉炎症导致的视神经乳头炎。患者视觉诱发电位可见异常,眼科检查可发现双侧对称的视盘水肿,但严重视力损害罕见,光学相干断层扫描显示视网膜神经纤维层增厚。少数患者视野检查可见轻度盲点扩大或弓形暗点。

2. 运动障碍:在GFAP-A患者中较常见,最近一项研究发现74/87(85%)的GFAP-A患者有运动障碍,包括共济失调(49%)、震颤(45%)、肌阵挛(37%)。震颤表现为姿势性或动作性,多见于上肢。肌阵挛常发生于上肢和下肢。其他少见的运动障碍有:运动困难、眼阵挛、肌强直、肌纤维颤搐、舞蹈徐动症。也可表现为帕金森病。

3. 周围神经:多表现为轴索大纤维多发性神经病、脑神经病变,其次为神经根神经病、感觉神经病。亚急性、不对称、神经根或近端神经病变是典型的GFAP-A相关周围神经表现。GFAP-A患者还可有自主神经功能障碍(主要为排尿障碍)、感音神经性耳聋等表现。

4. 并发症情况:住院期间常见的并发症是低钠血症,抗利尿激素异常分泌综合征可能是产生低钠的原因之一;其次是血栓栓塞。20%以上的GFAP-A患者合并自身免疫病,包括1型糖尿病、自身免疫性甲状腺疾病、类风湿关节炎、溃疡性结肠炎、银屑病性关节炎。

【脑脊液检查】

90%以上的GFAP-A患者表现为炎性脑脊液,大于80%患者的脑脊液白细胞计数升高,表现为以淋巴细胞为主的白细胞升高(中位数为50~80个/μl),且淋巴细胞数增多可持续数月。脑脊液蛋白水平升高(>0.5g/L),少数患者脑脊液葡萄糖含量降低,压力升高,约半数患者脑脊液寡克隆区带为阳性。部分患者在发病后的第1个月内脑脊液腺苷脱氨酶(adenosine deaminase)水平短暂升高,注意要与结核性脑膜炎相鉴别。

【影像学检查】

1. 头颅MRI:大多数GFAP-A患者头颅MRI检查异常,可累及大脑皮质、基底节区、脑室周围白质、下丘脑、脑干、小脑、脑膜以及颅骨等部位。多数情况下是侧脑室旁散在的细线样的在轴位上垂直于侧脑室的长T1、T2信号,FLAIR上是更明显的高信号,无明显占位效应,脑室周围病变恶化可进展为广泛性脑白质病变。Kimura等报道最常见的异常信号位于基底节,其次是丘脑,认为双侧丘脑后部高信号是其特征性的表现。患者DWI通常是正常的。约半数患者头增强MRI异常,典型表现为从侧脑室向外延伸的血管周围线样放射状强化,常见淡淡的线状强化、点状强化、蛇形强化和室管膜强化(图1)。

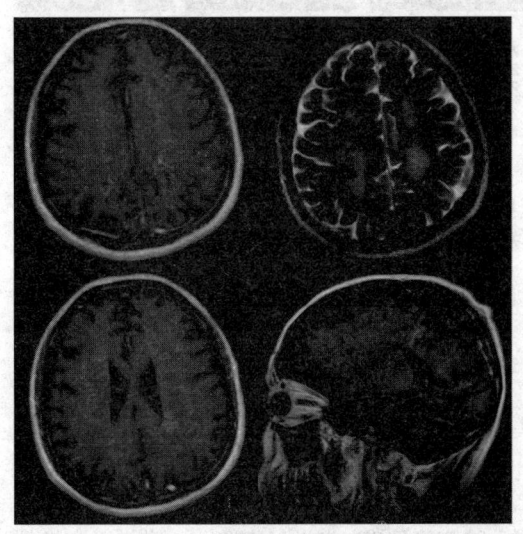

双侧半卵圆中心及双侧侧脑室周围多发斑片样异常信号,呈线样强化
(图片来自天津医科大学总医院神经内科,外周血GFAP-IgG 1:32)

图1 GFAP脑脊髓炎患者颅内病变MRI影像特征

2. 脊髓MRI：脊髓病变以颈胸髓为主，多数可累及3个及以上椎体节段(图2)。

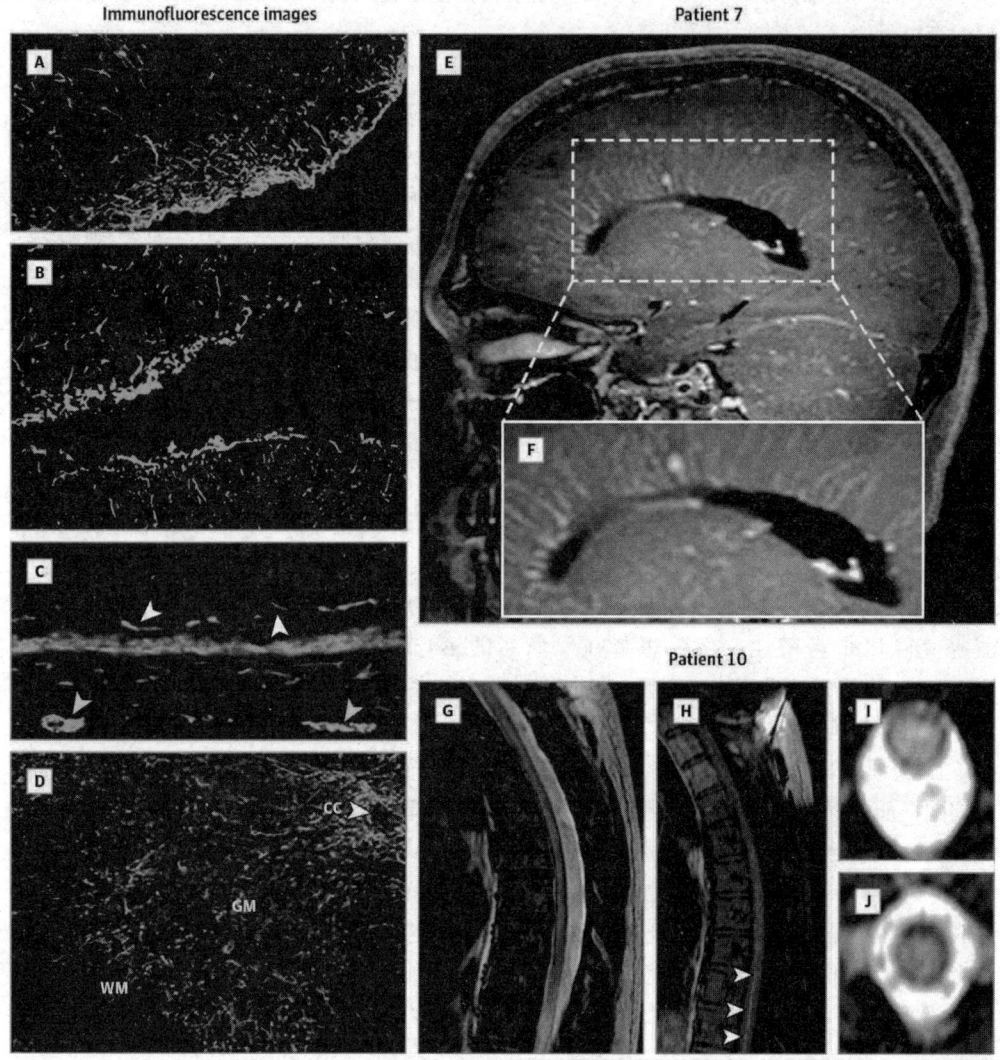

A：患者IgG(绿色)在小鼠软脑膜或软脑膜下和中脑实质中的分布与星形胶质细胞一致。B：脑室周围区域。C：胃平滑肌包含免疫反应性神经节(黄色箭头)和神经束及节段，一些(白色箭头)穿透粘膜。D：大鼠半侧脊髓的丝状染色在中央管(CC)周围突出(箭头)。GM-腹侧灰质；WM-白质。E和F：患者7的脑影像显示脑室周显著的放射性钆增强(T1，矢状位)。G-J：患者10的脊髓。T2信号异常模糊(G矢状位；I和J轴位)，纵向广泛(G)，中央部最显著(I)。钆增强在脊髓中央显著且在矢状位纵向广泛(T1)图像(H，箭头)。

图2 GFAP-A患者抗GFAP抗体在大鼠中枢神经系统组织上的免疫荧光结合模式模拟患者磁共振病灶模式

3. 氟代脱氧葡萄糖正电子发射计算机断层扫描：患者脑部病变部位可出现氟代脱氧葡萄糖摄取增加，支持弥漫性炎性反应。

【神经电生理检查】

GFAP-A患者的脑电图检查可发现非特异性的改变，主要表现为弥漫性慢波，部分患者(19.23%)可见痫样放电。

【病理学表现】

GFAP-A患者颅内病变累及脑膜和脑实质，脑膜可见CD8[+]T淋巴细胞、巨噬细胞和多核巨细胞为特征的炎性反应；颅内血管周围广泛的炎性细胞浸润，可见CD3[+]、CD4[+]、CD8[+]T

淋巴细胞，也有报道可见CD20⁺B淋巴细胞；脑实质炎性浸润以CD8⁺T淋巴细胞占优势，小胶质细胞活化，部分存在AQP4和GFAP脱失，也可没有脱髓鞘和GFAP染色丢失的表现。

【鉴别诊断】

GFAP-A早期最容易被误诊为病毒性脑膜脑炎、结核性脑膜脑炎或细菌性脑膜炎等感染性疾病，往往采取抗病毒、抗痨或抗感染治疗。因其病因不明确，有的采取抗感染及免疫抑制等联合治疗。有的患者因为存在其他抗体，使得诊断更加模糊。为此，有必要重视疾病之间的鉴别诊断(表1)。

1. NMOSD：NMOSD是一组自身免疫介导的以视神经和脊髓受累为主的中枢神经系统炎性脱髓鞘疾病。好发于女性患者，多以严重的视神经炎、长节段横贯性脊髓炎起病，部分以顽固性呃逆首发；头颅MRI典型的影像学表现为室管膜周围沿侧脑室、第三脑室、第四脑室室管膜，尤其靠近脑导水管出现T2WI高信号，也可出现广泛融合的白质病变，其强化以不均匀、边缘模糊的云雾状强化常见，该特点与GFAP-A不同。NMOSD急性期脊髓肿胀明显，可见不规则T1增强信号，而GFAP-A脊髓肿胀则少见。NMOSD的视神经病变长于视神经的1/2，以视神经后段或视交叉受累多见，而GFAP-A仅表现为视盘水肿。AQP4-IgG是NMOSD高度特异性的诊断标志物，该疾病复发率高、致残率高，而GFAP-A相对复发少、致残率低。

2. 抗髓鞘少突胶质细胞糖蛋白免疫球蛋白G抗体相关疾病(anti-myelin oligdendrocyte glycoprotein-IgG associated disorders，MOGAD)：视神经炎是MOGAD最常见的首发临床表现，视盘水肿多见，眼眶MRI易累及视神经前段及视盘，50%的患者表现为视神经鞘和周围结构炎症。脊髓MRI影像学通常表现为长节段横贯性脊髓炎，强化和水肿发生率低，更易累及脊髓圆锥。少见的MOG抗体相关性皮质脑炎，临床表现为癫痫发作(85%)、头痛(70%)、发热(65%)和皮质症状(55%)，GFAP-A与该疾病难以鉴别，需重视中枢神经系统自身免疫性疾病相关的抗体检测。

3. 原发性中枢神经系统血管炎(primary angiitis of the central nervous system，PACNS)：PACNS是一种主要累及脑、脊髓和软脊膜中小血管的中枢神经系统免疫性炎性疾病。一般缓慢起病，临床主要表现为头痛、认知功能下降、癫痫及局灶性神经功能缺损症状。病变多累及皮质、皮质下及深部白质，可呈带状、线状、多发团块状强化，因其血管易于破裂出血，SWI可呈低信号。而GFAP-A颅内出血罕见。

4. 神经元核内包涵体病(neuronal intraneuclear inclusion disease，NIID)：GFAP-A需要与成人起病的NIID相鉴别。NIID患者首次就诊多在60岁左右，中枢神经系统症状包括发作性脑病、认知障碍、排尿障碍、肢体震颤、小脑共济失调、帕金森综合征、偏头痛发作等。其发作性脑病及双侧瞳孔缩小具有一定的临床诊断价值。典型头颅MRI表现为皮髓质交界区DWI高信号，部分患者可出现对称性脑白质病变、皮质肿胀和增强。GFAP-A患者往往急性起病，其谵妄、意识模糊、认知障碍、震颤、癫痫等发作性脑病症状与NIID发作性脑病症状类似，故需要结合MRI影像表现对两者进行鉴别。

5. 类固醇激素反应性慢性淋巴细胞性炎症伴脑桥血管周围强化症(chronic lymphocytic inflammation with pontine perivascular enhancement responsive to steroids，CLIPPERS)：CLIPPERS是一种比较罕见的以淋巴细胞浸润为主、类固醇激素治疗有效的中枢神经系统慢性炎性疾病。MRI表现为以脑干和小脑为主的斑片状、放射状异常信号，增强后出现"胡椒粉样"弥漫斑点状、不规则线样强化。Yin等报道1例患者反复发作性头痛7年，MRI示脑干、小脑、基底节多发曲线和点状强化，诊断为CLIPPERS，激素冲击治疗有效，但在减量过程中复发。最后1次发作时患者出现精神症状，查血清和脑脊液GFAP抗体阳性，最终诊断为

GFAP-A。GFAP-A是否为CLIPPERS的临床结果之一仍有待探讨,因二者临床与影像学表现均有相似之处,长期随访及GFAP抗体检测有助于鉴别。

6. 其他需要鉴别的疾病:自身免疫性脑炎、中枢神经系统淋巴瘤、胶质瘤、淋巴瘤样肉芽肿病等也需要与GFAP-A相鉴别。

【治疗与预后】

关于GFAP-A的治疗目前尚无统一的指南或共识,急性期一线免疫治疗推荐大剂量糖皮质激素和(或)IVIG,重症患者需反复行血浆置换疗法。20%~50%的患者有复发过程,需要长时间治疗。建议复发患者口服激素和免疫抑制剂,泼尼松60mg/d或$1mg/\cdot kg^{-1}\cdot d^{-1}$,总剂量不超过100mg/d,连用3个月后再逐渐减量。免疫抑制剂环磷酰胺、霉酚酸酯、利妥昔单抗似乎有更好的效果,而硫唑嘌呤在避免复发方面效果较差。

第六节 重症肌无力

重症肌无力(myasthenia gravis, MG)是由自身抗体介导的获得性神经–肌肉接头(neuromuscular junction, NMJ)传递障碍的自身免疫性疾病。乙酰胆碱受体(acetylcholine receptor, AChR)抗体是最常见的致病性抗体；此外，针对突触后膜其他组分，包括肌肉特异性受体酪氨酸激酶(muscle-specific receptor tyrosinekinase, MuSK)、低密度脂蛋白受体相关蛋白4(low-density lipoprotein receptor-related protein4, LRP4)及兰尼碱受体(RyR)等抗体陆续被发现参与MG发病，这些抗体可干扰AChR聚集、影响AChR功能及NMJ信号传递。目前，MG的治疗仍以胆碱酯酶抑制剂、糖皮质激素、免疫抑制剂、静脉注射免疫球蛋白(intravenous immunoglobulins, IVIG)、血浆置换(plasma exchange, PE)以及胸腺切除为主。

【流行病学】

MG全球患病率为(150~250)/百万，预估年发病率为(4~10)/百万。我国MG发病率约为0.68/10万，女性发病率略高；住院死亡率为14.69‰，主要死亡原因包括呼吸衰竭、肺部感染等。各个年龄阶段均可发病，30岁和50岁左右呈现发病双峰，中国儿童及青少年MG(juvenile myasthenia gravis, JMG)患病高达50%，构成第3个发病高峰；JMG以眼肌型为主，很少向全身型转化。最新流行病学调查显示，我国70~74岁年龄组为高发人群。

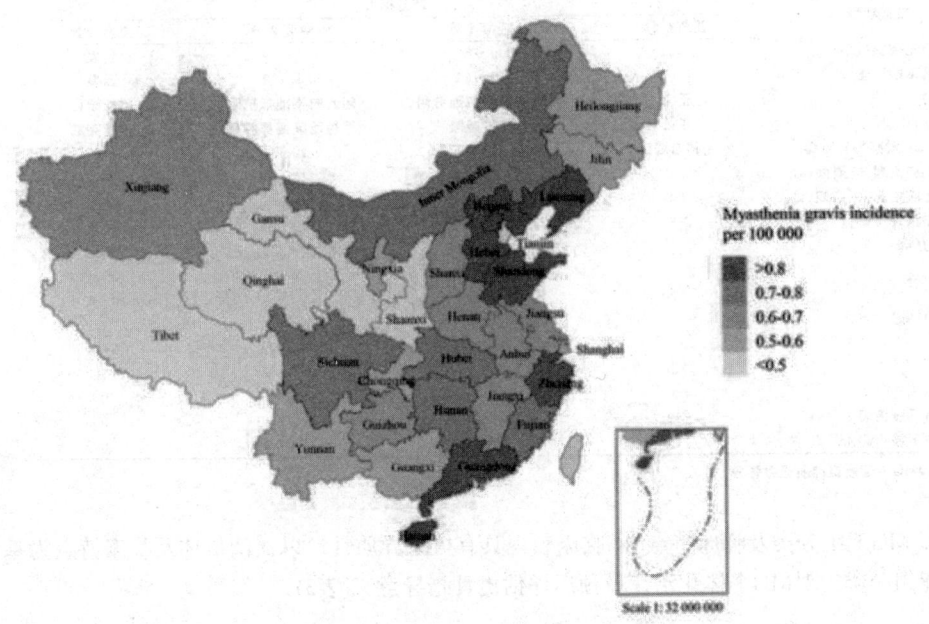

图1 我国重症肌无力的发病率

【临床表现、分型及亚组分类】

1. 临床表现全身骨骼肌均可受累，表现为波动性无力和易疲劳性，症状呈"晨轻暮重"，活动后加重、休息后可减轻。眼外肌最易受累，表现为对称或非对称性上睑下垂和/或双眼复视，是MG最常见的首发症状，见于80%以上的MG患者。面肌受累可致眼睑闭合无力、鼓腮漏气、鼻唇沟变浅、苦笑或呈肌病面容。咀嚼肌受累可致咀嚼困难。咽喉肌受累可出现构音障碍、吞咽困难、鼻音、饮水呛咳及声音嘶哑等。颈肌受累可出现抬头困难或不能。肢体无力以近端为著，表现为抬臂、梳头、上楼梯困难，感觉正常。呼吸肌无力可致呼吸困难。发病早期可单独出现眼外肌、咽喉肌或肢体肌肉无力；脑神经支配肌肉较脊神经支配肌肉更易受累。肌无力常从一组肌群开始,逐渐累及到其他肌群,直到全身肌无力。部分患者短期内病情可出现迅速进展,发生肌无力危象。

2. 美国重症肌无力基金会(myasthenia gravis foundation of America, MGFA)临床分型旨在评估疾病严重程度,指导治疗及评估预后(表1)。疾病严重程度可根据定量MG评分(quantitative MG score, QMGS)评估(表2)。

表1 MGFA 临床分型

分型	临床表现
Ⅰ型	眼肌无力,可伴闭眼无力,其他肌群肌力正常
Ⅱ型	除眼肌外的其他肌群轻度无力,可伴眼肌无力
Ⅱa型	主要累及四肢肌或(和)躯干肌,可有较轻的咽喉肌受累
Ⅱb型	主要累及咽喉肌或(和)呼吸肌,可有轻度或相同的四肢肌或(和)躯干肌受累
Ⅲ型	除眼肌外的其他肌群中度无力,可伴有任何程度的眼肌无力
Ⅲa型	主要累及四肢肌或(和)躯干肌,可有较轻的咽喉肌受累
Ⅲb型	主要累及咽喉肌或(和)呼吸肌,可有轻度或相同的四肢肌或(和)躯干肌受累
Ⅳ型	除眼肌外的其他肌群重度无力,可伴有任何程度的眼肌无力
Ⅳa型	主要累及四肢肌或(和)躯干肌,可有较轻的咽喉肌受累
Ⅳb型	主要累及咽喉肌或(和)呼吸肌,可有轻度或相同的四肢肌或(和)躯干肌受累
Ⅴ型	气管插管,伴或不伴机械通气(除外术后常规使用);仅鼻饲而不进行气管插管的病例为Ⅳb型

注:MGFA:美国重症肌无力基金会,表4同

表2 QMGS 项目及评分标准

检查项目	评分标准			
	正常0分	轻度1分	中度2分	重度3分
左右侧出现复视(s)	≥61	11~60	1~10	自发
上视出现眼睑下垂(s)	≥61	11~60	1~10	自发
眼睑闭合	正常	闭合时可抵抗部分阻力	闭合时不能抵抗阻力	不能闭合
吞咽 100 mL 水	正常	轻度呛咳	严重呛咳或鼻腔反流	不能完成
数数 1~50(观察构音障碍)	无构音障碍	30~49	10~29	0~9
坐位右上肢抬起 90°时间(s)	240	90~239	10~89	0~9
坐位左上肢抬起 90°时间(s)	240	90~239	10~89	0~9
肺活量占预计值(%)	≥80	65~79	50~64	<50
右手握力(kg)				
男	≥45	15~44	5~14	0~4
女	≥30	10~29	5~9	0~4
左手握力(kg)				
男	≥35	15~34	5~14	0~4
女	≥25	10~24	5~9	0~4
平卧位抬头 45°(s)	120	30~119	1~29	0
平卧位右下肢抬起 45°(s)	100	31~99	1~30	0
平卧位左下肢抬起 45°(s)	100	31~99	1~30	0

注:QMGS:定量重症肌无力评分

3. MG亚组分类及临床特点 MG临床表现具有极大异质性,以血清抗体及临床特点为基础的亚组分类,对MG个体化治疗及预后评估更具指导意义(表3)。

表3 MG 亚组分类及临床特点

亚组分类	抗体	合并其他肌无力抗体	发病年龄	胸腺	胸腺切除
OMG	可出现 AChR、MuSK 及 LRP4 抗体	极少	任何年龄	正常或异常	证据不足
AChR-GMG(早发型)	AChR	极少	<50 岁	胸腺增生	获益
AChR-GMG(晚发型)	AChR	合并 Titin、RyR 抗体	>50 岁	胸腺萎缩,小部分增生	可能获益(胸腺增生)
MuSK-MG	MuSK	极少	任何年龄	正常	不推荐
LRP4-MG	LRP4	极少	任何年龄	正常	不推荐
抗体阴性 MG	未检测到 AChR、MuSK 及 LRP4 抗体	可能出现	任何年龄	正常或增生	证据不足
胸腺瘤相关 MG	AChR	通常合并 Titin、RyR 抗体	任何年龄	胸腺上皮细胞瘤	可能获益

注:MG:重症肌无力,表4同;OMG:眼肌型MG;GMG:全身型 MG;AChR:乙酰胆碱受体;MuSK:肌肉特异性受体酪氨酸激酶;LRP4:低密度脂蛋白受体相关蛋白4;Titin:连接素;RyR:兰尼碱受体

(1) OMG：MGFA I型，可发生于任何年龄阶段。我国儿童及JMG以眼肌型为主，很少向全身型转化。成人发病的OMG，在眼肌症状出现2年内容易向全身型转化，亚裔人群2年自然转化率为23%~31%，低于西方人群(50%~80%)；合并胸腺瘤、异常重复神经电刺激(RNS)结果、AChR抗体阳性、病情严重的OMG更易发生转化。早期免疫抑制治疗减少OMG继发转化，部分儿童及青少年OMG可能会自行缓解。

(2) AChR-全身型MG(generalized MG，GMG)：该类患者血清AChR抗体阳性，无影像学怀疑或病理确诊的胸腺瘤；依据发病年龄可分为早发型MG(early-onset myasthenia gravis，EOMG)及晚发型MG(late-onset myasthenia gravis，LOMG)。EOMG是指首次发病在50岁之前，女性发病略高于男性，常合并胸腺增生，胸腺切除可获益，与HLA-DR3、HLA-B8以及其他自身免疫性疾病风险基因相关；LOMG是指首次发病在50岁以后，男性发病略高于女性，胸腺萎缩多见，少数伴胸腺增生的患者胸腺切除可能获益。

(3) MuSK-MG：大约在1%~4%的MG患者血清中可检测到MuSK抗体，与AChR抗体(IgG1和IgG3)不同，绝大多数MuSK抗体属于IgG4亚型，其与AChR-IgG极少同时出现。MuSK-MG受累肌群较局限，以球部、颈部及呼吸肌受累为主，其次为眼外肌、四肢肌，主要表现为球麻痹、面颈肌无力。MuSK-MG与HLA-DQ5相关，通常不伴胸腺异常。

(4) LRP4-MG：在1%~5%的MG以及7%~33%的AChR、MuSK抗体阴性MG患者可检测出LRP4抗体。LRP4-MG的临床特点尚不完全明确，有研究表明该亚组患者临床症状较轻，部分患者可仅表现为眼外肌受累，很少出现肌无力危象；也有研究发现，LRP4抗体阳性患者均为GMG，表现为严重的肢带肌无力和/或进行性延髓麻痹。目前研究尚未发现LRP4-MG伴有胸腺异常。

(5) 抗体阴性MG：极少部分患者血清无上述可检测到的抗体，包括AChR、MuSK及LRP4抗体，称为抗体阴性MG。

(6) 胸腺瘤相关MG：约占MG患者的10%~15%，属于副肿瘤综合征，任何年龄均可发病，相对发病高峰在50岁左右。绝大多数胸腺瘤相关MG可检测出AChR抗体，另外，多合并连接素(Titin)抗体及RyR抗体，胸腺瘤相关MG病情略重，需要更长疗程免疫抑制治疗。

【辅助检查】

1. 药理学检查甲硫酸新斯的明试验：成人肌肉注射1.0~1.5mg，同时予以阿托品0.5mg肌肉注射，以消除其M胆碱样不良反应；儿童可按体重0.02~0.04mg/kg，最大用药剂量不超1.0mg。注射前可参照MG临床绝对评分标准，选取肌无力症状最明显的肌群，记录1次肌力，注射后每10min记录1次，持续记录60min。以改善最显著时的单项绝对分数，按照下列公式计算相对评分作为试验结果判定值。相对评分 = (试验前该项记录评分 - 注射后每次记录评分) / 试验前该项记录评分×100%。相对评分≤25%为阴性，25%~60%为可疑阳性，≥60%为阳性。

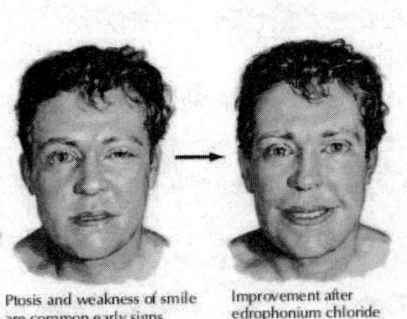

图2 胆碱酯酶抑制试验阳性示意图

2. 电生理检查

(1)RNS：采用低频(2~3Hz)重复电刺激神经干，在相应肌肉记录复合肌肉动作电位(compound muscle action potentials，CMAP)。常规检测的神经包括面神经、副神经、腋神经和尺神经。持续时间为3s，结果以第4或第5波与第1波的波幅比值进行判断，波幅衰减10%以上为阳性，称为波幅递减。部分患者第4波后波幅不再降低和回升，形成U字样改变。服用胆碱酯酶抑制剂的患者需停药12~18h后进行检查，但需充分考虑病情。与突触前膜病变鉴别时需要进行高频RNS(30~50Hz)或者大力收缩后10s观察CMAP波幅变化，递增100%以上为异常，称为波幅递增。

(2)单纤维肌电图(SFEMG)：使用特殊的单纤维针电极测量同一神经肌纤维电位间的间隔是否延长来反映NMJ处的功能，通过测定"颤抖"(Jitter)研究神经-肌肉传递功能。"颤抖"一般为15~35μs，超过55μs为"颤抖增宽"，一块肌肉记录20个"颤抖"中有2个或2个以上大于55μs则为异常。检测过程中出现阻滞(block)也判定为异常。SFEMG并非常规的检测手段，敏感性高。SFEMG不受胆碱酯酶抑制剂影响，主要用于OMG或临床怀疑MG但RNS未见异常的患者。

3. 血清抗体检测

(1)抗AChR抗体：约50%~60%的OMG、85%~90%的GMG血清中可检测到AChR抗体。需注意的是AChR抗体检测结果为阴性时不能排除MG诊断。放射免疫沉淀法(radio immunoprecipitation assay，RIA)是AChR抗体的标准检测方法，可进行定量检测。ELISA法较RIA法敏感性低。

(2)抗MuSK抗体：在10%~20%的AChR抗体阴性MG患者血清中可检测到MuSK抗体，标准检测方法为RIA或ELISA。

(3)抗LRP4抗体：在7%~33%的AChR、MuSK抗体阴性MG患者中可检测出LRP4抗体。

(4)抗横纹肌抗体：包括抗Titin和RyR抗体。Titin抗体通常采用ELISA法检测，RyR抗体可采用免疫印迹法或ELISA法检测。

4. 胸腺影像学检查

约80%左右的MG患者伴有胸腺异常，包括胸腺增生及胸腺瘤。CT为常规检测胸腺方法，胸腺瘤检出率可达94%；MR有助于区分一些微小胸腺瘤和以软组织包块为表现的胸腺增生；必要时可行CT增强扫描；PET-CT有助于区别胸腺癌和胸腺瘤。

5. 合并其他自身免疫性疾病检测MG患者可合并其他自身免疫病，如自身免疫性甲状腺疾病，最常见的是Graves病，其次为桥本甲状腺炎。OMG合并自身免疫性甲状腺疾病比例更高，因此，MG患者需常规筛查甲状腺功能及甲状腺自身抗体、甲状腺超声检查观察有无弥漫性甲状腺肿大，以及其他自身免疫性疾病相关抗体检测。

【诊断与鉴别诊断】

1. 诊断依据：在具有典型MG临床特征(波动性肌无力)的基础上，满足以下3点中的任意一点即可做出诊断，包括药理学检查、电生理学特征以及血清抗AChR等抗体检测。同时需排除其他疾病。所有确诊MG患者需进一步完善胸腺影像学检查(纵隔CT或MRI)，进一步行亚组分类。

2. 鉴别诊断

(1) 与OMG的鉴别诊断：

① 眼睑痉挛：发病年龄较大，表现为过度瞬目动作，可伴有眼部干燥、刺激感(需排除干燥综合征)，可能会出现长时间闭眼，误认为是上睑下垂；强光刺激可加重眼睑痉挛，

患者需长期戴墨镜；触摸眼角、咳嗽和说话时眼睑痉挛可得到意外改善。氟哌啶醇、阿立哌唑或者氯硝西泮治疗有效。

② Miller-Fisher综合征：属于Guillain-Barré综合征变异型，表现为急性眼外肌麻痹、共济失调和腱反射消失，也可表现为单纯的眼外肌麻痹型，易误诊为MG；肌电图检查示神经传导速度减慢，脑脊液检查可见蛋白–细胞分离现象，部分患者血清可检测出抗GQ1b抗体或GT1a抗体。

③ 慢性进行性眼外肌麻痹(chronic progressive external ophthalmoplegia, CPEO)或Kearn-Sayre综合征(KSS)：属于线粒体脑肌病，CPEO表现为双侧进展性无波动性眼睑下垂、眼外肌麻痹，可伴近端肢体无力。若同时合并视网膜色素变性、小脑萎缩以及心脏传导阻滞，即为KSS综合征。肌电图检查示肌源性损害，少数患者可伴有周围神经传导速度减慢。血乳酸轻度增高，肌肉活检和基因检查有助于确诊。

④ 眼咽型肌营养不良(oculopharyngeal muscular dystrophy)：为常染色体显性遗传，存在家族史；表现为老年起病的无波动性对称性眼睑下垂，斜视明显，但无复视，逐渐出现吞咽困难、构音障碍。肌电图检查提示肌源性损害。血清肌酶多正常或轻度增高，肌肉活检和基因检测有助于诊断。

⑤ 脑干病变：包括脑干缺血性卒中、肿瘤、副肿瘤综合征、Wernicke脑病、视神经脊髓炎谱系疾病、Bickerstaff脑干脑炎及其他感染性脑炎，均可以急性双睑下垂为首发症状，易于与MG混淆，结合病史、头颅MRI以及特异性抗体检测有助于明确诊断。

⑥ 眶内占位病变：如眶内肿瘤、脓肿或炎性假瘤等，可表现为眼外肌麻痹并伴结膜充血、眼球突出、眼睑水肿。眼眶MRI、CT或超声检查有助于诊断。

⑦ 脑神经麻痹(Ⅲ、Ⅳ、Ⅵ)：一侧海绵窦感染、肿瘤、非特异性炎症、颈内动脉海绵窦瘘均可表现为单侧眼睑下垂、眼外肌麻痹伴疼痛，头颅MRI及脑脊液检查有助于鉴别诊断。此外，糖尿病也可引起单纯动眼神经或外展神经麻痹。

⑧ Graves眼病：属于自身免疫性甲状腺疾病，表现为自限性眼外肌无力、眼睑退缩，不伴眼睑下垂。眼眶CT或MRI检查显示眼外肌肿胀，甲状腺功能亢进或减退，抗甲状腺球蛋白抗体、抗甲状腺微粒体抗体或抗促甲状腺激素受体抗体阳性。

⑨ 先天性肌无力综合征(congenital myasthenic syndromes, CMS)：是一组罕见的由编码NMJ结构及功能蛋白的基因突变所致NMJ传递障碍的遗传性疾病，依据突变基因编码蛋白在NMJ的分布，CMS可分为突触前、突触以及突触后突变。CMS临床表现异质性很大，极易被误诊为抗体阴性的MG、线粒体肌病等。多在出生时、婴幼儿期出现眼睑下垂、睁眼困难、喂养困难及运动发育迟滞等症状。青春期逐渐出现眼球固定，与MG在临床及电生理表现类似，鉴别主要依靠血清学抗体检测及全外显子测序。

(2) 与GMG的鉴别诊断：

① Lambert-Eaton肌无力综合征(LEMS)：是免疫介导的累及NMJ突触前膜电压门控钙通道(voltage-gated calcium channel, VGCC)的疾病，属于神经系统副肿瘤综合征，多继发于小细胞肺癌，也可继发于其他神经内分泌肿瘤。临床表现：四肢近端对称性无力，腱反射减低，以口干为突出表现的自主神经症状，极少出现眼外肌受累，腱反射在运动后可短暂恢复，其他自主神经症状如便秘、性功能障碍、出汗异常较少见。RNS为低频刺激(2~3Hz)出现CMAP波幅递减大于10%；高频刺激(20~50Hz)或者大力收缩后10sCMAP波幅递增大于60%或100%。血清VGCC抗体多呈阳性，合并小细胞肺癌的LEMS可同时出现SOX-1抗体阳性。

② 运动神经元病(进行性延髓麻痹)：尤其需与MuSK-MG相鉴别，患者均以延髓症状为突出表现，进行性延髓麻痹可出现上运动神经元损害证据；若患者病程较长，病程中出现

眼睑下垂及复视，缺乏上运动神经元损害的证据，需警惕有无MuSK-MG的可能，建议行MuSK抗体检测。

③ 先天性肌无力综合征(congenital myasthenic syndromes, CMS)：CMS临床表现异质性大，DOK7、RAPSN、CHAT以及GFPT1突变所致CMS几乎不出现眼外肌麻痹。GFPT1突变所致CMS可表现为四肢肌易疲劳，肌活检可见管聚集或空泡样改变，GMPPB突变所致CMS血清肌酶明显升高，肌活检提示为肌营养不良样改变；CMS肌电图可表现为肌源性损害。因此，肌肉活检及高通量全外显子测序有助于确诊。

④ 肉毒中毒：由肉毒杆菌毒素累及NMJ突触前膜所致，表现为眼外肌麻痹以及吞咽、构音、咀嚼无力，肢体对称性弛缓性瘫痪，可累及呼吸肌。若为食物肉毒毒素中毒，在肌无力之前可出现严重恶心、呕吐。瞳孔扩大和对光反射迟钝、四肢腱反射消失、突出的自主神经症状有助于将肉毒中毒与MG鉴别。电生理检查结果与LEMS相似：低频RNS可见波幅递减，高频RNS波幅增高或无反应，取决于中毒程度。对血清、粪便及食物进行肉毒杆菌分离及毒素鉴定可明确诊断。

⑤ Guillain-Barré综合征：为免疫介导的急性炎性脱髓鞘性周围神经病，表现为弛缓性肢体无力，感觉丧失、腱反射减低或消失。肌电图示运动感觉神经传导末端潜伏期延长，传导速度减慢，传导波幅降低；脑脊液检查可见蛋白–细胞分离现象。咽颈臂丛型Guillain-Barré综合征(PCB)以球麻痹、抬颈及双上肢近端无力为主要表现，易误诊为MG，尤其是MuSK-MG。PCB多有前驱感染病史，查体可见双上肢腱反射减低或消失，脑脊液可出现蛋白–细胞分离现象，血清抗GT1a抗体可呈阳性，与Fisher综合征共病时，GQ1b抗体也可呈阳性。

⑥ 慢性炎性脱髓鞘性多发性神经病：免疫介导的慢性运动感觉周围神经病，表现为弛缓性四肢无力，套式感觉减退，腱反射减低或消失。肌电图示运动、感觉神经传导速度减慢，波幅降低和传导阻滞。脑脊液可见蛋白–细胞分离现象，周围神经活检有助于诊断。

⑦ 炎性肌病：多种原因导致的骨骼肌间质性炎性病变，表现为进行性加重的弛缓性四肢无力和疼痛。肌电图示肌源性损害。血肌酶明显升高、肌肉活检有助于诊断。糖皮质激素治疗有效。

⑧ 代谢性肌病：如肌肉代谢酶、脂质代谢或线粒体受损所致肌肉疾病表现为弛缓性四肢无力，不能耐受疲劳，腱反射减低或消失，伴有其他器官损害。肌电图示肌源性损害。血肌酶正常或轻微升高。肌活检及基因检测有助于诊断。

【MG治疗】

1. 治疗目标及相关定义

(1) 治疗目标：依据MGFA对MG干预后状态(post-intervention status)的分级(表4)，达到微小状态(minimal manifestation status, MMS)或更好，治疗相关副作用(common terminology criteria for adverse events, CTCAE)≤1级。

表4 MGFA干预后状态分级

分级	干预后症状描述
完全缓解(complete stable remission, CSR)	至少1年无肌无力的症状或体征，在此期间没有接受过任何MG的药物治疗；经专业的神经肌病医生检查未发现任何肌肉无力的证据，允许出现轻微眼睑闭合无力
药物缓解(pharmacologic remission, PR)	标准同CSR，需通过服药达到上述状态(服用胆碱酯酶抑制剂除外)
MMS	没有任何因肌无力引起的功能受损，经专业的神经病医生检查可发现某些肌肉无力
改善(improved)	与治疗前相比，肌无力临床症状明显减轻或MG治疗药物剂量明显减少
无变化(unchanged)	临床症状及MG治疗药物剂量与治疗前无明显变化
加重(worse)	与治疗前相比，肌无力临床症状明显加重或MG治疗药物剂量明显增加
恶化(exacerbation)	已经达到CSR、PR或MMS，出现了新的临床症状
死亡	死于MG或MG治疗的并发症，或者胸腺切除术后30 d内死亡

注：MMS：微小状态

(2)相关定义：

① MMS：没有任何因肌无力引起的功能受限，经专业的神经肌病医生检查可发现某些肌肉无力。

② CTCAE1级：该治疗未引起临床症状或症状轻微，不需要干预。

③ 危象前状态(impending myasthenic crisis)：MG病情快速恶化，依据临床医生的经验判断，数天或数周内可能发生肌无力危象(manifest myasthenic crisis)。危象前状态的及时识别、干预可避免肌无力危象的发生。

④ 肌无力危象：MG病情快速恶化，需要立即开放气道，辅助通气；或者MGFA分型为Ⅴ型。

⑤ 难治性MG(refractoryMG)：对于难治性MG尚无统一的标准，基于现有研究证据定义为：传统的糖皮质激素或者至少2种免疫抑制剂(足量、足疗程)治疗无效，干预后状态为无变化或者加重；不能耐受免疫抑制剂的副作用或有免疫抑制剂使用禁忌证，需要反复给予IVIG或者PE以缓解病情；或病程中反复出现肌无力危象。

2. 急性加重期治疗：IVIG与PE主要用于病情快速进展、危及生命的情况，如肌无力危象、严重的球麻痹所致吞咽困难、肌无力患者胸腺切除术前和围手术期治疗，可使绝大部分患者的病情得到快速缓解。为达到持续缓解，可同时启动免疫抑制治疗(非激素类免疫抑制剂)，因激素早期可一过性加重病情，甚至诱发肌无力危象，于IVIG与PE使用后症状稳定时添加激素治疗。IVIG多于使用后5~10d左右起效，作用可持续2个月左右。在稳定的中、重度MG患者中重复使用并不能增加疗效或减少糖皮质激素的用量。

(1)IVIG使用方法：按体重400mg/(kg·d)静脉注射5d。副作用包括头痛、无菌性脑膜炎、流感样症状和肾功能损害等，伴有肾功能损害的患者禁用。

(2)PE使用方法：剂量为1.0~1.5倍总血浆容量，在10~14d内进行3~6次置换，置换液可用健康人血浆或白蛋白。多于首次或第2次PE后2d左右起效，作用可持续1~2个月。副作用包括血钙降低、低血压、继发性感染和出血等。伴有感染的患者慎用PE，宜在感染控制后使用；如PE期间发生感染则要积极控制感染，并根据病情决定是否继续进行PE。

IVIG与PE在严重MG中的疗效相当，但需注意的是使用IVIG治疗后4周内不建议进行PE，这可能影响IVIG的效果。IVIG在轻型MG或OMG患者中的疗效不确定，对于MuSK-MG，推荐使用PE。此外，IVIG还可用于难治性MG或者免疫抑制剂治疗有禁忌的MG患者。

3. 药物治疗

(1) 胆碱酯酶抑制剂——症状性治疗：最常用的是溴吡斯的明，其是治疗所有类型MG的一线药物，可缓解、改善绝大部分MG患者的临床症状。溴吡斯的明应当作为MG患者初始治疗的首选药物，依据病情与激素及其他非激素类免疫抑制联合使用。用法：一般成年人服用溴吡斯的明的首次剂量为60mg(儿童根据具体年龄使用)，口服，3~4次/d，全天最大剂量不超过480mg。应根据MG患者对溴吡斯的明的敏感程度进行溴吡斯的明剂量的个体化应用，达到治疗目标时可逐渐减量或停药。溴吡斯的明的副作用包括恶心、流涎、腹痛、腹泻、心动过缓及出汗增多等。妊娠期使用溴吡斯的明是安全有效的。

(2) 免疫抑制治疗：免疫抑制药物包括糖皮质激素和其他口服非激素类免疫抑制剂(图3)，如硫唑嘌呤(azathioprine, AZA)、他克莫司(tacrolimus, FK-506)、吗替麦考酚酯(mycophenolate mofetil, MMF)、环孢素、甲氨蝶呤(methotrexate)及环磷酰胺(cyclophosphamide)。非激素类免疫抑制剂在糖皮质激素减量以及预防MG复发中发挥重要作用。

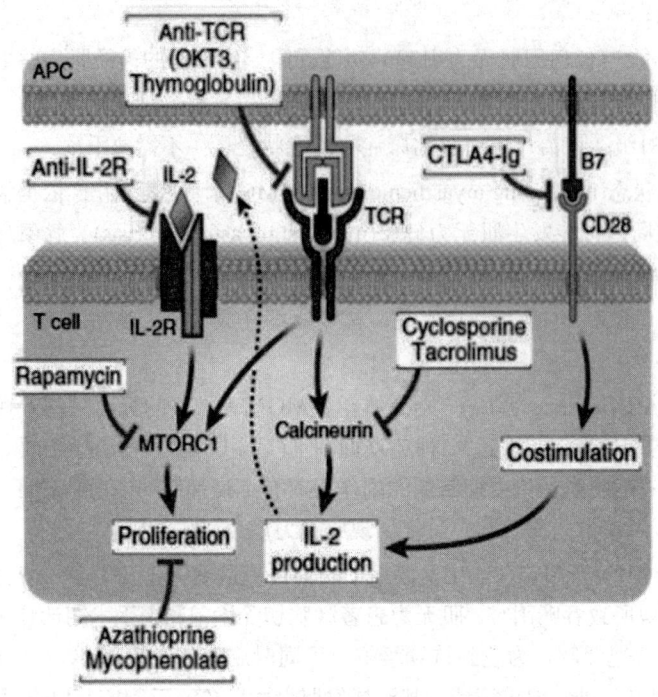

图3 部分非激素类免疫抑制剂作用机制

① 糖皮质激素：目前仍为治疗MG的一线药物，可使70%~80%的患者症状得到明显改善。主要为口服醋酸泼尼松以及甲泼尼龙。醋酸泼尼松按体重0.5~1.0mg/(kg·d)清晨顿服，最大剂量不超过100mg/d(糖皮质激素剂量换算关系为：5mg醋酸泼尼松=4mg甲泼尼龙)，一般2周内起效，6~8周效果最为显著。75%轻－中度MG对200mg泼尼松具有很好反应，以20mg起始，每5~7d递增10mg，至目标剂量。达到治疗目标后，维持6~8周后逐渐减量，每2~4周减5~10mg，至20mg后每4~8周减5mg，酌情隔日口服最低有效剂量，过快减量可致病情复发。

为避免口服大剂量激素，治疗初期与其他非激素类口服免疫抑制剂联用，可更快达到治疗目标。使用糖皮质激素期间必须严密观察病情变化，约40%~50%的患者在服药2~3周内症状一过性加重并有可能诱发肌无力危象，尤其是晚发型、病情严重或球部症状明显的患者，使用糖皮质激素早期更容易出现症状加重，因此，对上述患者应慎用糖皮质激素，可先使用IVIG或PE使病情稳定后再使用糖皮质激素，并做好开放气道的准备。长期服用糖皮质激素可引起食量增加、体重增加、向心性肥胖、血压升高、血糖升高、白内障、青光眼、内分泌功能紊乱、精神障碍、骨质疏松、股骨头坏死、消化道症状等，应引起高度重视。及时补充钙剂和双磷酸盐类药物可预防或减轻骨质疏松，使用抑酸类药物可预防胃肠道并发症。

② AZA：与糖皮质激素联合使用，有助于激素减量以及防止疾病复发，作为GMG及部分OMG的一线用药。AZA起效较慢，多于服药后3~6个月起效，1~2年后可达全效，可使70%~90%的MG患者症状得到明显改善。使用方法：从小剂量开始，50mg/d，每隔2~4周增加50mg，至有效治疗剂量为止〔儿童按体重1~2mg/(kg·d)，成人2~3mg/(kg·d)，分2~3次口服〕。如无严重或/和不可耐受的不良反应，可长期服用。主要副作用包括骨髓抑制(白细胞减少、贫血、血小板减少)、肝功损害、脱发、流感样症状及消化道症状等，多发生在启动治疗的6周左右。硫代嘌呤甲基转移酶(thiopurine methyltransferase, TPMT)表型或基因型检测(NUDT15)可预测服用AZA过程中白细胞减少的风险。长期服用AZA，应密切监测血常规和肝肾功能，服药第1个月，每周监测血常规及肝肾功能；服药后前6个月，应每个月监测血常

规及肝肾功能；此后每3个月监测血常规及肝肾功能。若白细胞计数低于$4.0×10^9$/L，应将AZA减量；若白细胞计数低于$3.0×10^9$/L或肝功能检测指标为正常值上限的3倍，应立即停药。

③ 他克莫司：与环孢素作用机制相似，通过抑制钙神经素发挥免疫调节作用，耐受性较好，肾毒性小。他克莫司适用于不能耐受激素和其他免疫抑制剂副作用或对其疗效差的MG患者，特别是RyR抗体阳性者。他克莫司起效快，一般2周左右起效，疗效呈剂量依赖性。使用方法：3.0mg/d，分2次空腹口服，或按体重0.05~0.10mg/(kg·d)。建议：可于服药或者调整药物剂量3~4d后筛查血药浓度，理想谷浓度为2~9ng/mL。研究表明，他克莫司谷浓度≥4.8ng/mL，92%的患者可达到MMS或更好状态。主要副作用包括血糖升高、血镁降低、震颤、肝肾功损害以及罕见的骨髓抑制。

④ MMF：作用机制同AZA，更安全，耐受性好，长期使用可使大多数患者达到MMS或更好状态。使用方法：起始剂量0.5~1.0g/d，分2次口服；维持剂量1.0~1.5g/d，症状稳定后每年减量不超过500mg/d，突然停药或快速减量可导致病情复发及恶化。MMF不可与AZA同时使用。常见不良反应为恶心、呕吐、腹泻、腹痛等胃肠道反应，白细胞减低，泌尿系统感染及病毒感染等。用药后的前6个月，每个月监测血常规及肝肾功，此后每3个月监测血常规及肝肾功能。MMF具有致畸性，备孕或怀孕妇女禁用。

⑤ 环孢素：通过干扰钙调神经磷酸酶信号，抑制包括白细胞介素2(IL-2)和γ干扰素在内的促炎细胞因子分泌，从而发挥免疫抑制作用。3~6个月起效，用于对激素及AZA疗效差或不能耐受其副作用的患者。环孢素早期与激素联合使用，可显著改善肌无力症状，并降低血中AChR抗体滴度，但肾毒性较大。使用方法：按体重2~4mg/(kg·d)口服，使用过程中应监测血浆环孢素药物浓度，推荐血药浓度为100~150ng/mL，并根据浓度调整环孢素剂量。主要副作用包括肾功损害、血压升高、震颤、牙龈增生、肌痛和流感样症状等。服药期间至少每个月监测血常规、肝肾功能1次，严密监测血压。因环孢素肾毒性较大以及和其他药物之间存在相互作用，不作为首选推荐。

⑥ 环磷酰胺：用于其他免疫抑制剂治疗无效的难治性及伴胸腺瘤的MG。与激素联合使用可显著改善肌无力症状，并在6~12个月时使激素用量减少。使用方法：成人静脉滴注400~800mg/周，或分2次口服，100mg/d，直至总量10~20g，个别患者需要服用到30g；儿童按体重3~5mg/(kg·d)分2次口服(不大于100mg)，好转后减量，2mg/(kg·d)。儿童应慎用。副作用包括白细胞减少、脱发、恶心、呕吐、腹泻、出血性膀胱炎、骨髓抑制、致畸以及远期肿瘤风险等。每次使用前均需要复查血常规和肝肾功能。

⑦ 甲氨蝶呤：作为三线用药，用于其他免疫抑制剂治疗无效的难治性或伴胸腺瘤的MG。使用用法：口服，每周10mg起始，逐步加量至20mg/周，如不能耐受口服制剂产生的消化道不良反应，也可选择肌肉注射制剂，一般肌肉注射可使患者耐受更高的剂量。副作用包括胃肠道反应及肝功能异常，可伴发口腔炎、皮疹、肺纤维化、白细胞减低。治疗时需同时添加叶酸1mg/d预防口腔炎，并应密切关注骨髓抑制及肝功损害等副作用。甲氨蝶呤有生殖致畸性，怀孕或备孕妇女禁用。

(3) 靶向生物制剂

目前临床上用于MG治疗的靶向生物制剂包括靶向补体的依库珠单抗(eculizumab)，适用于AChR抗体阳性的难治性重症肌无力。以及发挥FcRn阻断作用的Efgartigimod。另外，适应证外用药的靶向B细胞的利妥昔单抗(rituximab, RTX)。此外，一些靶向免疫系统不同组分的生物制剂仍在临床前研究。

① FcRn阻断剂：现有FcRn阻断剂包括4种，即Efgartigimod(艾加莫德)、Batoclimab、Nipocalimab和Rozanolixizumab。其中，艾加莫德于2023年6月在我国获批上市，与常规治疗药物联合用于治疗乙酰胆碱受体(AChR)抗体阳性的成人gMG患者，成为我国首个获批的FcRn拮抗剂。Efgartigimod为靶向FcRn的抗体片段，其与FcRn的亲和力超过正常IgG抗体的Fc部分，Efgartigimod通过与FcRn结合阻断IgG循环，导致引起自身免疫疾病IgG抗体的快速消耗。Efgartigimod的全球III期临床研究(ADAPT)显示68%接受Efgartigimod治疗的AChR-gMG患者实现症状缓解(NCT03669588)。Efgartigimod不仅可显著快速改善gMG患者的症状，还具有多重安全性优势，包括免疫原性低、对白蛋白和血脂均无显著影响、可减少免疫激活相关不良反应等。Nipocalimab在全身型重症肌无力(gMG)的全球III期临床研究(VIVACITY)中达到主要研究终点，并获得了阳性结果(NCT04951622)。Rozanolixizumab在全身型重症肌无力患者的全球III期临床研究(MycarinG)已经完成，FDA已获批用于全身型重症肌无力。

② 补体抑制剂：补体在AChR-MG发病中发挥着重要作用。依库珠单抗为靶向补体级联反应的关键组分补体C5的人源化单克隆抗体，可有效抑制C5激活。一项关于依库珠单抗在MG有效性及安全性的III期临床研究(REGAIN)以及其开放性扩展研究显示：依库珠单抗对其他免疫抑制治疗无效的AChR抗体阳性GMG(AChR-GMG)有显著疗效，56%的患者可达到MMS或药物缓解(NCT01997229)。2017年FDA批准依库珠单抗用于AChR-GMG成年患者的治疗，其价格昂贵，建议用于中重度、难治性MG。Zilucoplan为另一类靶向补体C5的大环肽类新型抑制剂，可特异性结合C5，阻止C5裂解为C5a和C5b，同时可阻止C5b和C6的结合，双重作用可有效阻止补体级联反应。与依库珠单抗不同的是，Zilucoplan是一种可以自我给药的皮下注射制剂。研究表明Zilucoplan可使中重度AChR-GMG症状得到快速且持续的缓解(NCT03315130)。

③ 靶向B细胞治疗：RTX为人鼠嵌合的单克隆抗体，通过靶向B细胞膜分子CD20实现特异性清除B细胞，用于对激素和免疫抑制剂疗效差的难治性GMG，特别是MuSK-MG，对部分AChR-MG有效。RTX用药方案目前尚无统一标准，通常为诱导治疗序贯维持治疗。临床推荐诱导方案包括标准方案及低剂量方案。另外还有靶向B细胞表面CD19的伊奈丽珠单抗(inebilizumab)以及发挥B细胞修饰治疗作用的贝利尤单抗和泰他西普等。

4. 胸腺切除

(1) 伴胸腺瘤MG：合并胸腺瘤的MG应尽早行胸腺切除手术，经胸骨正中入路扩大胸腺切除已成为治疗胸腺瘤及合并胸腺增生MG的标准手术方式。扩大胸腺切除指的是在不损伤喉神经、左侧迷走神经及膈神经的前提下，安全切除肿瘤及异位的胸腺组织。异位胸腺组织大多数存在于前纵隔脂肪中，除此之外，还包括位于包膜、侧甲及横膈膜的脂肪组织。

(2) 非胸腺瘤OMG：对其他治疗无效的OMG患者可行胸腺切除，据报道缓解率为6%~50%。一项研究回顾性分析了110例行胸腺切除的OMG患者，中位随访33.5个月，84.6%的患者达到了完全缓解；一项荟萃分析显示，非胸腺瘤OMG可从胸腺切除获益，该疗效需多中心随机对照研究进一步证实。

(3) 非胸腺瘤GMG：针对非胸腺瘤AChR-GMG，推荐在疾病早期行胸腺切除，可减少其他免疫抑制剂使用。一项首个全球多中心随机对照研究(MGTX)发现，胸腺切除可长期改善AChR-GMG的临床症状，有助于激素减量和减少合并使用AZA等免疫抑制剂。MuSK-MG不推荐行胸腺切除。胸腺切除起效时间为6~24个月不等。部分MG患者经胸腺切除后可完全治愈，也有部分MG患者胸腺切除仍需长期免疫抑制治疗。

胸腺切除方式包括经典的经胸骨正中胸腺切除以及近年来广泛应用的微创手术切除胸腺，如电视辅助胸腔镜(video-assistedthoracoscopicsur-gery，VATS)及"达芬奇"系统机器人。微创手术已成为胸腺切除的主流术式，与开胸手术相比，微创手术创伤小，住院时间短，止痛药物使用少，创口外观处理效果更美观。目前尚无这两种术式的随机对照比较研究。胸腺切除需在患者病情相对稳定，能够耐受手术的情况下进行。若症状严重，除非怀疑高度恶性胸腺瘤者外，可先给予相应治疗，待病情稳定后再行手术，有助于减少、防止术后肌无力危象的发生。

5. 自体造血干细胞移植(autologous hematopoietic stem cell transplant，AHSCT)

AHSCT在MG中的研究仅为小样本病例报道。国内有学者使用体外纯化的自体外周血$CD34^+$细胞移植治疗5例难治性MG，结果显示患者远期疗效好，耐受性良好。一项单中心研究对7例行AHSCT治疗的难治性MG进行长达12年随访，所有患者均不需要服用任何药物，达到完全缓解。AHSCT有望成为MG治疗的重要手段之一，尤其是难治、复发MG患者。

6. 不同类型MG患者的治疗

① 儿童及JMG：中国JMG以眼肌型多见，并可自发缓解。因此，JMG以溴吡斯的明治疗为主，不能达到治疗目标时可添加激素及其他非激素类口服免疫抑制剂。激素具有抑制生长发育的副作用，应避免长期使用，若需要长期使用，必须采用最低有效剂量维持以减少不良反应。小剂量糖皮质激素(按体重0.25mg/kg)可有效缓解临床症状，且无相关治疗副作用。JMG可定期应用PE或者IVIG，作为免疫抑制剂的替代选择。胸腺切除在JMG治疗中证据不足，不作为常规推荐。

② MG合并妊娠：Ⅰ 计划妊娠：如计划妊娠，应避免使用甲氨蝶呤和MMF等有致畸性的药物，若正在使用上述药物时，建议停药后方可妊娠。Ⅱ 孕期：MG患者怀孕后对症状有何影响目前尚无明确定论。多数患者的病情不会加重，也不会影响分娩的时间和方式。溴吡斯的明仍为妊娠期的一线用药，不推荐静脉使用胆碱酯酶抑制剂，可诱发子宫收缩；激素相对安全，可以服用；尽管研究证实AZA相对安全，但也有一小部分专家不推荐妊娠期使用AZA。妊娠子痫不推荐使用硫酸镁，因其可阻断NMJ，推荐使用巴比妥类药物。Ⅲ 分娩：提倡自然分娩；肌无力母亲分娩的新生儿可出现短暂性肌无力，应严密观察，一旦发生立即转移至新生儿监护室。

③ 成人OMG：成人OMG，尤其是晚发型、合并胸腺瘤、AChR抗体阳性及RNS异常的患者，推荐早期使用激素及免疫抑制剂。尽管目前尚无随机对照研究的证据，但多项回顾性研究及荟萃分析结果表明，早期使用泼尼松及其他免疫抑制剂不仅可改善眼肌无力症状，还可防止OMG继发全身化。

④ 成人GMG：激素和免疫抑制剂联合使用为成人GMG的一线治疗。伴有胸腺异常，如胸腺瘤或胸腺增生，应早期行胸腺切除。

⑤ 难治性MG：可使用RTX、依库珠单抗或者大剂量环磷酰胺治疗，也可尝试胸腺切除及AHSCT。

⑥ MuSK-MG：MuSK-MG与AChR-MG在发病机制和临床表现均不同，MuSK-MG对激素反应好，急性期PE可迅速缓解肌无力症状，多项回顾性研究证实RTX可显著改善MuSK-MG的临床症状，延长复发时间以及降低激素用量。MuSK-MG不推荐胸腺切除。

⑦ 危象前状态或肌无力危象：患者一旦确诊为危象前状态或肌无力危象，应积极给予快速起效治疗(IVIG，PE或FcR阻断治疗)，同时评估其呼吸功能，监测动脉血气，并进一步

判断肌无力危象的类型。一旦出现呼吸衰竭(Ⅰ型或Ⅱ型)，应及时气管插管，正压通气。筛查危象诱因，如是否由感染、手术或使用加重肌无力的药物所致，并积极采取相应控制措施(如控制感染、停用加重病情的药物等)。若为肌无力危象，酌情增加胆碱酯酶抑制剂剂量，直到安全剂量范围内(全天量小于480mg)肌无力症状改善满意为止。

⑧ ICIs相关MG(ICIs-MG)：在使用ICIs治疗肿瘤的同时，引起既往MG病情加重或复发，以及ICIs治疗后新发的MG，可以同时合并肌炎及心肌炎。ICIs主要通过激活并促进T细胞抗肿瘤免疫，从而杀伤肿瘤细胞。ICIs包括细胞毒T淋巴细胞抗原4(CTLA-4)抑制剂(ipilimumab等)、程序性死亡受体1(PD-1)及其程序性死亡配体1(PD-L1)抑制剂(nivolumab、pembrolizumab等)。ICIs-MG病情较重，肌无力危象发生率高。需要更积极治疗，推荐大剂量甲强龙冲击联合IVIG或PE，是否需要停用ICIs需根据肿瘤治疗情况。

7. MG患者合并其他疾病 MG患者可合并Graves病、多发性肌炎、多发性硬化、干燥综合征、周期性麻痹、Hashimoto病、类风湿性关节炎、系统性红斑狼疮、Guillain-Barré综合征、再生障碍性贫血等疾病，部分患者还可能累及心肌，表现为心电图异常、心律失常等。因此，在积极治疗MG的同时，还要兼顾可能合并的其他疾病。

8. 治疗MG过程中需注意的事项

MG患者慎用的药物包括：部分激素类药物、部分抗感染药物(如氨基糖甙类抗生素等以及两性霉素等抗真菌药物)、部分心血管药物(如利多卡因、奎尼丁、β-受体阻滞剂、维拉帕米等)、部分抗癫痫药物(如苯妥英钠、乙琥胺等)、部分抗精神病药物(如氯丙嗪、碳酸锂、地西泮、氯硝西泮等)、部分麻醉药物(如吗啡、哌替啶等)、部分抗风湿药物(如青霉胺、氯喹等)。其他注意事项包括：禁用肥皂水灌肠；注意休息、保暖；避免劳累、受凉、感冒、情绪波动等。

随着免疫抑制治疗在MG的广泛应用，绝大部分患者预后得到了明显改善，肌无力危象发生率和死亡率明显降低。许多靶向免疫系统不同组分的生物制剂，如靶向B细胞和补体的单克隆抗体，使少数难治性MG的病情得到有效控制。胸腺切除在非胸腺瘤AChR-GMG治疗中获得了更多研究证据的支持，将成为此类患者的治疗选择之一。早期免疫抑制治疗可防止OMG继发全身化，有望成为高转化风险OMG的标准化治疗。总之，MG临床表现具有很大异质性，在临床实践中，需考虑患者的发病年龄、疾病严重程度、是否合并胸腺瘤、血清学特点、治疗并发症以及治疗费用等，尽量做到安全、有效、精准化治疗。

第七节 自身免疫性脑炎

自身免疫性脑炎（autoimmune encephalitis，AE）泛指一类由自身免疫机制介导的脑炎。AE合并相关肿瘤者，称为副肿瘤性AE（详见第八节）。自2007年抗N-甲基-D-天冬氨酸受体（N-methyl-D-aspartate receptor，NMDAR）脑炎被发现以来，一系列抗神经元细胞表面或者突触蛋白（neuronal cell-surface or synaptic protein）的自身抗体被陆续发现。目前AE患病比例约占脑炎病例的10%~20%，以抗NMDAR脑炎最常见，约占AE病例的54%~80%，其次为抗富含亮氨酸胶质瘤失活蛋白1（leucine-rich glioma-inactivated protein 1，LGI1）抗体相关脑炎与抗γ-氨基丁酸B型受体（γ-aminobutyric acid type B receptor，GABA$_B$R）抗体相关脑炎等。国内于2010年报道了首例抗NMDAR脑炎病例，其后陆续报道了抗LGI1、GABA$_B$R、α氨基-3-羟基-5-甲基-4-异唑酸受体（α-amino-3-hydroxy-5-methyl-4-isoxazolepropionic acid receptor，AMPAR）抗体相关脑炎、抗接触蛋白相关蛋白2（contactin associated protein 2，CASPR2）抗体相关莫旺综合征（Morvan syndrome）和抗IgLON家族蛋白5（IgLON5）抗体相关脑病等的个案和病例组。这一大类新型AE，与经典的副肿瘤性边缘性脑炎有明显不同，其靶抗原位于神经元细胞表面，主要通过体液免疫机制引起相对可逆的神经元功能障碍，免疫治疗效果良好（表1）。

表1 自身免疫性脑炎相关的抗神经细胞抗体

分类	对应抗原	抗原位置	发病年龄（岁）	好发性别	脑炎综合征	肿瘤比例	肿瘤类型
抗细胞表面抗原抗体	NMDAR	神经元胞膜	1~85	女性比例高	抗NMDAR脑炎	12~45岁女性40%	卵巢畸胎瘤
	LGI1	神经元胞膜	15~96	男性>60%	边缘性脑炎	5%~10%	胸腺瘤
	GABA$_B$R	神经元胞膜	20~80	男性多见	边缘性脑炎	50%	小细胞肺癌
	CASPR2	神经元胞膜	25~70	男性>70%	莫旺综合征、边缘性脑炎	<10%	胸腺瘤
	IgLON5	神经元胞膜	40~80	男女比例接近	脑病伴睡眠障碍	<10%	
	AMPAR	神经元胞膜	35~85	女性>70%	边缘性脑炎	60%	小细胞肺癌、胸腺瘤
	DPPX	神经元胞膜	45~75	男性>60%	脑炎多伴腹泻	<10%	B细胞淋巴瘤
	GABA$_A$R	神经元胞膜	1~75	男女比例接近	脑炎	25%	胸腺瘤
	mGluR5	神经元胞膜	20~30	男女比例接近	脑炎	60%	霍奇金淋巴瘤
	突触蛋白-3α	神经元胞膜	40~50	女性多见	脑炎	–	
	D$_2$R	神经元胞膜	0.5~17	男女比例接近	基底节脑炎	0	
	GlyR	神经元胞膜	40~60	男女比例接近	PERM	20%	胸腺瘤
抗细胞内突触抗原抗体	GAD	神经元胞质	10~85	女性比例略高	边缘性脑炎	<10%	胸腺瘤、小细胞肺癌
	两性蛋白	神经元胞质	60~70	女性比例略高	边缘性脑炎	>80%	小细胞肺癌、乳腺癌
抗细胞内抗原抗体	AK5	神经元胞质	60~70	男性多见	边缘性脑炎	<10%	
	Hu（ANNA-1）	神经元胞核	60~70	女性比例略高	边缘性脑炎	>80%	小细胞肺癌、神经母细胞瘤
	CV2/CRMP5	少突细胞胞质	40~70	男女比例接近	边缘性脑炎	>80%	小细胞肺癌、胸腺瘤
	Ma2	神经元核仁	男30~40 女60~70	男性>70%	边缘性脑炎、间脑炎	>80%	精原细胞瘤、非小细胞肺癌
	KLHL11	神经元胞核	40~50	100%为男性	菱脑炎	>80%	精原细胞瘤

注：部分抗体也与其他神经综合征相关，如僵人综合征、亚急性小脑变性与感觉神经元病等；NMDAR：N-甲基-D-天冬氨酸受体；LGI1：富亮氨酸胶质瘤失活蛋白1；GABA$_B$R：γ-氨基丁酸B型受体；CASPR2：接触蛋白相关蛋白2；IgLON5：IgLON家族蛋白5；AMPAR：α氨基-3-羟基-5-甲基-4-异唑酸受体；DPPX：二肽基肽酶样蛋白；GABA$_A$R：γ-氨基丁酸A型受体；mGluR：代谢型谷氨酸受体；D$_2$R：多巴胺2型受体；GlyR：甘氨酸受体；GAD：谷氨酸脱羧酶；AK5：腺苷酸激酶5；ANNA-1：1型抗神经元核抗体；CV2/CRMP5：塌陷反应调节蛋白5；KLHL：Kelch样蛋白；PERM：伴有强直与肌阵挛的进行性脑脊髓炎；–：无数据可参考

【临床表现与分类】

（一）临床表现

1. 前驱症状与前驱事件：抗NMDAR脑炎常见发热、头痛等前驱症状。抗NMDAR脑炎偶尔可以发生于单纯疱疹病毒（HSV-1）脑炎等中枢神经系统（central nervous system，CNS）病毒感染之后。

2. 主要症状：包括精神行为异常、认知障碍、近事记忆力下降、癫痫发作、言语障碍、运动障碍、不自主运动、意识水平下降与昏迷、自主神经功能障碍等。抗NMDAR脑炎的症状最为多样。一些AE患者以单一的神经或精神症状起病，并在起病数周甚至数月之后才进展出现其他症状。不自主运动在抗NMDAR脑炎中比较常见，可以非常剧烈，包括口面部的不自主运动、肢体震颤、舞蹈样动作，甚至角弓反张。抗LGI1抗体相关脑炎患者也可见肢体震颤和不自主运动。自主神经功能障碍包括：窦性心动过速、泌涎增多、窦性心动过缓、低血压、中枢性发热、体温过低和中枢性低通气等，在抗NMDAR脑炎中相对多见

3. 其他症状：（1）睡眠障碍：AE患者可有各种形式的睡眠障碍，包括失眠、快速眼球运动（rapid eye movement, REM）睡眠行为异常、日间过度睡眠、嗜睡、睡眠觉醒周期紊乱，在抗NMDAR脑炎、抗LGI1抗体相关脑炎、抗IgLON5抗体相关脑病中较常见。（2）CNS局灶性损害：相对少见，抗NMDAR脑炎可合并CNS炎性脱髓鞘事件，表现为肢体瘫痪、复视，可以出现小脑性共济失调。（3）周围神经和神经肌肉接头受累：神经性肌强直等周围神经兴奋性增高的表现见于抗CASPR2抗体相关莫旺综合征。抗$GABA_BR$抗体相关边缘性脑炎可以合并肌无力综合征。抗二肽基肽酶样蛋白（dipeptidyl-peptidase-like protein, DPPX）抗体相关脑炎常伴有腹泻。

（二）临床分类

根据不同的抗神经元抗体和相应的临床综合征，AE可分为以下3种主要类型：

1. 抗NMDAR脑炎：抗NMDAR脑炎是AE的最主要类型，其特征性临床表现符合弥漫性脑炎，与经典的边缘性脑炎有所不同。

2. 边缘性脑炎：以精神行为异常、癫痫发作（通常起源于颞叶）和近记忆力障碍为主要症状，脑电图与影像学符合边缘系统受累。抗谷氨酸脱羧酶（glutamic acid decarboxylase, GAD）抗体、抗LGI1抗体、抗$GABA_BR$抗体与抗AMPAR抗体相关的脑炎符合边缘性脑炎的特点。

3. 其他AE综合征：包括莫旺综合征、抗$GABA_AR$抗体相关脑炎、伴有强直与肌阵挛的进行性脑脊髓炎（progressive encephalomyelitis with rigidity and myoclonus, PERM）、抗DPPX抗体相关脑炎、抗IgLON5抗体相关脑病等，这些AE综合征或者同时累及中枢与周围神经系统，或者表现为特征性的临床综合征。

【诊断流程与标准】

（一）AE的诊断流程

AE的诊断首先需要综合分析患者的临床表现、脑脊液检查、神经影像学和脑电图等结果，确定其患有脑炎，继而选择AE相关的抗体检测予以诊断。AE诊断的一般程序见表2。

表2 自身免疫性脑炎的诊断评估程序

病史	性别、年龄、职业、居住地、旅居史、动物接触史 基础疾病、肿瘤病史、手术史、疫苗接种史、免疫状态 现病史：起病时间、病程时相特点、主要症状与伴随症状、系统性症状
体征	1. 神经科体征：高级神经功能、脑干、小脑、锥体外系和脑膜刺激征等局灶性体征 2. 一般内科体征 3.临床评分：改良Rankin量表评分、格拉斯哥昏迷量表评分
血液检查	血常规、生化、红细胞沉降率、甲状腺功能、抗甲状腺球蛋白抗体、抗甲状腺过氧化物酶抗体、自身抗体谱、ANCA抗体、淋巴细胞免疫分型、细胞因子等
X线与超声	胸片和(或)胸部CT、盆腔CT和(或)超声、睾丸超声
脑电图	脑电图，必要时V-PSG
神经影像学	头颅MRI（平扫与增强）
PET	头与全身PET(必要时)。其中全身PET可协助发现自身免疫性脑炎相关特定类型肿瘤
脑脊液检查	压力、细胞计数与细胞学、生化、特异性寡克隆区带；合理的病原体检测
抗神经细胞抗体	建议脑脊液与血清同时检测

注：ANCA：抗中性粒细胞胞质抗体；CT：电子计算机体层扫描；V-PSG：视频多导睡眠图；MRI：磁共振成像；PET：正电子发射体层摄影

(二) AE诊断标准

1. 诊断条件：包括临床表现、辅助检查、确诊实验与排除其他病因4个方面。

(1) 临床表现：急性或者亚急性起病（<3个月），具备以下1个或者多个神经与精神症状或者临床综合征。a.边缘系统症状：近事记忆减退、癫痫发作、精神行为异常，3个症状中的1个或者多个。b.脑炎综合征：弥漫性或者多灶性脑损害的临床表现。c.基底节和（或）间脑/下丘脑受累的临床表现。d.精神障碍，且精神心理专科认为不符合非器质疾病。

(2) 辅助检查：具有以下1个或者多个的辅助检查发现，或者合并相关肿瘤。

① 脑脊液异常：脑脊液白细胞增多（>5×10^6/L），或者脑脊液细胞学呈淋巴细胞性炎症，或者特异性寡克隆区带阳性。

② 神经影像学或者电生理异常：磁共振成像（magnetic resonance imaging, MRI）边缘系统T2或者液体衰减反转恢复序列（fluid attenuated inversion recovery, FLAIR）异常信号，单侧或者双侧，或者其他区域的T2或者FLAIR异常信号（除外非特异性白质改变和卒中）；或者正电子发射体层摄影（positron emission tomography, PET）边缘系统高代谢改变，或者多发的皮质和（或）基底节的高代谢。图1展示了AE患者的典型神经影像表现。脑电图异常，表现为局灶性癫痫或者癫痫样放电（位于颞叶或者颞叶以外），或者弥漫或者多灶分布的慢波节律。而成年抗NMDAR脑炎患者出现异常δ刷状波（extreme delta brush）常对应住院时间延长及不良预后（图2）。

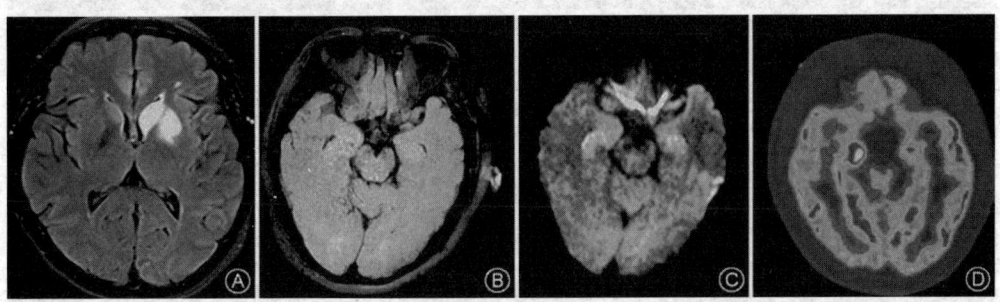

A:抗富亮氨酸胶质瘤失活蛋白1抗体相关脑炎急性期液体衰减反转恢复序列（FLAIR）可见左侧基底节（尾状核头及壳核）高信号；B:抗γ-氨基丁酸B型受体（GABA_BR）抗体相关脑炎急性期FLAIR示双颞叶内侧轻度高信号，右侧略肿胀；C:该抗GABA_BR抗体相关脑炎患者同期弥散加权成像序列示双颞叶内侧均轻度弥散受限，右侧为著；D:该抗GABA_BR抗体相关脑炎患者行PET/CT示右侧颞叶内侧高代谢。

图1 自身免疫性脑炎的神经影像表现示例

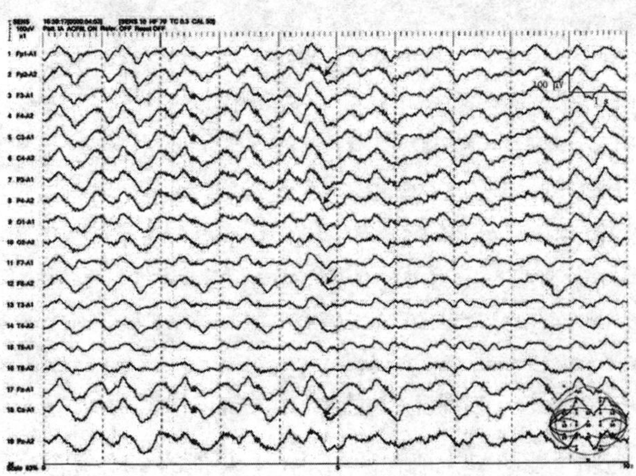

弥漫性高波幅δ慢活动基础上，叠加节律性β活动（箭头），在成人抗N-甲基-D-天冬氨酸受体脑炎常对应住院时间延长及不良预后

图2 脑电图异常δ刷状波

③ 与AE相关的特定类型的肿瘤，例如：边缘性脑炎合并小细胞肺癌，抗NMDAR脑炎合并卵巢畸胎瘤。

(3) 确诊实验：抗神经细胞抗体阳性。其中，抗神经元表面抗原抗体和部分抗神经突触胞内抗原抗体（如GAD抗体）检测主要采用间接免疫荧光法（indirect immunofluorescence assay，IIF）。根据抗原底物分为基于细胞底物的实验（cell based assay，CBA）与基于组织底物的实验（tissue based assay，TBA）2种。CBA采用表达神经元细胞表面抗原的转染细胞，TBA采用动物的脑组织切片为抗原底物。CBA具有较高的特异度和敏感度。应尽量对患者的配对的脑脊液与血清标本进行检测，脑脊液与血清的起始稀释滴度分别为1∶1与1∶10。抗神经细胞胞内抗原抗体（多数为副肿瘤抗体）和部分抗神经突触胞内抗原抗体检测主要采用免疫印迹方法。但其带来的假阳性或假阴性问题不容忽视。因此必要时需结合临床并通过TBA或CBA予以验证（图3）。

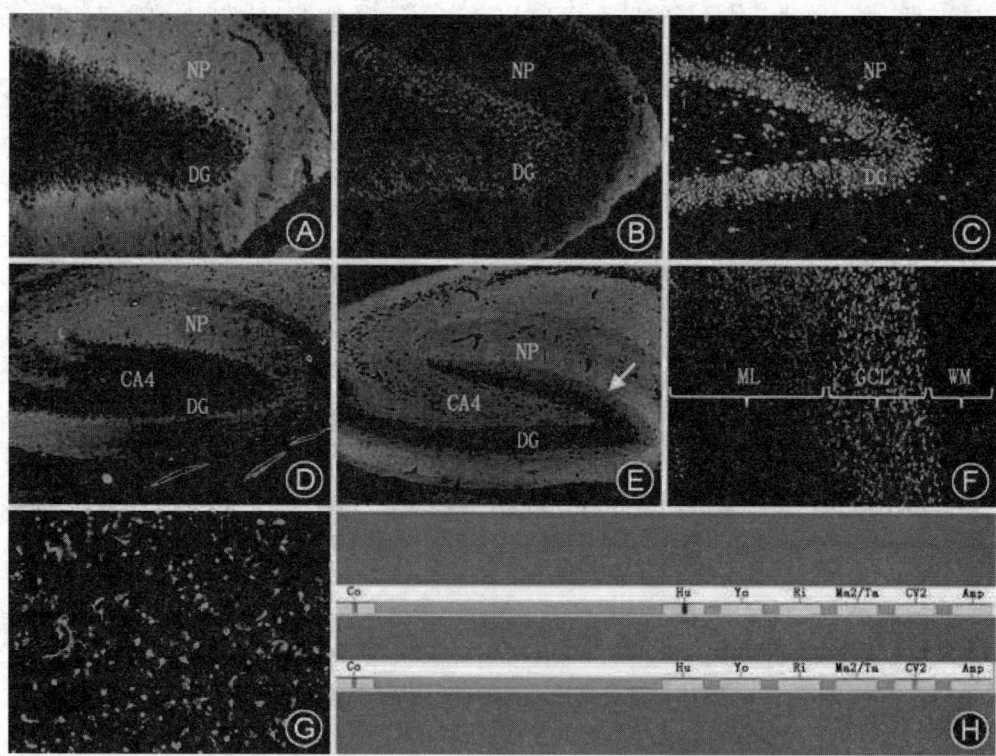

A:TBA显示抗NMDAR抗体强阳性,大鼠海马齿状回(DG)颗粒细胞胞核无荧光,外周神经毡(NP)均质强荧光间接免疫荧光法显色×400;B:TBA显示抗GAD抗体强阳性,大鼠海马DG颗粒细胞胞核无荧光,临近胞核之间存在突触样荧光,外周NP弱荧光间接免疫荧光法显色×400;C:TBA显示抗Hu抗体强阳性,大鼠海马DG颗粒细胞胞核强荧光,临近胞核之间无突触样荧光,外周NP无荧光间接免疫荧光法显色×400;D:TBA显示抗NMDAR抗体强阳性,大鼠海马DG颗粒细胞胞核无荧光,外周NP均质强荧光,海马(CA)4区无荧光间接免疫荧光法显色×200;E:TBA显示抗富亮氨酸胶质瘤失活蛋白1抗体强阳性,大鼠海马DG颗粒细胞核无荧光,外周NP内弱外强荧光(白色箭头示交界处),CA4区弱荧光间接免疫荧光法显色×200;F:TBA显示抗GAD65抗体强阳性,大鼠小脑皮质分子层(ML)细沙状荧光,皮质颗粒细胞层(GCL)豹纹状荧光,二者之间单层浦肯野细胞无荧光(未标记),皮质下白质(WM)无荧光间接免疫荧光法显色×200;G:基于细胞底物的实验显示抗NMDAR抗体强阳性间接免疫荧光法显色×200;H:免疫印迹膜条法分别显示抗Hu抗体强阳性(上),抗CV2抗体强阳性(下)

图3 自身免疫性脑炎相关抗体检测示例

2. 诊断标准：包括可能的AE与确诊的AE：(1) 可能的AE：符合A、B与D3个诊断条件。(2) 确诊的AE：符合A、B、C与D4个诊断条件。(三) 自身免疫性边缘性脑炎的诊断标准满足全部以下4项条件可确诊自身免疫性边缘性脑炎：A.亚急性（3个月内迅速进展）起病的工作记忆缺陷（短期记忆丧失）、癫痫发作、精神症状，提示边缘系统受累。B.MRI的FLAIR序列示双侧颞叶内侧异常信号影。C.至少符合以下1项：a.脑脊液白细胞增多（白细胞计数 >$5×10^6$/L）；b.脑电图提示源自颞叶的痫样放电或慢波活动。D.合理排除其他病因。满足全部4项条件可确诊自身免疫性边缘性脑炎；若前3项条件中的某1条未能符合，则需抗神经元抗体阳性才能确诊。

【各型AE的临床特点】

（一）抗NMDAR脑炎

1. 临床特点：（1）儿童、青年多见，女性多于男性。（2）急性起病，一般在2周至数周内达高峰。（3）可有发热和头痛等前驱症状。（4）主要表现为精神行为异常、癫痫发作、近事记忆力下降、言语障碍/缄默、运动障碍/不自主运动、意识水平下降/昏迷、自主神经功能障碍等，自主神经功能障碍包括窦性心动过速、心动过缓、泌涎增多、中枢性低通气、低血压和中枢性发热等。（5）其他CNS局灶性损害的症状，例如复视、共济失调等。

2. 辅助检查：（1）脑脊液检查：腰椎穿刺压力正常或者升高。脑脊液白细胞数轻度升高或者正常，少数超过$100×10^6$/L，脑脊液细胞学多呈淋巴细胞性炎症，可见浆细胞，脑脊液蛋白轻度升高，特异性寡克隆区带可呈阳性，抗NMDAR抗体阳性。（2）头颅MRI可无明显异常，或者仅有散在的皮质、皮质下片状FLAIR高信号；部分病例可见边缘系统FLAIR和T2高信号，病灶分布可超出边缘系统的范围，少数病例兼有CNS炎性脱髓鞘病的影像学特点。（3）头颅PET可见双侧枕叶代谢明显减低，伴额叶与基底节代谢升高。（4）脑电图：呈弥漫或者多灶的慢波，偶尔可见癫痫波，异常δ刷是该病较特异性的脑电图改变，多见于成人重症患者。（5）肿瘤学：卵巢畸胎瘤在青年女性患者中较常见，中国女性抗NMDAR脑炎患者卵巢畸胎瘤的发生率为14.3%~47.8%，在重症患者中比例较高，卵巢超声和盆腔CT/MRI有助于发现卵巢畸胎瘤，卵巢微小畸胎瘤的影像学检查可以为阴性。男性患者合并肿瘤者罕见。（6）神经病理学检查：脑实质内小胶质细胞增生、血管周围间隙及沿脑表面少量B淋巴细胞及浆细胞浸润，T淋巴细胞罕见。

3. 诊断标准：根据Graus与Dalmau标准（2016年），确诊的抗NMDAR脑炎需要符合以下A、B与C3个条件：A.6项主要症状中的1项或者多项：（1）精神行为异常或者认知障碍；（2）言语障碍；（3）癫痫发作；（4）运动障碍/不自主运动；（5）意识水平下降；（6）自主神经功能障碍或者中枢性低通气。B.抗NMDAR抗体阳性：建议以脑脊液CBA法抗体阳性为准。若仅有血清标本可供检测，除了CBA结果阳性，还需要采用TBA与培养神经元进行IIF予以最终确认，且低滴度的血清阳性（1:10）不具有确诊意义。C.合理排除其他病因。

（二）抗LGI1抗体相关脑炎

1. 临床特点：（1）多见于中老年人，男性多于女性。（2）多数呈急性或者亚急性起病。（3）主要症状包括：癫痫发作、近事记忆力下降、精神行为异常。（4）癫痫发作：以各种形式的颞叶癫痫常见，先兆以竖毛发作（"起鸡皮疙瘩"感）多见；面-臂肌张力障碍发作（faciobrachial dystonic seizure, FBDS）是该病特征性发作症状，部分患者可出现FBDS，表现为单侧手臂及面部乃至下肢的频繁、短暂的肌张力障碍样不自主动作，其发作时间短暂，一般仅数秒，发作频繁者可达每日数十次；可伴有双侧肌张力障碍样发作、感觉异常先兆、愣神、意识改变等。（5）部分患者合并语言障碍、睡眠障碍、小脑性共济失调和抗利尿激素分泌不当综合征（顽固性低钠血症）等。

2. 辅助检查：（1）脑脊液检查：多数腰椎穿刺压力正常，脑脊液白细胞数正常或者轻度升高，特异性寡克隆区带可呈阳性。（2）头颅MRI：多数可见单侧或者双侧颞叶内侧（杏仁体与海马）异常信号，部分可见杏仁体肥大，以FLAIR相敏感，部分患者可见基底节区异常信号。（3）PET可见内侧颞叶与基底节区呈高代谢。（4）脑电图：FBDS发作期脑电图异常比例仅为21%~30%，FBDS发作间期可表现为轻度弥漫性慢波或双侧额颞叶慢波，也可完全正常。

（三）抗GABA_BR抗体相关脑炎

1. 临床特点：（1）主要见于中老年，男性多于女性。（2）急性起病，多在数天至数周内达高峰。（3）主要症状包括癫痫发作、精神行为异常、近事记忆力下降。（4）严重且难治的癫痫发作是该病主要的特点，以全面强直阵挛性发作为主，抗癫痫药物通常无效，可迅速进展为癫痫持续状态。（5）少数患者可以合并语言障碍、睡眠障碍和小脑性共济失调。

2. 辅助检查：（1）脑脊液检查：多数腰椎穿刺压力正常，少数压力升高。脑脊液白细胞数轻度升高或者正常，脑脊液细胞学呈淋巴细胞性炎症，脑脊液蛋白轻度升高，脑脊液寡克隆区带可呈阳性。（2）多数患者头颅MRI可见双侧或者单侧的颞叶内侧（海马、杏仁体）病灶。（3）脑电图：可见颞叶起源的癫痫放电，以及弥漫或者散在分布的慢波。（4）肿瘤学检查：约1/3患者合并小细胞肺癌，这部分患者可有抗Hu抗体阳性，胸部CT与PET可提示肺部恶性肿瘤。

（四）抗CASPR2抗体相关脑炎

临床及辅助检查特点为：（1）中位发病年龄在60岁左右。（2）临床表现为癫痫发作、精神行为异常、近事记忆力下降。部分表现为肌颤搐、肌强直等周围神经过度兴奋，可伴有神经痛。（3）莫旺综合征：由抗CASPR2抗体介导的周围神经过度兴奋伴脑病，表现为肌颤搐、肌强直、精神行为异常、失眠、多汗、心律失常等自主神经功能障碍和消瘦等，可以发生猝死。（4）神经电生理检查：在放松状态下，可见自发的持续快速的二联、三联或者多联的运动单位放电活动，肌颤搐电位和纤颤电位较常见。F波检测可见后放电现象，重复神经电刺激可有后放电现象。患者脑电图可见弥漫分布的慢波。（5）少数患者合并肿瘤，以胸腺瘤多见。

（五）抗IgLON5抗体相关脑病

临床及辅助检查特点为：（1）中位发病年龄在60岁左右。（2）以睡眠障碍和运动障碍为主要表现，出现行走不稳、共济失调、构音障碍、吞咽障碍、中枢性低通气、舞蹈样动作、口面部不自主运动等。（3）神经影像学与常规脑脊液检查无特殊发现。（4）视频多导睡眠监测（video-polysomnography，V-PSG）可见阻塞性睡眠呼吸暂停、喘鸣、REM期睡眠行为障碍，也可见非快速眼球运动（non-rapid eye movement）睡眠和REM睡眠期均出现的异常运动、睡眠结构异常。（5）基因检测：人类白细胞抗原（human leukocyte antigen，HLA）-DRB1*1001和（或）HLA-DQB1*0501异常。（6）神经病理学检查：晚期出现神经元丢失与tau蛋白沉积，伴胶质细胞增生，无炎细胞浸润。以海马、脑干被盖、下丘脑受累明显。（7）治疗与预后：多数对免疫治疗效果不佳，少数病例有效，可以发生猝死。

（六）抗AMPAR抗体相关脑炎

该病罕见。临床及辅助检查特点为：（1）青春期至高龄老人均可发病，以中老年为主，女性多见。（2）主要表现为边缘性脑炎，也可表现为单纯性遗忘甚至暴发性重症脑炎。（3）3/4患者神经影像异常，但无特异性。2/3患者脑电图异常。（4）所有患者脑脊液抗AMPAR抗体阳性，2/3血清抗体阳性，多数患者脑脊液蛋白升高。（5）半数以上患者合并肺癌或胸腺瘤。6）预后较差，与是否合并肿瘤无明确相关性。

（七）抗DPPX抗体相关脑炎

临床及辅助检查特点为：（1）青春期至老年均可发病，以中老年为主，男女比例接近2∶1。（2）半数以上患者出现明显体重减轻及腹泻前驱症状；主要临床表现为精神症状（幻觉、过度惊骇、抑郁)、认知功能下降、神经兴奋性增高（癫痫发作、震颤、肌阵挛、肌强直）、自主神经兴奋性增高（腹泻、睡眠障碍）以及小脑脑干受累症状。(3) 不足10%患者合并淋巴瘤，有合并系统性红斑狼疮病例报道。(4) 多数患者神经影像正常，仅少数有白质病变。部分病例^{18}F-FDG PET提示双侧颞叶、丘脑低代谢。(5) 约1/4患者脑脊液白细胞增高。(6) 本病对及时且足量足疗程免疫治疗反应较好。(7) 血清和（或）脑脊液抗DPPX抗体阳性。

（八）抗GABA$_A$R抗体相关脑炎

临床及辅助检查特点为：(1) 婴幼儿至高龄老人均可发病，中位发病年龄40岁。(2) 主要表现为癫痫发作、认知障碍、行为异常、意识障碍及不自主运动。其中尤以癫痫症状最为突出，近半数患者出现癫痫持续状态，癫痫发作形式以及部位亦不固定。(3) 40%患者合并肿瘤，其中以胸腺瘤最为常见。(4) 本病也可继发于单纯疱疹病毒性脑炎后。(5) 神经影像多数患者表现为皮质及皮质下多发病灶，在T2-FLAIR上呈高信号，以额颞叶受累多见，也可见于顶枕叶及基底节。病灶部位和数量可随着病程而多变，免疫治疗后病变减轻或消失。

（九）抗mGluR5抗体相关脑炎

临床及辅助检查特点为：(1) 各年龄段均可发病，中位发病年龄35岁。(2) 多为亚急性起病，前驱症状包括头痛、低热、体重减轻、消化道以及呼吸道症状，主要以边缘系统受累表现为主，包括精神与认知障碍、癫痫发作，可出现运动障碍、睡眠障碍以及脑神经受累表现等。(3) 半数以上合并肿瘤，特别是霍奇金淋巴瘤，也有合并小细胞肺癌病例报道。(4) 脑脊液白细胞增高，多数患者脑脊液特异性寡克隆区带阳性。(5) 部分患者头颅MRI影像有阳性发现，除边缘系统外，额顶枕叶、丘脑、脑桥以及小脑均可受累。(6) 部分患者脑电图检查可有异常表现，多为局限性或弥漫性慢波，可有癫痫样放电。

（十）抗突触蛋白-3α抗体相关脑炎

临床及辅助检查特点为：(1) 中青年发病，中位发病年龄44岁。(2) 急性起病，前驱症状包括发热、头痛、恶心、腹泻，逐渐进展出现认知功能下降、精神行为异常、癫痫发作、自主神经功能障碍（心率及呼吸频率加快），严重者有中枢性低通气。伴有口周不自主运动、肌阵挛发作、肌张力障碍。整体类似抗NMDAR脑炎临床表现。(3) 目前未见合并肿瘤报道。(4) 神经影像学检查部分患者有颞叶内侧、海马以及岛叶受累。脑脊液白细胞轻度升高。

（十一）抗GAD抗体相关边缘性脑炎/癫痫

女性患者多于男性，中位发病年龄为40岁左右，主要表现为癫痫发作、近事记忆障碍和精神行为异常，部分患者以颞叶癫痫为唯一表现。抗GAD或慢性癫痫综合征抗体相关癫痫是一种以颞叶癫痫为主的急性，可伴有轻度的认知功能受损，抗GAD抗体相关癫痫可能属于抗GAD抗体相关边缘性脑炎的不全表型，某些慢性病程者可能属于后遗症，抗癫痫药物治疗效果不佳。部分抗GAD抗体相关边缘性脑炎患者出现自主神经功能异常、意识障碍、低钠血症。患者可合并僵人综合征、自身免疫性小脑共济失调以及自身免疫性糖尿病等抗GAD抗体相关疾病。少数患者合并胸腺瘤。辅助检查：头颅MRI显示单侧或者双颞叶内侧异常信号，主要为T2、FLAIR序列高信号，增强MRI一般无明显强化，部分患者头颅MRI无明显异常，PET/CT可见海马区高代谢；2/3的患者脑电图显示颞区局灶性痫样放电；脑脊液白细胞数可正常或呈轻度淋巴细胞炎症，部分患者特异性寡克隆区带阳性。患者血清和脑脊液抗GAD抗体阳性，脑脊液抗GAD抗体高滴度的阳性具有确诊意义。

（十二）抗两性蛋白抗体相关脑炎

临床特点为：老年患者居多，女性略多于男性。主要表现为癫痫发作、近事记忆障碍和精神行为异常等边缘系统受累症状。也可出现僵人综合征、小脑性共济失调、脊髓病以及多发性神经根神经病。主要合并小细胞肺癌和乳腺癌。血清抗两性蛋白抗体阳性具有确诊意义。

(十三) 抗AK5抗体相关脑炎

临床及辅助检查特点为: (1) 主要累及中老年患者, 男性居多。(2) 主要表现为快速进展性情景遗忘、抑郁、焦虑、行为异常以及精神症状。近半数患者出现体重下降及厌食。不足1/5患者病程晚期合并癫痫。部分患者合并头痛及味觉障碍。(3) 目前没有本病合并肿瘤报道, 携带HLA-DRB1*03:01-DQA1*05:01-DQB1*02:01被认为是本病的危险因素。(4) 绝大部分患者出现颞叶T2、FLAIR高信号, 上述病灶会进展为脑萎缩。早期病灶可能会出现强化。

(5) 多数患者脑脊液白细胞计数增高并伴有特异性寡克隆区带阳性。(6) 脑电图通常无癫痫样放电。(7) 神经病理学检查提示血管周围及脑实质内大量CD^8阳性T细胞浸润, 而B细胞除在血管周围聚集外, 在脑实质内仅散在零星分布。同时脑实质中广泛存在激活小胶质细胞。

(8) 仅约1/5的患者对一线及二线免疫治疗有反应。

(十四) 免疫检查点抑制剂 (immune checkpoint inhibitors, ICI) 相关脑炎ICI是一类抗肿瘤的免疫治疗生物制剂。ICI通过阻断T淋巴细胞和肿瘤细胞中表达的免疫检查点分子 (包括程序性细胞死亡蛋白1及其配体、细胞毒性T淋巴细胞相关抗原4) 来增强抗肿瘤免疫。ICI可能继发免疫相关不良事件 (immune-related adverse events), 包括脑炎。ICI的使用也可增加副肿瘤性AE的发生。约1/3的ICI相关脑炎患者存在抗神经抗体或者抗肿瘤神经抗体, 建议完善相关抗体检测。此外, 诊断ICI相关脑炎需充分排除脑膜癌病、CNS感染和代谢性脑病等。

【AE的鉴别诊断】

(一) 感染性疾病: 如病毒性脑炎, 神经梅毒, 细菌、真菌和寄生虫所致的CNS感染, 克雅病 (Creutzfeldt-Jakob disease) 等; 以及免疫抑制剂或者抗肿瘤药物相关的机会性感染性疾病。病毒性脑炎急性期脑脊液抗NMDAR抗体阴性。对抗神经元抗体阴性的边缘性脑炎, 可试用阿昔洛韦抗病毒治疗。少数单纯疱疹病毒性脑炎患者在恢复期重新出现脑炎症状, 此时脑脊液病毒核酸转阴而抗NMDAR抗体呈阳性, 属于感染后AE, 病毒感染可能是AE的诱因之一。

(二) 代谢性与中毒性脑病: 如韦尼克脑病 (Wernicke's encephalopathy)、肝性脑病和肺性脑病, 青霉素类或者喹诺酮类等抗生素、化疗药物或者免疫抑制剂等引起的中毒性脑病、放射性脑病等。

(三) 桥本脑病: 如果其同时存在抗神经元表面蛋白抗体, 则可视为确诊的AE; 如果其抗神经元抗体阴性, 则可视为可能的AE; 具体参考《共识》的AE诊断标准。

(四) CNS肿瘤: 尤其是弥漫性或者多灶性的脑肿瘤, 例如大脑胶质瘤病、原发CNS淋巴瘤、多发转移癌等。

(五) 遗传性疾病: 如线粒体脑病、甲基丙二酸血症、肾上腺脑白质营养不良等。

(六) 神经系统变性病: 路易体痴呆、额颞叶痴呆、多系统萎缩和遗传性小脑变性等。

【AE的治疗】

AE的治疗包括免疫治疗、对癫痫发作和精神症状等的症状治疗、支持治疗和康复治疗。对合并肿瘤者进行切除肿瘤等抗肿瘤治疗。

(一) 免疫治疗分为一线免疫治疗、二线免疫治疗、长程 (维持) 免疫治疗、升级免疫治疗和添加免疫治疗等。

表3 自身免疫性脑炎的常用免疫治疗方案

药物/治疗	作用机制	用途	剂量
糖皮质激素	非特异性细胞因子抑制剂	一线免疫治疗	糖皮质激素冲击疗法:甲泼尼龙1 000 mg/d,静脉滴注3 d;然后改为500 mg/d,静脉滴注3 d。而后可减量为甲泼尼龙40~80 mg/d,静脉滴注2周;或者改为口服醋酸泼尼松1 mg·kg^{-1}·d^{-1},2周;之后每2周减5 mg
免疫球蛋白	多克隆IgG,具有免疫调节与抗炎作用	一线免疫治疗	每一疗程:总量2 g/kg,分3~5 d静脉滴注强化一线免疫治疗:可每2~4周重复应用
血浆置换	主要为清除血液中致病性抗体	一线免疫治疗	每一疗程:在7~10 d内进行5~7次1~2个血浆当量置换
利妥昔单抗	抗CD20单抗,主要为清除B淋巴细胞	二线免疫治疗	常规方案:375 mg/m²(最多1 g),每周1次,连用4次。减量方案:总量600 mg(第1天100 mg,第2天500 mg)或者总量400 mg(每次100 mg,每周1次,连用4次)
		长程(维持)免疫治疗	可于CD$_{19}$细胞再次增多,或者第一程治疗6个月后再次使用
环磷酰胺	烷化剂,细胞毒性免疫抑制作用	二线免疫治疗	750 mg/m²(最多1 500 mg),每4周1次,连用6次以上,或者至病情缓解
吗替麦考酚酯	次黄嘌呤单核苷酸脱氢酶抑制剂,抑制B、T淋巴细胞与浆细胞	长程(维持)免疫治疗	常规剂量1 000~2 000 mg/d,分2~3次口服;诱导期剂量可用至2 500~3 000 mg/d
硫唑嘌呤	6-巯基嘌呤类似物,具有抑制核酸合成和免疫调节作用	长程(维持)免疫治疗	100 mg/d,一般分2次口服
托珠单抗	IL-6受体单抗,阻断IL-6信号转导,具有抗炎作用	升级免疫治疗	常规方案:8 mg·kg^{-1}·次$^{-1}$(最多800 mg/次),每4周1次,连用6次以上 减量方案:2~6 mg·kg^{-1}·次$^{-1}$,每4周1次
鞘内注射甲氨蝶呤	二氢叶酸还原酶抑制剂,抑制细胞增殖和抗炎作用	添加免疫治疗	鞘内注射采用甲氨蝶呤10 mg(符合说明书用法,用生理盐水稀释成10 ml)与地塞米松磷酸钠注射液10 mg(2 ml),每周1次,连用3~4周
硼替佐米	蛋白酶体抑制剂,主要作用于浆细胞	添加免疫治疗	每个疗程共21 d,单次剂量按1.3 mg/m²皮下注射,每周2次,连续2周(即在第1、4、8、11天注射),后停药10 d(即从第12天至第21天)。每次与地塞米松20 mg联用。一般使用1~6个疗程
低剂量IL-2	可能具有免疫调节作用,主要作用于调节性T细胞	添加免疫治疗	治疗过程共9周。第1周:150万IU/d皮下注射,连用5 d;第3周:300万IU/d皮下注射,连用5 d;第6周、第9周用法与第3周相同

1. 一线免疫治疗包括糖皮质激素、静脉注射免疫球蛋白(intravenous immunoglobulin, IVIg)和血浆置换,已在AE患者中广泛应用。所有首次发病的AE患者均应接受一线免疫治疗。对于可能的AE(参考本共识诊断标准),可酌情试用一线免疫治疗。静脉注射糖皮质激素(如静脉注射甲泼尼龙)应作为首选的一线免疫治疗。一般情况下,应联合使用糖皮质激素与IVIg;对于重症AE患者,可联合使用糖皮质激素冲击治疗与IVIg。对于重症或难治性AE患者,可考虑以多轮(两轮或以上)IVIg为基础的强化(重复)一线免疫治疗。

(1) 糖皮质激素:一般采用糖皮质激素冲击治疗,方法为:甲泼尼龙1000 mg/d,连续静脉滴注3d,然后改为500 mg/d,静脉滴注3d。而后可减量为甲泼尼龙40~80 mg/d,静脉滴注2周;或者改为口服醋酸泼尼松1 mg·kg^{-1}·d^{-1},2周(或者口服甲泼尼龙,按5mg醋酸泼尼松=4mg甲泼尼龙);之后每2周减5 mg。对于轻症患者,可以不采用冲击治疗而直接采用口服激素。口服激素总疗程一般为6个月。在减停激素的过程中需要评估脑炎的活动性,注意病情波动与复发。

(2) IVIg:根据患者体重按总量2 g/kg,分3~5d可每2~4周重复应用IVIg。重复或者多轮IVIg适用于重症AE患者和复发性AE患者。

(3) 血浆置换:对于血清抗体阳性的重症AE患者,可考虑使用血浆置换。其中,免疫吸附是一种特殊的治疗性血浆置换技术,能够通过吸附柱较为特异地吸附并清除血液中的致病性抗体。血浆置换可与激素联合使用。若同时使用IVIg,应先予血浆置换,再予以IVIg治疗。血浆置换可能难以作用于鞘内合成的自身抗体。

2. 二线免疫治疗包括利妥昔单抗等抗CD20单抗与静脉注射环磷酰胺,主要用于一线免疫治疗效果不佳的重症患者。若使用两种或以上一线免疫治疗,2周后病情无明显好转,应及时启动静脉注射利妥昔单抗治疗。若利妥昔单抗无法获得,或者存在禁忌证,可考虑使用静脉注射环磷酰胺等药物。在改善长期预后方面,二线免疫治疗优于强化(重复)一线免疫治疗。

(1) 利妥昔单抗：有常规剂量方案和减低剂量方案可供选择。常规方案：按375mg/m² (体表面积) 静脉滴注，每周1次，共给药3~4次。减量方案：总量600mg (第1天100mg静脉滴注，第2天500mg静脉滴注)，或者总量400mg (每次100mg，每周1次，连用4次)。如果一线治疗无显著效果，可以考虑在其后2周左右使用利妥昔单抗。使用利妥昔单抗期间，可酌情监测外周血CD19⁺淋巴细胞。

(2) 静脉注射环磷酰胺：按750mg/m² (体表面积)，溶于100ml生理盐水，静脉滴注，时间超过1h，每4周1次。连续应用6次或病情缓解后停用。

3. 长程 (维持) 免疫治疗方案包括吗替麦考酚酯、硫唑嘌呤和重复利妥昔单抗等。对于强化一线免疫治疗 (例如多轮IVIg) 后，或者二线免疫治疗后，病情无明显好转，可考虑加用长程 (维持) 免疫治疗。一般情况下，长程 (维持) 免疫治疗的疗程不少于12个月。

(1) 吗替麦考酚酯：常规口服剂量1000~2000mg/d，分2~3次口服，至少1年。诱导期剂量可用至2500~3000mg/d；动态检测周围血淋巴细胞亚群与IgG水平有助于剂量的个体化。主要用于复发的患者；也可作为难治性AE的添加免疫治疗。该药致畸风险较高，孕妇慎用。

(2) 硫唑嘌呤：口服剂量为100mg/d，至少1年。用于预防复发。

4. 升级免疫治疗主要为静脉注射托珠单抗，仅对难治性重症AE患者，若使用二线免疫治疗1~2个月后病情无明显好转，可考虑升级至静脉注射托珠单抗治疗。根据患者体重按8mg/kg静脉滴注，每4周1次。对于感染等不良反应风险高的患者，可酌情使用减量方案 (2~6mg/kg)。

5. 添加免疫治疗包括甲氨蝶呤鞘内注射、硼替佐米和低剂量白细胞介素2 (interleukin-2, IL-2)。仅对难治性重症AE患者，若使用二线免疫治疗1~2个月后病情无明显好转，经过严格筛选后，可考虑添加免疫治疗 (图4)。

(1) 鞘内注射甲氨蝶呤：采用甲氨蝶呤10mg (说明书用法含鞘内注射的产品，用生理盐水稀释成10ml) 与地塞米松磷酸钠注射液10mg (2ml)，每周1次，连续3-4周，治疗过程中需要严密检测患者的神经系统症状、体征，注意急性化学性蛛网膜炎、脊髓神经根病、白质脑病等不良反应。

(2) 硼替佐米：每个疗程共21d，单次剂量按1.3mg/m² (体表面积) 皮下注射，每周注射2次，连续注射2周 (即在第1、4、8、11天注射)，后停药10d (即从第12天至第21天)。每次与地塞米松20mg联用。一般使用1~6个疗程。

(3) 低剂量IL-2：国内尚无使用报道。疗程共9周。第1周：150万IU/d皮下注射，连用5d；第3周：300万IU/d皮下注射，连用5d；第6周、第9周用法与第3周相同。

在国内，利妥昔单抗、托珠单抗等生物制剂用于AE属于超说明书用药，需要尊重患方的自主决定权，履行充分的知情同意与药事程序，注意其增加感染风险等不良反应。

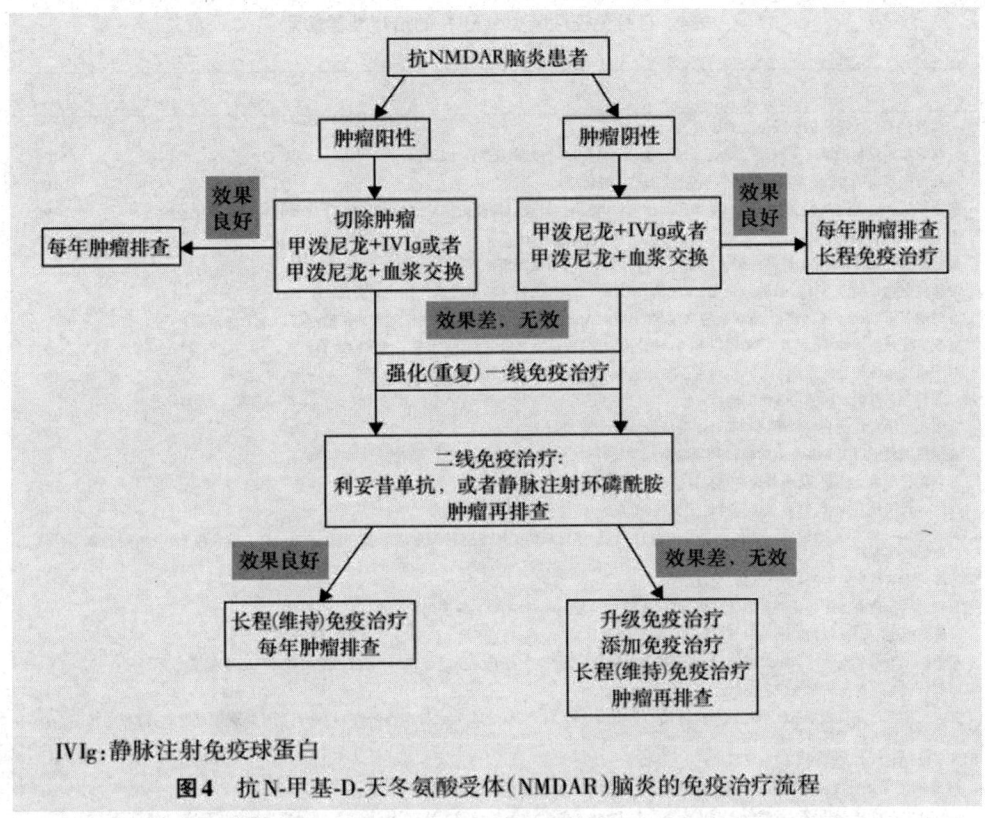

IVIg：静脉注射免疫球蛋白
图4 抗N-甲基-D-天冬氨酸受体（NMDAR）脑炎的免疫治疗流程

所有AE复发患者均应接受一线免疫治疗，并应考虑及时（在一线免疫治疗后2周内）启动二线免疫治疗和（或）长程（维持）免疫治疗。根据病情严重程度、免疫治疗反应、复发次数及治疗相关不良反应等个体情况，复发患者的长程（维持）免疫治疗疗程应达到12~24个月。副肿瘤性AE的治疗与抗神经元细胞表面或者突触蛋白抗体相关AE的治疗类似。对于T细胞介导的副肿瘤性AE（如抗Hu抗体相关脑炎），早期快速出现神经元不可逆损伤，因此可能对免疫治疗反应欠佳。考虑到细胞毒性T细胞在副肿瘤性AE发病中的重要作用，一般选择作用于所有淋巴细胞的药物（如环磷酰胺、吗替麦考酚酯、硫唑嘌呤等），也可选择主要作用于T细胞的药物（如他克莫司、环孢素A等）。

（二）肿瘤的治疗：抗NMDAR脑炎患者一经发现卵巢畸胎瘤应尽快予以切除。对于未发现肿瘤且年龄≥12岁的女性抗NMDAR脑炎患者，建议病后4年内每6~12个月进行1次盆腔超声检查。AE患者如果合并恶性肿瘤，应由相关专科进行手术、化疗与放疗等综合抗肿瘤治疗；在抗肿瘤治疗期间一般需要维持对AE的免疫治疗，以一线免疫治疗为主。

表4 自身免疫性脑炎（AE）的治疗推荐意见

共识内容	同意率(%)
第一部分：AE首次发病的一线免疫治疗	
一线免疫治疗包括糖皮质激素、静脉注射免疫球蛋白(IVIg)与血浆置换(C级证据)	100
所有首次发病的AE患者均应接受一线免疫治疗(C级证据)	100
对于怀疑AE的患者，若能够合理地排除其他诊断（如感染性脑炎），即使抗体检测结果未出，也应及时启动一线免疫治疗	95
对于可能的AE，可酌情试用一线免疫治疗	93
静脉注射糖皮质激素（如静脉注射甲泼尼龙）应作为首选的一线免疫治疗	98
静脉注射糖皮质激素治疗后的减量期，可使用口服糖皮质激素，糖皮质激素的疗程一般为6个月	98
一般情况下，可联合使用糖皮质激素与IVIg；对于重症AE患者，可联合使用糖皮质激素冲击治疗与IVIg(C级证据)	93
对于重症或难治性AE患者，可考虑以多轮（两轮或以上）IVIg为基础的强化（重复）一线免疫治疗	93
对于血清抗体阳性的重症AE患者，可考虑使用血浆置换(C级证据)	100
第二部分：AE首次发病的二线免疫治疗	
二线免疫治疗包括利妥昔单抗与静脉注射环磷酰胺(C级证据)	100
若使用两种或以上一线免疫治疗，2周后病情无明显好转，应及时启动利妥昔单抗治疗(C级证据)	95
若利妥昔单抗无法获得，或者存在禁忌证，可考虑使用静脉注射环磷酰胺	95
在改善长期预后方面，二线免疫治疗优于强化（重复）一线免疫治疗(C级证据)*	92
对于使用一种二线免疫治疗（例如利妥昔单抗）1~2个月后，病情无明显好转的重症患者，可考虑第二种二线免疫治疗（例如静脉注射环磷酰胺）	86
第三部分：AE首次发病的长程（维持）免疫治疗	
长程（维持）免疫治疗包括吗替麦考酚酯、硫唑嘌呤与重复利妥昔单抗(D级证据)	100
一般情况下，长程（维持）免疫治疗的疗程不少于12个月	98
对于强化一线免疫治疗（例如多轮IVIg）后，或者二线免疫治疗后，病情无明显好转，可考虑加用长程（维持）免疫治疗	98
第四部分：AE首次发病的升级免疫治疗	
升级免疫治疗主要为静脉注射托珠单抗。仅对难治性重症AE患者，若使用二线免疫治疗1~2个月后病情无明显好转，可考虑升级至托珠单抗治疗(C级证据)	91
第五部分：AE首次发病的添加免疫治疗	
AE患者的添加免疫治疗包括甲氨蝶呤鞘内注射、硼替佐米和低剂量白细胞介素2	81
仅对难治性重症AE患者，若使用二线免疫治疗1~2个月后病情无明显好转，经过严格筛选后，可考虑添加免疫治疗(D级证据)	93
第六部分：AE复发的免疫治疗	
所有AE复发患者均应接受一线免疫治疗	100
对于AE复发患者，应考虑及时（在一线免疫治疗后2周内）启动二线免疫治疗和（或）长程（维持）免疫治疗	98
复发患者的长程（维持）免疫治疗疗程应达到12~24个月	98
第七部分：AE患者的肿瘤治疗	
抗N-甲基-D-天冬氨酸受体脑炎患者一经发现卵巢畸胎瘤应尽快予以切除(C级证据)	100
AE患者若合并恶性肿瘤，应由相关专科进行手术、化学治疗与放射治疗等综合抗肿瘤治疗；在抗肿瘤治疗期间一般需要继续AE的免疫治疗	95

注：本共识制定采用改良德尔菲(Delphi)法。每个条目采用5分制："强烈推荐""推荐""不明确""不推荐""强烈不推荐"，其中"强烈推荐"和"推荐"均视为同意。共经历2轮投票，在第一轮投票中，若80%或以上专家同意，则该条目达成共识；若50%以下同意，则该条目未达成共识，不再进入第二轮投票；若50%～79%同意，则该条目经修改后进入第二轮投票。共42位专家参与第一轮讨论与投票。在第二轮投票中，若80%或以上同意，则该条目达成共识；若80%以下同意，则该条目未达成共识。共39位专家参与第二轮讨论与投票。*该条目经修改后在第二轮投票中达成共识

（三）癫痫症状的控制：AE的癫痫发作一般对于抗癫痫药物反应较差。可选用广谱抗癫痫药物，例如苯二氮䓬类、丙戊酸钠、左乙拉西坦、拉莫三嗪和托吡酯等。卡马西平、拉考沙胺等钠离子通道阻断剂可能对抗LGI1抗体相关脑炎患者更有效。终止癫痫持续状态的一线抗癫痫药物包括地西泮静脉推注或者咪达唑仑肌内注射；二线药物包括静脉注射丙戊酸钠；三线药物包括丙泊酚与咪达唑仑。丙泊酚可用于终止抗NMDAR脑炎患者难治性癫痫持续状态。恢复期AE患者一般不需要长期维持抗癫痫药物治疗。需要注意的情况包括：奥卡西平可能诱发或者加重低钠血症；抗LGI1抗体相关脑炎患者的特异质不良反应发生率较高，如果使用卡马西平、奥卡西平、拉莫三嗪等药物，需要特别注意不良反应。

（四）精神症状的控制：可以选用药物包括奥氮平、氯硝西泮、丙戊酸钠、氟哌啶醇和喹硫平等。需要注意药物对意识水平的影响和锥体外系不良反应等；免疫治疗起效后应及时减停抗精神病药物。

【预后】

AE总体预后良好。可使用NEOS（anti-NMDAR encephalitis one-year functional status）评分评估抗NMDAR脑炎患者预后。80%左右的抗NMDAR脑炎患者功能恢复良好，患者早期接受免疫治疗和非重症患者的预后较好。重症抗NMDAR脑炎患者的平均重症监护病房治疗周期为1~2个月，病死率在2.3%~9.5%，少数患者的完全康复需要2年以上。抗LGI1抗体相关脑炎患者的病死率为6%。抗$GABA_BR$抗体相关脑炎合并小细胞肺癌者预后较差。复发：AE患者在症状好转或者稳定2个月以上而重新出现症状，或者症状加重（mRS评分增加1分及以上）则视为复发。抗NMDAR脑炎患者复发率为12.0%~31.4%，可以单次复发或者多次复发，复发的间隔平均为5个月，通常复发时的病情较首次发病时轻；肿瘤阴性患者和未应用二线免疫治疗的患者复发率较高。

第八节 副肿瘤性神经综合征

副肿瘤性神经综合征(Paraneoplastic Neurologic Syndrome，PNS)是由恶性肿瘤造成其远隔部位神经系统损伤的一组综合征。PNS临床表现形式多样，诊治困难，大部分患者神经系统症状先于原发肿瘤出现，及早诊断及早治疗有利于提高患者的治疗效果。

【临床表型】

在2021版PNS诊断标准中，专家组将临床表型分为高风险表型和中风险表型。根据临床表型分型，总结如下。

一、高风险表型

肿瘤是高风险表型重要的触发因素，常提示副肿瘤性病因，因此，可通过识别高风险表型寻找潜在的肿瘤。肿瘤搜索的范围可能取决于患者的人口统计学特征(年龄、性别)和神经元抗体的类型。

1. 脑脊髓炎(EM)

根据2004年PNS标准的建议，脑脊髓炎仅适用于神经系统多个部位出现临床功能障碍的患者，包括周围神经系统受累。这些额外的受累区域应包括在表型描述中，例如，EM伴背根神经节炎或感觉神经元病(SNN)或EM伴周围神经病。EM与Hu抗体、CV2/CRMP5抗体阳性的小细胞肺癌(SCLC)相关。

2. 边缘性脑炎(LE)

副肿瘤和非副肿瘤性边缘性脑炎患者的神经系统表现可能无法区分；一些相关抗体(GABA$_B$R和AMPAR)在50%以上的病例中可表现为副肿瘤性LE。肿瘤神经抗体，如Hu和Ma2抗体，几乎总见于成人患者，并与潜在的肿瘤有关，而表现为LE的儿童患者中检测到Hu抗体非常罕见，且常不伴有肿瘤。

3. 快速进行性小脑综合征

在疾病早期多表现为不伴随小脑萎缩的急性-亚急性小脑退行性病变，患者在不到3个月内迅速发展为双侧小脑综合征，日常活动受限。步态共济失调可能是主要的或唯一的起始表现，在病程后期如出现躯干和肢体受累才能将其定义为快速进展性小脑综合征，在小脑外最常累及的部位多为脑干。孤立性小脑症状是Yo(PCA-1)和Tr(DNER)抗体的典型表现。与LE不同，新发现的副肿瘤性和非副肿瘤性快速进展性小脑综合征的抗体仅在个别病例或小样本患者中有报道。

4. 眼阵挛-肌阵挛综合征(OMS)

眼阵挛-肌阵挛综合征多表现为不自主的、高频的、混乱多方向的扫视运动不伴有扫视间停顿，以及非节律性动作性肌阵挛，常累及躯干、四肢及头部。其他特征包括小脑受累(构音障碍和躯干共济失调)和脑病(从意识混乱到昏迷)。儿童副肿瘤性OMS约占病例的50%，与神经母细胞瘤密切相关，成人副肿瘤性OMS常伴小细胞肺癌(SCLC)或乳腺癌。罹患乳腺癌及副肿瘤性OMS患者多伴随Ri抗体阳性。相对于非副肿瘤性OMS成人患者，副肿瘤性OMS患者年龄更大，更多出现脑病、且预后不良。在年轻的女性患者中，OMS可与不伴随神经元抗体卵巢畸胎瘤有关。

5. 感觉神经病(SNN)

由背根神经节的感觉神经元受累所致,临床表现为感觉缺损,当患者有运动功能受损及脑脊液的炎性改变时,应考虑副肿瘤因素。SNN最常见的特异性抗体是Hu抗体,其次是CV2/CRMP5和Amphiphysin抗体。

6. 胃肠道假性梗阻

胃肠道假性梗阻临床表现为反复发作的腹痛、腹胀、便秘和/或呕吐,无机械性梗阻的证据。通过胃部排空或小肠测压异常证实诊断。胃肠道假性梗阻是由肌肠神经丛功能障碍引起,可伴自主神经受累、SNN或EM等其他表现。Hu抗体的检出提示其来源为副肿瘤性。

7. Lambert-Eaton肌无力综合征

特征为进行性加重的近端肌无力,常由下肢开始,逐渐累及上肢、远端肌肉,最后为眼部和球部肌肉。约90%的患者有自主神经功能障碍的症状,包括口干、勃起功能障碍和便秘,部分患者表现为肌肉反射减退或消失,但可在重复运动或肌肉大力收缩后有所改善。P/Q型电压门控钙离子通道(VGCC)抗体可见于90%患者,可以副肿瘤和非副肿瘤形式出现。但SOX-1抗体阳性多与SCLC或跟SCLC相关的副肿瘤综合征密切相关。

二、中风险表型

中风险表型是可伴或不伴肿瘤的神经系统疾病。这些表型的出现应及时考虑PNS,特别是没有找到其他解释时,应对患者进行神经元特异性抗体检测。专家小组建议在起病后迅速进展(<3月),或脑脊液、脑/脊髓MRI提示炎症时,可考虑为"可能的"中风险表型。

1. 边缘性脑炎

如果符合"可能的"自身免疫性脑炎的诊断标准,并检测到高或中风险抗体,则可将"确诊的"LE以外的脑炎视为中风险表型。这尤其适用于不局限于边缘系统的多灶性或弥漫性受累的病例,如抗mGluR5(代谢型谷氨酸受体5;与霍奇金淋巴瘤相关),或抗$GABA_AR$脑炎(γ氨基丁酸A受体;在成人患者中与恶性胸腺瘤相关)。对于18~35岁NMDAR脑炎的女性患者,常伴随卵巢畸胎瘤,出现率在35%~50%之间,大多数情况为良性。

2. 脑干脑炎

脑干脑炎通常表现为眼球活动障碍和球部症状(发音困难、吞咽困难),有时伴有运动异常或小脑功能障碍,脑干脑炎常与边缘性脑炎同时存在,且与Ma2抗体密切相关,通常伴有潜在的睾丸肿瘤或非小细胞肺癌(NSCLC)。Ma2抗体阳性患者的脑干脑炎可伴有间脑受累,其特征是白天过度嗜睡/发作性睡病、食欲亢进、体温过高和内分泌异常。球部功能障碍和中枢性低通气是Hu抗体的特征,而OMS和下颌肌张力障碍常见于Ri抗体。感音神经性耳聋常见于KLHL11抗体阳性合并睾丸癌或畸胎瘤的脑干脑炎。

3. Morvan综合征

Morvan综合征的定义为周围神经过度兴奋伴脑病,其特征为行为改变、幻觉、自主神经异常和睡眠障碍,尤其是激动性失眠。Morvan综合征常与CASPR2抗体及LGI1抗体相关,伴随肿瘤为恶性胸腺瘤,常出现肌无力症状。值得注意的是,LE和神经性肌强直同时出现不等同于Morvan综合征。

4. 孤立性脊髓病变

孤立性脊髓病变作为癌症的一种副肿瘤表现可能有不同的临床演变,在MRI研究中通常表现为纵向广泛、对称、传导束或灰质特异性异常。其主要与乳腺癌和肺癌有关,与CV2/CRMP5和Amphiphysin抗体有关。但部分患者可能无神经元抗体,在这种情况下,当MRI提示而又没有其他诊断选择时,应考虑副肿瘤来源的可能性。

5. 僵人综合征

僵人综合征(SPS)的特征是疼痛的肌肉痉挛，可以是自发的或由活动或外部感官刺激触发的。副肿瘤性SPS主要与Amphiphysin抗体和乳腺癌有关。与非副肿瘤SPS(通常与GAD65抗体相关)相比，Amphiphysin相关副肿瘤SPS患者年龄更大，经常累及颈部和上肢。尽管部分GAD65抗体相关的SPS患者可能合并肿瘤，但除非发现肿瘤细胞表达GAD65，否则不应考虑副肿瘤性病因。

6. 多神经根神经病

副肿瘤性多发性神经根神经病典型表现为轴索病变，常伴有中枢神经系统受累。疼痛、自主神经异常和分布(对称或不对称)可变。常见自身抗体为CV2/CRMP5、Amphiphysin、PCA-2(MAP1B)，常见于SCLC或与Amphiphysin抗体相关的乳腺癌。在癌症患者中，符合格林-巴利综合征或慢性炎症性脱髓鞘性多发性神经病诊断标准的神经病变不应被认为是副肿瘤性，除非发现了高风险抗体。

【PNS相关抗体】

抗体对指导寻找潜在肿瘤至关重要。在PNS中，无论最终的致病作用如何，可根据与肿瘤的相关性将抗体分为高风险抗体、中风险抗体、低风险抗体，见下表。大多数高风险抗体针对细胞内抗原，目前被认为非直接致病，而仅是PNS优良的生物学标志物。中风险抗体指出现率在30%~70%的抗体。低风险抗体指出现率最低(<30%)或不存在。对于没有抗体的PNS，肿瘤的参与更难以证明，因为其可能是巧合而非致病相关。不考虑抗体状态如何，常见与PNS相关的肿瘤为SCLC、乳腺癌、卵巢癌、NSCLC和淋巴瘤。

一、高风险抗体

表1 高风险抗体在PNS中的分布情况(＞70%与肿瘤相关)

抗体	神经系统表型	肿瘤出现率(%)	常见肿瘤	性别、年龄相关及其他特征
Hu	SNN、EM、LE	85	在SCLC中阳性率远高于NSCLC，也看见于其他神经内分泌肿瘤和神经母细胞瘤	LE在＜18岁患者中通常为非副肿瘤性
CV2/CRMP5	EM、SNN	＞80	SCLC和胸腺瘤	相对于合并SCLC的患者，合并胸腺瘤的患者更年轻，更常出现MG，而较少出现神经系统疾病
SOX1	LEMS伴或不伴快速进展性小脑综合征	＞90	SCLC	与SCLC的相关性强于与特定神经系统表现的相关性
PCA2	感觉运动神经病、快速进展性小脑综合征和EM	80	SCLC、NSCLC和乳腺癌	—
Amphiphysin	多发性神经根神经病、SNN、EM、SPS	80	SCLC和乳腺癌	通常与相关抗体共存；孤立性抗amphiphysin抗体阳性女性患者，多伴乳腺癌和SPS
Ri	脑干/小脑综合征、OMS	＞70	在乳腺癌中的阳性率高于肺癌(包括SCLC和NSCLC)	多见于女性乳腺癌、男性肺癌患者
Yo	快速进展性小脑综合征	＞90	卵巢癌和乳腺癌	患者几乎均为女性，如为男性，应实证肿瘤抗原表达
Ma2	LE、间脑炎和脑干脑炎	＞75	睾丸癌和NSCLC	伴睾丸肿瘤的年轻男性常为Ma2抗体阳性；伴NSCLC的老年患者常为Ma1/2抗体双阳性
Tr/DNER	快速进展性小脑综合征	90	霍奇金淋巴瘤	—
KLHL11	脑干/小脑综合征	80	睾丸癌	年轻男性

注：PNS:神经系统副肿瘤综合征；CRMP5:坍塌反应调节蛋白5；DNER:Delta/Notch样表皮生长因子相关受体；KLHL11:Kelch样蛋白11；SNN:感觉神经元病；EM:脑脊髓炎；LE:边缘性脑炎；SCLC:小细胞肺癌；NSCLC:非小细胞肺癌；MG:重症肌无力；LEMS:Lambert-Eaton肌无力综合征；SPS:僵人综合征；OMS:斜视性眼阵挛-肌阵挛综合征；—:无相关内容

二、中风险抗体

表2　中风险抗体在PNS中的分布情况(30%-70%与肿瘤相关)

抗体	神经系统表型	肿瘤出现率(%)	常见肿瘤	性别、年龄相关及其他特征
AMPAR	边缘性脑炎	>50	SCLC和恶性胸腺瘤	当合并其他肿瘤神经抗体时,副肿瘤性来源可能性更大
GABA$_B$R	边缘性脑炎	>50	SCLC	副肿瘤病例在老年男性、吸烟者中更常见,伴相关的抗KCTD16抗体,多数年轻患者为副肿瘤性
mGluR5	脑炎	约50	霍奇金淋巴瘤	—
P/Q型VGCC	LEMS、快速进展性小脑综合征	分别为50,约90	SCLC	合并N型VGCC抗体者可能在副肿瘤性LEMS中较常见
NMDAR	抗NMDAR脑炎	38	卵巢或卵巢外畸胎瘤	肿瘤多为卵巢畸胎瘤,主要见于12~45岁的女性(50%)。老年患者合并肿瘤可能性较低(<25%)。儿童副肿瘤性病例罕见(<10%)
CASPR2	Morvan综合征	50	恶性胸腺瘤	仅在Morvan综合征情况下,才应被视为中风险抗体

注:PNS:神经系统副肿瘤综合征;AMPAR:α-氨基-3-羟基-5-甲基-4-异恶唑丙酸受体;GABABR:γ-氨基丁酸B受体;mGluR5:代谢型谷氨酸受体5;VGCC:电压门控钙通道;NMDAR:N-甲基-D-天冬氨酸受体;CASPR2:接触蛋白相关蛋白2;LEMS:Lambert-Eaton肌无力综合征;SCLC:小细胞肺癌;KCTD16:含钾通道四聚化结构域16;—:无相关内容

三、低风险抗体

表3　低风险抗体在PNS中的分布情况(<30%与肿瘤相关)

抗体	神经系统表型	肿瘤出现率(%)	常见肿瘤	性别、年龄相关及其他特征
mGluR1	小脑性共济失调	30	大多数为血液系统肿瘤	
GABA$_A$R	脑炎	<30	恶性胸腺瘤	儿童副肿瘤性来源的发生率(10%)低于成人(60%)
CASPR2	LE、获得性神经性肌强直(Isaac综合征)和Morvan综合征	<30	恶性胸腺瘤	Morvan综合征多与恶性胸腺瘤相关(50%),而LE几乎总是非副肿瘤性
GFAP	脑膜脑炎	约20	卵巢畸胎瘤和腺癌	可为抗NMDAR脑炎伴卵巢畸胎瘤的免疫伴随物
GAD65	LE、SPS和小脑性共济失调	<15	SCLC、其他神经内分泌肿瘤和恶性胸腺瘤	副肿瘤性患者年龄较大,且多为男性,伴相关神经元抗体和非典型临床表现
LGI1	LE	<10	恶性胸腺瘤和神经内分泌肿瘤	副肿瘤性病例主要见于Morvan综合征伴血清LGI1和CASPR2抗体阳性患者
DPPX	脑炎伴中枢神经系统过度兴奋和PERM	<10	B细胞肿瘤	
GlyR	LE和PERM	<10	恶性胸腺瘤和霍奇金淋巴瘤	
AQP4	视神经脊髓炎谱系疾病	<5	腺癌	年龄较大和男性的患者,发病时会有严重恶心/呕吐的症状
MOG	MOG抗体相关疾病	5例报道	大多数为卵巢畸胎瘤	

注:PNS:神经系统副肿瘤综合征;mGluR1:代谢型谷氨酸受体1;GABAAR:γ-氨基丁酸A受体;CASPR2:接触蛋白相关蛋白2;GFAP:胶质纤维酸性蛋白;GAD:谷氨酸脱羧酶;LGI1:富亮氨酸胶质瘤失活蛋白1;DPPX:二肽基肽酶样蛋白6;GlyR:甘氨酸受体;AQP4:水通道蛋白4;MOG:髓鞘少突胶质细胞糖蛋白;LE:边缘性脑炎;SPS:僵人综合征;PERM:伴强直和肌阵挛的进行性脑脊髓炎;SCLC:小细胞肺癌;NMDAR:N-甲基-D-天冬氨酸受体;—:无相关内容

在临床实践中,与肿瘤相关的提示抗体有重要的临床意义。对于特定表型,例如边缘性脑炎,抗体的存在可提示合并肿瘤的可能性,并可指导进一步的肿瘤筛查。此外,患者可同时患有2种以上肿瘤,若发现的肿瘤与临床疑似表型或抗体类型不一致,应考虑筛查第2种肿瘤。

第六章 神经系统感染
第一节 单纯疱疹病毒性脑炎

单纯疱疹病毒性脑炎(herpes simplex virus encephalitis, HSE)是由单纯疱疹病毒(herpes simplex virus, HSV)感染引起的一种急性中枢神经系统感染性疾病,病变主要侵犯颞叶、额叶和边缘系统,引起脑组织出血性坏死和(或)变态反应性脑损害,故又叫做急性出血坏死性脑炎。本病呈全球分布,国外 HSE 发病率为 4~8/10 万,患病率为 10/10 万;国内尚缺乏准确的流行病学资料。该病可见于任何年龄,无明显性别差异,且发病无季节性。HSE 是最常见的中枢神经系统感染性疾病,占所有脑炎的 5%~20%,占病毒性脑炎的 20%~68%。该病在 20 世纪 70 年代前,病死率较高,20 世纪 90 年代后,抗病毒药阿昔洛韦的广泛应用使该病的病死率明显下降。

【病因与发病机制】

HSV 是一种嗜神经性 DNA 病毒,有两种血清型,即 HSV-1 型和 HSV-2 型。患者和健康携带者是主要传染源,HSV-1 型主要通过密切接触或飞沫传播,HSV-2 型主要通过性接触或母婴传播。人类大约 90%HSE 由 HSV-1 型引起,仅约 10%由 HSV-2 型所致。HSV-1 型感染通常局限于口咽部,通过呼吸道飞沫或分泌物直接接触传播给易感者,病毒先引起口腔或呼吸道原发感染,在口咽部黏膜进行复制,然后沿三叉神经分支轴索逆行至三叉神经节并潜伏。当机体免疫力低下或受到非特异性刺激如各种应激反应、发热、紫外线和组织损害等情况下,潜伏的 HSV 激活,经三叉神经分支到达颅底脑膜,引起颞叶和额叶眶回坏死,约半数以上的 HSE 起因于这种内源性病毒活化。另外,约 25%病例为原发感染,病毒经嗅球和嗅束直接侵入脑叶,或口腔感染后病毒经三叉神经入脑引起脑炎。HSV-2 型所引起的 HSE 主要发生在新生儿,是新生儿通过产道时感染 HSV-2 所致。研究发现,中枢神经系统中可能存在病毒特异性受体、基因组的特定序列及编码的特定产物等,这些因素决定了病毒的嗜神经性和神经毒力;此外宿主对病毒的耐受力和抵抗力也有一定的关系。当机体免疫力低下时可引起神经节内潜伏的病毒激活、表达和活化。炎症因子的级联反应诱导先天免疫细胞并引发适应性免疫,宿主免疫应答最终控制病毒的关键炎症反应,这导致感染细胞的坏死和凋亡。一氧化氮参与其中的氧化损伤在 HSE 中也有很重要的作用。

【病理】

1.大体上主要受累部位以边缘系统为主,颞叶内侧、额叶眶回、岛叶是最常见的受累部位,亦可累及枕叶,多双侧受累,常不对称。早期主要是脑实质的炎症反应及肿胀,受累部位表面的脑回增宽,脑沟变窄,脑膜可充血和渗出,甚至坏死软化,上述所见一般发生在起病 1 周内。继之为出血坏死期,主要表现为脑实质出血、坏死。脑实质出血性坏死是本病的重要病理特征。

2.显微镜下可见坏死脑组织中有灶性出血,坏死组织及其周围(即大脑皮质、白质及软脑膜)均有炎症性反应,软脑膜及脑组织内的血管周围有大量淋巴细胞及浆细胞浸润形成袖套状改变,神经细胞弥漫性变性坏死,小胶质细胞增生,还能看到小胶质结节和噬神经细胞现象;神经细胞和胶质细胞核内可见嗜酸性包涵体,电镜下可见此包涵体实为疱疹病毒的颗粒和抗原,这是本病最具特征的病理改变。

【临床表现】

I 型疱疹病毒性脑炎的发病无季节性、地区性和性别差异。其临床特点如下:

1.原发感染的潜伏期为2~21天,平均6天,前驱期可有发热(38~40℃)、咽痛、咳嗽、恶心、呕吐、肌痛、疲乏及全身不适等上呼吸道感染症状,一般不超过2周。

2.急性起病,病程长短不一,为数日至1~2个月,25%患者有口唇疱疹病史。

3.首发症状多突出表现为精神行为异常和人格改变,如错觉、虚构、懒散、情感淡漠、缄默、幼稚、行为冲动或怪异、幻觉、妄想等,部分患者可因精神行为异常为首发或唯一症状而就诊于精神科;其后认知功能障碍较常见,主要表现为反应迟钝、记忆力下降、定向力障碍及内省力缺乏等。

4.不同程度神经功能受损表现,如偏瘫、偏盲、眼肌麻痹等,局灶性症状两侧多不对称。亦可有多种形式的锥体外系表现,如扭转、手足徐动或舞蹈样多动。

5.常有癫痫发作,可为部分性或全身性,部分患者可表现为不同形式的自动症(如咂嘴、咀嚼、吞咽、舔舌、流涎等),重症患者可呈癫痫持续状态。

6.颅高压表现如头痛、恶心、呕吐,严重者可出现脑疝。

7.患者可出现不同程度意识障碍,表现为意识模糊、嗜睡、昏迷,或者表现为去皮质或去大脑强直状态。神经系统查体主要表现为高级智能和精神行为障碍,可有局灶性神经系统体征,可有轻度脑膜刺激征。

Ⅱ型疱疹病毒性脑炎多见于1岁以下婴儿。

【辅助检查】

1.血常规检查 可见白细胞计数轻度增高。

2.脑电图检查 早期即可出现脑电波异常,常表现为弥漫性高波幅慢波,以单侧或双侧颞、额区异常更明显,甚至可出现颞区的尖波与棘波。病情进展加重,EEG可出现广泛性平坦或爆发性抑制性脑电波。

3.影像学检查

(1)头颅CT:大约50%HSE患者出现一侧或两侧颞叶和(或)额叶低密度灶(见图6-1),病灶常边界不清,部分有占位效应,若在低密度灶中有点片状高密度灶,提示有出血。在HSE症状出现后的最初4~5天内,头颅CT检查可能是正常的,此时头颅MRI对早期诊断和显示病灶帮助较大。

(2)头颅MRI:典型表现为在颞叶内侧、额叶眶回、岛叶和扣带回出现局灶性水肿,T1加权像上为低信号,但不明显,T2加权像上为明显高信号,FLAIR加权像呈明显高信号(见图6-1)。在HSE的早期阶段的弥散加权成像(DWI)上常见弥散受限,并且可能是最早的神经影像表现之一。尽管在发病1周内90%以上的患者会出现上述改变,但1周内MRI正常不能排除诊断。出血坏死性病灶在头颅MRI上表现为T1、T2和FIAIR加权像上均以高信号为主的混杂信号,磁敏感加权像(SWI)为明显的低信号。T1加权像增强无特征性改变,可不强化,也可表现为点状、条索状、片状、环状甚至弥漫性强化。

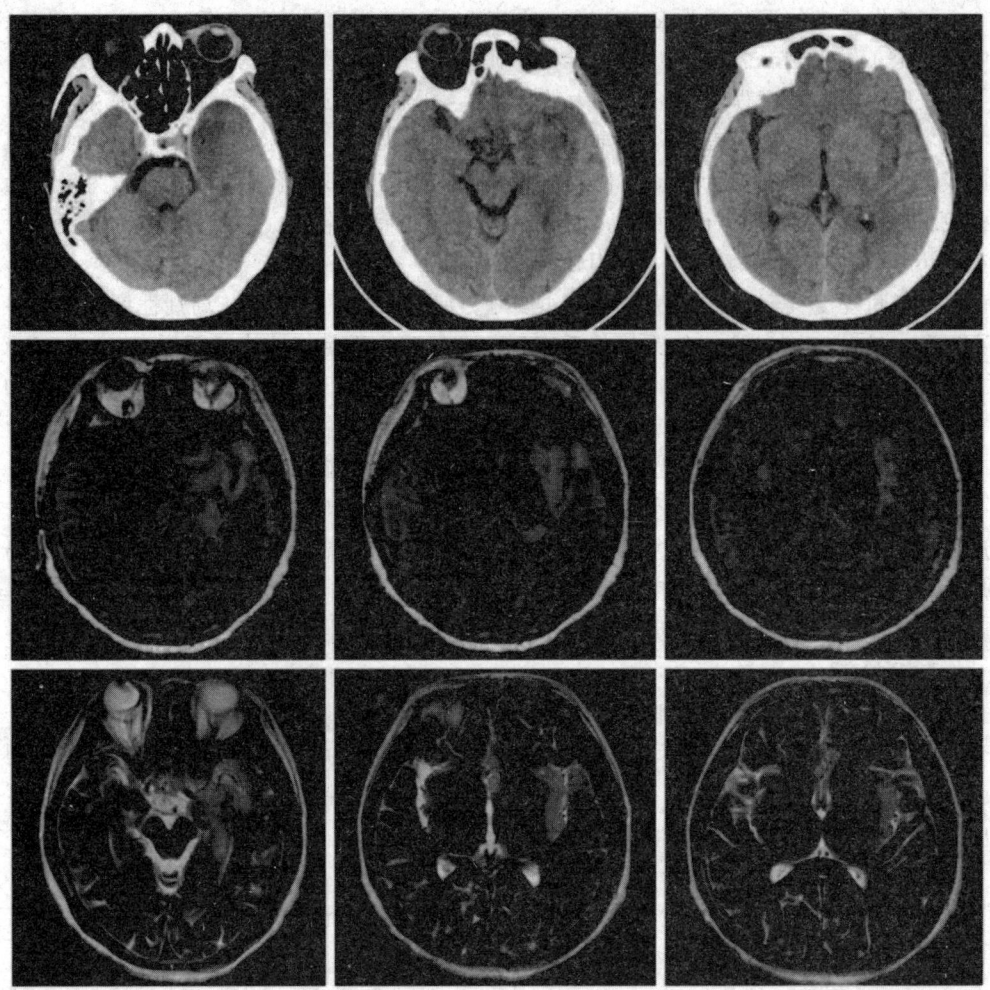

图 6-1：单纯疱疹病毒性脑炎，左侧颞、岛叶受累。

4.脑脊液检查

(1)常规检查：颅内压正常或轻、中度增高，个别可明显增高；白细胞数可正常或轻度增高，多在$(50\sim100)\times10^6$/L，个别患者可高达1000×10^6/L，以淋巴细胞为主，在感染的早期多形核粒细胞可占优势，但随后迅速转变为淋巴细胞占优势；脑脊液可有红细胞数增多，除外腰椎穿刺损伤则提示病灶有出血；蛋白质含量正常或轻、中度增高，多低于 1.5g/L；糖和氯化物多数正常。

(2)病原学检查：①包括病毒分离、病毒特异性抗体及病毒抗原检测等，是诊断HSE 的金标准，但是耗时较长，过程复杂，花费较高，目前临床多采用病毒特异性抗体检测。②采用聚合酶链反应(polymerase chain reaction, PCR)检测脑脊液中 HSV-DNA可早期快速诊断，具有高的灵敏度（96%）和特异性（99%）。疾病的早期病毒核酸检测可能为假阴性，但如果高度怀疑 HSE，可凭经验继续使用阿昔洛韦抗病毒，并对1周脑脊液标本进行重复 PCR 检测。

【诊断】

单纯疱疹病毒性脑炎临床诊断的主要依据：①有上呼吸道感染的前驱症状如发热、咳嗽等，有疱疹病史；②起病急，病情重；③明显的精神行为异常、认知功能下降、癫痫、意识障碍；④脑脊液常规检查白细胞数正常或轻度增多，糖和氯化物多数正常，有灶性出血时红细胞数增多；⑤脑电图以额、颞叶损害为主的弥漫性异常及癫痫样放电；⑥神经影像学发现颞叶、额叶及边缘叶的炎症性异常信号，以及伴有灶性出血时的混杂性高信号。确诊尚需选择如下检查：①双份血清和脑脊液检查发现 HSV 特异性抗体有显著变化趋势；②脑脊液的 PCR 检测发现该病毒 DNA；③脑组织或脑脊液标本 HSV 分离、培养和鉴定。

【鉴别诊断】

1、其他病毒性脑炎　包括乙型病毒脑炎、腮腺炎病毒脑炎、麻疹病毒脑炎、巨细胞病毒性脑炎等，单纯疱疹病毒性脑炎往往急性起病，进展迅速，但与其他病毒性脑炎相比临床特征并没有

2.抗 NMDA 受体抗体脑炎　由于临床上多表现为不明原因的精神症状、痫性发作、运动障碍及意识水平的降低而需要与单纯疱疹病毒性脑炎相鉴别。该病常见于年轻女性，多伴发卵巢畸胎瘤。脑脊液和(或)血清抗 NMDA 受体抗体阳性可与 HSE 相鉴别。部分 HSE 患者可继发抗 NMDA 受体抗体脑炎。

3.急性播散性脑脊髓炎　临床表现往往容易与单纯疱疹病毒性脑炎相混淆，该病常见于感染或疫苗接种后，急性起病，表现为脑实质、脑膜、脑干、小脑和脊髓等部位受损的症状和体征。影像学多显示皮质下白质多灶性改变，同时可累及白质和白质内核团，病毒学和相关抗体检查阴性。而 HSE 灰质受累显著，精神症状突出，智能障碍较明显，少数患者可有口唇疱疹史，一般不会出现脊髓损害体征。

【治疗】

早期诊断和治疗是降低本病死亡率的关键，主要包括抗病毒治疗，辅以免疫治疗和对症支持治疗。

1.抗病毒药物治疗

(1)阿昔洛韦(acyclovir, ACV)：是治疗 HSE 的首选药物。阿昔洛韦为一种鸟嘌呤衍生物，能抑制病毒 DNA 的合成，是广谱抗病毒药物，对 HSV-1 和 HSV-2 均有强烈的抑制作用，对水痘-带状疱疹病毒也有抑制作用，对巨细胞病毒的抑制作用相对较弱。阿昔洛韦可透过血脑屏障，脑脊液中的药物浓度为血浓度的 50%。常用剂量为 15～30mg/(kg·d)，分 3 次静脉滴注，连用 14～21 天。若病情较重，可延长治疗时间或者再重复治疗一个疗程。当临床提示 HSE 或不能排除 HSE 时，应立即给予阿昔洛韦治疗，不应等待病毒学结果而延误用药。阿昔洛韦的不良反应相对较少，主要有恶心、呕吐、血清转氨酶升高、皮疹、谵妄、震颤等。

(2)更昔洛韦(ganciclovir, GCV)：化学结构与阿昔洛韦相似，但在侧链上多一个羟基，增强了抑制病毒 DNA 合成的作用。更昔洛韦的抗病毒谱与阿昔洛韦类似，更昔洛韦对阿昔洛韦耐药的 HSV 突变株亦敏感，对巨细胞病毒有强烈的抑制作用。用量是 5～10mg/(kg·d)，分 2 次静脉滴注，疗程 14～21 天。主要不良反应是肾功能损害和骨髓抑制(中性粒细胞、血小板减少)，并与剂量相关，停药后可恢复。

(3)膦甲酸钠：通过非竞争性方式阻断病毒 DNA 聚合酶的磷酸盐结合部位，阻止病毒 DNA 链的延伸。用量为每次 40mg/kg，Q8h。对阿昔洛韦或喷昔洛韦耐药或者反应不佳的联合用药。主要不良反应是肾功能损害、头痛震颤、贫血、粒细胞减少、恶心呕吐、肝功能异常、血钾血镁血钙降低等。

2.糖皮质激素：对应用糖皮质激素治疗本病尚有争议，目前仍没有确切依据支持所有单纯疱疹病毒性脑炎患者使用糖皮质激素。理论上，糖皮质激素可抑制神经炎症反应而获益，但同时也会加剧中枢神经系统的病毒感染而加重病情。不建议 HSE 患

者常规使用皮质类固醇，对于轻中度 HSE 应慎用糖皮质激素，对于重症或伴有顽固性颅内高压患者早期，可短疗程应用。

3.静注丙种球蛋白：可提高激素和受体的结合能力，起协同作用

4.对症支持治疗：对高热、抽搐、精神症状或颅内压增高者，可分别给予降温、抗癫痫、镇静和脱水降颅压治疗。对昏迷患者应保持呼吸道通畅，并维持水、电解质平衡，给予营养代谢支持治疗，加强护理，预防压疮、呼吸道感染和泌尿系感染等。恢复期可采用理疗、按摩、针灸等帮助肢体功能恢复。

【预后】

预后取决于疾病的严重程度和治疗是否及时。本病未经抗病毒治疗、治疗不及时或不充分以及病情严重者，预后不良，死亡率可达 60%~80%。发病数日内及时给予足量的抗病毒药物治疗或病情较轻者，多数患者可治愈。但约 10% 患者可遗留不同程度的认知障碍、癫痫、瘫痪等后遗症。

第二节 化脓性脑膜炎

化脓性脑膜炎(purulent meningitis)是由中枢神经系统常见的化脓性细菌感染引起的急性脑和脊髓的软脑膜、软脊膜、蛛网膜及脑脊液的炎症，常合并化脓性脑炎或脑脓肿，是一种极为严重的颅内感染性疾病。婴幼儿、儿童和老年人更易患此病。

【病因与发病机制】

化脓性脑膜炎最常见的致病菌是脑膜炎双球菌、肺炎球菌和流感嗜血杆菌 B 型，这三种细菌引起的脑膜炎占化脓性脑膜炎的 80%以上。其次为金黄色葡萄球菌、链球菌、大肠杆菌、变形杆菌、厌氧杆菌、沙门菌、绿脓杆菌等。近年来随着疫苗的接种，化脓性脑膜炎的流行病学已发生很大变化，肺炎球菌上升至美国和欧洲排名第一的致病菌。我国由于脑膜炎双球菌疫苗的广泛应用，脑膜炎双球菌脑膜炎在我国的发病率已明显下降。化脓性脑膜炎常见病原菌有一定的致病特点：肺炎链球菌好发于有邻近及远隔部位感染者，免疫力低下或缺陷者及脑外伤颅骨骨折合并脑脊液漏者；脑膜炎双球菌所致的流行性脑膜炎好发于儿童及青年人；流感嗜血杆菌脑膜炎好发于 6 岁以下婴幼儿；大肠杆菌、B 组链球菌是新生儿脑膜炎最常见的致病菌；革兰阴性杆菌(克雷伯杆菌、大肠埃希菌、绿脓杆菌等)、金黄色 葡萄球菌脑膜炎往往继发于脑外伤、脑脊液引流和脑外科手术后。

引起化脓性脑膜炎的途径有以下几种：①血行感染：继发于菌血症或身体其他部位化脓性 病灶；②邻近病灶直接侵犯：如中耳炎或鼻窦炎、颅骨骨髓炎、开放性脑外伤、颅骨骨折或先天性窦道如神经管闭合不全等；③颅内病灶直接蔓延：如脑脓肿破入蛛网膜下腔或脑室；④医源性感染：见于脑脊液引流、脑外科手术后，腰椎穿刺理论上可引起颅内感染，但概率为数万分之一。细菌侵入中枢神经系统后，血管内皮细胞炎性激活，大量中性粒细胞侵入，释放炎症介质，血脑屏障破坏。细菌繁殖、自溶，一方面生成大量细菌毒素，损伤线粒体功能，引起神经元及小胶质细胞凋亡；另一方面病原体表达的病原体相关分子模式(pathogen-associated molecular patterns, PAMP)被免疫识别，激活信号通路，介导级联式炎症反应，导致脑水肿、颅内压增高、神经细胞损伤。

【病理】

各种致病菌引起的急性化脓性脑膜炎的基本病理改变是软脑膜炎、脑膜血管充血和炎性细胞浸润。早期可见软脑膜及大脑浅表血管充血、扩张，蛛网膜下腔大量脓性渗出物覆盖脑表面，并沉积于脑沟及脑基底池，也可见于脑室内。后期蛛网膜纤维化、蛛网膜粘连，引起脑脊液吸收及循环障碍，导致交通性或非交通性脑积水。儿童病例常出现硬膜下积液、积脓，偶可见静脉窦血栓形成、脑脓肿。如并发脑动脉炎可见脑梗死或脑软化。镜下可见脑膜有炎性细胞浸润，早期以中性粒细胞为主，后期以淋巴细胞和浆细胞为主，成纤维细胞明显增多。有时可发现致病菌。室管膜及脉络膜炎性细胞浸润。脑膜及脑皮质血管充血，有血栓形成。脑实质中偶有小脓肿存在。

【临床表现】

各种细菌感染引起的化脓性脑膜炎临床表现类似，主要如下：

1.起病形式多呈暴发性或急性起病。

2.感染症状：发热、寒战或上呼吸道感染症状等。

3.脑膜刺激征：表现为颈项强直、Kernig 征和 Brudzinski 征阳性。但新生儿、老年人或昏迷患者脑膜刺激征常不明显。

4.颅内压增高：表现为剧烈头痛、呕吐、意识障碍等。腰椎穿刺时检测颅内压明显升高。

5.局灶症状：部分患者可出现以皮层为主的定位症候如癫痫、单瘫等。

6.其他症状：部分患者有比较特殊的临床特征，如脑膜炎双球菌所致菌血症时出现的出血性皮疹，开始为弥散性红色斑丘疹，迅速转变成皮肤瘀点、瘀斑，主要见于躯干、下肢、黏膜以及结膜，偶见于手掌及足底。

【辅助检查】

1.血常规 患者外周血中白细胞总数及中性粒细胞均明显升高。

2.脑电图检查 无特征性改变，可表现为弥漫性慢波。

3.影像学检查 MRI诊断价值高于CT，可显示病变部位和病变特征，特征性的表现为MRI增强扫描T1加权像可见幕上沟回表面蛛网膜及软脑膜弥漫性明显强化，强化的脑膜可以增厚，并可伸入到脑沟内，呈条索状或线状（见图6-2）。

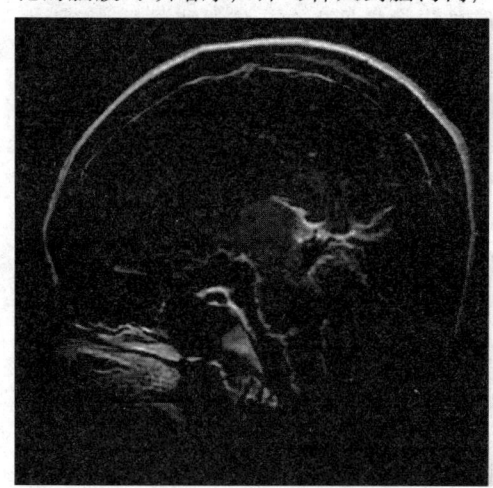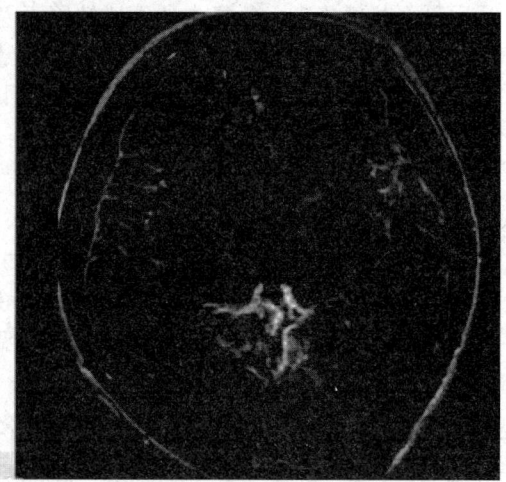

图6-2：化脓性脑膜炎，核磁增强显示弥漫性脑膜强化

4.脑脊液检查

(1)脑脊液常规：腰穿压力增高；外观浑浊或呈脓性；白细胞总数明显增多，常在$(1000 \sim 10000) \times 10^6/L$，中性粒细胞占绝对优势；

(2)脑脊液生化：蛋白含量增多，糖含量下降明显，脑脊液糖/血清糖比值多小于0.4，氯化物降低，乳酸多高于0.3g/L。

(3)脑脊液细菌涂片和(或)细菌培养：

1)脑脊液涂片+微生物培养的注意事项：如怀疑化脓性脑膜脑炎的诊断时，应在抗菌药物经验性使用或更换抗菌药物之前，选取给予抗菌药物的谷浓度时间点，收集血清和脑脊液样本，行脑脊液的革兰染色涂片、脑脊液微生物培养+药敏；在留取脑脊液培养病原微生物的同时，应行2~4次血培养。如存在颅脑外伤手术或颅脑分流手术患者，应对外科手术后的切口脓性分泌物、怀疑可能是细菌性感染来源的引流管头端、外科手术已取出的植入物等标本，及时送检脑脊液涂片、进行病原微生物培养。细菌涂片和细菌培养可有效地检出病原微生物。

2)脑脊液涂片+微生物培养的取样要求：在采集脑脊液标本时，建议在严格无菌操作下，采集3管标本，第1管标本送检脑脊液生化，第2管和第3管标本送检脑脊液常规、病原微生物培养+药敏或微生物宏基因组二代测序（mNGS）。对于普通细菌培养，留取2ml脑脊液即可，应同时送检脑脊液革兰染色涂片，因脑脊液涂片报告结果速度明显快于微生物培养，可用于及时指导治疗和抗菌用药调整。

3) 脑脊液涂片+微生物培养阳性率高低的影响因素：在临床实践中，脑脊液病原微生物培养的阳性率不高，1次送检时可能无法获得阳性结果，延误病原微生物的有效判断和治疗，这与送检脑脊液标本中的细菌浓度高低、近期是否应用抗菌药物治疗以及细菌对抗菌药物的反应性等多种因素有关。如怀疑化脓性脑膜脑炎患者的首次脑脊液微生物培养结果，建议考虑连续进行2~3次腰椎穿刺+化验，获取标本送脑脊液微生物培养。

(4) 脑脊液病原微生物mNGS检测：目前已广为开展的mNGS技术的优势之一在于其实现了病原菌检测技术的革新，是一种不依赖于病原微生物培养的新方法。其通过病原菌的核酸提取和标本预处理，在测序平台上直接进行高通量测序，然后通过生信分析、与病原菌基因数据库进行比对，根据获得的基因序列信息判断临床送检标本中的具体病原微生物。该方法的另一优势在于其可迅速检测临床标本中的病原微生物DNA或RNA序列，对临床急需获得病原菌类别的危急重症或抗菌治疗效果不佳、病原菌无法完全明确的患者，具有传统微生物培养方法不可比拟的优点[3]：如临床病情危重患者、特殊免疫抑制宿主、反复住院的重症感染患者，无法通过微生物培养尽快明确病原菌时可采用mNGS技术；对于反复微生物培养阴性且治疗效果不佳或出现新发未知的病原微生物并具有传染性、必须尽快明确新发的病原微生物种属或存在长期不明原因发热的病原微生物感染者可采用mNGS技术。

5.其他　血细菌培养常可检出致病菌。

【诊断】

急性起病，高热、头痛、呕吐、抽搐、意识障碍，以及脑膜刺激征阳性，腰穿示颅内压增高，脑脊液以中性粒细胞为主的白细胞明显升高即可考虑本病，脑脊液糖/血清糖比值小于0.4、脑脊液乳酸高于0.3g/L支持化脓性脑膜炎诊断，影像学可见幕上沟回表面软脑膜及蛛网膜弥漫性线状或条索状明显强化。脑脊液细菌涂片检出病原菌、细菌培养阳性以及二代测序检测出病原菌条带可确诊。

【鉴别诊断】

本病需与病毒性脑膜炎、结核性脑膜炎和真菌性脑膜炎鉴别。有时因临床表现不典型或抗菌药物不规则使用，使脑膜炎的鉴别诊断有一定困难。此时，应坚持反复、多次的病原菌检查，以提高病原菌检出的阳性率。

1.病毒性脑膜炎　通常病情较化脓性脑膜炎为轻，脑脊液白细胞计数通常低于100×10^6/L，糖及氯化物一般正常或稍低，细菌涂片或细菌培养结果阴性。脑脊液糖与血清糖比值、脑脊液乳酸值可帮助鉴别。头MRI增强扫描可见幕上软脑膜及蛛网膜轻微强化，也可正常。

2.结核性脑膜炎　通常亚急性起病，脑神经损害常见，脑脊液检查白细胞计数升高和糖氯降低往往不如化脓性脑膜炎明显，但蛋白增高和氯化物降低明显，影像学可见颅底脑膜及侧裂池呈点状或团块状明显强化，伴有脑积水。病原学检查有助于进一步鉴别。

3.隐球菌脑膜炎　通常隐匿起病，病程迁延，脑神经尤其是视神经受累常见，脑脊液白细胞通常低于500×10^6/L，以淋巴细胞为主，墨汁染色可见新型隐球菌，乳胶凝集试验可检测出隐球菌抗原。

【治疗】

化脓性脑膜炎的治疗包括病原学治疗和对症支持治疗。首先是针对病原菌选取足量敏感的抗生素，并防治感染性休克，维持血压、防止脑疝。

1.抗菌治疗

应掌握的原则是及早使用抗生素，通常在确定病原菌之前使用广谱抗生素，若明确病原菌则应选用对病原菌敏感的抗生素，并足量、足疗程给药。

(1)未确定病原菌：第三代头孢的头孢曲松或头孢噻肟常作为化脓性脑膜炎首选用药，对脑膜炎双球菌、肺炎球菌、流感嗜血杆菌及B型链球菌引起的化脓性脑膜炎疗效比较肯定，用法：头孢噻肟 8~12g/d，每4小时1次或6小时1次，头孢曲松 4g/d，每12小时1次，治疗至少7日。美罗培南体外抗菌谱广，临床效果和预后显示与头孢噻肟或头孢曲松相似，可作为后者的替代药物治疗化脓性脑膜炎。

(2)确定病原菌：应根据病原菌选择敏感的抗生素

1)肺炎球菌：对青霉素敏感者可用大剂量青霉素，成人每天2000万~2400万U，儿童每天40万U/kg，分次静脉滴注。对青霉素耐药者，可考虑用头孢曲松或头孢噻肟，必要时联合万古霉素治疗。通常开始抗生素治疗后24~36小时内复查脑脊液，以评价治疗效果，疗程10~14日。

2)脑膜炎双球菌：首选青霉素或氨苄西林，耐药者选用头孢噻肟或头孢曲松，也可选用氯霉素，氟喹诺酮类，美洛培南，疗程7日。

3)流感嗜血杆菌：抗生素选择与β-内酰胺酶有关，此酶阴性者应选氨苄西林，阳性者选用三代头孢菌素，疗程7日。

4)金黄色葡萄球菌：甲氧西林敏感株可选用奈夫西林或苯唑西林，但多高度耐药。耐甲氧西林株及表皮葡萄球菌应选用万古霉素，可考虑联合利福平。

5)革兰阴性杆菌：对铜绿假单胞菌引起的脑膜炎可使用头孢吡肟或头孢他啶，且应联合氨基糖苷类。其他革兰阴性杆菌脑膜炎可用头孢曲松、头孢噻肟或头孢他啶，疗程为3周。

2.对症支持疗法

(1)肾上腺皮质激素：激素可以抑制炎性细胞因子的释放，稳定血脑屏障，减少脑膜粘连降低听力损害等并发症，尤其对于肺炎球菌和B型流感嗜血杆菌脑膜炎。对病情较重且没有明显激素禁忌证的患者可考虑应用，一般为地塞米松10~20mg/d，静脉滴注，连用3~5天，建议与抗生素同步应用。

(2)颅内压增高者予以甘露醇脱水降颅压；高热予物理降温或使用退热剂；惊厥者予以抗癫痫药物；化脓性脑膜炎易发生低钠血症，应注意水和电解质平衡。

【预后】

化脓性脑膜炎病死率为15%，尽管抗生素的研制已经有了很大进步，但至今化脓性脑膜炎的病死率和病残率仍然较高。化脓性脑膜炎预后与病原菌、机体状况和及早有效的抗生素治疗密切相关。少数化脓性脑膜炎病后可遗留智力减低、癫痫、脑积水等后遗症。

第三节 结核性脑膜炎

结核性脑膜炎(tuberculous meningitis, TBM)是由结核杆菌侵入蛛网膜下腔后引起的脑膜非化脓性炎性疾病，也可以侵犯脑实质和脑血管。TBM占神经系统结核病的70%左右。是神经科最严重的致死性疾病之一。结核性脑膜炎可伴或不伴全身结核如粟粒性肺结核、淋巴结核、骨关节结核等。好发于儿童和青年人，冬春季多见。全世界结核性脑膜炎自20世纪60年代以后稳步下降，但80年代开始又有上升。近10年，由于人口流动频繁，免疫抑制剂的广泛应用，耐药性结核菌种的出现及AIDS患者的增多，使得结核性脑膜炎的发病率有逐渐增高趋势。

【病因与发病机制】

结核性脑膜炎病原菌大多为人型结核分枝杆菌，少部分为牛型结核分枝杆菌。结核杆菌细长而弯，属需氧菌，不易染色，但经品红加热染色后不能被乙醇脱色，故称抗酸杆菌。结核菌生长缓慢，至少需要培养2~4周才可见菌落，抗结核药物作用后，活力显著减弱，需6~8周，甚至20周才见菌落。中枢神经系统结核杆菌的感染与全身其他部位的感染一样，均由呼吸道传入结核杆菌的微粒后，结核杆菌2~4周内播散到全身各器官，如脑膜和邻近脑组织，并激活细胞免疫反应，病原体可以被激活的巨噬细胞消灭，形成结核肉芽肿，肉芽肿可以休眠数年。当机体免疫力降低时，肉芽肿中心形成干酪样坏死，病原体迅速繁殖，并导致结核结节破裂，释放结核杆菌至蛛网膜下腔，导致结核性脑膜炎。此外，少数颅内结核还可由颅骨、脊椎骨、乳突等邻近组织的结核病灶直接向颅内或椎管内侵入引发结核性脑膜炎。

【病理】

结核性脑膜炎的病理改变主要累及脑膜、脑血管、脑实质。主要病理改变为脑底脑膜的渗出性炎症，结核性渗出物又可继发一系列病理改变。

①脑膜弥漫性渗出性炎症：早期在蛛网膜下腔产生一层较厚的渗出物，多聚集于脑底部，大体病理可见脑底部蛛网膜下腔(脚间池、交叉池、环池等)内有大量灰黄色或淡黄色浑浊胶样渗出物，渗出物常沿外侧裂向上蔓延，有时可达大脑凸面，甚至在大脑表面形成散在白色、半透明粟粒状结节(粟粒状结核病灶)。此外，炎性病变不仅限于脑膜，且可蔓延到脊髓膜及其下实质，造成神经根脊髓炎，炎性浸出物机化后可形成蛛网膜粘连，而造成椎管梗阻。光镜下，该渗出物主要由单核细胞、淋巴细胞和纤维蛋白素组成；典型粟粒状结核病灶的中心是干酪样坏死组织，周边由上皮细胞和朗格汉斯巨细胞环绕。

②血管炎：由结核性渗出物侵犯血管后引起，表现为血管内膜增厚，血管闭塞，以颈内动脉末端及大脑前、中动脉近端最常受累。显微镜下可见血管外膜有大量的渗出物、结核结节、干酪样坏死，有时可见结核杆菌菌落。血管内层也可受到类似的影响，或发生纤维蛋白样透明变性，反应性内皮下细胞增生可以堵塞管腔。

③脑积水：脑积水是结核性脑膜炎的另一病理特征，是由于结核性渗出物沉积于大脑导水管或孟氏孔，引起脑脊液循环不通畅，继发脑室扩大和阻塞性脑积水。渗出物在颅底引起粘连并累及脑膜，除引起脑脊液循环障碍外，还可牵拉脑神经，特别是展神经、动眼神经、滑车神经、面神经等。

【临床表现】

任何年龄均可发病，以青年人多见。起病隐袭，多呈慢性病程，也可急性或亚急性起病，可缺乏结核接触史，病程较长，症状往往轻重不一，其自然病程发展一般表现如下：

1.结核菌毒血症状：前驱期表现为低热、盗汗、食欲减退、全身倦怠无力、精神萎靡不振等。合并其他部位结合感染时可出现相应症状，如肺结核表现为咳嗽咳痰，亦可伴电解质紊乱，尤以低钠血症多见。

2.颅内压增高：头痛、恶心、呕吐、视神经盘水肿。严重者可形成脑疝，表现为双侧瞳孔大小不等，呼吸节律变化，血压升高及意识障碍等。

3.脑膜刺激征：剧烈头痛、颈项强直，Kernig 征和 Brudzinski 征阳性。

4.脑神经受损：颅底炎症渗出物刺激、粘连、压迫或颅内压升高可导致脑神经损害。大约 1/4 的患者出现颅神经麻痹，单侧或双侧均可受累，展神经最多见，其次是动眼神经、滑车神经、面神经，随病情进展而逐渐出现加重。

5.结核性闭塞性动脉炎：血管逐渐狭窄甚至闭塞会出现相应血管闭塞症状。

6.脑实质损害：如早期未能及时治疗，随着病情进展严重时出现脑实质损害症状，10%～15%的患者出现轻偏瘫、视乳头水肿和癫痫发作。严重时可出现去大脑、去皮层强直表现。

7.脊髓损伤：脊膜、脊神经根和脊髓受累可出现神经根性疼痛，受损平面以下感觉和运动障碍，马尾神经损害可出现尿潴留、尿失禁和便秘、便失禁等。

【辅助检查】

1.实验室常规检查：血常规检查大多正常或白细胞轻度增高，部分患者血沉可增快，由于结核性脑膜炎可引起抗利尿激素分泌综合征，患者可出现低钠和低氯血症。

2.结核菌素试验：结核菌素试验(tuberculin test)的特异度及敏感度较低，仅作为临床诊断的参考依据。抗 MTB 抗体 IgM 水平多于疾病早期升高，中后期以 IgG 升高为主，并且 IgG 升高可长期存在。一般认为急性期 TBM 患者脑脊液中的 IgM 水平升高且此后 IgG 水平升高 4 倍可具有临床诊断价值。γ-干扰素释放试验(interferon-γ release assay)主要被用于诊断结核潜伏感染和预测发病，尤以结核感染 T 细胞检测试剂盒应用最广泛。动态监测脑脊液中 γ-干扰素的含量变化可为 TBM 患者的病情监测、评估提供了帮助。曾经进行过卡介苗接种或感染过结核，营养不良、严重全身性疾病、严重结核患者结核菌素试验可为阴性。

3.影像学检查

(1)胸部 X 线片或胸部 CT：由于结核性脑膜炎常为全身性结核的一部分，部分患者甚至有肺部粟粒性结核，因此，临床疑诊结核性脑膜炎患者应行胸部 X 线片或胸部 CT 检查。胸部 X 线片能很好地显示陈旧结核病灶和钙化，但对活动期病灶显示不如胸部 CT。胸部 CT 能很好地显示肺部粟粒性病灶。

(2)头颅 CT 平扫及增强：头颅 CT 平扫可发现脑积水造成的脑室扩张和脑室旁低密度，增强 CT 扫描可显示颅底基底池、外侧裂及脑干周围脑膜强化。

(3)头颅 MRI：颅内结核病变的磁共振表现有赖于其病理基础，非干酪样结核球往往 T1 像呈低信号，T2 像呈高信号，T1 增强扫描病灶呈均一增强；干酪样坏死结节 T1 像呈低或等信号，T2 像呈低或等信号，边缘强化；液化的干酪样坏死灶中心区 T1 像呈低信号，T2 像呈高信号，边缘强化，与脓肿信号一样；结核性脑膜改变磁共振可显示基底池及外侧裂不同于脑脊液的异常信号，T1 像呈稍高信号、T2 像呈高信号。

增强扫描可见颅底脑膜及侧裂池呈不规则条状、结节状显著强化,脑神经增粗。(见图6-3)

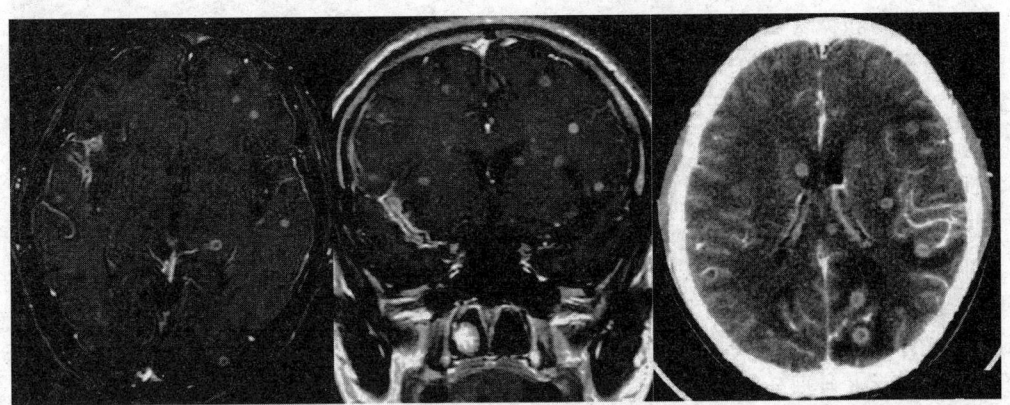

图6-3:结核性脑膜脑炎,核磁增强可见脑膜强化以及脑实质内强化的结核球

(4)MRA与CTA:可显示颈内动脉远端及大脑前、中动脉近端血管狭窄,MRI的DWI可显示合并脑梗死的影像学改变。

4.脑脊液检查

(1)脑脊液常规:不同病程阶段有不同的脑脊液表现,典型的脑脊液外观多无色透明或混浊呈毛玻璃状,放置数小时后可有薄膜形成。颅内压常升高,增高可达400mmH$_2$O或以上;细胞数增高至$(50\sim500)\times10^6$/L,未经治疗的患者,脑脊液早期以中性粒细胞为主,随后表现为以淋巴细胞、单核细胞、浆细胞和中性粒细胞并存的混合型细胞反应,1~2周后以淋巴细胞为主。糖和氯化物含量降低,脑脊液葡萄糖与血糖比例通常小于0.5,氯化物降低比其他性质的脑膜炎明显。蛋白含量多中度增高,通常为1~2g/L。

(2)脑脊液涂片和培养:脑脊液抗酸染色涂片阳性和脑脊液培养出结核杆菌可确诊。但脑脊液镜检到抗酸杆菌阳性率很低,分离培养结核菌需大量脑脊液和数周时间,给临床及时诊断带来不便。近年来我国学者针对结核分枝杆菌为胞内寄生菌的特点,通过去垢剂聚乙二醇辛基苯基醚预处理可提高细胞膜通透性,从而显著提高脑脊液细胞内、外结核菌的检出率,其敏感性82.5%,特异性85.0%。

(3)核酸检测:聚合酶链反应(PCR)作为核酸扩增技术最常用的方法之一,目前已被普遍应用于MTB的核酸检测。GeneXpert分子诊断系统具有操作简便、快速、准确等优势,能够同时检测MTB和利福平耐药,但阴性结果仍不能排除TBM,其检测敏感度仍需大量研究来进一步证实。近年来,宏基因组学第二代测序(mNGS)技术能够非靶向地检测临床标本中的病原体核酸,目前已被逐步应用于TBM的早期诊断。然而,由于MTB的生长和结构特点导致其核酸提取的难度较大,即使特异性序列数较少,也应考虑其致病可能。目前,脑脊液mNGS已经成为中枢神经系统感染病原学鉴定的重要实用技术之一。

(4)腺苷脱氨酶(ADA):ADA是一种与机体细胞免疫活性有重要关系的核酸代谢酶,能催化腺嘌呤核苷生成次黄嘌呤核苷。脑脊液ADA增高有助于结核脑膜炎诊断,但是ADA指标的特异性较低。

【诊断】

根据既往结核病史或接触史，急性或亚急性起病，慢性迁延性病程，出现头痛、呕吐等颅内压增高症状和脑膜刺激征，结合腰椎穿刺压力明显增高、CSF淋巴细胞增多及氯化物和糖含量减低、影像学可见颅底脑膜及侧裂池呈点状或团块状明显强化，伴有脑积水等特征性改变，可考虑结核性脑膜炎的临床诊断。改良抗酸染色和分子生物学手段检测结核分枝杆菌特异性核酸或抗原有助于确定诊断。

【鉴别诊断】

由于结核性脑膜炎病情轻重程度不一、就诊阶段不一、临床表现多变、结核性脑膜炎的实验室检查特征性阳性结果较少，很多情况下只是临床诊断，难以确定诊断，但临床诊断的前提是排除其他类型脑膜炎。以下疾病易与结核性脑膜炎相混淆。

1. 化脓性脑膜炎　化脓性脑膜炎起病急，高热等中毒症状重。合并有脑脊液开放的患者(外伤或手术)更多支持化脓性脑膜炎。脑脊液检查对两者的鉴别最为重要。化脓性脑膜炎典型的脑脊液外观为混浊或呈米汤样，白细胞大于$1000×10^6/L$，以中性粒细胞为主，糖降低明显；而结核性脑膜炎脑脊液外观无色透明或微黄，白细胞小于$1000×10^6/L$，以淋巴细胞为主，氯化物降低更明显。头颅MRI增强扫描可明确显示两者病变部位及病变特征的差异。

2. 新型隐球菌性脑膜炎　新型隐球菌性脑膜炎患者常有慢性消耗性疾病或全身性免疫缺陷性疾病的病史，常慢性隐匿起病，临床表现与结核性脑膜炎类似，以剧烈头痛、视力下降为主，脑神经受累以视神经最为常见，而结核性脑膜炎以展神经受累常见。腰椎穿刺颅内压更高，脑脊液常规改变与结核性脑膜炎类似，墨汁染色检出隐球菌可确诊新型隐球菌性脑膜炎，但常需多次进行墨汁染色才能检出隐球菌。

3. 病毒性脑膜炎　病毒性脑膜炎多急性起病，为良性自限性病程，无脑神经受累和脑积水等表现。病毒性脑膜炎脑脊液淋巴细胞轻度增高，蛋白含量轻度增高，糖和氯化物含量正常。

4. 脑膜癌病　脑膜癌病是由身体其他器官的恶性肿瘤转移到脑膜所致，发病年龄多为中老年，慢性起病；而结核性脑膜炎青年人多发，起病较脑膜癌病急。两者均可表现为脑膜刺激征和颅内压增高症状，脑脊液检查糖及氯化物均可偏低，但脑膜癌病明显偏低。通过全面检查发现颅外的癌性病灶有助于脑膜癌病的诊断，脑脊液细胞学找到肿瘤细胞能够诊断脑膜癌病。

5. 肥厚性硬脑膜炎　临床以持续性头痛、Ⅱ~Ⅶ对脑神经病变、小脑性共济失调为主要特征。无发热、盗汗等中毒症状。腰椎穿刺脑脊液压力升高或降低，脑脊液常规及生化学检查多正常。头颅CT及MRI有助于鉴别诊断，可见沿颅顶或颅底内层以及小脑幕、大脑镰分布的硬脑膜局部或弥散性增厚，增强扫描可见强化。结核性脑膜炎主要侵犯软脑膜及蛛网膜，软脑膜及蛛网膜增强后，可见其卷入、贴近脑回，或在基底池周围显影。

【治疗】

结核性脑膜炎的治疗是综合性的，包括药物治疗、全身支持、并发症的防治以及对症治疗等，抗结核治疗是整体治疗的中心环节。只要患者临床表现、体征及实验室检查高度提示本病，即使抗酸染色等检查阴性亦应立即开始抗结核治疗。

1. 抗结核治疗　抗结核药物的使用原则是早期、联合、足量和长期用药。抗结核药物早期应用，会使结核菌对药物敏感性增高，药物容易渗入病灶。3种以上的联合用药可增强药效并防止和延缓细菌产生耐药性。而足量用药能够使血液和病灶中有较高的药物浓度。坚持长期规律用药可保证和巩固抗结核治疗效果。异烟肼(H)、利福平(R)、吡嗪酰胺(Z)、链霉素(S)、乙胺丁醇(E)、莫西沙星等是最有效的抗结核最有效的药物。

(1).异烟肼：异烟肼可抑制MTB的DNA合成，破坏菌体内酶活性，干扰分枝菌酸合成，对细胞内、外MTB均有杀灭作用，易于透过血脑屏障。不良反应主要为周围神经炎、肝功能损害，偶尔可致癫痫发作。异烟肼治疗期间应定期监测肝功能。

(2).利福平：利福平与细菌的RNA酶结合，干扰mRNA及蛋白质合成，抑制细菌的生长繁殖导致细菌死亡。对细胞内外的MTB均有杀灭作用。利福平不能透过正常脑膜，只部分透过炎性脑膜(5%~25%)。有研究结果表明，TBM患者前2周静脉注射大剂量利福平(600mg, 13mg/kg)可提高脑脊液中的药物浓度，并显著降低患者病死率。主要不良反应有肝毒性、过敏反应等，用药期间应定期监测肝功能。

(3).吡嗪酰胺：吡嗪酰胺在酸性环境中对细胞内MTB具有杀灭作用特别是对半休眠状态的菌群更有效，对胞外细菌无效。吡嗪酰胺易透过血脑屏障(95%~100%)，可以显著缩短TBM的治疗时间。主要不良反应有肝损害、血尿酸升高、关节痛、关节肿胀、活动受限等，痛风患者应禁用该药。

(4).乙胺丁醇：乙胺丁醇通过抑制细菌的RNA合成而抑制MTB的生长。乙胺丁醇在脑膜炎患者脑脊液中的浓度可达同期血药浓度的10%~50%。主要不良反应有视神经损害、末梢神经炎、过敏反应等。

(5).链霉素：为氨基糖苷类抗生素，仅对吞噬细胞外的MTB具有杀火作用，为半效杀菌剂。链霉素能够透过部分炎性脑膜，是TBM早期治疗的重要药物之一。主要不良反应有耳毒性和肾毒性，近年来应用渐少。

(6).喹诺酮类药物：目前氟喹诺酮类药物是二线抗结核药物的研究热点，包括左氧氟沙星、莫西沙星、环丙沙星和加替沙星等。左氧氟沙星透过血脑屏障的能力最强，环丙沙星透过血脑屏障能力最弱。有研究证实给予大剂量莫西沙星(800 mg/d)时，脑脊液中药物浓度良好，毒性低，强化治疗期添加莫西沙星可明显改善患者预后。

(7).利奈唑胺(linezolid)：利奈唑胺是人工合成的恶唑烷酮类抗生素，可抑制细菌蛋白质合成，脑脊液穿透率高，可作为抗结核治疗的潜在药物选择。有文献报道，在重症TBM及儿童TBM的治疗方案中添加利奈唑胺可减低患者的病死率。

2. 糖皮质激素　近来研究认为对于结核性脑膜炎在有效抗结核治疗的基础上使用糖皮质激素可减轻中毒症状，抑制炎性反应及脑水肿，降低颅内压和抑制脑膜纤维化防止粘连。

出现以下指征时，均可给予皮质激素治疗：①明显的颅内压增高；②结核性脑膜炎合并脑积水、血管炎；③脑脊液中蛋白浓度较高，有可能形成凝块造成椎管堵塞。激素宜早期、小剂量、短程应用。

成人可用泼尼松龙4mg/(kg·d)，地塞米松0.4mg/(kg·d)，静脉使用，2~4周逐渐减量，后续口服地塞米松，总疗程可达8周。

3. 对症治疗　颅内压增高者可选用渗透性利尿剂，如20%甘露醇、甘油果糖或甘油盐水等，同时需及时补充丢失的液体和电解质。出现癫痫发作患者予以抗癫痫药物。抗结核和激素等治疗无效的脑积水可考虑神经外科治疗。对于交通性脑积水应先予呋塞米、乙酰唑胺等药物治疗，或反复腰椎穿刺行CSF引流，以上效果不佳时可行脑室分流、引流术。对于引流管反复阻塞者，可考虑在有条件的单位行内镜第三脑室底造瘘术。对于合并脑梗死的患者可给与口服阿司匹林治疗。

【预后】

本病预后取决于病情的轻重，治疗是否及时和治疗是否彻底。发病时昏迷是预后不良的重要指标，临床症状体征完全消失，脑脊液的细胞数、蛋白、糖和氯化物恢复正常提示预后良好。婴幼儿和老年人一般预后较差。尽管给与积极的抗结核治疗，其病死率仍处于较高水平（成人高达50%，儿童达20%）。

第四节 隐球菌脑膜炎

隐球菌性脑膜炎(cryptococcal meningitis)是由隐球菌感染脑膜和脑实质所致的中枢神经系统的亚急性或慢性炎性疾病，是中枢神经系统最常见的真菌感染。该病可见于任何年龄，但以30~60岁成人发病率最高。

【病因与发病机制】

隐球菌在真菌分类学上归入半知菌亚门、芽孢菌纲、隐球酵母目、隐球酵母科。CM主要致病菌种为新生型隐球菌和格特型隐球菌，浅白型隐球菌偶致人感染。根据其抗原的不同可分为A、B、C、D及AD5种血清型。其中新生型隐球菌（血清型A、D和AD）存在于世界范围的土壤和鸟粪中，与免疫力低下的患者，尤其与AIDS患者的隐球菌感染相关；格特型隐球菌（血清型B和C），主要在热带和亚热带地区，通常引发免疫功能正常人群的隐球菌感染。此外，新生型隐球菌又可分为VN I~IV及VNB 5种基因型，而格特型隐球菌则分为VG I~IV 4种基因型。

隐球菌菌体为圆形酵母样细胞，菌体外周有一层肥厚的荚膜，有荚膜的隐球菌具有致病性和免疫原性。该菌为条件致病菌，在自然界分布广泛，易于在土壤、鸽子和其他鸟类粪便中繁殖，也可存在正常人的皮肤中。新型隐球菌性脑膜炎虽可单独发生，但更常见于恶性肿瘤如淋巴瘤、长期应用皮质激素或免疫抑制剂、免疫缺陷性疾病如艾滋病、全身慢性消耗性疾病以及长期大剂量使用抗生素等情况。隐球菌主要通过呼吸道侵入人体，后经过血液系统到达中枢神经系统，隐球菌穿过血脑屏障有3种可能的机制：（1）特洛伊木马机制：隐球菌被单核或巨噬细胞所吞噬后，利用荚膜、黑色素和抗氧化酶抵抗吞噬溶酶体的作用，能够在这些细胞中生存和复制，逃避适应性免疫的攻击，而且通过隐藏在被感染的吞噬细胞内播散到中枢神经系统。（2）跨细胞途径：隐球菌可与血脑屏障中毛细血管腔侧结合，被内皮细胞内吞途径促进隐球菌进入中枢神经系统，其结合和侵袭依赖于宿主细胞受体（如CD44和模联蛋白A2）结合，进入内皮细胞，通过改变内皮细胞渗透性进入血管周围间隙，再通过脲酶、漆酶、磷脂酶B1和丝氨酸蛋白酶参与促进其迁移。（3）细胞旁机制：隐球菌通过分泌尿素酶、增强宿主基质金属蛋白酶活性等方式破坏血管内皮细胞的紧密连接的完整性，导致内皮细胞间隙增大后进入中枢神经系统。隐球菌可以通过其毒力因子如荚膜多糖、黑色素、磷脂酶等发挥作用，其中荚膜多糖是隐球菌最主要的毒力因子，它具有很强的抗吞噬作用，通过多种水平逃避宿主免疫反应。

【病理】

隐球菌侵犯肺部时，初期在肺部形成灰白色胶冻状结节样病灶，镜下为肺组织的非特异性炎症；病程较长时可形成肉芽肿性结节或含菌的结缔组织病灶，镜下可见肺组织正常结构破坏，广泛肺泡实变，多核巨细胞散在分布，伴有淋巴细胞浸润。晚期有纤维组织增生，其间有大量巨噬细胞、异物巨细胞和淋巴细胞，多数细胞胞质内可见隐球菌菌体。隐球菌的中枢神经系统感染，以脑膜炎性病变为主，以大脑底部和小脑背侧部脑膜受累最明显。尸检大脑标本可见脑组织肿胀，脑膜充血并广泛增厚，蛛网膜下腔可见黏液性胶冻状渗出物。慢性期以肉芽肿性病变为主，脑膜和脑实质内可见较多结节，脑膜增厚，蛛网膜粘连，脑回变平。镜下以化脓性病变和炎性肉芽肿病变为主。化脓性病变为早期病变，在颅底软脑膜病变较明显，表现为大量炎性渗出物聚集于蛛网膜下腔，其内含有单核细胞、淋巴细胞和新型隐球菌等，隐球菌可沿血管周围间隙或破坏血脑屏障而侵入脑实质，常在基底节、丘脑和小脑等处形成多发的小囊肿或脓肿。炎性肉芽肿性病变为晚期病变，内有组织细胞、巨细胞、淋巴细胞和成纤维细胞，中央可有胶冻样坏死，亦可在灰质内形成的囊肿，其内充满隐球菌。HE染色在组织细胞和巨细胞内可见隐球菌菌体。

【临床表现】

1. 起病形式：起病隐袭、病程迁延，进展缓慢。

2. 全身症状：早期不规则低热，体温一般 37.5～38.0℃，头痛表现为轻度间歇性头痛，而后逐渐加重，同时伴有恶心、呕吐。

3. 高颅压症状：阵发性头痛、恶心、频繁呕吐、视物模糊，部分患者有不同程度意识障碍。

4. 脑膜刺激征：颈项强直、Kernig 征和 Brudzinski 征阳性，有脑膜刺激征的患者占 30%。

5. 脑神经损害表现：约有 1/3 患者有颅神经损害，以视神经损害最多见，引起视物模糊甚至双目失明，其他脑神经如动眼神经、展神经、面神经及听神经亦可受累而出现相应临床表现。视神经损害主要有两种可能机制：炎症浸润视神经导致的视力迅速下降，颅内压升高引起视力缓慢进行性下降

6. 脑实质受累表现：脑实质内形成隐球菌脓肿或肉芽肿时，可引起相应部位的局灶性症状，如癫痫发作、精神异常、偏瘫、共济失调等。

【辅助检查】

1. 血常规

疾病初期患者血常规一般在正常范围内，可有白细胞轻度升高，个别患者白细胞明显增高，以中性粒细胞增高为主。

2. 脑脊液检查

(1)脑脊液常规检查：腰椎穿刺压力明显增高，色清或微浑，脑脊液白细胞数轻、中度增高，一般为 $(10～500)×10^6$ /L，以淋巴细胞为主；蛋白含量增高，糖和氯化物含量降低。隐球菌性脑膜炎的颅内压增高和脑脊液糖含量降低较其他中枢感染更加明显。

(2)脑脊液涂片：脑脊液涂片墨汁染色镜检是诊断隐球菌性脑膜炎直接而快速的诊断方法。脑脊液涂片墨汁染色见到带有荚膜的新型隐球菌，是隐球菌性脑膜炎诊断的金标准。墨汁染色的阳性率为 30%～50%，故应反复多次检查，方能提高检出率。对于初期及治疗后期隐球菌性脑膜炎患者，脑脊液中隐球菌数量少，墨汁染色检出率较低，脑脊液离心沉淀迈-格-姬染色法(May-Grunwald-Giemsa stain,MGG)可以检出极少量的隐球菌,极大提高了检出水平, 对患者的早期治疗及维持期用药提供实验室证据。在光镜下，当菌体数量多时常成堆、成簇排列，呈紫红色，无胞核，周边染色较深，荚膜不着色，其阳性检出率较高，首次阳性检出率为 84%～100%（见图 6-4）。当隐球菌的数目多时可见菌体大小不一，成堆出现时，易见到单芽生的无性繁殖方式。对于脑脊液中隐球菌数目较少者，经离心沉淀后行 MGG 染色常可检出。但该方法对菌体的形态学特征显示不清，当隐球菌呈散在分布时，极易与脑脊液小淋巴细胞相混淆，故该方法对检测者的技能水平要求较高。

(3)脑脊液真菌培养：真菌培养是诊断隐球菌性脑膜炎的"金标准"，目前多采用沙氏葡萄糖琼脂培养基（Sabouraud dextrose agar），标本接种 48～72h，菌落生长为阳性，离心标本或多次腰椎穿刺取样可提高阳性率。但系统性抗真菌治疗的患者需要更长时间才可见菌落形成。由于受培养条件、培养时间长、脑脊液和菌量的限制，阳

性率不高，给早期诊断带来不便，但是阳性的真菌培养对进一步行药敏实验及菌种分型有重要价值。利用新生型隐球菌和格特型隐球菌在氮吸收方面的差异，刀豆氨酸-甘氨酸-溴麝香草酚蓝（conavanine glycine bromothymol blue，CGB）琼脂可以用来区分这两个菌种。接种格特型隐球菌菌株在 CGB 培养基上能够通过生长将培养基颜色改变为钴蓝色，而接种新生型隐球菌菌株的 CGB 培养基颜色保持不变。

(4)脑脊液免疫学检查：主要为抗原检测：隐球菌荚膜多糖抗原(cryptococcal antigen，CrAg) 是 CM 主要的检测目标抗原，其检测方法具体有乳胶凝集法（latex agglutination method，LA）、酶联免疫法（enzyme linked immunosorbent assay，EIA）和侧向层析法（lateral flow assay，LFA）。在血清、脑脊液和尿液中行 CrAg 检测是诊断隐球菌病有用和可靠的方法。早期 CrAg 检测采用 LA、EIA 进行检查，但检验要求高、过程繁琐、价格昂贵，判断结果带有主观性，并且特异度和敏感度都比新出现的快速斑点免疫分析技术低。CrAg 检测目前主流的方案是用胶体金标记的 LFA。LA 原理是以乳胶颗粒为载体，表面联结有抗新生型隐球菌抗体，形成致敏乳胶悬液。通常在疾病进展期抗原滴度会升高，经积极治疗抗原滴度会下降，若持续阳性提示预后不佳。LA 在过去的诊断共识中常常被推荐使用。国内外一些关于 LA 的研究结果显示其敏感度和特异度高达 93%～100%。但是 LA 方法还有一些不足：LA 存在交叉反应现象，类风湿因子是其假阳性的主要原因。还有研究发现，毛孢子菌感染患者也可出现交叉反应。LA 检测试剂因厂家不同会有差异，目前市售乳胶凝集反应试剂盒可以检测出 10 ng/ml 的荚膜多糖抗原。隐球菌抗原检测产生假阳性的原因包括可能与毛孢子菌、黏滑口腔球菌、玉米黑粉菌、巴西副球孢子菌等产生交叉反应；类风湿因子阳性者、HIV 感染者、结核性脑膜炎及系统性红斑狼疮患者均可能出现假阳性反应。导致隐球菌抗原检测假阴性的原因包括发病早期、载菌量较低、隐球菌抗原浓度低于检出低限值以及隐球菌菌株荚膜小或无荚膜等。脑脊液标本中可出现由于高浓度的荚膜多糖抗原所导致的"前带现象"（假阴性），此时应对标本稀释后重新测定。

(4)分子生物学检查：分子生物学检测，包括染色体脉冲电泳分型、核酸探针技术、DNA 指纹技术和聚合酶链反应（polymerase chain reaction，PCR）等在一些实验室得以开展。近年开展的宏基因组学第二代测序（metagenomic next-generation sequencing，mNGS）为 CM 的诊断提供了有力证据，亦可用于鉴别菌种的分型。

1) PCR：目前采用较多，即应用针对隐球菌保守序列设计的特异性引物，通过 PCR 快速、特异性地检测隐球菌。该方法不受治疗的影响，而且可以区别菌种及分子亚型，可以用于感染早期的诊断。但此类检测项目对实验技术要求极高，有一定的假阳性和假阴性率，目前尚不能在临床中广泛开展。

2) mNGS：近年开展的 mNGS 技术为 CM 的诊断提供了有力手段。亦可用于鉴别菌种及进行菌种的基因分型。mNGS 在 CM 中检测的敏感度为 75.0%～93.5%，在菌种鉴定方面具有优势。目前该项技术对标本处理、数据分析要求较高，不同实验室结果之间存在差异。

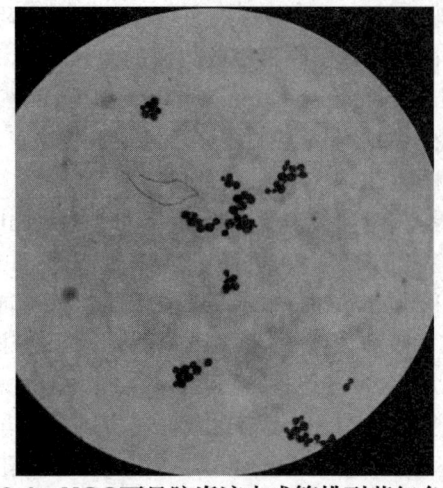
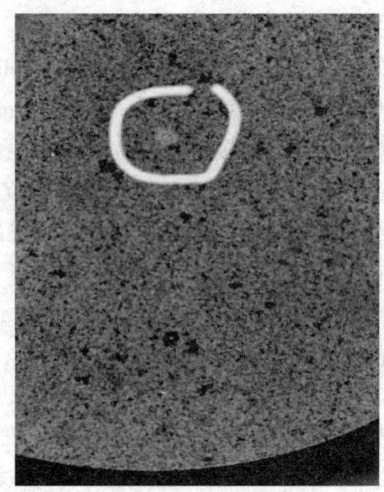

图6-4：MGG可见脑脊液中成簇排列紫红色隐球菌，右图显示隐球菌的透明荚膜

3. 影像学检查：25%~50%的CM患者影像学可无明显变化。隐球菌常侵袭的部位是脑膜、小脑背部、大脑底部和基底节。头颅MRI检查常表现为脑膜增厚、血管周围间隙（Virchow-Robin space）扩大，在中脑、基底节、丘脑等部位出现典型的胶状假囊，呈"肥皂泡"状改变（见图6-5）。除此之外，中枢神经系统隐球菌感染还可以表现为肉芽肿、囊肿、脓肿和进行性脑积水，其中格特型隐球菌感染易形成颅内瘤样病灶。

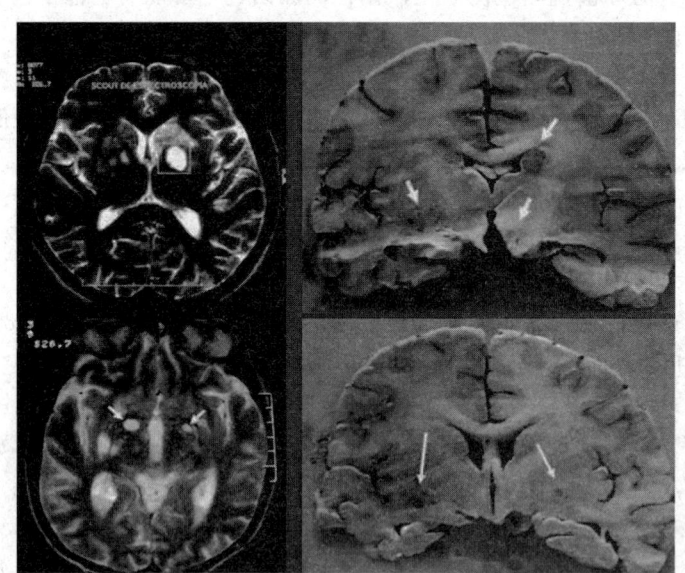

图6-5：基底节区隐球菌感染后的胶状假囊，以及大体标本上的改变

【诊断与鉴别诊断】

为了进一步规范CM诊断和指导治疗，提出CM的分层诊断：

1、确诊（proven）CM：至少符合2项临床特征和（或）1项宿主因素，以及微生物学检测中脑脊液培养或（和）涂片隐球菌阳性或（和）组织病理学检测到隐球菌。

2、临床诊断（probable）CM：至少符合2项临床特征和（或）1项宿主因素，以及分子生物学检测中有CrAg检测或（和）mNGS阳性。

3、临床疑诊（possible）CM：至少符合2项临床特征和（或）1项宿主因素，以及抗结核等其他常见抗病原菌治疗无效。在考虑分层诊断时，还需要了解患者颅内压情况；同时注意有无合并颅内其他病原微生物感染；判断有无肉芽肿型及囊肿型脑隐球菌病；应用 mNGS 和基因检测等方法鉴定致病隐球菌是新生型隐球菌、格特型隐球菌还是浅白型隐球菌等；判断 CM 有没有并发症，如脑梗死、脑积水和静脉（窦）血栓等；需要了解患者伴有各种基础疾病，如合并结核病、器官移植、自身免疫性疾病和肿瘤等；在 CM 治疗过程中，进一步需要了解是否出现隐球菌持续感染、复发和 CM 感染后炎性反应综合征等，对 CM 做出更加全面的诊断，以便于正确的个体化治疗，以及进一步制定治疗方案。

由于临床表现、影像学、脑脊液细胞学和生物化学等检查有时难以区分 CM 和下述疾病，所以临床评分为临床诊断病例和临床疑诊病例时，需进行鉴别诊断，尽可能排除以下疾病：治疗不彻底的化脓性脑膜炎、结核性脑膜炎、病毒性脑膜脑炎、布鲁杆菌脑膜炎、梅毒性脑膜炎、脑弓形体病、脑型疟疾、寄生虫（血管圆线虫、棘颚口线虫、弓蛔虫、囊尾蚴）引起的或嗜酸细胞性脑膜炎和细菌性脑脓肿（脑成像表现为占位性损伤）、恶性肿瘤（如胶质瘤、淋巴瘤、肺癌、淋巴瘤和乳腺癌等肿瘤引起的癌性脑膜炎）、自身免疫性脑炎等。脑脊液隐球菌涂片、培养和 CrAg 检测在 CM 诊断上有很大的优势，需要积极运用。mNGS 检测在诊断病毒、细菌、真菌和寄生虫感染方面具有一定的优势，常规方法未检测到病原体且怀疑为中枢神经系统感染者，有条件进一步行 mNGS 检测可进一步提高病原学检出率。仍然诊断困难时，必要时做脑组织活检，进行病理学检测。

【治疗】

隐球菌性脑膜炎治疗包括抗真菌治疗、对症支持治疗及手术治疗等三部分。

1. 抗真菌治疗

抗真菌治疗中强调分期治疗、联合用药和多途径给药，通常当临床症状消失和脑脊液检查正常后，还需连续 3 次检查脑脊液无隐球菌后方可考虑停药。目前治疗真菌的特效药物主要是两性霉素 B、5-氟胞嘧啶和氟康唑。

(1)两性霉素 B:是一种多烯类杀真菌药，具有广谱抗真菌作用，对隐球菌、念珠菌、曲霉菌、毛霉菌等敏感，是治疗隐球菌性脑膜炎的首选药物。常用作急性期的治疗。用法如下：成人首次 1~2mg/d，加入 5%的葡萄糖液 500ml 中，避光缓慢滴注 6~8h。根据患者的耐受程度，以后每日增加剂量 2~5mg，逐渐达到 0.7~1mg/(kg·d)的治疗量，疗程视病情而定，可长达 3~6 个月，总剂量达到 3.0~4.0g。药物在给药前可同时给予地塞米松 2~5mg，以减轻副作用。两性霉素 B 不良反应多且严重，主要不良反应有肾损害、血栓性静脉炎、寒战、发热等。为减少两性霉素 B 用量，目前主张 5-氟胞嘧啶与两性霉素 B 联合治疗。两性霉素 B 脂质体治疗隐球菌性脑膜炎疗效与两性霉素 B 相当，不良反应少，特别是肾毒性较小，但因其价格昂贵而制约了其临床使用。

(2)5-氟胞嘧啶：可干扰真菌细胞中嘧啶的生物合成，本药容易透过血脑屏障。单独使用本药易产生耐药性，常在急性期与两性霉素 B 联合应用可提高疗效。口服和静脉给药剂量为(50~150)mg/(kg·d)，分 3~4 次口服、2~3 次静脉滴注。毒副作用比两性霉素 B 少，可出现食欲缺乏，白细胞或血小板减少，肝肾功能损害，精神症状和皮疹等，停药后不良反应消失。

(3)氟康唑：属于三唑类，为广谱抗真菌药，对隐球菌和白色念珠菌导致的中枢神经系统感染有效。本药耐受性良好，容易透过血脑屏障。氟康唑不良反应较两性霉素 B 小，主要不良反应有恶心、腹痛、腹泻、胃肠胀气及皮疹等。但氟康唑主要对隐球菌有抑菌作用，杀菌作用不及两性霉素 B,一般用作两性霉素 B 诱导治疗 2 周后的序贯治疗(巩固期和慢性期)。这种序贯治疗既得益于两性霉素 B 初期的迅速治疗作用,然后换用氟康唑从而又避免了长期使用两性霉素 B 带来的毒副作用。氟康唑剂量为 200~400mg/d,加入 5%葡萄糖 250~500ml 缓慢静滴。2010 年美国感染病协会 IDSA 关于中枢神经系统隐球菌感染的抗真菌治疗方案进行了更新,指南指出 HIV 阴性患者推荐诱导期应用两性霉素 B 0.7~1mg/(kg·d)联合氟胞嘧啶 100mg/(kg·d),至少 4 周;巩固期再续用氟康唑 200mg/d,6~12 个月。而 HIV 阳性患者或器官移植等免疫功能低下患者,除急性期诱导治疗及巩固治疗外,需长期或终身服用氟康唑维持治疗。

(4)伊曲康唑:属于三唑类抗真菌药,抗菌谱与氟康唑相似,可用于不能耐受氟康唑的患者维持期治疗。但由于其难以透过血脑屏障,在脑脊液中浓度极低,而限制了其在中枢神经系统真菌感染的应用,仅作为中枢神经系统抗真菌治疗的二线用药。有临床研究表明该药对中枢神经系统曲霉感染有较好的疗效。抗真菌类药物毒副作用较大,应用过程中需严密观察患者不良反应。一旦出现毒副反应需减少药物剂量或暂停用药,待症状好转后再继续给药。目前,两性霉素 B 对鞘内神经组织的毒副作用仍不清楚,选用鞘内注射时还应慎重。

2. 对症及支持治疗　控制颅内压升高,防止脑疝发生是隐球菌性脑膜炎最重要的对症治疗。必要时给予止痛药治疗头痛。因机体慢性消耗很大,应注意患者的全身营养状况及加强护理,防止感染并发症。

3. 外科手术治疗　如颅内压持续升高超过 300mmH$_2$O 且脑室扩大者,可考虑外科脑室引流术;诊断不明的患者可行脑实质或脑膜活检;真菌性脑脓肿需在两性霉素 B 的基础上行外科手术切除;隐球菌性肉芽肿直径超过 3cm 可考虑手术切除。术后患者多需延长内科抗真菌治疗。

【预后】

本病常进行性加重,预后不良,死亡率较高。若能早期诊断,积极应用抗真菌药物治疗,尚能存活,未经治疗者常在数月内死亡。经过治疗的患者也常见神经系统并发症和后遗症,病情可在数年内反复缓解和加重。

第五节 进行性多灶性白质脑病

进行性多灶性白质脑病(progressive multifocal leukoencephalopathy,PML)是一种由人类多瘤病毒中的 JC 病毒引起的少见的亚急性致死性脱髓鞘疾病，病情进展迅速，多在发病1年内死亡。常发生于免疫功能缺陷或抑制患者，健康者也可患 PML,但较罕见。近年来随着我国 AIDS 患者的增多和器官移植增加以及免疫抑制剂的广泛应用，PML 的发病率已明显增加。

【病因与发病机制】

有学者已从少数 PML 患者脑组织中分离出 JC 病毒，认为 PML 与 JC 病毒感染有关，但具体的发病机制仍不明确。JC 病毒是一种广泛存在的病毒，可长期存活于人的肾脏和 B 淋巴细胞中。约65%的成人体内存在 JC 病毒的特异性抗体。当机体免疫功能低下时，JC 病毒随激活的 B 淋巴细胞经血液循环进入中枢神经系统，其转录因子可选择性作用于少突胶质细胞，导致少突胶质细胞所支持的髓鞘破坏，致使广泛多灶性白质脱髓鞘。

【病理】

1. 大体所见：大脑外观有不同程度的萎缩，切面上可见多发脱髓鞘病灶，早期病灶位于白质和灰质的交界处，到疾病晚期病灶扩大和相互融合，主要位于白质并且可向灰质延伸。以上改变亦可见于小脑、脑干白质，但脊髓很少侵犯。

2. 镜下所见：病灶为脱髓鞘改变，以大脑皮质下的白质最明显，呈多灶性髓鞘脱失，有的病灶融合成小叶状，其周围有炎性细胞浸润。病灶区少突胶质细胞脱失，残留在病灶周围的少突胶质细胞的胞核增大、深染，可见核内包涵体。电镜检查可见少突胶质细胞核内有两型病毒颗粒，一种病毒颗粒呈晶状排列，亦可呈疏松状排列；另一型则呈管状。这些包涵体由 JC 病毒颗粒组成。

【临床表现】

PML 呈亚急性起病，少数急性起病，病情进展迅速，多在发病1年内死亡。由于脑内呈多灶性损害，临床症状和体征多种多样。早期以智能障碍和(或)人格改变较为常见智能障碍主要表现为注意力不集中，记忆力下降，计算力、判断力等认知功能损害。病程后期表现为皮层(顶叶综合征、Gerstmann 综合征等)及传导通路功能障碍(偏瘫等),脑神经损害(构音障碍、眼肌麻痹、视野缺损等)等。患者除有以上神经系统病损的临床表现外，常合并其他恶性病变。

【辅助检查】

1. 脑脊液检查：CSF 常规检查多正常，偶有少量单核细胞或蛋白轻度增高。

2. 脑电图：多为局限性或弥漫性非特异性慢波。

3. 影像学检查：头颅 CT 和 MRI 检查对于判断 PML 病变累及范围以及临床表现与病灶符合的程度有一定意义。典型患者头颅 CT 可见皮质下白质内有多个不规则低密度区，无占位效应，无强化。头颅 MRI 显示皮质下白质的病灶更为清楚。T1 加权像显示病灶为低信号或等信号，T2 加权像呈高信号（见图6-6）。

4. 病毒抗体检测：因机体原发感染已具有 JC 病毒抗体，且抗体水平稳定，所以血清学检测意义不大。脑脊液 JC 病毒抗体滴度明显高于血清滴度时，对诊断有一定意义。

5. 脑活检：是诊断 PML 的金标准。光镜下病灶区少突胶质细胞脱失，病灶周围少突胶质细胞核内有嗜酸性包涵体，电镜下可见核内病毒颗粒。

6. 病毒的培养分离：因操作复杂，耗时较长，临床应用受限。

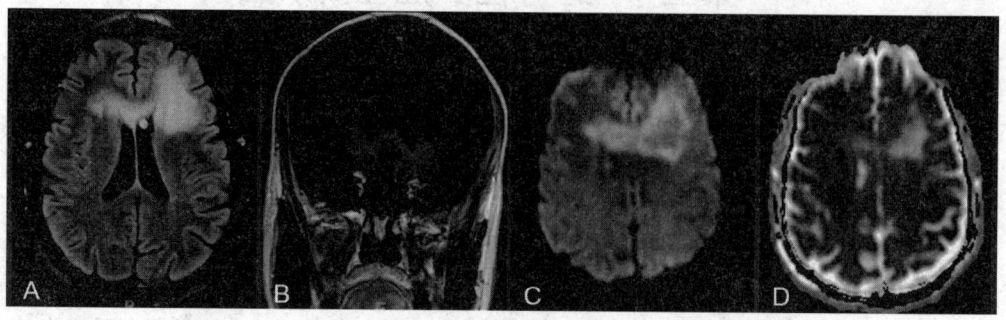

图6-6：47岁男性HIV患者，诊断进行性多灶性白质脑病

【诊断】

免疫功能低下患者出现典型的进行性神经功能缺损症状和体征，影像学显示多发皮质下白质病变，临床应高度怀疑 PML。脑脊液中发现 JC 病毒抗体滴度明显升高；脑脊液 PCR 检测到 JC 病毒 DNA；脑活检和免疫组化发现 JC 病毒可确诊。

【鉴别诊断】

PML 需要和多发性硬化、急性播散性脑脊髓炎等脱髓鞘疾病鉴别，多发性硬化脱髓鞘病灶多位于脑室旁，急性播散性脑脊髓炎病灶多位于小静脉周围。需要注意的时，随着多发性硬化 DMT 药物的广泛使用，多发性硬化患者应用那他珠单抗可并发 PML。

PML 还需要和朊蛋白病进行鉴别，两者均具有临床表现多样、病情进展迅速的特点，但朊蛋白病主要侵犯中枢神经系统灰质(皮层及白质内核团)，有典型脑电图、头颅影像表现，脑电图出现周期性三相波，头颅 MRI 的 DWI 加权像显示大脑皮层"缎带征"，PML 主要侵犯白质，且缺乏上述表现，依此可对两者鉴别。

【治疗】

本病目前尚无针对 JC 病毒的特异性治疗方法，以支持和对症治疗为主，加强护理，预防并发症。对于合并有其他恶性病变患者，需要积极治疗原发疾病。

【预后】

本病进展迅速，多在发病 1 年内死亡，极少数存活数年。

第六节 克雅氏脑病

克雅氏脑病 Creutzfeldt-Jakob 病(Creutzfeldt-Jakob disease,CJD)是指由朊蛋白感染而表现为精神障碍、痴呆、帕金森样表现、共济失调、肌阵挛、肌肉萎缩等的慢性或亚急性、进展性疾病，又称为皮质-纹状体-脊髓变性(corticostriatal-spinal degeneration)、亚急性海绵状脑病(subacute spongiform en-cephalopathy)等。1920 年和 1921 年分别由 Creutzfeldt 和 Jakob 首先报告，并由此而命名。克-雅病按病因可分为散发型克-雅病（sporadic Creutzfeldt-Jakob disease, sCJD）、遗传型克-雅病（genetic Creutzfeldt-Jakob disease, gCJD）、获得型克-雅病（包括医源型克-雅病及变异型克-雅病）。其中 sCJD 最为常见，约占 85%；gCJD 在同系血缘亲属中具有聚集发病现象，其确诊依赖朊蛋白基因(prion protein gene, PRNP)检测出特定致病位点突变，占 5%～15%；其余为获得型克-雅病。按照国际发病率（1～2）/100 万计算，我国克-雅病每年发病约 1400～2800 例。在报道的中国人群中，克-雅病可见于成人各年龄段（18～87 岁），中位年龄 60 岁左右，好发于 50～70 岁，尚无儿童发病的报道；克-雅病无性别倾向，男女发病比例相近。克-雅病多呈亚急性起病，也可以急性起病，呈卒中样发作，疾病快速进展。一般无明显诱发因素，其典型临床症状为快速进展性痴呆，同时伴有共济失调、锥体系及锥体外系受累症状、肌阵挛、视觉障碍等一系列症状群。该疾病不可治，患者常在数月内死亡。

【病因】

sCJD 的病因尚不清楚，目前主要的假说是通过 20 号染色体的短臂上编码 PRNP 的体细胞突变或内源性起源的正常细胞型朊蛋白（cellular prion protein, PrPC）自发地错误折叠成致病型朊蛋白（scrapie prion protein, PrPSc）。gCJD 是由于 PRNP 特定致病位点突变所致的常染色体显性遗传病。在人类基因突变数据库中，目前已报告的与 gCJD 相关的致病基因达 30 余个，包括点突变、八肽重复区序列的插入和缺失。

【发病机制】

健康人体内存在正常的朊蛋白，即 PrP°。当外来致病的朊蛋白或遗传性突变导致 PrP° 变为 PrP 时，PrP 会促进 PrP 转化为越来越多的 PrP，致使神经细胞逐渐失去功能，导致神经细胞死亡，从而引起中枢神经系统发生病变。

【病理】

大体病理可见脑呈海绵状变性，皮质、基底节和脊髓萎缩变性，与病程长短有关。脑萎缩特点是对称性大脑萎缩，严重者纹状体、丘脑萎缩。海绵状改变在皮层最严重，其次为基底节、小脑和丘脑。显微镜下可见神经元丢失、星形胶质细胞增生、海绵状变性，即细胞胞浆中空泡形成和感染脑组织内可发现异常 PrP 淀粉样斑块，无炎症反应。电镜显示这些空泡系神经元的囊性扩张和神经膜的局灶性坏死，其泡内有细胞膜碎片相似的卷曲结构。变异型 CJD 的病理学改变为海绵状变性，以丘脑最为明显，且海绵状区域出现 PrP 阳性的淀粉样斑块与传统的类型不同。

【临床表现】

克-雅病患者临床表现具有显著异质性，分为典型临床症状和非典型临床症状：

1.典型临床症状

(1).皮质受累症状：

1).认知障碍：是克-雅病患者最常见的临床表现。患者早期常表现为记忆力减退，判断力、注意力下降等，随疾病进展多数患者在数月内进展为痴呆。快速进展性痴呆是克-雅病患者最常见的特征性症状。至疾病晚期，患者可表现为无动性缄默、去皮质强直等。

　　2).肌阵挛：肌阵挛是克-雅病的特征性表现之一，尤其是声光或皮肤触碰诱发的肌阵挛，但在疾病早期或晚期如痴呆症状较为明显时，可无肌阵挛。

　　3).精神症状：发病初期可有轻微的精神异常，如情感淡漠或兴趣下降，但仍保持相对正常的社会功能。随着疾病的进展，患者逐渐出现如抑郁、焦虑、易激惹、人格改变、脱抑制、幻觉、妄想等精神症状。

　　4).视觉障碍：表现为视力下降或视物模糊、视野缺损、视物变形（如视物显小/大症、色觉障碍等）、视物成双、皮质盲、Anton综合征等。部分克-雅病患者在疾病早期仅表现为孤立性视觉症状，在随后的几周至几个月内出现其他典型症状。

　　5).痫性发作：常见的发作形式包括局灶性运动性发作和全面性发作，多于疾病晚期出现。也有极少部分患者以持续性部分性癫痫或非惊厥癫痫持续状态为主要症状。

　　(2).小脑受累症状：患者常表现为行走不稳，体格检查可见共济失调和眼球震颤。少部分患者可表现为孤立性共济失调，至疾病晚期才出现认知障碍及其他症状。

　　(3).锥体外系症状：患者可表现为动作迟缓、肢体震颤和肌强直。在国人克-雅病患者中，以肌强直最常见，其他依次为运动迟缓、肢体震颤。

　　(4).锥体系症状：大多数患者会出现皮质脊髓束受累的征象，包括反射亢进、病理征阳性和痉挛等表现。

2、非典型临床症状

　　克-雅病的非典型症状包括言语障碍、头晕、头痛、睡眠障碍（如嗜睡、失眠）、肢体麻木或无力、自主神经功能障碍、肌萎缩、假性延髓麻痹、脑神经病变（如动眼神经、三叉神经、前庭窝神经损害）、周围神经病变、肌张力障碍（如舞蹈症、眼睑痉挛、手足徐动症）等。约30%左右克-雅病患者以非典型临床症状作为首发症状，其中以头晕和睡眠障碍最为常见。部分克-雅病可模仿其他中枢神经系统退行性改变，症状类似于阿尔茨海默病、亨廷顿病、额颞叶痴呆、皮质基底节变性和进行性核上性眼肌麻痹等。

【辅助检查】

1.实验室检查

　　现有证据表明，血液学检查对于克-雅病的诊断价值有限，但脑脊液检查对于克-雅病诊断和鉴别诊断具有重要意义。

　　(1).实时震动诱导蛋白扩增（real-time quaking-induced conversion, RT-QuIC）RT-QuIC是一种通过蛋白扩增来检测样本中极微量蛋白的临床检验方法。脑脊液、皮肤PrPSc-RT-QuIC阳性对克-雅病的诊断和鉴别诊断具有十分重要的意义，在国外的克-雅病诊断标准中，其诊断证据级别仅次于病理。在我国，目前该方法仍应用不足。RT-QuIC在克-雅病的诊断中，其敏感度和特异度分别为73%~96%和99%~100%。对于伴有进展性神经精神症状的患者，若RT-QuIC阳性，则可诊断为很可能克-雅病。但在不同的克-雅病亚型中，RT-QuIC的诊断效能有所差异。皮肤病理学诊断是当前诊断神经退行性疾病的趋势和方向之一。应用皮肤样本进行RT-QuIC检测对于该疾病的诊断也具有重要的意义，且可能具有更高的敏感度。因此，对于脑脊液RT-QuIC阴性或存在腰椎穿刺禁忌证时，可考虑进行皮肤RT-QuIC。皮肤活组织检查（活检）术应由有经验的临床医师进行，活检部位可选择耳后、手臂内侧、大腿内侧、下背部或腹部皮肤等部位，取样深度应达到皮肤真皮层，操作过程中尽量使用一次性器械和用品。

(2).脑脊液常规和生化检查　克-雅病患者的脑脊液常规和生化检查基本正常，约40%的患者脑脊液蛋白可有轻微升高。该特征有助于与感染性（如病毒性脑炎）和自身免疫性（如副肿瘤性和自身免疫性脑炎）疾病等相鉴别。

(3).14-3-3蛋白　脑脊液14-3-3蛋白是诊断克-雅病常用的生物标志物之一。但14-3-3蛋白对克-雅病的诊断缺乏特异性，在其他神经退行性疾病、中枢神经系统感染、脑血管病等疾病中均可呈阳性结果。在我国已报告的克-雅病文献中，脑脊液14-3-3蛋白的阳性率为34.1%~74.1%。在我们数据汇总中，脑脊液14-3-3蛋白阳性率为56.0%（94/168）。荟萃分析发现，脑脊液14-3-3蛋白诊断克-雅病的敏感度和特异度分别为92%和80%。但在疾病早期，脑脊液14-3-3敏感度不高且在不同类型的克-雅病中，敏感度有所差异。当具有克-雅病典型临床症状时，脑脊液14-3-3蛋白阳性支持克-雅病的诊断。

(4).tau蛋白　多数克-雅病患者脑脊液总tau蛋白显著升高，磷酸化tau蛋白不升高或升高不明显。在克-雅病的诊断中，总tau蛋白敏感度和特异度均约为90%。此外，在克-雅病患者中，磷酸化tau蛋白与总tau蛋白比值显著下降，有助于与其他神经退行性疾病相鉴别。

(5).其他生物标志物　研究发现，神经丝轻链蛋白、S100b、α-突触核蛋白、神经元特异性烯醇化酶等在克-雅病的诊断和鉴别诊断中亦有重要价值，但需进一步验证

2.脑电图检查

脑电图可以为克-雅病的诊断提供较可靠的依据。在疾病初期，脑电图常表现为基本节律的慢化；在疾病终末期，表现为低平脑电图活动或α样波。典型脑电图表现为周期性尖慢复合波（periodic sharp wave complexes, PSWCs），多在疾病中晚期出现。这种波形具有以下特征：每个综合波持续100~600ms，短周期（期间间隔0.5~2.0s，约1s1次），且至少有5个重复的综合波（每个综合波时程差别需<500ms）。在中国人克-雅病患者中，PSWCs的出现率为17.2%~65.3%。（见图6-7）

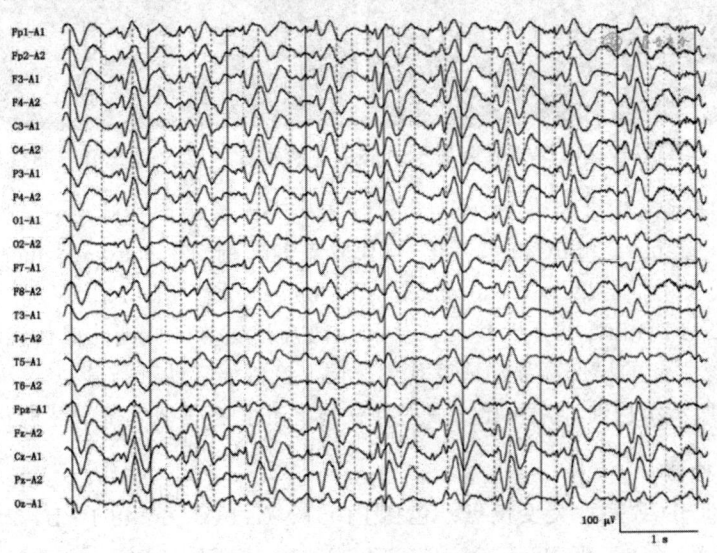

图6-7：CJD患者三相波

3.影像学检查

(1)头颅 CT:早期无明显异常，中后期可出现脑萎缩性改变。

(2)头颅 MRI:头颅 MRI 是诊断克-雅病的重要手段之一，绝大多数 CJD 患者可观察到特征性改变，即弥散加权成像（diffusion-weighted imaging，DWI）或液体衰减反转恢复序列（fluid attenuated inversion recovery，FLAIR）上出现至少两个皮质区域（额、颞、顶、枕）和（或）基底节区[尾状核和（或）壳核]高信号。在中国人克-雅病患者中，头颅 DWI 或 FLAIR 上高信号的发生率为 83.3%~96%，皮质高信号更常见。在克-雅病的诊断中，DWI/FLAIR 高信号具有高敏感度（92%）及特异度（97%）。多数患者在首诊时，头颅 MRI 便已出现异常高信号且这种异常高信号可先于首发症状数个月出现。在 DWI 成像时，由于 T2 穿透效应的影响，可能会造成 DWI 假阳性表现（常见部位如额叶、颞极、边缘叶），此时，需结合表观弥散系数图（apparent diffusion coefficient，ADC）成像共同分析。（见图 6-8）

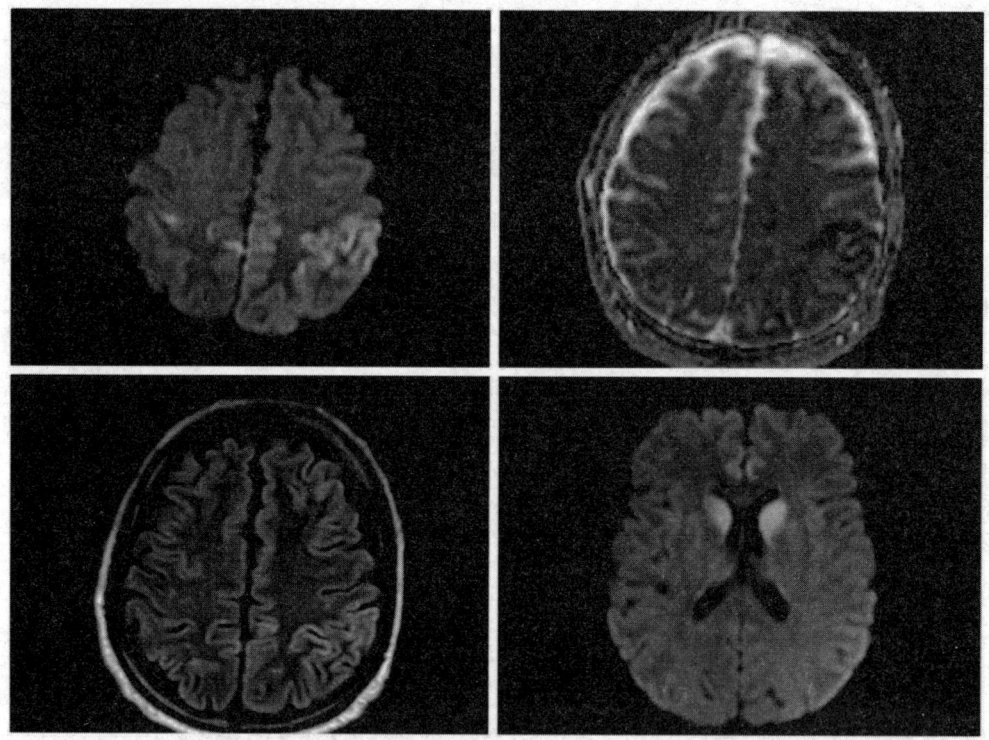

图6-8：CJD患者核磁DWI成像显示：皮层"彩带征"以及基底节"曲棍球征"

(3)放射性核素检查 包括单光子发射计算机体层摄影（single-photon emission computed tomography，SPECT）、18F-氟代脱氧葡萄糖（2-deoxy-2-fluoro-glucose，FDG）正电子发射体层摄影（positron emission tomography，PET）。对于克-雅病患者，SPECT 和 18F-FDG PET 显示为广泛皮质和（或）基底节区低灌注或低代谢，这与自身免疫性脑炎引起的局部高灌注或高代谢不同，该特征有助于与其他疾病的鉴别。此外，与 MRI 所示结构性异常相比，放射性核素检查能更早地发现灌注或代谢异常。

4.PRNP 检测

常见的 gCJD 致病性突变位点，包括 P105T、G114V、R148H、D178N-129VV、V180I、T183A、T188A/K/R、E196A/K、E200K/G、V203I、R208H、V210I、E211Q、A224V、M232R、1~7 个八肽重复区插入及 2 个八肽重复区缺失。此外，PRNP 第 129

位密码子上的蛋氨酸-缬氨酸(M/V)多态性及第219位密码子上谷氨酸-赖氨酸(E/K)多态性不仅影响gCJD患者的疾病表型,也影响sCJD的疾病易患性及临床特征。在国外gCJD患者中,PRNP致病性突变位点以E200K、V210I、D178N-129VV最为常见,第129位氨基酸M/M、M/V和V/V基因型分别占66%~74%、11.0%~25.8%、6.3%~16%;而在健康人群中,M/M、M/V和V/V基因型分别占39%、50%、11%。而在国人gCJD文献报告及数据汇总中,PRNP致病性突变位点以T188K、E200K、G114V更为常见,第129位氨基酸M/M、M/V和V/V基因型分别占97.9%~100%、2.1%、0;在健康汉族人群中,第129位氨基酸为M/M、M/V和V/V基因型分别占94%、6%、0。由于PRNP致病位点的不完全显性、新生突变等原因,约68%的gCJD患者具有阳性家族史,但不同致病位点的阳性家族史具有显著差异,如在V201I gCJD患者中,阳性家族史仅有10%左右。在我们的数据汇总中,46%(144/313)的克-雅病患者进行了PRNP检测;阳性率为9.0%(13/144),在这部分gCJD患者中,阳性家族史仅占2/13。2015年,我国国家疾病预防控制中心对39例gCJD进行分析发现,仅1/3的患者伴有阳性家族史。T188K、E200K作为国人常见的gCJD致病性突变位点,其阳性家族史比例分别为37.5%和13.3%。

5.脑活检

通过尸检或活检脑组织切片,应用免疫印迹试验和免疫组织化学方法检测脑组织PrPSc是唯一的朊病毒特异性检测方法。脑组织镜下可见神经元丢失、星形胶质细胞增生、海绵状变性或PrPSc阳性的淀粉样斑块沉积。但由于PrPSc在脑内沉积的部位不同,导致脑活检的敏感度较低(20%~60%)。虽然组织病理学可明确诊断克-雅病,但大多数患者无需进行脑活检,进行脑活检的主要目的是排除其他可治疗的病因,而不是为朊蛋白病提供明确证据。

【诊断】

诊断级别分为可能的CJD、很可能的CJD和确诊的CJD

A.临床症状和体征

(1)核心临床症状:快速进展性痴呆

(2)主要临床症状和体征:小脑损伤、精神症状、肌阵挛、视觉障碍、锥体外系损伤、锥体束征、无动性缄默

(3)非典型临床症状:言语障碍、头晕、睡眠障碍、自主神经功能障碍、肢体麻木或无力

B.辅助检查特征

(1)脑脊液/皮肤 RT-QuIC 阳性

(2)头颅 MRI 提示至少两个皮质区(额、颞、顶、枕)和(或)基底节区(尾状核/壳核)出现 DWI/FLAIR 高信号

(3)脑电图提示周期性尖慢复合波

(4)脑脊液 14-3-3 蛋白阳性

C.确诊特征

(1)脑组织病理学检测出现神经元丢失、胶质细胞增生、海绵状变性或PrpSc阳性的淀粉样斑块沉积

(2)脑组织免疫组织化学/免疫印迹试验检测存在蛋白酶抗性 PrpSc

(3)PRNP 特定位点突变

D.诊断标准

可能的 sCJD:
(1)满足核心临床症状+其他任意 2 项主要临床症状和体征
(2)满足任意 1 项临床症状和体征+1 项或多项第 2~4 条辅助检查特征

可能的 gCJD

满足第 1 或 2 条可能的 sCJD 诊断标准+阳性家族史

需同时满足:病程一般<2 年,且通过全面的辅助检查排除其他病因(如脑炎、线粒体脑病等)

很可能的 sCJD
(1)满足第 1 条可能的 sCJD 诊断标准+1 项或多项第 2~4 条辅助检查特征
(2)满足进展性神经精神症状+第 1 条辅助检查特征

很可能的 gCJD

满足第 1 或 2 条很可能的 sCJD 诊断标准+阳性家族史

确诊的 sCJD

满足可能的/很可能的 sCJD 诊断标准+任意 1 项第 1~2 条确诊特征

确诊的 gCJD

满足可能的/很可能的 s/gCJD 诊断标准+第 3 条确诊特征

【鉴别诊断】

本病精神和智力障碍要与 Alzheimer 病、额颞叶痴呆、路易体痴呆及帕金森病伴发的认知障碍相鉴别。CJD 病情进展迅速,有其他局灶性损害表现,而 Alzheimer 病等疾病多进展缓慢,且脑电图检查无典型的周期性三相波。锥体外系损害需与肝豆状核变性、震颤麻痹、多系统萎缩、遗传性进行性舞蹈病鉴别;这些疾病中没有脑电图检查中典型的周期性三相波,也无肌阵挛。

【治疗】

本病无有效的治疗方法,临床仅为对症处理。CJD 患者一经确诊,首先应进行隔离,并对患者使用过的生活用品和医疗用品进行彻底销毁。

【预后】

CJD 患者死亡率达 100%,绝大多数在发病 1 年内死亡,平均存活时间为 6 个月。

第七节 神经梅毒

神经梅毒(neurosyphilis)指梅毒螺旋体感染神经系统（包括脑、脊髓、周围神经）所引起的慢性综合征。神经梅毒是梅毒的晚期表现。4%~10%未经治疗的梅毒患者最终会发展为神经梅毒。早期梅毒主要侵犯皮肤和黏膜，晚期梅毒则侵犯内脏，特别是中枢神经系统和心血管系统。神经梅毒侵犯的病变部位较广，包括脑脊髓膜、血管和脑、脊髓实质等。在我国，20世纪50~60年代，梅毒曾得到了很好的控制。但是，20世纪80年代后，梅毒和神经梅毒的发病率又呈现上升趋势。

【病因】

神经梅毒病因为感染苍白密螺旋体。通常在感染后3~18个月内侵入中枢神经系统。感染途径有两种，先天梅毒是通过胎盘由患病母亲传染给胎儿，即胎传梅毒。后天传染则是通过性行为而感染梅毒螺旋体。

【发病机制】

人类感染苍白密螺旋体后，梅毒螺旋体与血管内皮细胞膜上的透明质酸酶相黏附，分解内皮细胞膜上的粘多糖，从而引起血管支架的重要基质被破坏，造成小动脉管腔狭窄甚至闭塞，使远端出现供血不足，引起闭塞性动脉炎、动脉内膜炎、动脉周围炎、动脉瘤等。螺旋体感染还可引起脑膜、脊膜和小动脉的淋巴细胞、浆细胞等炎性细胞浸润，导致脑膜、脊膜变厚，引起脑软化、脊髓炎和神经炎等。实质损害表现为脑、脊髓神经细胞变性，数量减少，胶质细胞增生，大脑皮质、脊髓后索及后根萎缩。多数病例于梅毒感染后2年即可出现临床症状，但也有约10%梅毒患者感染后经过数年甚至数十年的潜伏期才开始出现临床表现，也有终生不发病者。发病与否取决于患者对梅毒螺旋体的免疫反应。

【病理】

神经梅毒的病理可见到间质型和主质型两类病变。间质型病理改变主要有急性脑膜炎、动脉及动脉周围的炎性浸润、梅毒性树胶样肿(肉芽肿)。主质型病理改变则以神经细胞的脱失、脱髓鞘等为主。1.间质型病理:(1)脑膜炎：以脑底脑膜最为明显，肉眼可见脑膜增厚，并常延续到脊髓的上颈段。镜下可见软脑膜组织血管周围及蛛网膜内有大量的淋巴细胞和浆细胞浸润，纤维组织增生。(2)增生性动脉内膜炎：脑底动脉环、豆纹动脉、基底动脉和脊髓动脉病变为主。可见动脉血管周围炎细胞性浸润。(3)梅毒性树胶样肿：在大脑的硬膜和软膜处肉眼可见多个较小、亦可为单个较大的梅毒性树胶样肿。镜下呈现在小血管周围组织增生，中央坏死区，外周围绕单核及上皮样细胞，偶有巨噬细胞浸润，最外层由成纤维细胞及结缔组织包绕。2.主质型病理:额叶、颞叶和顶叶前部脑回萎缩。脑组织神经细胞弥漫性变性、坏死和脱失，伴有胶质细胞的增生及神经纤维的斑块样脱髓鞘。脱髓鞘以皮层内弓状纤维最为显著。脊髓痨型神经梅毒还可见到脊神经后根和脊髓后索变性及萎缩，镜下可见明显的脱髓鞘，并以下胸段和腰骶段最为明显。

【临床表现】

神经梅毒依据病理变化和临床表现的不同分为：无症状型神经梅毒、间质型(梅毒性脑膜炎、血管型梅毒和树胶样肿型神经梅毒)、主质型(脊髓痨和麻痹性痴呆)3种。

1.无症状型神经梅毒 患者无症状，极个别病例伴有瞳孔异常，辅助检查仅脑脊液呈轻度炎性反应，梅毒血清反应阳性。

2.间质型神经梅毒

(1)梅毒性脑膜炎:多发生在梅毒感染未经治疗的2期,主要为青年男性。急性梅毒脑膜炎起病较急,伴有明显的头痛、呕吐及脑膜刺激征。偶可见意识障碍、谵妄、抽搐发作、精神异常和脑神经麻痹。另外,亚急性或慢性起病者以颅底脑膜炎多见,脑神经Ⅱ、Ⅲ、Ⅳ、Ⅴ、Ⅵ和Ⅷ受累,若影响脑脊液循环还可出现高颅压症状。

(2)血管型梅毒:多在感染后2~10年发病,神经症状缓慢出现或突然发生,体征取决于闭塞的血管。脑血管型梅毒可见偏瘫、偏身感觉障碍、偏盲、失语等,偶可见局限性癫痫、脑积水和脑神经麻痹。脊髓血管梅毒可表现为横贯性(脊膜)脊髓炎,运动、感觉及排尿障碍,需与脊髓痨鉴别。

(3)树胶样肿型神经梅毒:包括脑树胶样肿和脊髓树胶样肿,脑树胶样肿的表现类似于脑肿瘤、脑脓肿或脑结核病;脊髓树胶样肿即为脊膜肉芽肿。

3.主质型神经梅毒

(1)脊髓痨:

①起病隐袭,潜伏期长,多于感染后8~12年发病,最长可达30年。

②下肢脊神经根支配区域短促、阵发、电击样疼痛,可有感觉异常如束带感和蚁走感。

③随着病程的发展,可出现深感觉障碍,感觉性共济失调,行走时步态蹒跚,患者自感步行时有踩棉花感。

④部分患者可出现内脏危象,如胃危象,表现为阵发性上腹部剧痛及持续性呕吐,而无腹肌强直及压痛。膀胱危象出现下腹部疼痛及尿频等。

⑤原发性视神经萎缩,表现为视物模糊及视野缩小。

⑥阿-罗瞳孔(Argyll-Robertson pupil)是重要体征,其他体征可见膝反射和踝反射消失、小腿振动觉及位置觉缺失和Romberg征阳性。

(2)麻痹性痴呆:

①多于初期感染后10~30年发病,发病年龄通常在40~50岁,男性多于女性。

②临床症状以进行性痴呆合并神经损害征象为主。早期表现为注意力不集中、遗忘、焦虑、易疲劳或性格改变、记忆力减退、计算力和判断力降低、自制力差,逐渐进入痴呆。若伴有血管病变则可出现肢体瘫痪、偏身感觉障碍、偏盲及失语等。少数患者伴有癫痫。③神经体征可见:手、唇、舌细小或粗大震颤,言语含糊,腱反射亢进及病理征阳性。

【辅助检查】

1.一般检查(1)脑脊液:压力增高,以淋巴细胞为主的白细胞增多,一般在$100×10^6/L$以下,蛋白增高,为0.5~1.5g/L,IgG、IgM增高,糖和氯化物正常。有学者认为,CSF白细胞计数与神经梅毒的活动性相关,是检测神经梅毒疗效的敏感指标。(2)颅脑CT、MRI:神经梅毒可以有多种影像学表现,包括脑萎缩、白质病变、肉芽肿、皮层或皮层下梗死以及脑膜强化等,但均缺乏特异性。

2.特殊病原学检查

(1)非特异性螺旋体检测试验:包括性病检查试验(venereal disease research laboratory, VDRL)、快速血浆抗体试验(rapid plasma reagin, RPR)和梅毒螺旋体凝集试验(treponema palli- dum hemagglutination assay, TPHA)。3种试验检测方法中血清检测结果不及脑脊液检测结果对梅毒诊断的提示作用强。血清试验阳性只表明以前接触过梅毒螺旋体,而脑脊液试验阳性,则提示可能为神经梅毒。脑脊液VDRL用于诊断神经梅毒的特异性为100%,但敏感性低。目前已经基本上被RPR取代,RPR特异性同VDRL

相当，敏感性高于 VDRL,脑脊液 RPR 阳性则神经梅毒诊断成立。TPHA 敏感性高，但有假阳性，因此，脑脊液 TPHA 阳性(滴度大于 1:80)对诊断神经梅毒有帮助，脑脊液 TPHA 阴性基本可排除神经梅毒。

(2)特异性螺旋体血清学试验：常用方法有螺旋体固定术试验(treponema pallidum immobi-lization,TPI) 和荧光螺旋体抗体吸附试验 (fluorescent treponemal antibody-absorption test,FTA-ABS)。FTA-ABS 具有敏感性高的特点，但也存在不足：在腰椎穿刺或血脑屏障破坏时极少量血液也可导致假阳性反应。它仅是定性试验，无法了解滴度；阳性时间持续长，即使在充分治疗后仍呈阳性，因此，不能用于治疗的随访。

【诊断】

神经梅毒的诊断必须慎重，诊断依据要充分，需结合流行病学资料、临床表现和实验室检查才能确诊。神经梅毒的诊断依据为：①先天或后天梅毒感染史；②有神经梅毒的临床症状和体征，如阿-罗瞳孔等；③血清和脑脊液梅毒特异性试验阳性。

【鉴别诊断】

神经梅毒侵犯部位较广，涉及脑膜、脑脊膜、脑实质、脊髓、周围神经等，因此，临床应注意与各种类型的脑膜炎、脑炎、脑血管病、各种原因引起的痴呆、脊髓或周围神经疾病等相鉴别。病史和病原学检查有助于鉴别诊断。

【治疗】

神经梅毒的治疗首选大剂量青霉素，应及时、足量、足疗程，对于无症状或有症状的梅毒患者均可使用且安全有效。治疗包括驱梅治疗和对症治疗。

1.驱梅治疗

(1)水溶青霉素：为首选药物，安全有效，可预防晚期梅毒的发生。剂量为每天(1800~2400)万单位，每 4 小时 1 次，静脉滴注，10~14 天为 1 疗程。然后，再用苄星青霉素 240 万单位肌肉注射，每周 1 次，共 4 周。

(2)普鲁卡因青霉素：每日 240 万单位，肌肉注射。丙磺舒可通过减少肾脏排泄而增强青霉素的血清效价水平。故治疗中可同时口服丙磺舒，每次 0.5g,每日 4 次，3 周 1 疗程。

(3)头孢曲松钠：2g/d，静脉滴注，每日 2 次，连用 14 天。

(4)其他：对青霉素过敏者可选用盐酸四环素 500mg,每日 4 次，共 30 天；或静脉滴注氯霉素 1g, 4 次/天，疗程 14 天。

应用抗生素治疗梅毒时应注意预防赫氏反应(Herxheimer reaction)。赫氏反应是指在梅毒患者第一次使用抗生素治疗后，其症状反应加重，并出现寒战、高热、头痛、呕吐、全身不适、多汗，甚至休克。一般在首剂注射后 14~16 小时发生，这是由于抗生素杀死了大量螺旋体，释放大量异性蛋白及内毒素导致机体的过敏反应。在应用抗生素之前先使用皮质激素能减少赫氏反应的发生，具体方法为：青霉素等药物治疗的前 3 天，口服泼尼松，每次 20mg, 每日 1 次，连续 3 日。

在治疗后的第 1、3、6、12、18、24 个月，复查血及脑脊液。2 年后，每年复查血及脑脊液，如有阳性发现，重复治疗，直至连续 2 次脑脊液常规、生化检查正常，梅毒试验阴性。

2.对症治疗　卡马西平用于闪电样疼痛，每次 0.1~0.2g, 每日 3 次。阿托品、甲氧氯普胺和吩噻嗪类对内脏危象有效。其他还有抗癫痫治疗，抗精神病治疗及骨关节保护治疗。有明显神经压迫症状的患者应给予及时的手术治疗。

【预后】

大多数神经梅毒经积极治疗和检测，均能得到较好转归。但神经梅毒的预后与梅毒的类型有一定关系，如麻痹性神经梅毒患者若未进行治疗，3~4年死亡。而脊髓梅毒预后不确定，大多数可缓解或改善。

第八节 艾滋病的神经系统损害

艾滋病是由人类免疫缺陷病毒(human immunodeficiency virus, HIV)所引起的一种获得性免疫缺陷性疾病。艾滋病病名是英文获得性免疫缺陷综合征(acquired immunodeficieney syndrome, AIDS))缩写的音译。艾滋病自1981年被首次报道以来，现已在150多个国家和地区发现此病。据WHO估计，迄今全世界约有7500万HIV感染者和AIDS患者，而且HIV感染者和AIDS患者数正在不断增多，特别是在非洲和亚洲发展中国家。由于HIV是一种嗜神经病毒，可高度选择性地侵袭神经系统，即使给予有效抗病毒治疗，仍有30%~50%AIDS患者会出现神经系统症状，10%~27%以神经系统损害表现为首发症状。尸检发现80%~90%AIDS患者有神经系统病理改变。因此，AIDS的神经系统损害值得关注。

【病因】

AIDS的病因是感染HIV，HIV是一种反转录RNA病毒。HIV有两个亚型，HIV-1能引起免疫缺陷和AIDS，呈世界性分布；HIV-2仅在非洲西部和欧洲的非洲移民及其性伴侣中发生，很少引起免疫缺陷和AIDS。HIV感染后细胞免疫系统缺陷和中枢神经系统的直接感染是AIDS神经系统损害的病因。AIDS的主要传播方式为性传播、血液传播和母婴传播。

【发病机制】

该病毒由皮肤破口或黏膜进入人体血液后，可选择性的感染并破坏宿主的CD4+淋巴细胞、单核细胞和巨噬细胞，引起严重的细胞免疫缺陷，从而导致机体对许多机会性致病菌(如卡氏肺囊虫肺炎，弓形体病，病毒、真菌及分枝杆菌感染等)和某些肿瘤(如Kaposi肉瘤、淋巴瘤等)的易感性增高，使AIDS患者继发出现脑弓形体病、新型隐球菌脑膜脑炎、系统性淋巴瘤等神经系统疾病。另一方面，HIV病毒也是一种危险的嗜神经病毒，受感染的淋巴细胞也可通过血脑屏障直接进入中枢神经系统，并与神经细胞表面的半乳糖神经酰胺分子结合，引起直接感染，导致神经系统的功能障碍。

【病理】

HIV感染所致脑病，大体病理可见脑膜和脑实质的充血、水肿等病理改变。显微镜下可见病毒所导致的由细胞融合形成的多核巨细胞，此种细胞具有特征性。此外还可见髓鞘脱失、小胶质细胞结节、弥漫性星形胶质细胞增生和血管周围单核细胞浸润等。HIV相关脊髓病主要病理改变是髓鞘脱失和海绵状变性，以后索和侧索最为明显。继发性神经系统损害多依据机会性感染原的特点，所致病理改变有所不同。如脑弓形体病病理变化为多发性脓肿、肉芽肿，可见弓形体包囊和滋养体等。而一些转移瘤如淋巴瘤病理可见脑实质血管周围间隙或软脑膜有瘤细胞浸润等。

【临床表现】

AIDS是一种严重的全身性疾病，其临床症状多种多样，常有一些非特异性症状，如发热、体重下降、盗汗、食欲缺乏、嗜睡、咽痛、咳嗽、腹泻、消化不良、皮肤病变及眼部不适、慢性全身淋巴结及肝脾肿大等。AIDS神经系统损害的临床表现也呈现多种变化，但大体可概括为神经系统原发感染、神经系统继发感染、神经系统继发肿瘤及HIV相关脑卒中四大类。

1.神经系统原发感染

(1)急性脑膜脑炎：HIV进入人体后6周左右发病，表现为急性精神症状、意识障碍和癫痫发作。脑脊液呈非特异性炎性改变，急性期症状可在几周内消失，但脑部HIV感染仍继续存在，以后可发展为亚急性或慢性脑炎。

(2)慢性脑膜炎：表现为慢性头痛和脑膜刺激征阳性，并伴第Ⅴ、Ⅶ、Ⅷ颅神经受损症状。脑脊液HIV抗体阳性。

(3)AIDS脑病：为AIDS常见的神经系统并发症，占AIDS神经系统损害的25%~61.3%常为AIDS首发症状。患者出现显著的认知障碍并导致日常生活功能严重受损。临床表现为渐进性痴呆，如记忆力下降、注意力不集中、反应迟钝、表情淡漠、昏睡等。晚期则为严重的痴呆、缄默、截瘫及二便失禁。脑脊液正常或淋巴细胞、蛋白质轻度增高。脑电图示弥漫性慢波。头颅CT及MRI表现为脑萎缩或白质异常信号。

(4)HIV脊髓病：20%AIDS患者出现脊髓病，主要包括3种：①空泡样脊髓病变，病理改变与亚急性联合变性相似，病理主要侵犯脊髓侧索及后索，胸段最明显。其特征是亚急性起病，常表现为显著的步态不稳和痉挛状态，随后出现大小便障碍；体检可见腱反射亢进和病理反射。②脊髓后索受累，表现为完全性感觉性共济失调。③感觉系统受累，表现为下肢感觉异常和感觉迟钝。

(5)周围神经病：约15%AIDS患者合并周围神经损害，远端对称性周围神经病最常见，表现为痛性感觉异常，呈烧灼样或针刺样疼痛。其次还可表现为近端不对称性多发性神经根炎或多发性单神经病，部分病例可伴有AIDS脑病。

(6)肌病：炎性肌病最为常见，常被称作HIV多发性肌炎，表现为亚急性起病的近端肢体肌无力、肌肉酸痛，肌酸肌酶或乳酸脱氢酶增高。

2.神经系统继发感染

(1)寄生虫感染：以脑弓形体病最多见。脑弓形体病临床表现因病灶的多发性而复杂多样：①亚急性起病；②持续发热和不同程度的意识障碍；③意识障碍及精神症状等弥漫性脑损害表现；④半球、脑干或小脑的局灶性损害体征，偏瘫、失语、视野缺损、癫痫等。头颅CT可见灰、白质之间多发性块状病灶；75%有环状或均质性增强；周围出现明显水肿带，可有占位效应。头颅MRI示T1WI为边界不清的低信号区,T2WI为等信号或高信号区。

(2)真菌感染：以新型隐球菌脑膜脑炎最常见，约占10%。其他真菌感染包括念珠菌或曲霉菌感染。

(3)病毒感染：常见有巨细胞病毒性脑炎、进行性多灶性白质脑病、单纯疱疹病毒脑炎、水痘-带状疱疹病毒脑炎或脑脊髓炎等，以巨细胞病毒性脑炎最常见。巨细胞病毒性脑炎病理表现为小胶质细胞结节性脑炎及脑室脑炎，临床表现为颅内压增高及局灶性症状，确诊需检查脑脊液或血清中巨细胞病毒抗体或巨细胞病毒DNA。进行性多灶性白质脑病为人类乳头多瘤空泡病毒中的JC病毒引起的亚急性致死性脱髓鞘性疾病，早期可有癫痫、智能障碍和人格改变，后期可出现偏瘫、失语、构音障碍、眼肌麻痹及痴呆等症状和体征。

(4)细菌性感染：以分枝杆菌感染多见，如结核性脑膜炎或脑膜脑炎，甚至形成结核瘤。其他还可见奴卡菌、沙门菌、李斯特菌等感染。

3.神经系统继发肿瘤

(1)原发性中枢神经系统淋巴瘤：该病在人群中发病率约为0.0001%,而在AIDS患者中，发病率可达2%~5%。通常出现在HIV感染的晚期。临床表现为脑膜、脑实质损害，高颅压症状，如头痛、意识障碍、癫痫、偏瘫、偏盲等，甚至有人格改变。

(2)Kaposi肉瘤:中枢神经系统几乎与其他内脏器官同时受累。临床和影像学表现为局灶性损害,并合并中枢神经系统的机会性感染。

4.HIV相关脑卒中

HIV感染可增加缺血性和出血性脑卒中的风险,并多见于青年HIV感染人群。AIDS人群缺血性脑卒中的常见病因是炎症性脑膜炎、血管炎、血液高凝状态和原发性HIV血管病。出血性卒中多继发于凝血障碍、血小板减少、颅内肿瘤或中枢神经系统感染。

【辅助检查】

1.淋巴细胞计数和分类:AIDS患者可出现外周血淋巴细胞计数减少,CD4+淋巴细胞减少,CD4+/CD8+比值<1。

2.HIV抗体检测:多采用ELISA进行HIV抗体初筛试验,用蛋白印迹法(Western blot,WB)进行确证试验。血清HIV抗体阳性则能够确诊AIDS。

3.脑脊液检查:多呈非特异性炎症反应,细胞数和蛋白含量轻、中度增高。有些病例进行脑脊液HIV抗体检测可发现阳性,有助于中枢神经系统AIDS的确诊。

4.机会性感染病原的检查:AIDS患者多有不同程度的机会感染,可根据其临床表现和影像学表现选择相应的病原检查。

5.影像学检查:头颅CT或MRI可见非特异性脑萎缩、脑室扩大、部分有白质病变。另外,对于继发性感染或肿瘤的诊断有一定的参考价值。

【诊断】

AIDS继发性神经系统损害诊断的依据:①高危人群出现中枢神经系统机会感染、肿瘤等临床表现;②CD4+淋巴细胞亚群绝对值减少,CD4+/CD8+比例下降;③酶联免疫吸附试验及蛋白印迹法检查HIV抗体阳性。

【鉴别诊断】

AIDS的神经系统损害复杂多样,需与如下疾病相鉴别:其他原因引起的获得性免疫缺陷,如长期使用免疫抑制剂、血液或组织细胞恶性肿瘤等;其他病原微生物引发的脑膜炎、脑炎,各种亚急性进展的痴呆综合征、脊髓亚急性联合变性,其他原因导致的周围神经病和肌病。

【治疗】

AIDS的神经系统损害治疗原则为:抗HIV、增强免疫功能、处理继发性感染及肿瘤。

1.抗HIV:目前临床常用的抗HIV药物包括:

(1)核苷反转录酶抑制剂:齐多夫定(zidovudine)300mg,每日2次;拉米夫定(lamivudine)150mg,每日2次或300mg,每日1次;司他夫定(stavudine)30mg,每日2次。

(2)非核苷反转录酶抑制剂:奈韦拉平(nevirapine)200mg,每日2次;依非韦伦(efavirenz)600mg,每日1次;依曲韦林(etravirine)200mg,每日2次。

(3)蛋白酶抑制剂:印地那韦(indinaavir)800mg,每日3次;利托那韦(ritonavir)在2周内逐渐将药量加至600mg,每日2次。

(4)整合酶抑制剂:拉替拉韦(isentress)400mg,每日2次。目前主张用高效抗反转录病毒疗法治疗,在患者CD4+细胞计数≤350×10^6/L时开始治疗,采用"鸡尾酒疗法",各类药物通过不同的组合以增强疗效。

2.增强免疫功能 可应用异丙肌苷、甘草甜素、香菇多糖、白细胞介素-2,胸腺刺激素等,或进行骨髓移植、胸腺移植、淋巴细胞输注等免疫重建。

3.治疗机会性感染　单纯疱疹病毒感染可用阿昔洛韦,真菌感染用两性霉素B或伊曲康唑,巨细胞病毒感染用更昔洛韦,脑弓形体病可用乙胺嘧啶和磺胺嘧啶等治疗。

4.治疗肿瘤　主要是针对淋巴瘤和Kaposi肉瘤进行治疗,应根据患者的免疫状态给予个体化综合治疗,包括手术、化疗和放疗。

【预后】

因无杀灭HIV的有效药物,而AIDS的神经系统损害又多较严重,因此,AIDS的神经系统损害预后较差,半数AIDS患者在1～3年内死亡。

第七章 癫痫

第一节 癫痫的分类学

【基本概念】

一、癫痫发作(epileptic seizure)

是指脑神经元异常过度、同步化放电活动所造成的短暂、一过性临床表现。

癫痫发作具有三方面要素：

1. 临床表现癫痫发作必须有临床表现(症状和/或体征)。临床表现可多种多样，如感觉、运动、自主神经、知觉、情感、认知及行为等障碍。

2. 起始和终止的形式癫痫发作一般具有突发突止、短暂一过性、自限性的共同特点。通常可以根据行为表现或脑电图改变来判断癫痫发作的起始和终止。癫痫持续状态是一种表现为持续或反复发作的特殊情况。

3. 脑部异常过度同步化放电要通过脑电图检查才能证实这是癫痫发作区别于其他发作性症状的最本质的特征。

按照有无急性诱因，癫痫发作大体上可分为诱发性发作(provoked seizure)和非诱发性发作(unprovoked seizure)。诱发性发作最常见于中枢神经系统疾病(感染/中风等)或全身系统性疾病(血糖异常/电解质紊乱/中毒/发热等)的急性期，是一种急性症状性发作(acute symptomatic seizure)。这种发作仅代表疾病急性期的一种症状，不意味急性期过后一定反复出现癫痫发作。非诱发性发作则没有明确的急性诱因。举例，病毒性脑炎急性期出现的癫痫发作是诱发性发作，而脑炎数年后出现的癫痫发作则为非诱发性发作。

二、癫痫(epilepsy)

癫痫是一种以具有持久性的致痫倾向为特征的脑部疾病。癫痫不是单一的疾病实体，而是一种有着不同病因基础、临床表现各异但以反复癫痫发作为共同特征的慢性脑部疾病状态。

三、癫痫综合征(epileptic syndrome)

指由一组特定的临床表现和脑电图改变组成的癫痫疾患(即脑电-临床综合征)。

临床上常结合发病年龄、发作类型、病因学、解剖基础、发作时间规律、诱发因素、发作严重程度、其他伴随症状、脑电图及影像学结果、既往史、家族史、对药物的反应及转归等资料，做出某种癫痫综合征的诊断。诊断癫痫综合征的对于治疗选择、判断预后等方面具有一定指导意义。

四、癫痫性及发育性脑病(epileptic and developmental encephalopathy)

指的是一组特殊癫痫疾患的总称，其特点为除了癫痫性异常，患者还出现不同程度的以神经精神功能障碍或退化为特征的脑病表现，包括认知、语言、感觉、运动及行为等方面。脑病表现可为全面性或具有选择性。

【癫痫诊断的原则、流程、标准和方法】

一、癫痫诊断的原则及流程

癫痫诊断的原则和完整流程可分为五个步骤：

1. 确定发作性事件是否为癫痫发作
2. 确定癫痫发作的类型
3. 确定癫痫及癫痫综合征的类型
4. 确定病因

5. 确定残障(disability)和共患病(co-morbidity)

二、癫痫诊断的标准

传统上，临床出现两次(间隔至少24小时)非诱发性癫痫发作时就可诊断癫痫。这是目前普遍采用的、具有临床可操作性的诊断标准。

2014年ILAE癫痫临床实用性定义指出，除了上述传统的诊断标准，对于如下两种情况也可考虑诊断癫痫：

(一)首次非诱发性(或反射性)发作，并且在未来10年内再次发作风险至少达到60%。

这种情况对于首次发作就尽早诊断并控制癫痫具有积极意义，但多数情况下较难确定某个体首次发作后的具体再发风险。目前有限证据提示，能够增加成人首次癫痫发作后再发风险的因素包括：①存在既往脑损伤病史；②脑电图有痫样异常表现；③脑部影像学存在致痫病变；④首次发作为夜间发作。

(二)诊断某种癫痫综合征

三、癫痫诊断的方法

临床上，完整的癫痫诊断(五步骤流程)通常需要获得如下信息：

(一)病史资料

完整病史是癫痫诊断中最重要的环节。应包括：现病史(重点是发作史)、出生史、既往史、家族史、疾病的社会心理影响等(表1)。

表1 癫痫诊断中的重要病史资料

现病史
首次发作年龄
发作前状态或促发因素(觉醒、清醒、睡眠、饮酒、少眠、过度疲劳、心理压力、精神刺激、发热、体位、运动、前驱症状及与月经的关系等)
发作最初时的症状/体征(先兆、运动性表现等)
发作时表现(睁眼、闭眼、姿势、肌张力、运动症状、自主神经症状、自动症、知觉状态、舌咬伤、尿失禁等)
发作演变过程
发作持续时间
发作后表现(清醒、烦躁、嗜睡、朦胧状态、Todd麻痹、失语、遗忘、头痛、肌肉酸痛等)
发作频率和严重程度(包括持续状态史)
脑电图检查情况
其他辅助检查(血压、血糖、电解质、心电图、头部影像学等)
其他发作形式(如有，应按上述要点询问发作细节)
抗癫痫发作药使用情况(种类、剂量、疗程、疗效、不良反应、依从性等)
发作间期状态(精神症状、记忆力、焦虑、抑郁等)
发病后精神运动发育情况
既往史和家族史
围产史(早产、难产、缺氧窒息、产伤、颅内出血等)
中枢神经系统其他病史(感染、外伤、卒中、遗传代谢病等)
生长发育史(精神运动发育迟滞、倒退)
有无新生儿惊厥及热性惊厥史(简单型、复杂型)
家族史(癫痫、热性惊厥、偏头痛、睡眠障碍、遗传代谢病等)
疾病的影响
求学困难、失业、不能驾车、被过度保护、活动受限、心理压力等

(二)体格检查

应进行全身检查，但重点放在神经系统，包括：意识状态、认知状态、精神状态、局灶体征(偏瘫/偏盲等)、各种反射及病理征等。应注意观察头颅形状和大小、外貌、体重、身体畸形及排查某些神经皮肤综合征。体格检查对癫痫病因诊断有初步提示作用。有些体征则可能提示抗癫痫发作药的不良反应。

(三)辅助检查

1. 脑电图(EEG)癫痫发作最本质的特征是脑神经元异常过度放电，而 EEG 是能够反映脑电活动最直观、便捷的检查方法，是诊断癫痫发作、确定发作和癫痫的类型最重要的辅助手段，为癫痫患者的常规检查。当然，临床应用中也必须充分了解 EEG(尤其头皮 EEG)检查的局限性，必要时可延长监测时间或多次检查。

2. 神经影像学磁共振成像(MRI)对于发现脑部结构性异常有很高的价值。如果有条件，建议进行头颅 MRI 检查。头部 CT 检查在显示钙化性或出血性病变时较 MRI 有优势。某些情况下，当临床已确诊为典型的特发性癫痫综合征(如儿童良性局灶性癫痫)时，可以不进行影像学检查。其他影像学检查，如功能核磁共振(fMRI)、磁共振波谱(MRS)、单光子发射计算机断层扫描(SPECT)、正电子发射断层扫描(PET)等，均不是癫痫患者的常规检查。应注意，影像学发现的病灶与癫痫发作之间不一定存在必然的因果关系。

3. 其他辅助检查应根据患者具体情况进行选择。

(1) 血液检查：包括血常规、血糖、电解质、肝肾功能、血气、丙酮酸、乳酸、抗体等方面的检查，能够帮助查找病因。定期检查血常规、肝肾功能及电解质水平等指标还可辅助监测药物的不良反应。临床怀疑中毒时，应进行毒物筛查。已经服用抗癫痫发作药者，可酌情进行药物浓度监测。

(2) 尿液检查：包括尿常规及遗传代谢病的筛查。

(3) 脑脊液检查：主要排除颅内感染或免疫性炎性疾病，对某些遗传代谢病的诊断也有帮助。

(4) 心电图：对于疑诊癫痫或新诊断的癫痫患者，多主张常规进行心电图检查。这有助于发现容易误诊为癫痫发作的某些心源性发作(如心律失常所致的晕厥发作)，还能早期发现某些心律失常(如长 QT 综合征、Brugada 综合征和传导阻滞等)，从而避免因使用某些抗癫痫发作药而可能导致的严重后果。

(5) 遗传学检测：临床疑诊癫痫的病因可能与遗传因素相关，可进行遗传学检测，分为下列情况进行：

① 一代测序(Sanger 测序法)：临床诊断明确的特征性很强的癫痫综合征，且单一基因突变可以解释绝大多数患者(>70%~80%)，可以用一代 Sanger 测序法直接进行致病基因检测，例如 Dravet 综合征，80%以上是 *SCN1A* 基因的突变。如果上述均阴性，再进行二代测序。

② 二代测序遗传检测：包括癫痫靶向基因包(Panel)/全外显子组(WES)/全基因组(WGS)检测。临床诊断无明显特异性特征的遗传性癫痫，有多个已知的致病基因：如婴儿痉挛症、Lennox-Gastaut 综合征、发育性癫痫性脑病等，建议首选二代测序遗传检测，如果阴性，建议行染色体芯片(CMA)检测。

③ 染色体芯片(CMA)检测：该方法可发现基因组 DNA 拷贝数变异(copy number variation, CNV)。在癫痫发生之前即存在重度神经发育性疾病(智力障碍/发育迟缓，孤独症谱系疾病等)以及多发小畸形等情况下，可首先进行 CMA 检测，但是需要注意的是，有些染色体病相关癫痫，例如环形染色体 20，只能通过染色体核型分析进行诊断，而染色体芯片不能诊断这种染色体变异。

④ 高通量测序检测 CNV：随着高通量测序成本的降低和分析方法的日渐成熟，二代

测序方法被越来越多的应用 CNV 的检测。低倍全基因组测序也称为基因组拷贝数变异测序 CNVseq，具有低成本，高通量，低 DNA 样本量需求等优势。对于 CNVseq 检测结果建议使用平行方法如定量 PCR(quantitative PCR，qPCR)等实验手段进一步验证确认。

【癫痫发作的分类】

表2　2017年ILAE癫痫发作的分类（扩展版）

局灶起始		全面性起始	起始不明
知觉保留	知觉障碍	运动症状	运动症状
运动症状起始		强直-阵挛	强直-阵挛
自动症		阵挛	癫痫性痉挛
失张力		强直	非运动症状
阵挛		肌阵挛	行为中止
癫痫性痉挛		肌阵挛-强直-阵挛	不能归类
过度运动		肌阵挛-失张力	
肌阵挛		失张力	
强直		癫痫性痉挛	
非运动症状起始		非运动症状（失神）	
自主神经性		典型失神	
行为中止		不典型失神	
认知性		肌阵挛失神	
情感性		眼睑肌阵挛失神	
感觉性			
局灶进展为双侧强直-阵挛			

一、全面性发作(generalized seizures)

1. 全面性强直-阵挛发作(generalized tonic-clonic seizure，GTCS)是一种表现最明显的发作形式，故既往也称为大发作(grand mal)。以意识丧失、双侧对称强直后紧跟有阵挛动作并通常伴有自主神经受累表现为主要临床特征。

2. 强直发作(tonic seizure)表现为躯体中轴、双侧肢体近端或全身肌肉持续性的收缩、肌肉僵直。通常持续 2~10 秒，偶尔可达数分钟。发作时 EEG 显示双侧性波幅渐增的棘波节律 (20 ± 5Hz)或低波幅约 10Hz 节律性放电活动。强直发作是 Lennox-Gastaut 综合征的最主要发作类型。

3. 阵挛发作(clonic seizure)表现为双侧肢体节律性(1-3Hz)的抽动，伴有或不伴有意识障碍，多持续数分钟。发作时 EEG 为全面性(多)棘波或(多)棘-慢波综合。

4. 肌阵挛发作(myoclonic seizure)表现为不自主、快速短暂、电击样肌肉抽动，每次抽动历时 10~50 毫秒，很少超过 100 毫秒。可累及全身也可限于某局部肌肉或肌群。可非节律性反复出现。发作期典型的 EEG 表现为爆发性全面性多棘-慢波综合。肌阵挛发作既可见于一些预后较好的特发性癫痫患者(如青少年肌阵挛性癫痫)，也可见于一些预后较差的、有弥漫性脑损害的癫痫性脑病(如 Dravet 综合征、Lennox-Gastaut 综合征)。

5. 失张力发作(atonic seizure)表现为头部、躯干或肢体肌肉张力突然丧失或减低，发作之前没有明显的肌阵挛或强直成分。发作持续约 1~2 秒或更长。临床表现轻重不一，轻者可仅有点头动作，重者可导致站立时突然跌倒。发作时 EEG 表现为短暂全面性 2~3Hz(多)棘-慢波综合发放或突然电压减低。失张力发作多见于癫痫性脑病(如 Lennox-Gastaut 综合征、Doose 综合征)。

6. 肌阵挛-强直-阵挛发作(myoclonic-tonic-clonic seizure)表现双侧肢体单次或数次阵挛或肌阵挛性抽动,随后演变为强直-阵挛性发作。这种发作类型多见于青少年肌阵挛性癫痫。

7. 肌阵挛-失张力发作(myoclonic-atonic seizure)一种表现为肢体或躯干先出现肌阵挛性抽动,随后出现肌张力降低的发作类型,立位时发作可能导致患者跌倒。以前曾称为"肌阵挛-站立不能性发作(myoclonic-astatic seizure)"。这种发作常见于 Doose 综合征。

8. 失神发作(absence seizures)

(1)典型失神(typical absence):发作突发突止,表现为动作突然中止或明显变慢,意识障碍,不伴有或伴有轻微的运动症状(如,阵挛/肌阵挛/强直/自动症等)。发作通常持续 5~20 秒(<30 秒)。发作时 EEG 呈双侧对称同步、3Hz(2.5Hz~4Hz)的棘-慢综合波爆发。约 90%的典型失神患者可被过度换气诱发。主要见于儿童和青少年,如儿童失神癫痫和青少年失神癫痫,罕见于成人。

(2)不典型失神(atypical absence):发作起始和结束均较典型失神缓慢,意识障碍程度较轻,伴随的运动症状(如自动症)也较复杂,肌张力通常减低,发作持续可能超过 20 秒。发作时 EEG 表现为慢的(<2.5Hz)棘-慢综合波节律。主要见于严重神经精神障碍的患者,如 Lennox-Gastaut 综合征。

(3)肌阵挛失神(myoclonic absence):表现为失神发作的同时,出现肢体节律性 2.5~4.5Hz 肌阵挛性动作,并伴有强直成分。发作期 EEG 与典型失神类似。主要见于肌阵挛失神癫痫。

(4)眼睑肌阵挛失神(absence with eyelid myoclonia):表现为失神发作的同时,眼睑和/或前额部肌肉出现 5~6Hz 肌阵挛动作。发作期 EEG 显示全面性 3~6Hz 多棘-慢综合波。常见于 Jeavons 综合征。

二、局灶性发作(focal seizures)

1. 知觉保留/知觉障碍的局灶性发作(focal aware or focal impaired awareness seizures)分别用来描述发作时知觉有保留/知觉有障碍的局灶性发作。如果不能明确局灶性发作时知觉状态,则可简单地描述为"局灶性发作"。

2. 自动症(automatisms)指的是通常在知觉障碍状态下,患者做出的反复刻板、无目的或似乎有目的、基本协调的不自主动作或行为。常见自动症类型包括口咽自动症、手部自动症、言语性自动症及过度运动性自动症等。

3. 过度运动性发作(hyperkinetic seizure)是一种主要累及躯干及肢体的近端,动作幅度通常较大、快速剧烈的局灶性运动性发作。例如,上肢快速挥舞样运动或下肢反复蹬踏样动作。

4. 自主神经性发作(autonomic seizure)指发作时以自主神经功能发生明显改变为主要表现的非运动局灶性发作。自主神经改变可能涉及心肺、瞳孔、胃肠、泌汗、血管舒缩和体温调节等功能,常被描述为心动过速、过度换气、胃气上升、脸红、面色苍白、恶心呕吐及竖毛等。

5. 行为中止性发作(behavior arrest)指从发作起始就以动作行为中止为主要表现并贯穿整个发作过程的非运动局灶性发作。

6. 认知性发作(cognitive seizure)以语言、思维或其他高级皮质功能改变为主要表现的非运动局灶性发作。例如,似曾相识感、幻觉或错觉性发作、失语性发作及强迫思维发作等。

7. 情感性发作(emotional seizure)以情绪改变为主要表现的非运动局灶性发作。例如,发作性恐惧(害怕)、焦虑、生气、激越、高兴、欣快等。

8. 感觉性发作(sensory seizure)指的是非外源性刺激诱发的自我感知体验性发作。临床常见类型包括躯体感觉性、视觉性、听觉性、嗅觉性、味觉性、冷-热觉性或前庭性发作等。

9. 局灶进展为双侧强直-阵挛发作是一种局灶起源的运动性或非运动性发作,进而发展为双侧强直-阵挛性发作。该发作类型本质上仍为局灶性发作。

通常情况下，以上各种局灶性发作的发作期EEG表现为局灶起始、有演变特征的痫性活动，具体表现形式可因放电的起始部位、扩散速度和范围等因素的不同而各异。

三、癫痫性痉挛(epileptic spasms)

最初在2010年ILAE分类工作报告中明确提出将癫痫性痉挛作为一种发作类型。癫痫性痉挛可以是全面性起源、局灶性起源或起源不明。癫痫性痉挛表现为突然、主要累及躯干中轴和双侧肢体近端肌肉的强直性收缩，历时0.2~2秒，突发突止。临床可分为屈曲型或伸展型痉挛，以前者多见，表现为发作性点头动作，常在觉醒后成串发作。发作间期EEG表现为高度失律或类高度失律，发作期EEG表现多样化(电压低减、高幅双相慢波或棘慢波等)。癫痫性痉挛多见于婴幼儿，如West综合征，也可见于其他年龄。

四、反射性发作(reflex seizures)

反射性发作不是独立的发作类型。它既可以表现为局灶性发作，也可以为全面性发作。其特殊之处是，发作具有特殊的外源性或内源性促发因素，即每次发作均为某种特定感觉刺激所促发，并且发作与促发因素之间有密切的锁时关系。促发因素包括视觉、思考、音乐、阅读、进食、操作等非病理性因素。可以是简单的感觉刺激(如闪光)，也可以是复杂的智能活动(如阅读、下棋)。发热、酒精或药物戒断等病理性情况下诱发的发作不属于反射性发作。反射性发作和自发性发作可同时出现在一个癫痫患者中。

【癫痫的分类】

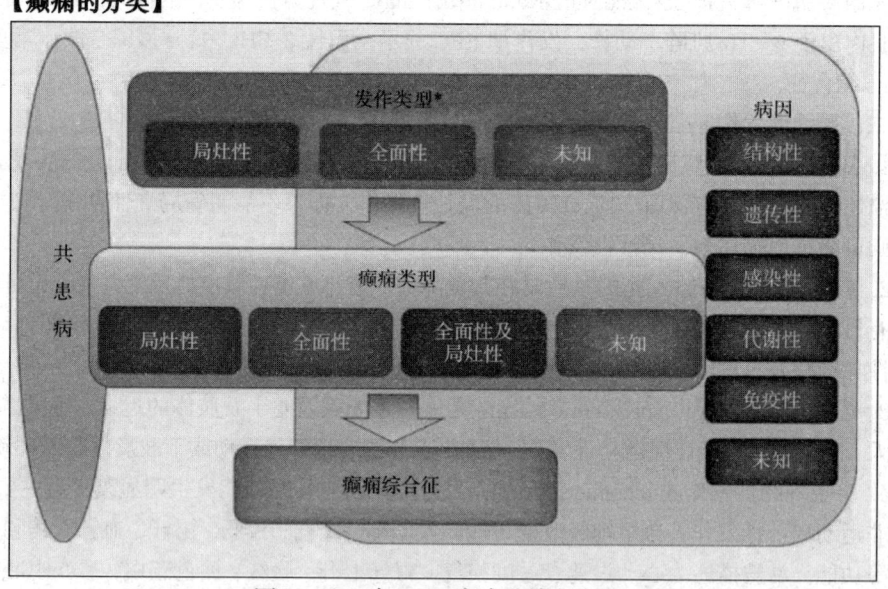

图1　2017年ILAE癫痫分类框架图

2017年的癫痫分类框架(图1)已在临床得到广泛应用，此分类呈现了三个层次，首先是明确发作类型；明确发作类型后，下一步是诊断癫痫类型，包括局灶性癫痫、全面性癫痫、全面性及局灶性癫痫两者兼有，以及分类不明的癫痫；第三层次是癫痫综合征，此处可以做出特定综合征的诊断。这一新分类强调在每一步诊断时都要考虑癫痫的病因，因为病因将会对治疗产生重要影响。新分类将癫痫病因分为6个亚组(结构性、遗传性、感染性、代谢性、免疫性、未知)是基于其潜在的治疗因果关系。2017年的癫痫分类框架同时强调应关注癫痫共患病的诊断，如注意缺陷多动障碍、孤独症谱系障碍等，有助于提高癫痫患者的综合管理水平。

【癫痫综合征分类】

2022年4月ILAE疾病分类与定义工作组发布了癫痫综合征新的分类方案,将癫痫综合征分为以下四组:①特发性全面性癫痫综合征(Idiopathic generalized epilepsy syndromes);②新生儿期和婴儿期起病的癫痫综合征(Epilepsy syndromes in the neonate and infant):发病年龄＜2岁;③儿童期起病的癫痫综合征(Epilepsy syndromes with onset in childhood):发病年龄2~12岁;④起病年龄可变的癫痫综合征(Epilepsy syndromes with onset at avariable age):儿童和成年期均可发病。新的癫痫综合征分类方案先依据起病年龄将癫痫综合征分组,再结合发作类型、病程和病因将癫痫综合征归类。如新生儿期和婴儿期起病的癫痫综合征可进一步分为自限性癫痫(如自限性新生儿癫痫、自限性婴儿癫痫等)、发育性癫痫性脑病(如婴儿癫痫伴游走性局灶性发作、葡萄糖转运子1缺陷综合征、Dravet综合征等)和病因特异性癫痫性脑病(如*KCNQ2*-发育性癫痫性脑病、原钙粘蛋白19簇集性癫痫等)。

表3　2022年ILAE癫痫综合征的分类

特发性全面性癫痫综合征(IGE)
儿童失神癫痫(CAE)
青少年失神癫痫(JAE)
青少年肌阵挛癫痫(JME)
仅有全面强直阵挛发作的癫痫(GTCA)
新生儿及婴儿期起病的癫痫综合征
自限性癫痫综合征
自限性(家族性)新生儿癫痫(SeLNE)
自限性(家族性)婴儿癫痫(SeLIE)
自限性(家族性)新生儿-婴儿癫痫(SeLNIE)
遗传性癫痫伴热性惊厥附加症(GEFS+)
婴儿肌阵挛癫痫(MEI)
发育性癫痫性脑病(DEE)
早发婴儿发育性癫痫性脑病(EIDEE)
婴儿癫痫伴游走性局灶性发作(EIMFS)
婴儿癫痫性痉挛综合征(IESS)
Dravet综合征(DS)
病因特异性癫痫性脑病
KCNQ2-发育性癫痫性脑病(*KCNQ2*-DEE)
吡哆醇依赖性发育性癫痫性脑病(*ALDH7A1*-DEE)
5磷酸吡哆醇缺陷性发育性癫痫性脑病(*PNPO*-DEE)
CDKL5-发育性癫痫性脑病(*CDKL5*-DEE)

原钙黏蛋白19簇集性癫痫(*PCDH19*簇集性癫痫)
葡萄糖转运子Ⅰ缺陷综合征(GLUT1DS)
Sturge-Weber综合征(SWS)
伴下丘脑错构瘤的痴笑性发作(GS-HH)

儿童期起病的癫痫综合征
自限性局灶性癫痫综合征
自限性癫痫伴中央颞区棘波(SeLECTS)
自限性癫痫伴自主神经症状(SeLEAS)
儿童枕叶视觉癫痫(COVE)
光敏性枕叶癫痫(POLE)

遗传性全面性癫痫综合征
儿童失神癫痫(CAE)
眼睑肌阵挛癫痫(EEM)
肌阵挛失神癫痫(EMA)

发育性癫痫性脑病或癫痫性脑病
肌阵挛失张力癫痫(EMAtS)
Lennox-Gastaut综合征(LGS)

发育性癫痫性脑病伴睡眠期棘波活化(DEE-SWAS)及癫痫性脑病伴睡眠期棘波活化(EE-SWAS)
热性感染相关性癫痫综合征(FIRES)
半侧惊厥-偏瘫-癫痫综合征(HHE)

起病年龄可变的癫痫综合征
具有多基因遗传病因的全面性癫痫综合征
青少年失神癫痫(JAE)
青少年肌阵挛癫痫(JME)
仅有全面强直-阵挛发作的癫痫

推定为复杂遗传的自限性局灶性癫痫综合征
儿童枕叶视觉癫痫(COVE)
光敏性枕叶癫痫(POLE)

具有遗传性、结构性或遗传-结构性病因的局灶性癫痫综合征
睡眠相关过度运动性癫痫(SHE)
家族性内侧颞叶癫痫(FMTLE)
伴可变起源的家族性局灶性癫痫(FFEVF)
伴听觉特征的癫痫(EAF)

病因特异性癫痫综合征
伴海马硬化的内侧颞叶癫痫(MTLE-HS)
Rasmussen综合征(RS)

具有多基因遗传病因的兼有全面性及局灶性的癫痫综合征
阅读诱发的癫痫(EwRIS)

伴发育性脑病、癫痫性脑病或两者兼具的癫痫综合征以及伴进行性神经系统恶化的癫痫综合征
进行性肌阵挛癫痫(PME)
热性感染相关性癫痫综合征(FIRES)

第二节 癫痫的病因学

癫痫的病因包括先天遗传因素和后天获得性因素。随着分子遗传学、神经影像学及神经科学的快速发展，近年来癫痫病因学的研究进展很快。目前认为约30%的癫痫患者主要由明确的后天获得性因素导致，如围产期脑损伤、中枢神经系统感染、卒中、脑外伤、免疫相关的中枢神经系统疾病(免疫性脑炎、脱髓鞘疾病等)和肿瘤等。约70%的癫痫患者中遗传因素起更重要的作用。2017年ILAE提出了新的癫痫分类框架，将癫痫的病因分为六大类，包括结构性、遗传性、感染性、代谢性、免疫性和病因不明。明确癫痫的病因对治疗方案的选择和判断预后有重要意义。

一、结构性病因

结构性病因指神经影像学可见脑结构性异常，并且电临床评估与影像学结合，可以推测该影像学异常很可能就是患儿癫痫发作的直接原因。结构性病因可以是获得性的，如卒中、出血、外伤、肿瘤等，也可以是遗传性的，如皮质发育畸形，结节性硬化。有些脑结构异常既可以是遗传性的，也可以是获得性的，如多小脑回畸形可能是继发于*GPR56*基因突变，或者获得性地继发于宫内巨细胞病毒感染。尽管这些畸形可能存在遗传性基础或由获得性病因所致，但是结构异常是患者癫痫的直接致病机制。

与结构性病因相关的综合征包括较为常见的伴海马硬化的颞叶内侧癫痫、伴下丘脑错构瘤的发笑发作、Rasmussen综合征和半侧惊厥-偏瘫-癫痫。这些结构性病因相关的综合征具有其影像学特征，也提示药物治疗多数难以控制发作，大多数需要手术治疗。

皮质发育畸形(malformation of cortical development，MCD)是癫痫和神经发育迟缓的常见原因，其种类繁多，包括局灶性皮层发育不良、多小脑回畸形、脑室周围结节状灰质异位、皮层下带状灰质异位及脑裂畸形等。这些皮质发育畸形都具有明显的遗传异质性，既可以是符合孟德尔遗传的生殖细胞单基因致病突变所致，也可以是体细胞致病性突变所致。已经确定了数十种脑发育畸形相关的基因(*DCX*、*LIS1*、*DEPDC5*、*NPRL2*、*NPRL3*、*UBA1A*、*TUBB2B*、*TUBB3*和*TUBB5*、*TUBG1*、*WDR62*、*DYNC1H1*、*SLC35A2*等)，这些基因突变常常干扰大脑皮层的发育。需要注意的是，结构性病因如有明确的遗传基础，如结节性硬化分别由编码错构瘤蛋白和结节蛋白的*TSC1*和*TSC2*基因突变引起，则这种癫痫为遗传性-结构性(genetic-structure)病因。

二、遗传性病因

遗传性癫痫是指癫痫由已知或推论的遗传缺陷所直接导致，并且癫痫发作是该疾病的核心症状。由此定义可以看出，确定遗传性病因(Genetic etiology)主要基于两种条件之一，基于可靠的分子或细胞遗传学检测结果及分析直接诊断，或者基于既往明确的家系研究结果而推论诊断。如某患者临床表型符合Dravet综合征，通过基因检测发现*SCN1A*基因新发杂合致病性变异，即可以确定该患者为遗传性病因；另外一个患儿，临床符合儿童失神癫痫(CAE)，根据既往家系研究及双生子研究的充分证据，已经公认典型CAE病因为遗传性，因此该CAE患儿的病因可推论诊断为遗传性。遗传性病因导致的癫痫并不排除环境因素对临床表型的贡献。

癫痫的遗传性病因包括单基因遗传、多基因/复杂遗传、染色体异常及线粒体基因突变等各种遗传变异。单基因遗传是指一个基因的致病性变异就足以导致癫痫表型。符合孟德尔遗传方式，包括常染色体显性遗传、常染色体隐性遗传、X连锁遗传等。目前已知的癫痫相关致病基因与离子通道、突触形成、DNA修复、转录调控以及神经细胞内各种转运体等有关,其中离子通道相关基因最常见,主要包括编码电压门控的离子通道基因和编码配体门控的离子通道基因。

多基因遗传(polygenic)/复杂遗传(Complex inheritance)是指多个基因的变异共同导致癫痫,每个变异都会增加癫痫的患病风险。罕见变异(特定人群中的等位基因变异频率<1%)和常见变异(特定人群中的等位基因变异频率>1%)都可能对常见遗传相关癫痫的发病以及临床表型起作用。

染色体异常是指染色体数目或结构异常,均可能导致癫痫。包括拷贝数变异、染色体异位、倒位、环形染色体等,患者常伴有发育迟缓/智力障碍,部分可伴有表观畸形。某些染色体异常以癫痫为主要表型,如环形20号染色体综合征。染色体异常区域所包含的基因是决定临床表型的重要因素。拷贝数变异(CNV)是人类遗传多样性的重要因素之一,约占遗传性癫痫病因的4%~10%。

目前强调任何没有找到明确获得性病因的癫痫均应考虑是否为遗传性癫痫的可能性,对于以下情况尤其需要注意:①新生儿期或婴儿期起病的癫痫(排除获得性病因);②有癫痫家族史;③病因不明的癫痫性脑病;④合并外貌异常、小头畸形、发育迟缓或孤独症表现;⑤皮质发育畸形;⑥病因不明的难治性局灶性癫痫等。

三、代谢性病因

代谢性病因是癫痫相对少见的病因,但是在婴幼儿期相对常见。代谢性癫痫的定义为已知或推测的代谢性疾病直接导致的癫痫,并且癫痫发作是该疾病的核心症状。代谢性病因是指明确的代谢缺陷伴生化改变如氨基酸代谢病、有机酸代谢病、吡哆醇依赖症、葡萄糖转运子Ⅰ缺陷等。大多数的代谢性癫痫都有遗传基础,但仍有些可能是获得性的,如脑叶酸缺乏症。许多代谢性疾病干扰脑代谢的重要功能,如能量底物的运输和利用、富含能量的磷酸盐产生、神经元和星形胶质细胞之间的代谢耦合、神经递质合成和传递和跨血脑屏障的底物运输等。还有一些代谢性疾病,积聚的代谢产物可能会直接产生神经毒性,在这类疾病中,直到有毒产物积累到足以干扰细胞功能时才会出现症状,如有机酸代谢病。其他机制包括神经元膜通透性紊乱(如全羧化酶合成酶缺乏)、底物缺乏(如丝氨酸缺乏)、金属转运障碍(Menkes病)等。

提示可能是遗传代谢导致癫痫的线索:①新生儿或婴儿期起病的癫痫性脑病(包括婴儿痉挛症、大田原综合征以及婴儿早期肌阵挛脑病);②癫痫伴随其他神经系统症状(智力运动发育落后/倒退)或者伴全身多系统受累(肝脾大,心肌病,皮肤病变,特殊气味等);③实验室检查提示低血糖、高血氨、高乳酸或血液系统异常;脑电图提示脑病样改变(如背景慢、爆发抑制或多灶性棘慢波);④家族史提示有同胞不明原因死亡,或者近亲结婚史。

四、感染性病因

感染性病因是指癫痫由已知的感染性事件直接导致,并且癫痫发作是疾病的核心症状。感染性病因不是指发生于急性中枢神经系统感染急性期(如脑膜炎或脑炎急性期)的症状性癫痫发作。有高达30%的中枢神经系统感染患者在疾病早期会出现癫痫发作,但这些癫痫发作在过了急性期后有可能完全缓解。癫痫的感染性病因包括脑囊虫病、结核病、人类免疫缺陷病毒(HIV)、脑型疟疾、亚急性硬化性全脑炎、脑弓形体原虫病以及先天性寨卡病毒和巨细胞病毒感染等,这些感染性病因在非洲以及南美洲的某些地区是导致癫痫的相对常见病因之一。

五、免疫性病因

免疫性病因导致的癫痫是指癫痫为自身免疫介导的中枢神经系统炎症所导致,而且癫痫发作是疾病的核心症状。近年来在儿童及成人认识到一系列有特殊表型的免疫性癫痫,急性起病的重症或者难治性颞叶癫痫以及符合自身免疫性脑炎临床综合征样表现的癫痫均应考虑做相关抗体检测。免疫性病因可以通过检测到中枢神经系统的自身免疫性炎症证据(如自身免疫抗体)或者符合具有特征性临床表现的免疫性癫痫诊断标准而确定。由于癫痫与自身免疫异常的研究不断深入，新的抗体不断被发现和可以检测，而且早期识别、早期治疗不仅能改善急性期预后，而且也能减少远期慢性癫痫的发生，因此免疫性病因越来越成为癫痫的重要病因日益受到更多的重视。

六、病因不明(Unknown)

目前仍有部分癫痫患者的病因不能确定，2017年的国际癫痫分类将这些癫痫归类为病因不明的癫痫。在这一类中，只能根据基本的电临床表现，做出癫痫基本诊断。

总体来说，癫痫患者能找到病因的程度，取决于能用于病因评估资料的程度和评估手段，随着各种诊断技术的不断进步，尤其是头颅影像技术、遗传检测技术及神经免疫学的快速发展，相信越来越多的癫痫患者的病因可以被确定。明确病因才有可能进行精准治疗，因此对于所有癫痫患者，尤其是药物难治性癫痫患者，应该不断努力争取明确其病因，从而使治疗更有针对性，改善治疗效果和预后。

第三节 癫痫的鉴别诊断

从癫痫的鉴别诊断上讲，临床上的发作性事件可以分为癫痫发作和非癫痫发作。按照定义，癫痫发作的本质是脑神经元突然异常放电导致的临床表现，有一过性、反复性及刻板性的特点，伴有脑电图的痫性放电。癫痫发作需要与各种各样的非癫痫性发作相鉴别。非癫痫发作是指临床表现类似于癫痫发作的所有其他发作性事件。鉴别癫痫发作和非癫痫发作是癫痫诊断的首要也是最重要部分。

非癫痫发作包括心因性发作、晕厥、屏气发作、各种发作性感觉/运动/自主神经症状、睡眠障碍和感染、代谢紊乱等引起的发作性症状。非癫痫发作的原因很多，包括病理性原因和生理性原因。

一、晕厥(syncope)

晕厥表现为突然短暂的可逆性意识丧失伴姿势性肌张力减低或消失，由全脑血灌注量突然减少引起，并随着脑血流的恢复而正常。晕厥和癫痫发作鉴别要点(表1)。

表1 晕厥和癫痫发作的鉴别要点

鉴别要点	晕厥	癫痫发作
诱因	体位改变、持久站立、剧烈运动、情绪激动等	无诱因，或疲劳、声、光、热刺激
前驱症状	头晕、视物模糊、大汗、恶心呕吐、心悸或无明显先兆	视觉、味觉、听觉、感觉异常等或无前驱症状
肤色	苍白或发绀	发绀或正常
肢体情况	肢体软，偶有肢体抖动	多伴肢体强直、抽搐或无
伴尿失禁	少见	可有
发作后症状	少见	可有头痛、嗜睡
既往史	器质性心脏病或无	可有神经系统疾病或无
发作间期脑电图异常	罕见	常见

二、偏头痛

癫痫和偏头痛都是发作性疾病，两者有时候需要进行鉴别(表2)。偏头痛等位征可表现为反复发作的自主神经症状，如周期性呕吐、腹型偏头痛及周期性眩晕等(偏头痛等位征)，伴或不伴头痛发作；而偏头痛也是癫痫常见的共患病，包括偏头痛先兆诱发的痫样发作、癫痫发作期头痛和痫性发作后头痛；因此偏头痛等位征亦需要与癫痫发作相鉴别。

表2 偏头痛和癫痫发作的鉴别要点

鉴别要点	偏头痛	癫痫发作
先兆症状		
持续时间	5~60min	短暂，多<1min
视幻觉	多为闪光、暗点、同向偏盲	除闪光、暗点外，有的为复杂视幻觉，短暂而刻板
嗅幻觉	极少	较常见
自动症	少见	局灶性发作后常见
胃肠道症状	恶心、呕吐常见，偶腹泻	腹部上升感
意识障碍	少见	常见
感觉异常	常见(5~60min)	常见(数秒~数分钟)
似曾相识	少见	常见
主要症状	剧烈头痛，常伴恶心、呕吐	各种癫痫发作形式
脑电图	非特异性慢波	与临床表现相吻合的发作期及发作间期痫样放电

三、短暂性脑缺血发作

临床多表现为神经功能的缺失性症状，如偏瘫、偏盲、偏身感觉减退等，而癫痫发作多为刺激性症状，如抽搐等。短暂性脑缺血发作多见于有脑血管病危险因素的中老年人，而癫痫在儿童和老年人均常见。

四、睡眠障碍

包括发作性睡病、睡眠呼吸暂停症、夜惊症、睡行症、梦魇、快速眼动期行为障碍、意识模糊性觉醒、节律性运动障碍、周期性睡眠增多等。而睡眠期间不愉快或不良的行为或体验亦可称为异态睡眠(Parasomnia)，即包括夜惊症、睡行症等。由于很多的癫痫发作类型也容易在睡眠中发病，也表现一定的运动和意识障碍等，如睡眠中发生的局灶性发作、强直-阵挛发作，某些额叶或颞叶起源的发作，且主要发生在非快速动眼期(NREM)，其中夜间额叶癫痫(NFLE)需要与NREM异态睡眠相鉴别(表3)。

发作性睡病以难以控制的日间过度嗜睡、发作性猝倒、睡眠瘫痪、入睡幻觉四联症为主要临床特点。2014年国际睡眠障碍分类第3版(ICSD-3)将发作性睡病分为2类：1型(既往称为猝倒型发作性睡病，下丘脑分泌素(Hypocretin)缺乏是主要原因，但少数患者有明显的下丘脑分泌素的降低而没有猝倒的表现)。突出的病理生理特征是中枢神经系统食欲素(下丘脑分泌素-1)不足，这是维持警觉所必需的一种肽；2型患者有嗜睡表现，并且可能存在入睡前幻觉和睡眠瘫痪，但不伴猝倒，且测定脑脊液中下丘脑分泌素水平无显著下降。发作性睡病的猝倒发作有时易与失张力或肌阵挛发作混淆，但一般发作性睡病可追忆猝倒发作，视频-睡眠多导监测是鉴别睡眠障碍和癫痫发作最可靠的方法。

表3 额叶癫痫(NFLE)和NREM异态睡眠的鉴别要点

鉴别要点	NFLE	NREM异态睡眠
发作频率	较频繁，≥20次/月或3次/晚	≤14次/月或1~2次/晚
发作持续时间	约2min	30min
运动症状	刻板、暴力	非刻板
伴随症状	锥体外系症状、身体僵硬、肌张力障碍、下肢不自主摆动等	症状不常见
诱发因素	很少有	约50%有，如噪声、睡眠剥夺等
发作起始时间	NREM 2期	慢波睡眠期
发作后	可回忆起夜间发作活动	不可回忆夜间发作活动

五、抽动障碍

抽动障碍需要和癫痫发作(如肌阵挛)相鉴别。鉴别要点(表4)。

表4 抽动障碍和癫痫肌阵挛发作的鉴别要点

鉴别要点	抽动障碍	癫痫肌阵挛发作
发病年龄	5~10岁多见	任何年龄
临床特征	一组或多组肌肉突发、重复和刻板性不随意抽动，通常是非节律性，多见于面、颈、肩及上肢	反复节律性快速抽动，可涉及多组肌肉，呈同步性
受意识控制	可能短时有效	无效
睡眠	症状减轻或消失	基本无影响
发作时意识状态	清楚	清楚、迟钝或丧失
脑电图	正常或与抽动无关的背景慢波	慢波或痫样放电

六、因性非癫痫性发作 (Psychogenic nonepileptic seizures, PNES)

表5　PNES与癫痫发作鉴别要点

鉴别要点	心因性非癫痫性发作	癫痫发作
发作场合	周围常有人	任何场合
诱发因素	常在精神刺激后	声、光、热刺激，或无诱因
发作特点	发病相对缓慢，发作形式多样，不停喊叫和抽动，强烈自我表现，动作夸张，不同步协调，可对抗被动运动	突然发病，发作形式刻板，动作多同步协调，通常不对抗被动运动
其他症状	少有摔伤或尿失禁	可发生摔伤或尿失禁
意识状态	可能对外界刺激作出反应	多意识丧失或保留
眼部	眼睑紧闭，眼球乱动，瞳孔正常，对光反射存在	眼球可上翻或偏向一侧，可出现瞳孔散大、对光反射消失
口唇	正常	可有发绀
发作持续时间和终止方式	可达数小时，需安慰或暗示后缓解	多持续数秒到数分钟，自行停止，可出现癫痫持续状态
发作后表现	一切如常，少有不适主诉	常有意识模糊、嗜睡、头痛等
脑电图	少有异常	与临床表现相吻合的发作期及发作间期痫样放电

第四节 癫痫的处理原则

癫痫是由多因素导致的、临床表现复杂的慢性脑功能障碍疾病，在临床诊疗过程中既要遵循基本治疗原则，又要充分考虑个体差异，即有原则的个体化治疗。癫痫诊疗的基本原则包括：

(1)明确诊断：正确的诊断是疾病治疗及获得良好预后的前提，癫痫诊断应尽可能细化，包括以下几步：癫痫诊断是否成立、癫痫发作的类型、癫痫综合征的分类、癫痫的病因及癫痫共患病等；而且在治疗过程中还应不断完善诊断，尤其是当治疗效果不佳时，应重新审视初始诊断是否正确，如果不能及时修正诊断，将导致长期的误诊误治。

(2)合理选择治疗方案：由于癫痫病因学具有异质性，目前治疗方法多样，因此，选择治疗方案时，应充分考虑癫痫的特点(病因、发作/综合征类型等)、共患病情况以及患者的个人、社会因素，进行有原则的个体化综合治疗。需要强调的是，后续治疗常需根据治疗反应，在治疗过程中对初始治疗方案进行不断修正，或进行多种治疗手段的序贯/联合治疗。

(3)恰当的长期治疗：癫痫的治疗应当坚持长期足疗程的原则，根据癫痫的病因、症状、分类以及患者癫痫发作控制情况选择合适的疗程。

(4)保持规律健康的生活方式：与其他慢性疾病的治疗一样，癫痫患者应保持健康、规律的生活，尤应注意避免饮酒、睡眠不足、暴饮暴食以及过度劳累，如确有明确的发作诱因，应尽量祛除或者避免。

(5)明确治疗的目标：目前癫痫治疗主要还是以控制癫痫发作为首要目标，但是应该明确的是，癫痫治疗的最终目标不仅仅是控制发作，更重要的是提高患者生活质量及社会功能，例如对于儿童患者，治疗癫痫疾病的同时应全面考虑其整体发育各方面以及学习成长的需要。

【单次或丛集性癫痫发作的即刻处理原则】
一、基本原则
(一)院内处理原则(医护技人员)
1.明确癫痫发作的类型与诊断。
2.严密观察患者意识、瞳孔及生命体征的变化，注意记录癫痫发作的具体症状学表现。
3.合理引导患者保持正确体位，注意周围环境的安全性，保护患者，防止意外受伤。
4.积极寻找病因及诱因，终止长时间的发作：需要询问患者及家属是否按时服药，有无诱发因素等。
5.必要时完善常规检查血常规、肝肾功能、电解质、血糖、抗癫痫发作药浓度等，如有条件可进行脑电图同步记录。
6.发作持续时间超过5分钟按"癫痫持续状态"处理。

(二)院外处理原则(家属及目击者)
1.家属保持冷静，不要惊慌。
2.保持患者侧卧位或平卧头侧位癫痫发作属于突发情况，患者大多时候无法自行处理，因此家属需要第一时间清理现场，移开周围容易导致患者伤害的物品，给患者留出足够的安全空间并帮助其侧卧位。
3.保持呼吸道通畅帮助患者将头部偏向一侧，以便分泌物自然流出，禁止向患者口中塞任何物体，禁止强行灌药。帮助患者摘掉眼镜、假牙等物品，并解开患者衣领，从而实现气道通畅性。
4.避免对患者肢体造成强制按压防止因强制性按压导致患者肢体骨折，避免压迫人中，最大程度降低患者意外损伤。

5.及时联系医疗人员并做好药物干预 患者发作时家属需及时联系当地医疗卫生机构，以便患者获得第一时间的规范化处理。如果发作时间较长(>5分钟)，需尽快联系急救机构或者自行送附近医院处置。

6.记录发作条件允许的情况下，家属及目击者可以用视频记录患者发作情况，包括发作症状及持续时间，便于医护人员进一步诊治。

二、单次癫痫发作

(一)首次发作

1.不明原因的首次癫痫发作的成人患者，需告知其在首次发作后最初两年内早期复发风险为21%~45%；与风险增加有关的临床变量可能包括既往的脑损伤，脑电图显示有异常癫痫样放电，明显的脑部结构影像学异常等。

2.对于患者首次发作后是否立即启动ASM治疗，临床医生应根据个体化评估结果，即权衡复发风险与抗癫痫治疗后不良事件发生的利弊，告知患者相较于延迟治疗，即刻治疗并不能改善癫痫缓解的长期预后及提高其生活质量，但可减少随后2年癫痫再发的风险。

(二)非首次发作

1.局灶性发作如不伴意识障碍的非运动发作，可不必过度处理，常规口服ASM即可；运动发作需注意患者的安全性，防止意外受伤。如为伴意识障碍的局灶发作，要注意患者是否存在无意识行走或活动中造成对自身及周围人员的伤害。

2.全面性发作如全面强直、阵挛或强直-阵挛发作等，癫痫发作过程中应保持头部向一侧偏斜，维持呼吸道通畅，避免窒息、误吸等，必要时给予氧气吸入，同时注意不要过度用力按压患者，以免造成关节脱位/肢体骨折。

三、丛集性癫痫发作(Seizurecluster)

1.临床定义 指成人24小时内(儿童12小时内)出现3次或3次以上发作(发作间歇期等于或小于8小时)，且两次发作之间意识恢复正常水平，也称为急性重复性癫痫发作(Acuterepetitiveseizures, ARS)。丛集性发作常见于某些癫痫综合征、月经期癫痫发作及药物难治性癫痫等，如果不及时治疗，部分将会演变为癫痫持续状态，危及患者的生命。

2.危险因素 包括头颅外伤史、中枢神经系统感染史、局灶性皮质发育不良史等；常见诱因包括不规律服用ASM、睡眠剥夺、饮酒及情绪波动等。

3.即刻处理原则 丛集性发作是一种突发临床事件，其处理包括正确识别发作类型、及时使用药物终止发作以及预防并发症，并尽可能减少癫痫持续状态的发生，防止患者受伤，降低医疗成本，改善患者的生活质量。

苯二氮䓬类药物作为治疗丛集性发作的首选药物，对多种类型的癫痫发作均能快速起效，其耐受性好且相对安全，可以有效中止丛集性发作并减少癫痫持续状态的发生；用药途径包括肌肉或静脉注射、口服、鼻饲以及直肠给药，可根据患者发作类型、意识状态、持续时间等选择最佳处理途径，如月经期丛集性癫痫发作，可口服有效剂量的氯硝西泮。治疗过程中需要注意苯二氮䓬类药物相关的不良事件，包括嗜睡和呼吸抑制等。当发作时间较长、频率较高可按照"癫痫持续状态"处理，初始治疗成人患者可以首选静脉注射10mg地西泮(10~20min内根据发作情况酌情重复一次)；或肌注10mg咪达唑仑(院前急救和无静脉通路时，优先选择肌注咪达唑仑)。儿童患者可给予患儿咪达唑仑0.2~0.3mg/kg(≤10mg/次)缓慢静脉注射，之后继续予0.5ug/(Kg.min)持续静脉泵注给药；无静脉通道时，可肌注咪达唑仑0.3mg/kg(≤10mg/次)。

第五节 癫痫持续状态的处理

一、癫痫持续状态的定义

癫痫持续状态(Status Epilepticus, SE)的含义实际为"癫痫发作的持续状态",是一种临床症状,可见于癫痫患者的一次癫痫发作,也可见于其他病因(如病毒性脑炎、脑外伤、低血糖等)所导致的急性症状性癫痫发作。

随着对 SE 的不断认识,2015 年 ILAE 提出适用于所有癫痫发作类型的 SE 新定义:SE 是指发作自行终止的机制失败或异常持续发作的机制启动(在时间点 t1 之后)所导致的一种临床状态,可以导致包括神经元死亡、损伤和神经网络改变(在时间点 t2 之后)等长期不良后果,取决于发作的类型和时长。t1 提示启动治疗的时间点,t2 提示长期不良后果可能发生的时间点。强直-阵挛性癫痫持续状态的 t1 为 5 分钟,t2 为 30 分钟;伴意识障碍的局灶性癫痫持续状态的 t1 为 10 分钟,t2 大于 60 分钟;失神癫痫持续状态的 t1 为 10-15 分钟,t2 尚不明确。

二、癫痫持续状态的分类

1. ILAE(2015)的癫痫持续状态的分类框架分为四轴(维度),包括症状学、病因学、脑电图和年龄。

(1)症状学分类:主要根据是否有明显的运动症状和意识障碍的程度进行分类(表1)。

表1 SE的分类-按照症状学分类

A 伴突出的运动症状	B 不伴突出的运动症状(即非惊厥性SE,NCSE)
A.1 惊厥性SE(convulsive SE, CSE,等同于强直-阵挛SE)	B.1 NCSE伴昏迷(包括所谓的:"微小" SE)
	B.2 NCSE不伴昏迷
A.1.a 全面性惊厥(generalized convulsion)	B.2.a 全面性
A.1.b 局灶起始演变为双侧惊厥性SE	B.2.a.a 典型失神
A.1.c 不能确定局灶性或全面性	B.2.a.b 不典型失神
A.2 肌阵挛SE(突出的癫痫性肌阵挛)	B.2.a.c 肌阵挛失神
A.2.a 伴昏迷	B.2.b 局灶性
A.2.b 不伴昏迷	B.2.b.a 不伴意识损害(持续先兆,伴自主神经、感觉、视觉、嗅觉、味觉、情绪/精神/体验或听觉症状)
A.3 局灶运动性SE	
A.3.a 反复局灶运动性发作(Jacksonian)	
A.3.b 持续性部分性癫痫(epilepsiapartialis continua, EPC)	B.2.b.b 失语持续状态
A.3.c 旋转性发作持续状态(adversive status)	B.2.b.c 伴意识损害
A.3.d 眼球阵挛持续状态	B.2.c 不能确定局灶性或全面性
A.3.e 发作期麻痹(即局灶性运动抑制性SE)	B.2.c.a 自主神经SE
A.4 强直SE	
A.5 过度运动性SE	

(3) 病因学分类:可以分为病因已知和病因未知(表 2)。术语"已知的(known)"或"症状性(symptomatic)"用于由已知疾病引起的 SE,这些疾病可以是结构性、代谢性、炎症性、感染性、中毒性或遗传性。可发生 SE 的疾病包括:脑血管病(如:急性缺血性卒中、颅内出血)、中枢神经系统感染(如:细菌性脑膜炎、病毒性脑炎)、神经变性病(如:阿尔茨海默病)、颅内肿瘤(如:胶质瘤、脑膜瘤)、皮质发育畸形(如:局灶性皮质发育不良 II 型、结节性硬化症)、头部外伤、酒精相关(如:酒精中毒、酒精戒断)、中毒(药物、神经毒素、重金属)、突

然停用或抗癫痫发作药浓度低、脑缺氧或缺血、代谢紊乱(如：电解质紊乱、肝性脑病)、自身免疫性疾病(如：抗 NMDAR 脑炎、Rasmussen 脑炎)、染色体和基因异常(如：环形 20 染色体综合征、Angelman 综合征)、神经皮肤综合征(如：Sturge-Weber 综合征)、遗传及代谢性疾病(如：线粒体病、亚历山大病、枫糖尿症、神经元蜡样脂褐质沉积症、Lafora 病等进行性肌阵挛癫痫)及其他疾病(如：家族性偏瘫型偏头痛)等。根据导致 SE 病因与 SE 发生的时间关系，可以分为急性、远期性和进展性。

表2 SE的分类-按照病因分类

SE的病因
已知
急性(如卒中、中毒、脑炎等)
远期性(如既往有脑外伤、脑炎、卒中等病史等)
进展性(如脑肿瘤、Lafora病及其他进行性肌阵挛癫痫、痴呆等)
明确的癫痫综合征(电-临床综合征)
未知

(3)脑电相关性：任何类型 SE 的发作期 EEG 模式都不具有特异性。虽然痫性放电被认为是其标志，但随着 SE 持续时间的延长，节律性非痫性模式可能占优势。类似的脑电图模式(如：三相波)在其他病理情况下也可以被记录到。NCSE 患者临床体征往往是微小的和非特异性的，EEG 在诊断中是不可或缺的。电生理技术的进步将为我们在急诊情况下更有效地使用 EEG 以及更好了解 EEG 模式在 SE 中的动态演变提供可能(SE 患者的 EEG 监测见第 8 章第 5 节)。目前尚无基于证据的 EEG 诊断 SE 的标准，共识建议以标准化术语来描述 SE 的 EEG，包括部位、模式、形态、时间相关特征、调节和药物干预效应等。

(4)年龄分类：根据发生 SE 的年龄，可以分为新生儿期(0~30 天)、婴儿期(1 月龄~2 岁)、儿童期(>2 岁~12 岁)、青少年和成年期(>12 岁~59 岁)和老年期(≥60 岁)。不同年龄的患者，其 SE 的常见病因有很大差异。

2.难治性 SE 和超难治性 SE 的定义：

(1)难治性 SE(refractory SE, RSE)：给予至少 2 种种类和剂量均适当的静脉抗癫痫发作药(包括苯二氮卓类药物)，SE 仍然持续。该诊断不需要发作时间的限定。

(2)超难治性 SE(super RSE, SRSE)：麻醉药开始后至少 24 小时，SE 仍不能终止，或在进行适当麻醉药治疗过程中 SE 反复，或药物减停后复发而需要再次麻醉治疗。麻醉药包括咪达唑仑、戊巴比妥、硫喷妥、氯胺酮等(以麻醉剂量使用)。

(3)长时间 RSE(prolonged RSE)：持续至少 7 天的 RSE。

(4)长时间 SRSE(prolonged SRSE)：持续至少 7 天的 SRSE。

3.NORSE 和 FIRES 的定义新发生的难治性癫痫持续状态(new-onsetrefractorystatusepilepticus, NORSE)是一种临床表现而非特异性诊断。是指在没有活动性癫痫或其他已存在相关神经系统疾病的患者新出现难治性癫痫持续状态，且排除明确的急性或活动性结构、中毒或代谢性病因。需要注意几点：①诊断病毒性脑炎和自身免疫性脑炎的患者并不排除在 NORSE 诊断以外；②NORSE 可以包括既往存在远期脑损伤患者以及癫痫已"痊愈"的患者(无发作至少 10 年，且停用抗癫痫发作药>5 年)。诊断需要排除活动性癫痫患者；③隐源性 NORSE(Cryptogenic NORSE)或不明原因 NORSE(NORSE of unknown etiology)是指经过充分检查(可能历时数周)仍不能明确病因的 NORSE；④NORSE 不包括意识完全保留的难治性 SE(例如 EPC)。

热性感染相关癫痫综合征(febrile infection-related epilepsy syndrome, FIRES): 是 NORSE 的亚类。存在前驱的热性感染,在难治性 SE 发生前 2 周~24 小时发热,SE 开始时体温可以正常或仍发热。需要注意几点:①各年龄患者均可诊断,而不仅限于儿童;②定义中 24 小时以上这一时间排除了大部分热性惊厥持续状态的儿童,但仍不能排除少部分在发热 24 小时以后才出现热性惊厥持续状态且为难治性 SE 的儿童。

三、癫痫持续状态的流行病学

SE 的发病率为 8.52~36.1/10 万人/年。儿童(0~13 岁)的惊厥性 SE 的发病率是 35.0/10 万人/年。非惊厥性 SE 的发病率约 12.1/10 万人/年。SE 患病率呈年龄双峰分布,50 岁以上成人(28.4/10 万)和 10 岁以下儿童(14.3/10 万)患病率高,其中儿童患者以 1 岁以内患病率最高。在 SE 患者中,12%~43%发展为 RSE,而 10%~15%最终发展为 SRES。

四、癫痫持续状态的病因学评估

识别病因有助于针对 SE 病因进行治疗。病因学评估包括初步评估和根据患者情况进行的个体化病因评估(表 3)。

表3 SE的评估流程

初步检查	
实验室检查:血常规、CRP、血电解质、血气分析、血糖、血氨、肝肾功能、凝血指标、CSF(如怀疑CNS炎症性疾病)	
长程视频脑电监测或脑电双频指数(bispectral index, BIS)	
头颅影像学(头颅CT或MRI,必要时MRA+增强扫描)	
根据临床怀疑,进行相应检查	
炎症性疾病	血常规、红细胞沉降率(血沉)、CRP、PCT
CNS感染	CSF常规、生化、CSF的病原学抗体、离心沉渣涂片、墨汁染色、细菌及真菌培养、CSF病原基因检测
脓毒症脑病	血培养、寻找感染灶、必要时感染部位样本病原学检测
自身免疫性脑炎	CSF/血自身免疫性脑炎相关抗体检测
FIRES	CSF炎症因子、CSF/血自身免疫性脑炎相关抗体及病原学以排除其他病因
代谢性疾病	血氨、乳酸、血糖、同型半胱氨酸、血尿代谢筛查
中毒性	血/尿毒物检测
遗传性	基因检测(注意*SCN1A*、*PCDH19*、*POLG1*等)
缺血/出血性卒中或脑外伤	头颅CT、MRI、MRA
活动性癫痫患者	抗癫痫发作药血药浓度

注: CNS,中枢神经系统; CSF,脑脊液; CRP,C反应蛋白; PCT,降钙素原; MRA,磁共振血管成像。

五、癫痫持续状态的严重程度和预后评估

SE 评估量表主要用于病情严重程度评估和预后预测,作为选择监护水平及制定治疗方案的依据。常用量表为癫痫持续状态严重度评分(status epilepticus severity score, STESS)(表 4)和基于流行病学的癫痫持续状态死亡率评分(epidemiology-based mortality score in status epilepticus, EMSE)(表 5)。

表4 癫痫持续状态严重度评分(STESS)(用于成人)

变量	特征	评分/分
意识水平	警觉、嗜睡或模糊	0
	昏睡或昏迷	1
最严重的发作类型	简单部分性、复杂部分性、肌阵挛或失神	0
	全面性惊厥	1
	昏迷的非惊厥性癫痫持续状态	2
年龄	<65岁	0
	≥65岁	2
既往发作史	有	0
	无或未知	1
	共计	0~6

STESS<2，提示100%的生存率，预后良好，抢救过程中不需要气管插管。STESS<3，提示96.9%的生存率，96.7%出院时神经系统预后良好，96.7%不需要气管插管。

STESS用于成人SE，在进入急诊时由神经科医生评定。有研究建议针对儿童患者可以使用儿童癫痫持续状态严重度评分(Status Epilepticus in Pediatric Patients Severity Score，STEPSS)。STEPSS中，年龄分为≥2岁(0分)，和<2岁(2分)，其余项目及得分与STESS一致。但其应用仍需进一步验证。

表5 基于流行病学的癫痫持续状态死亡率评分(EMSE)(用于成人)

评估内容	分值
病因学E(病因学选定一层)	
CNS畸形	2
减药、撤药或依从性不佳	2
多发性硬化	5
既往的脑血管疾病、脑损伤	7
脑积水	8
酒精滥用	10
药物过量	11
脑外伤	12
隐源性	12
脑肿瘤	16
代谢性：钠失衡	17
代谢性障碍	22
急性脑血管疾病	26
CNS感染：急性	33
缺氧	65
共病C(每一疾病评一个分值)	
心肌梗死、充血性心力衰竭、外周血管疾病、脑血管疾病、痴呆、慢性肺病、结缔组织病、溃疡、轻度肝病、糖尿病	10
偏瘫、中-重度肾病、糖尿病伴终末器官损害、任何肿瘤(包括白血病和淋巴瘤)	20
中-重度肝病	30
转移性实体瘤、艾滋病	60
年龄A(选定一层)	
21~30岁	1
31~40岁	2
41~50岁	3
51~60岁	5

61～70岁	7
71～80岁	8
>80岁	10
脑电图E(对最差级别进行评分)	
自发性暴发-抑制	60
持续状态后发作期放电(after status ictal discharges, ASIDs)	40
单侧周期性放电(lateralized periodic discharges, LPDs)每10s至少7个尖慢复合波	40
全面性周期性放电(generalized periodic discharges, GPDs)每10s至少9个尖慢复合波	40
无LPDs、GPDs或ASIDs	0

注：EMSE-EAC总分=E+C+A，27分或以上提示预后不良，分数越高，预后越差。EMSE-EACE总分=E+C+A+E，64分或以上提示预后不良，分数越高，预后越差。

EMSE-EAC 总分=E+C+A，27 分或以上提示预后不良，分数越高，预后越差。EMSE-EACE 总分=E+C+A+E，64 分或以上提示预后不良，分数越高，预后越差。

六、惊厥性癫痫持续状态(CSE)的治疗

1.总体治疗原则 ①治疗目标是尽快终止临床发作和电发作；②尽早治疗，遵循 SE 处理流程，尽快终止发作；③积极查找 SE 病因，对因治疗；④支持治疗，维持患者呼吸、循环及水电解质平衡。

2.惊厥性 SE 处理流程(具体药物剂量见图 1)

(1)院前治疗：早期 SE 多数发生于院外(无静脉通路)，有效的院前治疗可以明显缩短 SE 的持续时间。院前治疗的选择为：咪达唑仑(鼻腔粘膜/口腔粘膜)或地西泮(直肠给药)。

(2)院内治疗：

初始治疗药物：通常发作开始 5 分钟启动治疗。首选苯二氮卓类药物，包括劳拉西泮(静脉，国内暂未上市)、地西泮(静脉)或咪达唑仑(肌注)。

第二阶段治疗药物：如果前述初始治疗后仍未终止发作，可给予第二阶段治疗药物，即二线治疗药物。

第三阶段治疗药物：如果前述第二阶段治疗仍未终止发作，为难治性 SE，应用全身麻醉药，静脉给药，主要包括咪达唑仑、丙泊酚、戊巴比妥和硫喷妥等。

超难治性 SE 的治疗：①应积极寻找病因，争取对因治疗。例如：CNS 感染性疾病，针对病原积极抗感染；怀疑自身免疫性脑炎给予大剂量甲泼尼龙、丙种球蛋白，必要时血浆置换等免疫治疗；不明原因 NORSE 或 FIRES 可给予糖皮质激素、丙种球蛋白、生酮饮食治疗及其他抗炎治疗等；②静脉抗癫痫发作药：可应用氯胺酮，无效可尝试利多卡因、硫酸镁等；③可尝试生酮饮食、急诊神经调控治疗和低温治疗等；④添加口服抗癫痫发作药。

(4) 治疗流程(图1)

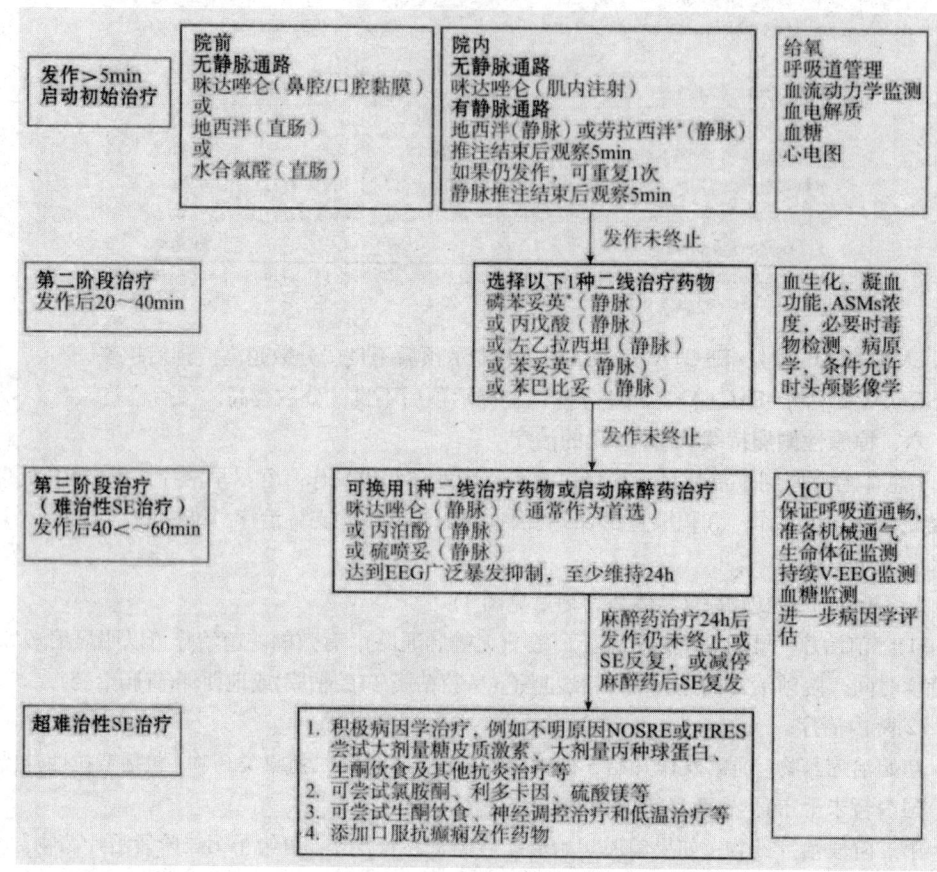

图1 惊厥性癫痫持续状态处理流程图

七、非惊厥性癫痫持续状态(NCSE)的治疗原则

1. NCSE的诊断标准持续VEEG监测对于NCSE患者的判断及治疗是必需的。2013年奥地利萨尔斯堡举行的第四届伦敦-因斯布鲁克癫痫持续状态研讨会上，提出了非惊厥性癫痫持续状态的脑电图诊断标准(表6)。

表6 非惊厥性癫痫持续状态的临床诊断标准

无已知癫痫性脑病的患者
痫样放电(棘波、多棘波、尖波、棘-慢复合波或尖-慢复合波)>2.5Hz，或
痫样放电≤2.5Hz或节律性δ/θ活动(>0.5Hz)并且满足以下条件之一：静脉给予抗癫痫发作药后EEG和临床改善^a；有轻微的临床发作现象；典型的时空演变^b

存在已知癫痫性脑病的患者
上述脑电特征与基线期比较，波幅或频率明显增加，伴可以观察到的临床状态变化
静脉给予抗癫痫发作药后临床和EEG^{a}改善

注：^{a}如果脑电图改善但没有临床改善，或者如果EEG波动但没有明确的演变，被认为是"可能的NCSE(possible NCSE)"。^{b}递增起始(电压增加和频率变化)，或模式演变(频率>1Hz的变化或部位变化)，或递减终止(电压或频率)。

a：如果脑电图改善但没有临床改善，或者如果 EEG 波动但没有明确的演变，被认为是"可能的 NCSE(possibleNCSE)"。b：递增起始(电压增加和频率变化)，或模式演变(频率>1Hz 的变化或部位变化)，或递减终止(电压或频率)

伴意识改变的重症监护患者出现非惊厥持续状态的可能性高，且病因多样。因此，早期警惕非惊厥持续状态的风险与可能，及时辨识 NCSE 的轻微的症状和体征，以及进行恰当时长的持续脑电监测，非常必要。建议根据 1 小时持续脑电的 2HELPS2B 评分(表 7)和预测痫性发作的风险(表 8)，决定脑电监测的时长。因心跳骤停患者发展为 NCSE 的可能性很低，因此该评分系统不用于这类患者的风险评估。

表7 2HELPS2B评分

危险因素	定义	限定	评分
2H	脑电频率	频率≥2Hz	1
E	痫性放电(epileptiform discharge)	出现痫性放电	1
L	单侧模式(lateralized patterns)	单侧周期性发放(lateralized periodic discharges, LPD) 单侧节律性δ活动(lateralized rhythmic delta activity, LRDA) 双侧不同步周期性发放(bilateral independent periodic discharges, BIPD)	1
P	附加特征(plus features)	R-叠加节律(superimposed rhythmic) S-叠加尖波或棘波(superimposed sharp waves or spikes) F-叠加快活动(superimposed fast activity)	1
S	发作(seizure)	最近或既往的痫性发作	1
2B	短暂潜在发作性节律性发放(brief potentially ictal rhythmic discharges, BIRDS)		2

表8 基于1小时脑电图评估的痫性发作风险(除外心跳骤停)

1小时持续脑电的2HELPS2B评分	发作的预测风险	推荐的持续脑电监测时长	
		预期发作风险小于5%	预期发作风险小于2%
0	3.1%	1h	3.3h
1	12.0%	12h	29h
≥2	>25%	≥24h	≥30h

2. NCSE 的治疗 目前尚无统一的 NCSE 诊疗流程，需要对患者进行个体化的诊治方案选择。按照临床特点，建议分成以下三类区别处理：①惊厥性癫痫持续状态(CSE)之后的 NCSE：按照 CSE 的治疗流程进行治疗；②伴昏迷或意识模糊的 NCSE：该类别并非出现在 CSE 之后。建议审慎地、快速进阶地使用一和二线抗癫痫发作药，需要使用足量的静脉推注剂量，并且快速进行评估。快速评估一般是指每 12 小时进行临床发作和持续脑电的评估。仅在多种抗癫痫发作药治疗失败情况下，方可尝试使用麻醉药物；③不伴昏迷或意识模糊的 NCSE：建议快速进阶地使用抗癫痫发作药，目前尚无证据支持使用麻醉类药物。

整体的处理原则如下：①在苯二氮䓬类药物可有效改善临床症状或脑电时，需要连续使用24小时以上，未见临床症状或脑电反复之后，再逐渐减停；②积极查找病因，一旦确诊马上进行病因治疗；③NCSE的病因多样，目前相关临床试验非常匮乏。少数同时关注CSE和NCSE的临床试验证实静脉ASMs对NCSE有效，如左乙拉西坦、丙戊酸、苯巴比妥、苯妥英钠、拉考沙胺和磷苯妥英。目前仅有一个前瞻性、随机、双盲、多中心、非劣效研究探讨ASMs对频繁非惊厥发作的疗效和安全性：TRENdS试验(Treatment of Recurrent Electrographic Nonconvulsive Seizures)。药物选用需要考虑发作类型，如不典型失神持续状态、失张力持续状态选用丙戊酸，而局灶性发作伴意识障碍的持续状态，需考虑左乙拉西坦。通常会可能选用多种ASMs，需要注意选用不同机制的药物，以及药物之间的相互影响；④对于危重患者CSE后的NCSE，治疗原则同CSE。

八、癫痫持续状态治疗药物的用法用量及注意事项

为了方便临床应用，现将癫痫持续状态治疗药物的用法用量及注意事项总结为(表9)。

表9 癫痫持续状态治疗药物的用法用量及注意事项

药物	用法	注意事项
地西泮	静脉推注0.15～0.2mg/kg(最大10mg) 直肠0.2～0.5mg/kg(最大20mg)	静脉给药5min后可重复1次，注意低血压和呼吸抑制
劳拉西泮*	静脉推注0.1mg/kg(最大4mg)	5min后可重复1次，注意低血压和呼吸抑制
咪达唑仑	肌内注射0.2mg/kg(最大10mg) 鼻腔0.2mg/kg(最大10mg) 口腔黏膜0.2～0.5mg/kg(最大10mg) 静脉推注0.2mg/kg，之后0.05～2mg/(kg·h)维持	呼吸抑制，低血压，长时间应用可出现耐药
苯妥英*	静脉输注20mg/kg[1mg/(kg·min)，最大速度50mg/min]	心律失常和低血压等心血管不良反应，需监测血药浓度
磷苯妥英*	静脉输注20mgPE/kg[3mgPE/(kg·min)，最大速度150mgPE/min](PE=phenytoin equivalent,等效苯妥英)	心律失常和低血压等心血管不良反应
苯巴比妥	15～20mg/kg静脉输注[2mg/(kg·min)，最大速度50～100mg/min]	低血压，呼吸抑制
丙戊酸	20～40mg/kg静脉输注[3～6mg/(kg·min)]	肝功能损害，高氨血症，血小板减少，怀疑遗传代谢病慎用，监测血药浓度
左乙拉西坦	40～60mg/kg(最大4 500mg)静脉输注[2～5mg/(kg·min)，>15min]	药物相互作用少，不通过肝脏代谢
硫喷妥	2～7mg/kg静脉输注(最大速度50mg/min)，之后0.5～5mg/(kg·h)维持	低血压，心脏呼吸抑制，蓄积毒性，代谢为戊巴比妥
戊巴比妥	5～15mg/kg静脉输注(最大速度50mg/min)，之后0.5～5mg/(kg·h)	低血压，心脏呼吸抑制，麻痹性肠梗阻，蓄积毒性
丙泊酚	1～2mg/kg静推，5min可重复，累计最大10mg/kg，之后4～10mg/(kg·h)[如持续输注>48h，最大速度5mg/(kg·h)]	警惕丙泊酚输注综合征(表现为横纹肌溶解，甘油三酯>500mg/dl，进行性乳酸酸中毒，肾衰竭)，呼吸抑制，低血压
氯胺酮	1.5mg/kg静推，5min可重复，最大4.5mg/kg，之后1.2～7.5mg/(kg·h)	呼吸抑制相对轻，血流动力学不稳定，可能增加颅内压

注：*国内暂无。

第六节 癫痫的药物治疗

一、抗癫痫发作药简介

20世纪80年代之前共有7种主要的抗癫痫发作药(anti-seizure medications, ASMs)应用于临床，习惯上称为传统ASMs。80年代以后国外开发并陆续上市了多种新型ASMs(表1)，按获批时间先后划分为第二代(1980~2003年)和第三代ASMs(2004年以后)。

表1 目前临床使用的ASMs

第一代ASMs	第二代ASMs	第三代ASMs
卡马西平(carbamazepine, CBZ)	氯巴占(clobazam, CLB)	拉考沙胺(lacosamide, LCS)
氯硝西泮(clonazepam, CZP)	非氨脂(felbamate, FBM)	吡仑帕奈(perampanel, PER)
乙琥胺(ethosuximide, ESM)	加巴喷丁(gabapentin, GBP)	普瑞巴林(pregabalin, PGB)
苯巴比妥(phenobarbital, PB)	拉莫三嗪(lamotrigine, LTG)	卢非酰胺(rufinamide, RUF)
苯妥英钠(phenytoin, PHT)	左乙拉西坦(levetiracetam, LEV)	替加宾(tiagabine, TGB)
扑痫酮(primidone, PRM)	奥卡西平(oxcarbazepine, OXC)	布瓦西坦(brivaracetam)
丙戊酸(valproate, VPA)	托吡酯(topiramate, TPM)	
	氨己烯酸(vigabatrin, VGB)	
	唑尼沙胺(zonisamide, ZNS)	

二、抗癫痫发作药的作用机制

目前对于ASMs的作用机制尚未完全了解，有些ASMs是单一作用机制，而有些ASMs可能是多重作用机制。了解ASMs的作用机制是恰当的选择药物、了解药物之间相互作用的基础。以下是已知的ASMs可能的作用机制(表2)。

表2 抗癫痫发作药可能的作用机制

药物	电压依赖性的钠通道阻滞剂	增加脑内或突触的GABA水平	选择性增强GABA_A介导的作用	直接促进氯离子的内流	钙通道阻滞剂	其他
第一代ASMs						
卡马西平	++	?				+
苯二氮䓬类			++			
苯巴比妥		+	+	++	?	
苯妥英钠	++				?	
扑痫酮						
丙戊酸	?	+	?		+(T型)	++
第二代ASMs						
非氨脂	++	+	+		+(L型)	+
加巴喷丁	?	?			++(N型, P/Q型)	?
拉莫三嗪	++	+			++(N, P/Q, R, T型)	+
左乙拉西坦		?	?		+(N型)	++
奥卡西平	++	?			+(N, P型)	
托吡酯	++	+	+		+(L型)	+
氨己烯酸		++				
唑尼沙胺	++	?			++(N, P, T型)	
第三代ASMs						
拉考沙胺	++					
吡仑帕奈						++(AMPA受体)
替加宾		++				

注：++主要作用机制；+次要作用机制；?不肯定。

三、抗癫痫发作药的药代动力学特征

药代动力学特征是决定血液中和脑组织中药物浓度的关键环节，是了解药物的疗效、不良反应及药物之间相互作用的基础。理想的 ASMs 应具有以下特征：生物利用度完全且稳定；半衰期较长，每日服药次数少；一级药代动力学特征，即剂量与血药浓度成比例变化；蛋白结合率低，并且呈饱和性；无肝酶诱导作用；无活性代谢产物。苯妥英(phenytoyin, PHT)体内代谢与其他抗癫痫发作药显著不同的是其代谢过程存在限速或饱和现象，在小剂量时 PHT 代谢呈一级动力学过程，而大剂量、血药浓度较高时则为零级动力学过程，因此，PHT 半衰期是随着剂量与血药浓度的变化而发生改变，当剂量增大、血药浓度较高时，其半衰期延长，容易出现蓄积中毒。PHT 有效血药浓度为 10~20mg/L，儿童通常在接近 5mg/L 时开始起效，一般<10mg/L 多数患儿治疗有效，超过 20mg/L 容易发生毒性反应，当超过 30mg/L 时多数患者出现明显中毒表现。一般认为当血药浓度接近 10mg/L 时，极易由一级动力学消除转变为零级动力学过程，此时血药浓度的蓄积大于剂量的增加，容易发生中毒。因此强调临床服用 PHT 时应当进行血药浓度监测，根据测定结果合理调整剂量，以免发生毒性反应。

在临床使用中除了考虑药物的安全性和有效性之外，还应当参考药物的药代动力学特点来选择药物。ASMs 的药代动力学特征(表 3)。

表3 抗癫痫发作药的药代动力学特征

药物	生物利用度/%	一级动力学	蛋白结合率/%	半衰期/h	血浆达峰浓度时间/h	活性代谢产物	对肝酶的作用
卡马西平	75~85	是	65~85	初用药：25~34	4~8	有	诱导
				4周后：8~20			自身诱导
氯硝西泮	>80	是	85	20~60	1~4	有	
苯巴比妥	80~90	是	45~50	40~90	1~6	无	诱导
苯妥英钠	95	否	90	12~22	3~9	无	诱导
扑痫酮	80~100	是	20~30	10~12	2~4	有	间接诱导
丙戊酸	70~100	否	90~95	8~15	1~4	有	抑制
非氨酯	≥80	是	30	14~25	1~4	有	抑制
加巴喷丁	<60	否	0	5~7	2~3	无	无
拉莫三嗪	98	是	55	15~30	2~3	无	无
拉考沙胺	≈100	是	<15	13	0.5~4	无	无
左乙拉西坦	<100	是	0	6~8	0.6~1.3	无	无
奥卡西平	<95	是	40	8~25	4.5~8	有	弱诱导
吡仑帕奈	≈100	是	95	105	0.5~2.0	无	弱抑制 弱诱导
替加宾	≥90	是	96	4~13	0.5~1.5	无	无
托吡酯	≥80	是	13	20~30	2~4	无	抑制
氨己烯酸	≥60	是	0	5~8	1~3	无	无
唑尼沙胺	≥50	否	50	50~70	2~6	无	无

四、常用抗癫痫发作药的用法、用量

ASMs对中枢神经系统的不良影响在治疗开始的最初几周明显，以后逐渐消退。减少治疗初始阶段的不良反应可以提高患者的依从性，而使治疗能够继续。应该从较小的剂量开始，缓慢的增加剂量直至发作控制或最大可耐受剂量。国内已开展的ASMs的使用方法及血药浓度参考值(表4)。

表4 常用抗癫痫发作药使用方法及血药浓度参考值

抗癫痫药物		起始剂量	增加剂量	维持剂量	最大剂量	有效浓度	每日服药次数/次
卡马西平							
	成人	100~200mg/d	逐渐增加	400~1 200mg/d	1 600mg/d	4~12mg/L	2~3
	儿童	<6岁5mg/(kg·d)	5~7d增加1次	10~20mg/(kg·d)	400mg		2
		6~12岁	每2周增加1次100mg/d	400~800mg	1 000mg		2~3
氯硝西泮							
	成人	1.5mg/d	0.5~1mg/3d	4~8mg/d	20mg/d		3
	儿童	10岁以下或体重<30kg,0.01~0.03mg/(kg·d)	0.3~0.05mg/(kg·3d)	0.1~0.2mg/(kg·d)		20~90μg/L	2~3
苯巴比妥(鲁米那)							
	成人			90mg/d	极量250mg/次,500mg/d	15~40mg/L	1~3
	儿童			3~5mg/(kg·d)			1~3
苯妥英钠(大仑丁)							
	成人	200mg/d	逐渐增加	250~300mg/d		10~20mg/L	2~3
	儿童	5mg/(kg·d)	逐渐增加	4~8mg/(kg·d)	250mg		2~3
扑痫酮(扑米酮)							
	成人	50mg/d,1次晚服	逐渐增加	750mg/d	1 500mg/d		3
	儿童	8岁以下50mg/d,1次服5mg/(kg·d);8岁以上同成人	逐渐增加	375~700mg/d或10~25mg/(kg·d)			3
丙戊酸							
	成人	5~10mg/(kg·d)	逐渐增加	600~1 200mg/d	1 800mg/d	50~100mg/L	2~3
	儿童	15mg/(kg·d)	逐渐增加	20~30mg/(kg·d)			2~3
加巴喷丁							
	成人	300mg/d	300mg/d	900~1 800mg/d	2 400~3 600mg/d		3
	儿童	12岁以下剂量未定,12~18岁剂量同成人					
	老人	首次剂量由肌酐清除率决定					

药物	起始剂量	剂量调整	常用维持剂量	最大剂量	每日服药次数
拉莫三嗪					
单药治疗					
成人	50mg/d	25mg/周	100～200mg/d	500mg/d	2
儿童	0.3mg/(kg·d)	0.3mg/(kg·d)	2～10mg/(kg·d)		2
与肝酶诱导类的ASMs合用					
成人	50mg/d	50mg/2周	100～200mg/d		2
儿童	0.6mg/(kg·d)	0.6mg/(kg·d)	5～15mg/(kg·d)		2
与丙戊酸类药物合用					
成人	12.5mg/d	12.5mg/2周	100～200mg/d		2
儿童	0.15mg/(kg·d)	0.15mg/(kg·d)	1～5mg/(kg·d)		2
拉考沙胺					
成人	100mg/d	每周增加100mg/d	400mg/d		2
儿童	2mg/(kg·d)	每周增加2mg/(kg·d)	体重11～30kg: 6～12mg/(kg·d); 体重30～50kg: 4～8mg/(kg·d)	体重11～30kg: 12mg/(kg·d); 体重30～50kg: 8mg/(kg·d)	2
左乙拉西坦					
成人	1 000mg/d	500～1 000mg/2周	1 000～4 000mg/d		2
儿童	10～20mg/(kg·d)	10～20mg/(kg·d)	20～60mg/(kg·d)		2
奥卡西平					
成人	300mg/d	300mg/周	600～1 200mg/d	2 400mg/d	2
儿童	8～10mg/(kg·d)	10mg/(kg·周)	20～30mg/(kg·d)	45mg/(kg·d)	2
吡仑帕奈	2mg/d	2mg/1～2周	4～8mg/d	12mg/d	1
托吡酯					
成人	25mg/d	25mg/周	100～200mg/d		2
儿童	0.5～1mg/(kg·d)	0.5～1mg/(kg·d)	3～6mg/(kg·d)		2
唑尼沙胺					
成人	100～200mg/d	100mg/1～2周	200～400mg/d		2
儿童	2～4mg/(kg·d)	2～4mg/(kg·周)	4～8mg/(kg·d)		2

通过血药物浓度的测定，临床医师可以依据患者的个体情况，利用药代动力学的原理和方法，调整药物剂量，进行个体化药物治疗。这不仅提高药物治疗效果，也避免或减少可能产生的药物不良反应。临床医师需要掌握基本的药代动力学知识，如稳态血药浓度、半衰期、达峰时间等，以做到适时采集标本和合理解释测定结果。临床医生要掌握ASMs监测的指征，根据临床需要来决定进行监测的时间及频度。血药浓度检测的指证如下：

1. 由于苯妥英钠具有饱和性药代动力学特点(药物剂量与血药浓度不成正比例关系)；而且治疗窗很窄，安全范围小，易发生血药浓度过高引起的毒性反应。因此患者服用苯妥英钠达到维持剂量后以及每次剂量调整后，都应当测定血药浓度。

2. ASMs已用至维持剂量仍不能控制发作时应测定血药浓度，以帮助确定是否需要调整药物剂量或更换药物。

3. 在服药过程中患者出现了明显的不良反应，测定血药浓度，可以明确是否药物剂量过大或血药浓度过高所致。

4. 出现特殊的临床状况，如患者出现肝、肾或胃肠功能障碍、癫痫持续状态、怀孕等可能影响药物在体内的代谢，应监测血药浓度，以便及时调整药物剂量。

5. 合并用药尤其与影响肝酶系统的药物合用时，可能产生药物相互作用，影响药物代谢和血药浓度。

6. 成分不明的药，特别是国内有些自制或地区配制的抗癫痫"中成药"，往往加入廉价ASMs。血药浓度测定有助于了解患者所服药物的真实情况，引导患者接受正规治疗。

7.评价患者对药物的依从性(即患者是否按医嘱服药)。

五、抗癫痫发作药的不良反应

1. 所有的ASMs都可能产生不良反应，其严重程度在不同个体有很大差异。ASMs的不良反应是导致治疗失败的另一个主要原因。大部分不良反应是轻微的，但也有少数会危及生命。

2. 最常见的不良反应包括对中枢神经系统的影响(镇静、思睡、头晕、共济障碍、认知、记忆等)、对全身多系统的影响(血液系统、消化系统、体重改变、生育问题、骨骼健康等)和特异体质反应(表5)。可以分为四类：

(1) 剂量相关的不良反应：例如苯巴比妥的镇静作用，卡马西平、苯妥英钠引起的头晕、复视、共济失调等与剂量有关。从小剂量开始缓慢增加剂量，尽可能不要超过说明书推荐的最大治疗剂量可以减轻这类不良反应。

(2) 特异体质的不良反应：一般出现在治疗开始的前几周，与剂量无关。部分特异体质不良反应虽然罕见但有可能危及生命。几乎所有的传统ASMs都有特异体质不良反应的报道。主要有皮肤损害、严重的肝毒性、血液系统损害。新型ASMs中的拉莫三嗪和奥卡西平也有报告。一般比较轻微，在停药后迅速缓解。部分严重的不良反应需要立即停药，并积极对症处理。

(3) 长期的不良反应：与累计剂量有关。如给予患者能够控制发作的最小剂量，若干年无发作后可考虑逐渐撤药或减量，有助于减少ASMs的长期不良反应。

(4) 致畸作用：癫痫妇女后代的畸形发生率是正常妇女的2倍左右。造成后代畸形的原因是多方面的，包括遗传、癫痫发作、服用ASMs等。大多数研究者认为ASMs是造成后代畸形的主要原因。ASMs对妊娠的影响参考表4-5和第四章第三节。

A级：妊娠头3月的孕妇的充分的良好对照研究没有发现对胎儿的危害(并且也没有在其后6个月具有危害性的证据)，此类药物对胎儿的影响甚微；

B级：动物研究没有发现对胎仔的危害，但在孕妇没有充分的良好对照的研究；或动物研究发现对胎仔有危害，但对孕妇的充分的良好对照的研究没有发现对胎儿的危害。此类药品对胎儿影响较小；

　　C级：动物研究表明，药物对胎仔有致畸或杀死胚胎的作用，但对孕妇没有充分的良好对照的研究；或对孕妇没有研究，也没有动物研究，此类药品必须经过医师评估，权衡利弊后才能使用；

　　D级：有危害人类胎儿的明确证据，但在某些情况下(如孕妇存在严重的、危及生命的疾病，没有更安全的药物可供使用，或药物虽安全但使用无效)孕妇用药的益处大于危害；

　　X级：动物或人类研究表明，能导致胎儿异常；或根据人类和动物用药经验，有危害胎儿的明确证据；孕妇使用药物显然没有益处；禁用于怀孕或可能怀孕的妇女。

表5　抗癫痫发作药物常见的不良反应

药物	剂量相关的副作用	长期治疗的副作用	特异体质副作用	对妊娠的影响*
卡马西平	复视、头晕、视物模糊、恶心、困倦、中性粒细胞减少、低钠血症	低钠血症	皮疹、再生障碍性贫血、Stevens-Johnson综合征、肝损害	妊娠期使用卡马西平与后代先天畸形(口面裂、心脏畸形等)和发育迟缓有关
氯硝西泮	常见：镇静(成人比儿童更常见)、共济失调	易激惹、攻击行为、多动(儿童)	少见，偶见白细胞减少	目前尚缺乏妊娠期使用氯硝西泮后母婴风险相关数据
苯巴比妥	疲劳、嗜睡、抑郁、注意力涣散、多动、易激惹(见于儿童)、攻击行为、记忆力下降	少见皮肤粗糙、性欲下降、突然停药可出现戒断症状，焦虑、失眠等	皮疹、中毒性表皮溶解症、肝炎	妊娠期服用苯巴比妥与后代先天畸形有关，妊娠晚期服用此药物可导致新生儿戒断症状
苯妥英钠	眼球震颤、共济失调、厌食、恶心、呕吐、攻击行为、巨幼红细胞性贫血	痤疮、齿龈增生、面部粗糙、多毛、骨质疏松、小脑及脑干萎缩(长期大量使用)、性欲缺乏、维生素K和叶酸缺乏	皮疹、周围神经病、Stevens-Johnson综合征、肝毒性	妊娠期服用苯妥英钠可增加后代出现主要先天畸形(包括口面裂和心脏畸形)的风险，也可引起胎儿乙内酰脲综合征。此外，妊娠期服用PHT也有后代出现恶性肿瘤的报道(如神经母细胞瘤)。
扑痫酮	同苯巴比妥	同苯巴比妥	皮疹、血小板减少、狼疮样综合征	目前尚缺乏妊娠期使用扑痫酮后母婴风险相关数据
丙戊酸钠	震颤、厌食、恶心、呕吐、困倦	体重增加、脱发、月经失调或闭经、多囊卵巢综合征	肝毒性(尤其在2岁以下的儿童)、血小板减少、急性胰腺炎(罕见)、丙戊酸钠脑病	妊娠期使用丙戊酸可增加后代先天畸形的风险，特别是神经管缺陷，但也包括涉及其他器官系统的畸形，且此风险呈剂量依赖性。妊娠早期使用丙戊酸引起后代畸形的风险最大，而在整个妊娠期使用丙戊酸也可能影响后代生长发育
加巴喷丁	嗜睡、头晕、疲劳、复视、感觉异常、健忘	较少	罕见	目前尚缺乏妊娠期使用加巴喷丁后母胎风险相关数据，而动物实验显示临床剂量的加巴喷丁具有发育毒性(可引起胎儿骨骼和内脏异常，并增加胚胎-胎儿死亡率)

药物	剂量相关的副作用	长期治疗的副作用	特异体质副作用	对妊娠的影响*
拉莫三嗪	复视、头晕、头痛、恶心、呕吐、困倦、共济失调、嗜睡	攻击行为、易激惹	皮疹、Stevens-Johnson综合征、中毒性表皮溶解症、肝衰竭、再生障碍性贫血	前瞻性妊娠登记研究和妊娠流行病学研究的数据提示拉莫三嗪不会增加后代先天畸形的风险。
拉考沙胺	头晕、头痛、恶心、复视、PR间期延长	较少	无报告	有限的数据不足以发现妊娠期使用拉考沙胺与后代先天畸形、流产或其他母婴不良结局风险的相关性，而动物实验提示拉考沙胺具有一定的发育毒性（增加胚胎-胎儿死亡率和生长发育缺陷）
左乙拉西坦	头痛、困倦、易激惹、感染、类流感综合征	较少	无报告	目前已有研究并未发现妊娠期使用左乙拉西坦与后代先天畸形或流产的相关性。
奥卡西平	疲劳、困倦、复视、头晕、共济失调、恶心	低钠血症	皮疹	目前妊娠期使用奥卡西平后母婴风险数据尚不充分，有限的数据表明奥卡西平与后代先天畸形（口面裂和心脏畸形）有关
吡仑帕奈	头晕、嗜睡、头痛、疲劳、易怒、恶心和跌倒	较少	无报告	目前尚缺乏妊娠期使用吡仑帕奈后母婴风险相关数据，但动物实验显示，临床剂量下的吡仑帕奈具有一定的发育毒性
托吡酯	厌食、注意力障碍、语言障碍、记忆障碍、感觉异常、无汗	肾结石、体重下降	急性闭角性青光眼（罕见）	妊娠登记研究的数据表明，妊娠期使用托吡酯可增加后代唇腭裂和小于胎龄儿的风险

注：*基于FDA发布的"怀孕与哺乳期标示规则（pregnancy and lactation labeling rule，PLLR）"，此规则于2015年6月30日正式生效，以格式化的文字说明，取代了旧式的妊娠分级系统（ABCDX分类系统）。新式的PLLR标示法包括三个部分：妊娠期、哺乳期、对女性和男性生殖系统的影响。PLLR标示法中妊娠期相关资料包括风险概要（risk summary）、临床考量（clinical consideration）以及支持性数据（data）以及妊娠暴露登记试验（pregnancy exposure registry）。此处仅列举PLLR中ASMs风险概要相关部分。

六、选择抗癫痫发作药的基本原则和注意事项

1. 根据发作类型和综合征分类选择药物是治疗癫痫的基本原则，同时还需要考虑共患病、共用药、药物不良反应、患者的年龄、性别及其患者或监护人的意愿等进行个体化。

2. 如果合理使用一线ASMs仍有发作，需严格评估癫痫的诊断。

3. 由于不同ASMs的制剂在生物利用度和药代动力学方面有差异，为了避免疗效降低或副作用增加，应推荐患者固定使用同一生产厂家的药品（如苯妥英钠/苯巴比妥/卡马西平）。

4. 尽可能单药治疗。

5. 如果选用的第一种ASMs因为不良反应或仍有发作而治疗失败，应试用另一种药物，并加量至足够剂量后，将第一种用药缓慢地减停。

6. 如果第二种单药仍无效，使用第三种及以上的单药治疗获得无发作的可能性较小，推荐合理的联合用药。

7. 如果联合治疗没有使患者获益，治疗应回到原来患者最能接受的方案(单药治疗或联合治疗)，以取得疗效和不良反应耐受方面的最佳平衡。

8. 对于儿童、妇女、老人等特殊人群用药需要考虑患者特点，具体参照《特殊人群药物治疗》；育龄期女性与老年患者应当注意监测血药浓度。

9. 对治疗困难的癫痫综合征及难治性癫痫，建议转诊至癫痫专科医生诊治。

10. 避免育龄期女性使用丙戊酸，除非其他药物疗效不佳或者不能耐受。

七、启动及停药原则

(一) 开始药物治疗的原则

当癫痫诊断明确时应开始 ASMs 治疗，除非一些特殊情况需与患者或监护人进行讨论并达成一致。应尽可能依据癫痫综合征类型选择 ASMs，如果癫痫综合征诊断不明确，应根据癫痫发作类型做出决定。

1. ASMs 治疗的起始决定需要与患者或其监护人进行充分的讨论，衡量风险和收益后决定，讨论时要考虑到癫痫综合征的类型及预后。

2. 通常情况下，第二次癫痫发作后推荐开始用 ASMs 治疗。

3. 虽然已有两次发作，但发作间隔期在一年以上，可以暂时推迟药物治疗；反射性癫痫也符合癫痫的诊断，但治疗上首先考虑去除诱发因素。

4. 以下情况 ASMs 治疗在第一次非诱发性发作后即可开始，并与患者或监护人商议。(1) 有预示再发风险增高的相关因素：①患者有脑功能缺陷或既往有脑损伤史；②脑电图提示明确的痫样放电；③头颅影像显示脑结构损害；④出现夜间强直-阵挛发作时。(2) 虽然为首次发作，但是符合某些难治性癫痫综合征的诊断。(3) 患者或监护人认为不能承受再发一次的风险。(4) 并非真正的首次发作。

(二) 停用 ASM 的原则

癫痫患者在经过 ASMs 治疗后，大约有 60%~70% 可以实现无发作。通常情况下，癫痫患者如果持续无发作 2 年以上，即存在减停药的可能性，但是否减停、如何减停，还需要综合考虑患者的癫痫类型(病因、发作类型、综合征分类)、既往治疗反应、脑电图以及患者个人情况，仔细评估停药复发风险，确定减停药复发风险较低时，并且与患者或者其监护人充分沟通减药与继续服药的风险/效益比之后，可考虑开始逐渐减停 ASMs。患者或者其监护人应知晓减药过程中或者停药后癫痫有复发的风险。撤停药物时的注意事项如下：

1. 脑电图对减停 ASMs 有参考价值，减药前须复查脑电图，停药前最好再次复查脑电图。多数癫痫综合征需要脑电图完全无癫痫样放电再考虑减停药物，而且减药过程中需要定期(每 3~6 个月)复查长程脑电图，如果撤停药过程中再次出现癫痫样放电，需要停止减量。

2. 更长时间的无发作可以增加减药后癫痫缓解的可能性。局灶性癫痫患者如无发作 5 年以上可以尝试减药。艾滋病、梅毒、病毒性脑炎后遗脑损伤等症状性癫痫患者需长期服用 ASMs，不建议进行减药尝试；对 ASMs 早期反应较差的患者，应延长减药前的无发作期。

3. 少数年龄相关性癫痫综合征(如 BECTS)，超过患病年龄，并不完全要求撤停药前复查脑电图正常。存在脑结构异常者或一些特殊综合征(如 JME 等)应当延长到 3~5 年无发作。

4. 撤药过程宜缓慢逐渐减量；单药治疗时减药过程应当不少于 6 个月；多药治疗时每种 ASMs 减停时间不少于 3 个月，一次只撤停一种药；

5. 在撤停苯二氮卓类药物与巴比妥药物时，可能出现的药物撤停相关性综合征和/或再次出现癫痫发作，撤停时间应当不少于 6 个月；

6. 如撤药过程中再次癫痫发作，应当将药物恢复至减量前一次的剂量并给予医疗建议；

7. 停药短期内复发，应恢复既往药物治疗并随访；停药1年后出现有诱因的发作可观察，避免诱发因素，可暂不应用ASMs；如有2次/年以上的发作，应再次评估治疗方案。

八、抗癫痫发作药的选择

70%左右新诊断的癫痫患者可以通过服用单一ASM使发作得以控制，所以初始治疗的药物选择非常重要，选药正确可以增加治疗的成功率。

（一）根据发作类型的选药原则

表6 根据发作类型的选药原则

发作类型	一线药物	添加药物	可以考虑的药物	可能加重发作的药物
全面性强直-阵挛发作	丙戊酸 拉莫三嗪 卡马西平 奥卡西平 左乙拉西坦	左乙拉西坦 托吡酯 丙戊酸 拉莫三嗪 吡仑帕奈 拉考沙胺 氯巴占*		卡马西平 奥卡西平 苯妥英钠 加巴喷丁 普瑞巴林 替加宾* 氨己烯酸 （加重同时存在的失神或肌阵挛发作）
强直或失张力发作	丙戊酸	拉莫三嗪 卢非酰胺*	托吡酯	卡马西平 奥卡西平 加巴喷丁 普瑞巴林 替加宾* 氨己烯酸
失神发作	丙戊酸 乙琥胺* 拉莫三嗪	丙戊酸 乙琥胺* 拉莫三嗪	氯硝西泮 氯巴占* 左乙拉西坦 托吡酯 吡仑帕奈 唑尼沙胺	卡马西平 奥卡西平 苯妥英钠 加巴喷丁 普瑞巴林 替加宾* 氨己烯酸
肌阵挛发作	丙戊酸 左乙拉西坦 托吡酯	左乙拉西坦 丙戊酸 托吡酯	氯硝西泮 氯巴占* 吡仑帕奈 唑尼沙胺	卡马西平 奥卡西平 苯妥英钠 加巴喷丁 普瑞巴林 替加宾* 氨己烯酸
局灶性发作	卡马西平 拉莫三嗪 奥卡西平 左乙拉西坦	卡马西平 左乙拉西坦 拉莫三嗪 奥卡西平	苯妥英钠 苯巴比妥	

续表

发作类型	一线药物	添加药物	可以考虑的药物	可能加重发作的药物
局灶性发作	丙戊酸 吡仑帕奈 拉考沙胺	加巴喷丁 丙戊酸 托吡酯 吡仑帕奈 唑尼沙胺 拉考沙胺 氯巴占*		

注: *为目前国内尚未上市的抗癫痫发作药。

根据 2013 年 ILAE 临床研究证据级别,确定相关临床研究的证据等级,当证据级别为 A/B 时,考虑加入"一线药物",证据级别为 C 时,考虑加入"添加药物",证据级别为 D 时,考虑加入"可以考虑的药物"。其中根据发作类型和综合征分类选择药物是癫痫治疗的基本原则。同时还需要考虑以下因素:禁忌证、可能的不良反应、达到治疗剂量的时间、服药次数及恰当的剂型、特殊治疗人群(如儿童、育龄妇女、老人等)的需要、药物之间的相互作用以及药物来源和费用等。

(二) 根据癫痫综合征的选药原则

表7 根据癫痫综合征的选药原则

癫痫综合征	一线药物	添加药物	可以考虑的药物	可能加重发作的药物
儿童失神癫痫、青少年失神癫痫或其他失神综合征	丙戊酸、 乙琥胺* 拉莫三嗪	丙戊酸、 乙琥胺* 拉莫三嗪	氯硝西泮 唑尼沙胺 左乙拉西坦 托吡酯 吡仑帕奈 氯巴占*	卡马西平 奥卡西平 苯妥英钠 加巴喷丁 普瑞巴林* 替加宾* 氨己烯酸
青少年肌阵挛癫痫	丙戊酸 拉莫三嗪	左乙拉西坦、 托吡酯	氯硝西泮 吡仑帕奈 唑尼沙胺 氯巴占*	卡马西平 奥卡西平 苯妥英钠 加巴喷丁 普瑞巴林* 替加宾* 氨己烯酸
仅有全面性强直-阵挛发作的癫痫	丙戊酸 拉莫三嗪 卡马西平 奥卡西平	左乙拉西坦 托吡酯 丙戊酸 拉莫三嗪 氯巴占*		
特发性全面性癫痫	丙戊酸、 拉莫三嗪	左乙拉西坦 丙戊酸 拉莫三嗪 托吡酯	氯硝西泮 唑尼沙胺 氯巴占*	卡马西平 奥卡西平 苯妥英钠 加巴喷丁 普瑞巴林* 替加宾* 氨己烯酸

续表

癫痫综合征	一线药物	添加药物	可以考虑的药物	可能加重发作的药物
儿童良性癫痫伴中央颞区棘波、Panayiotopoulos综合征或晚发性儿童枕叶癫痫(Gastaut型)	卡马西平 奥卡西平 左乙拉西坦 丙戊酸 拉莫三嗪	卡马西平 奥卡西平 左乙拉西坦 丙戊酸 拉莫三嗪 托吡酯 加巴喷丁 氯巴占*	苯巴比妥 苯妥英钠 唑尼沙胺 普瑞巴林* 替加宾* 氨己烯酸 艾司利卡西平* 拉考沙胺	
West综合征（婴儿痉挛症）	类固醇 氨己烯酸	托吡酯 丙戊酸 氯硝西泮 拉莫三嗪		
Lennox-Gastaut综合征	丙戊酸 拉莫三嗪	托吡酯、 卢非酰胺* 氯巴占 大麻二酚* (EPIDIOLEX)	左乙拉西坦 非氨酯*	卡马西平 奥卡西平 加巴喷丁 普瑞巴林* 替加宾* 氨己烯酸
Dravet综合征	丙戊酸、 氯巴占* 托吡酯	司替戊醇* 左乙拉西坦 唑尼沙胺 氯硝西泮 大麻二酚* (EPIDIOLEX)		卡马西平 奥卡西平 加巴喷丁 拉莫三嗪 苯妥英钠 普瑞巴林* 替加宾* 氨己烯酸
癫痫性脑病伴慢波睡眠期持续棘慢波	丙戊酸 左乙拉西坦 氯硝西泮 类固醇	左乙拉西坦 拉莫三嗪 托吡酯		卡马西平 奥卡西平
Landau-Kleffner综合征	丙戊酸 氯硝西泮 类固醇	左乙拉西坦 拉莫三嗪 托吡酯		卡马西平 奥卡西平
肌阵挛-失张力癫痫	丙戊酸 托吡酯 氯硝西泮 氯巴占*	拉莫三嗪 左乙拉西坦		卡马西平 奥卡西平 苯妥英钠 加巴喷丁 普瑞巴林* 替加宾* 氨己烯酸

注：*为目前国内尚未上市的抗癫痫发作药。

第八章 神经系统退行性疾病

第一节 运动神经元病

运动神经元病是一种病因未明、主要累及大脑皮质、脑干和脊髓运动神经元的神经系统变性疾病，包括肌萎缩侧索硬化(amyotrophic lateral sclerosis, ALS)、进行性肌萎缩(progressive muscular atrophy, PMA)、进行性延髓麻痹(progressive bulbar palsy, PBP)和原发性侧索硬化(primary lateral sclerosis, PLS)4种临床类型。

【肌萎缩侧索硬化】

肌萎缩侧索硬化(amyotrophic lateral sclerosis, ALS)是运动神经元病中最常见的类型，一般中老年发病多见，我国ALS发病年龄高峰在50岁左右，并且发病年龄有年轻化趋势，少数患者可20岁左右即发病。临床以进行性发展的骨骼肌无力、萎缩、肌束颤动、延髓麻痹和锥体束征为主要临床表现，部分ALS患者可伴有不同程度的认知和(或)行为障碍等额颞叶受累的表现。约10%的ALS患者为家族性，目前已发现多个基因与之关联。ALS的早期临床表现多样，缺乏特异的生物学确诊指标。在临床诊断过程中，确定上、下运动神经元受累范围是诊断的关键步骤，根据患者所出现症状、体征的解剖部位，通常将受累范围分为脑干、颈段、胸段和腰骶段4个区域。详细的病史询问、细致的体格检查和规范的神经电生理检查对于早期诊断具有关键性的作用，影像学等其他辅助检查在鉴别诊断中具有重要价值。

一、临床检查

通过详细的病史询问和体格检查，在脑干、颈段、胸段、腰骶段4个区域中寻找上、下运动神经元受累的证据，是诊断ALS的基础。

（一）病史

病史是证实疾病进行性发展的主要依据。ALS早期临床表现通常不对称，多从某一部位开始发病，之后逐步在该区域内扩展，逐渐扩展到其他区域。病史询问时，应从首发无力的部位开始，追问症状由一个区域扩展至另一个区域的时间过程。注意询问吞咽情况、构音障碍、呼吸功能以及有无认知和(或)行为障碍、感觉障碍、大小便障碍等。

（二）体格检查

在同一区域，同时存在上、下运动神经元受累的体征，是诊断ALS的要点。对患者进行随诊，比较体征的变化，也可以反映出疾病的进行性发展过程。

1. 下运动神经元受累体征主要包括肌肉无力、萎缩和肌束颤动。通常检查舌肌、面肌、咽喉肌、颈肌、四肢不同肌群、背肌和胸腹肌。建议对上述肌群逐一检查并左右对比，如闭目、鼓腮、低头、仰头、转颈、上肢平举、屈肘、伸肘、屈腕、伸腕、屈指、伸指、拇指外展、小指外展和内收、屈髋、屈膝、伸膝、足背屈、足跖屈、趾背屈、趾跖屈等。在ALS患者，可出现拇短展肌和第一骨间背侧肌受累程度重于小指展肌，称为分裂手现象，其他肌群也可有类似分裂现象，如早期可存在闭目有力而鼓腮力弱、小指外展有力而内收力弱、足跖屈有力而背屈力弱等。

ALS患者某一肢体受累早期，肌肉无力可以主要局限于单个肢体的远端或近端，当无力扩展到其他肢体时，最早发病的肢体通常近端和远端均会受累。发病早期肢体无力通常不对称，但随着病情进展，两侧均明显受累时，可出现类似相对对称的体征，仔细追问无力的演变过程至关重要。部分患者可能会否认肉跳，详细的体格检查，可有助于发现肌束颤动。肌束颤动是ALS常见的重要体征，其本身并无特异性，也可以见于周围神经病病变等，某些生理情况下也可以出现肌束颤动，如焦虑、饮用咖啡等。但如果经过仔细检查，一直无肌束颤动的表现，诊断ALS需慎重。

2. 上运动神经元受累体征主要包括肌张力增高、腱反射亢进、阵挛、病理征阳性等。通常检查吸吮反射、咽反射、下颌反射、掌颌反射、四肢腱反射、Hoffmann征、腹壁反射、下肢病理征、肢体肌张力，观察和询问有无强哭、强笑等假性延髓麻痹表现。在出现萎缩无力的肢体，如果腱反射存在，即使没有病理征，也提示锥体束受损。在部分ALS患者中，下肢即使存在腱反射亢进或踝阵挛，也常引不出病理征。在肢体萎缩无力明显时，锥体束征有可能被下运动神经元病变掩盖，当上肢无力萎缩明显，腱反射明显减低或消失时，检查胸大肌反射，有助于发现颈段锥体束受累的线索。腹直肌反射活跃，可支持胸段锥体束受累。部分患者可表现为主动运动缓慢、协调性差，严重者可出现姿势不稳，类似帕金森症，但体格检查所见无法用下运动神经元病变导致的无力或帕金森症的肌张力增高解释，也提示存在上运动神经元病变。速度依赖的张力增高、痉挛，也是上运动神经元受累的表现。

3. ALS的非运动症状：部分ALS患者可以伴有认知、行为和精神异常，应注意精神和认知方面的病史询问和功能检查，程度较轻者，需要进行详细的精神和认知量表筛查方可发现。患者常伴有因疾病预后不良而产生的焦虑、抑郁。锥体束体征明显者可有尿急表现。部分患者可有不宁腿综合征和睡眠障碍。肢体长时间无力、萎缩和运动减少可出现水肿、皮温低。部分患者可有非持续性肢体麻木疼痛等主诉，呼吸功能下降时可有头晕、困倦、失眠等非特异性表现。延髓受累或情绪等因素导致患者进食减少等，可导致患者出现体重下降。晚期可出现眼外肌受累的表现。当病史、体格检查发现某些不能用ALS解释的表现时，需要注意鉴别是否合并其他疾病。非运动症状并非诊断ALS所必需，但认识和关注患者非运动症状，有助于对疾病的认识和鉴别诊断。

(三)注意事项

1.ALS患者的某些症状可在对症治疗后好转，如痉挛、步态异常、疼痛等，肌束颤动可随病情的变化而减少。已经萎缩无力的肌肉不会出现肌力的增加，但经过训练或康复，可能因为其他肌肉的代偿而可以实现某些既往不能完成的动作。多种ALS功能评分量表或临床肌力测定可在一定程度上反映疾病进展，但各有不足，有可能会出现3个月或更长时间的平台期甚至改善的现象，可能与评估方法的局限性有关。

2.对于病史中部分患者诉述急性出现的无力、萎缩，常为偶然发现，需要追问发现肢体无力后，症状是否仍持续进展，以确认进行性发展的病程，而非急性发病。

3.对于主诉发病时间短而临床体格检查发现残疾较重的患者，需要注意仔细询问病史，注意从日常生活中肢体活动能力角度进行询问，了解最早何时感觉到与正常时不同，如上举重物、拧瓶盖、爬楼梯、跳跃等。

4.少数患者可能会主诉起病早期即有多个部位受累，此时尤其应注意进行鉴别诊断。仔细追问日常生活中功能受累的表现，有可能将起病部位进一步细化，而证实早期不对称局部起病的特点。

5.对于在发病早期诊断的ALS，特别是当临床有不典型表现或进展过程不明确时，应定期(3~6个月)进行随诊，重新评估诊断。

6.ALS肌肉无力和萎缩的程度一致，如果有明显的无力，而萎缩并不明显，在排除脂肪增多因素影响后，需要注意鉴别其他疾病导致的无力。

二、神经电生理检查

当临床考虑为ALS时，需要进行神经电生理检查，以确认临床受累区域为下运动神经元病变，并发现在临床未受累区域也存在下运动神经元病变，同时排除其他疾病。神经电生理检查可以看作是神经系统体格检查的延伸,应该由专业肌电图医生和技师完成,并依据明确标准进行判断。

(一) 神经传导检查神经传导检查主要用来诊断或排除周围神经疾病。运动和感觉神经传导检查应至少包括上、下肢各2条神经。

1. 运动神经传导检查:远端运动潜伏期和神经传导速度通常正常,无运动神经部分传导阻滞或异常波形离散等髓鞘病变的表现。随病情发展,复合肌肉动作电位(compound muscle action potential, CMAP)波幅可以明显降低,传导速度也可以有轻微减慢。CMAP波幅降低与该神经所支配肌肉的无力萎缩程度一致,如果患者有明显肌肉无力,而远端CMAP波幅降低并不明显,需要注意进行鉴别是否存在近端传导阻滞。特别是在以下运动神经元损害为主要表现者,运动神经传导检查时应包括近端刺激,如上肢的Erb's点刺激。

2. 感觉神经传导检查:一般正常。当存在嵌压性周围神经病或同时存在其他周围神经病时,感觉神经传导可以异常。

3. F波检查:可见F波出现率下降,单个F波的波幅可明显增高,相同形态的F波出现率增加。F波传导速度相对正常。在肌力较好的肌肉进行检查时,F波可以正常。

(二) 同芯针肌电图检查

同芯针肌电图检查可以较体格检查更早发现下运动神经元病变。肌电图检查内容主要包括活动性失神经支配和慢性神经再生支配两个方面。当肌电图显示某一区域存在下运动神经元受累时,其诊断价值和临床发现肌肉无力、萎缩的价值相同。

1. 活动性失神经支配的表现:主要包括纤颤电位、正锐波。当所检测肌肉同时存在慢性神经再生支配的表现时,束颤电位与纤颤电位、正锐波具有同等临床意义。

2. 慢性神经再生支配的表现:主要包括:(1)运动单位电位的时限增宽、波幅增高,通常伴有多相波增多;(2)大力收缩时运动单位募集减少,波幅增高,严重时呈单纯相;(3)大部分ALS可见发放不稳定、波形复杂的运动单位电位。

3. 当同一肌肉肌电图检查表现为活动性失神经支配和慢性神经再生共存时,对于诊断ALS有更强的支持价值。在病程中的某一个阶段,某些肌肉可以仅有慢性神经再生表现,或仅有纤颤电位或正锐波。如果所有检测肌肉均无活动性失神经支配表现,或所有肌肉均无慢性神经再生支配的表现,诊断ALS需慎重。

4. 肌电图诊断ALS时的检测范围:应对4个区域均进行肌电图检查,其中脑干区域可以检测1块肌肉,如胸锁乳突肌、舌肌、面肌或咬肌。胸段可在胸6水平以下的脊旁肌或腹直肌进行检测。对于颈段和腰骶段,应至少检测不同神经根和不同周围神经支配的2块肌肉。

5. 在ALS早期,肌电图检查时可以仅仅发现1个或2个区域的下运动神经元损害,此时对于临床怀疑ALS的患者,可间隔3个月进行随访复查。由于针电极肌电图不可能对所有肌肉进行检测,临床细致的体格检查,有可能较日常模式化的肌电图检测更早发现肢体无力,提供下运动神经元受累的证据。

6. 肌电图发现3个或以上区域下运动神经源性损害时,并非都是ALS。对电生理检查结果应该密切结合临床进行分析,不应孤立地根据肌电图结果做临床诊断。

(三) 磁刺激运动诱发电位磁刺激运动诱发电位有助于发现ALS临床下的上运动神经元病变,但敏感度不高。针对皮质兴奋的磁刺激诱发电位研究,也可提供上运动神经元受累的证据,但目前尚未能推广。

(四) 重复神经电刺激检查在ALS患者中,可出现低频刺激波幅递减10%以上。认识这一现象,有助于避免将ALS误诊为重症肌无力。但重复神经电刺激检查并非诊断ALS所必需。

三、神经影像学检查

1. 影像学检查不能提供确诊ALS的依据，但有助于ALS与其他疾病鉴别，排除结构性损害。例如，颅底、脑干、脊髓或椎管结构性病变导致上和(或)下运动神经元受累时，相应部位的磁共振检查可提供帮助。

2. 在部分ALS患者，磁共振T2WI、FLAIR和DWI序列可以发现脑内锥体束部位的对称性高信号。少数患者磁敏感加权成像序列可见沿运动皮质走行的含铁血黄素沉积。

3. 某些常见疾病，如颈椎病、腰椎病等，常与ALS合并存在，需要注意鉴别，避免对ALS合并颈椎病、腰椎病的患者进行不必要的手术治疗。

4. 周围神经和肌肉的影像学检查：肌肉超声对于检测肌束颤动更为敏感，发现多部位、大量肌束颤动，有助于ALS的诊断。在下运动神经元受累为主的患者，可以进行周围神经超声或磁共振检查，如发现神经较正常人明显增粗，对于排除ALS有一定帮助。ALS患者的肌肉磁共振检查可见明显萎缩表现，部分肌肉可见片状脂肪化信号或水肿信号。周围神经和肌肉影像学检查并无特异性，并非诊断所必需。

5. 功能磁共振、大脑运动皮质厚度分析、磁共振波谱成像、锥体束弥散张量成像等技术，作为生物学标志物，可反映上运动神经元受累的表现，有可能在随诊中有一定作用，但仍处于研究阶段，尚无法用于临床诊断。

四、基因检测

基因检测阳性可加速ALS诊断进程，患者可尽早开始接受药物治疗。部分基因致病性变异与疾病的特异性表型相关，还可据此对其进行预后评价和遗传咨询。在部分患者中，基因检测也有助于与成人发病的脊髓性肌萎缩、肯尼迪病鉴别。但基因检测并非诊断ALS所必需，不建议对所有ALS患者常规进行基因筛查。

五、其他检查项目

目前尚缺乏用于ALS诊断的生物学标志物。化验检查主要包括ALS可以出现的异常，以及鉴别诊断涉及的项目。

1. 生化检测：血清肌酸激酶可有轻中度升高，通常不超过1000U/L。脑脊液蛋白可有轻微升高，通常不超过1g/L。

2. 神经丝轻链：脑脊液和血清神经丝轻链增高，在ALS可提示上运动神经元病变的线索。但并无特异性，并非诊断ALS所必需。

3. 根据临床不同表型，从鉴别诊断角度，有时需要进行相关化验，寻找有无可治性疾病或其他原因，如叶酸、维生素B12、同型半胱氨酸、甲状腺功能、抗神经节苷脂抗体、红细胞沉降率、C反应蛋白、免疫固定电泳等。

4. 肺功能检查和血气分析：可用于ALS患者呼吸功能的评估。

5. 对于临床并无特殊提示肿瘤线索的ALS患者，常规筛查肿瘤并无必要。

六、ALS的诊断标准

(一)ALS诊断要点

1. 病情进行性发展：通过病史和体格检查，证实病变进行性发展的过程。临床症状或体征通常从某一个局部开始，在一个区域内进行性发展，并从一个区域发展到其他区域。少数患者也可在发病早期出现多个部位同时受累的情况。

2. 临床主要为上、下运动神经元受累表现。至少在1个区域存在上、下运动神经元同时受累的证据，或在2个区域存在下运动神经元受累的证据。下运动神经元受累的证据主要来源于临床体格检查和(或)肌电图检查。上运动神经元受累的证据主要来源于临床体格检查，但上运动神经元受累的表现，常常会被下运动神经元的体征掩盖。

3.根据患者临床表现，选择必要的影像学、电生理或化验检查排除其他疾病导致的上、下运动神经元受累。

(二)ALS诊断过程中需要注意的问题

1.ALS患者可以伴有认知、行为和(或)精神异常，诊断过程中应注意对其进行评估，但并非诊断ALS所必需。

2.肌电图和神经传导检查在ALS诊断中发挥着关键性的作用，对于下运动神经元病变的早期识别和鉴别至关重要，尽管并非所有患者都必须检查。

3.临床疑诊ALS的患者，伴有相关基因异常时，可支持诊断。但基因检测并非诊断ALS所必需，即使有明确基因异常的患者，也并非一定发病。

4.经颅磁刺激、头磁共振或脑脊液神经丝轻链水平，可提供上运动神经元受累的证据，但并非诊断所必需。

5.肌肉超声检查在多个肌群发现肌束颤动，可以提示下运动神经元受累，广泛的肌束颤动可支持ALS的诊断，缺乏肌束颤动时诊断ALS需慎重。但肌肉超声寻找肌束颤动并非诊断ALS所必需。

6.基因检测有助于早期或者不典型ALS的诊断，但并非诊断ALS所必需。

七、ALS的临床类型

1.ALS经典类型：包括ALS、PMA和PBP。PMA可看作是下运动神经元起病的ALS，PBP则是延髓症状起病的ALS，临床诊断时均可归类为ALS；但PLS与前三者有明显不同，有可能为相对独立的疾病实体，少数PLS可表现为球部起病，长时间表现为痉挛性构音障碍。临床以上运动神经元起病的患者，早期可类似PLS，但通常在发病后4年内会出现下运动神经元受累的表现。

2.连枷臂综合征：临床以上肢近端无力为主要表现，可对称性或不对称起病，逐渐缓慢进展，累及双侧上肢，随病情进展，可累及远端，腱反射可减低或消失，可有Hoffman征阳性，在发病后1年内，症状仍局限于上肢。

3.连枷腿综合征：临床以下肢无力为主要表现，可对称性或不对称起病，逐渐缓慢进展，腱反射可减低或消失，下肢可有病理征，在发病后1年内，症状仍局限于下肢。随病情进展，双侧下肢可完全瘫痪，并扩展至其他区域。

4.ALS伴额颞叶痴呆：患者首发症状和主要表现以上、下运动神经元受累为主，也可以认知和精神行为异常为主，随病情发展出现两个方面均受累的症状和体征。患者常有家族史。

八、鉴别诊断

ALS临床表型多样，起病部位可为上肢、下肢、延髓或呼吸肌，早期体征可以为单纯下运动神经元受累、上下运动神经元同时受累或单纯上运动神经元受累表现，部分患者可伴有认识障碍。在早期诊断过程中，根据症状和体征的不同，需要与多种疾病进行鉴别，常见的有颈椎病、腰椎病、多灶性运动神经病、平山病、晚发型脊髓性肌萎缩、肯尼迪病、遗传性痉挛性截瘫、副肿瘤综合征、ALS叠加综合征等。临床应根据每例患者的具体表现，针对不同疾病，选择必要的辅助检查，进行个体化鉴别诊断。

九、ALS的治疗

尽管ALS仍是一种无法治愈的疾病，但有许多方法可以改善患者的生活质量。应早期诊断，早期治疗，尽可能延长生存期。治疗中除了使用延缓病情发展的药物外，还包括营养管理、呼吸支持、对症和心理治疗等综合治疗。

(一) 延缓病情进展的药物

1. 利鲁唑(riluzole)：化学名为2-氨基-6(三氟甲氧基)-苯并噻唑，其作用机制包括稳定电压门控钠通道的非激活状态、抑制突触前谷氨酸释放、激活突触后谷氨酸受体以促进谷氨酸的摄取等。1994年法国开展的一项临床研究首次报道该药能够减缓ALS病情发展。1996年美国食品药品监督管理局批准利鲁唑用于ALS治疗，该药经多项临床试验证实可以在一定程度上延缓病情进展，用法为50mg，每日2次口服。常见不良反应为疲乏和恶心，个别患者可出现丙氨酸氨基转移酶升高，需注意监测肝功能。当病程晚期患者已经使用有创呼吸机辅助呼吸时，不建议继续服用。

2. 依达拉奉注射液：依达拉奉是一种自由基清除剂，具有抗氧化应激作用，通常用于治疗急性脑梗死。日本研究人员使用依达拉奉治疗ALS的临床试验经历了10多年的历程，早期的治疗研究并未显示出任何效果，直到在依达拉奉(MCI-186)试验的基础上选择符合以下标准的ALS患者：符合El Escorial诊断标准确诊或拟诊、ALS严重程度分类为1级或2级、改良ALS功能评分量表(ALSFRS-R)评分所有项目在2分以上、发病时间2年以内及用力肺活量(forced vital capacity, FVC)为80%以上，进行事后分析(post-hoc analysis)结果显示依达拉奉可延缓这些特定ALS人群的病情进展。随后进行的24周开放标签扩展研究结果提示，依达拉奉疗效仍显著优于安慰剂组，且另一项采用此事后分析纳入标准的3期临床试验也证实，依达拉奉对这部分ALS患者有效。日本2015年6月批准应用依达拉奉治疗ALS，之后包括我国在内的几个国家也批准了该适应证。依达拉奉治疗ALS的推荐使用方法为：60mg依达拉奉，100ml生理盐水稀释，60min内静脉滴注，每日1次；给药期与停药期组合28d为1个周期，共6个周期；第1周期连续给药14d，停药14d；第2周期起14d内给药10d(5d/周)；之后停药14d，以此重复(第2~6周期)。

3. 其他药物：苯丁酸钠联合牛磺熊去氧胆酸在临床试验中证实可显著延缓ALS功能评分的下降，并可延长生存期。反义寡核苷酸治疗SOD1基因突变ALS患者的初步研究结果也显示出了一定的效果。在动物实验中，尽管有多个药物在ALS动物模型的治疗中显示出一定的疗效，如雷沙吉兰、大剂量维生素B12、右旋普拉克索、肌酸、大剂量维生素E、辅酶Q、碳酸锂、睫状神经营养因子、胰岛素样生长因子、拉莫三嗪等，但在针对ALS患者的临床研究中均未能证实有效。

(二) 营养管理

1. 在能够正常进食时，应采用均衡饮食，吞咽困难时宜采用高蛋白、高热量饮食以保证营养摄入。

2. 对于咀嚼和吞咽困难的患者应改变食谱，进食软食、半流食、少食多餐。对于肢体或颈部无力者，可调整进食姿势和用具。

3. 当患者吞咽明显困难、体重下降、脱水或存在呛咳误吸风险时，应尽早行经皮内镜胃造瘘术，可以保证营养摄取，稳定体重，延长生存期。建议PEG应在FVC降至预计值50%以前尽早进行，否则需要评估麻醉风险、呼吸机支持下进行。对于拒绝或无法行PEG者，可采用鼻胃管进食。

(三) 呼吸支持

1.建议定期检查肺功能。

2.注意患者呼吸肌无力的早期表现，尽早使用双水平正压通气。开始无创通气的指征包括：端坐呼吸，或用力吸气鼻内压<40cmH2O(1cmH2O=0.098kPa)，或最大吸气压力<60cmH2O，或夜间血氧饱和度降低，或FVC<70%。

3.当患者咳嗽无力时(咳嗽呼气气流峰值低于270L/min)，应使用吸痰器或人工辅助咳嗽，排除呼吸道分泌物。

4.当ALS病情进展、无创通气不能维持血氧饱和度>90%、二氧化碳分压<50mmHg(1mmHg=0.133kPa)或分泌物过多无法排出时，可以选择有创呼吸机辅助呼吸。在采用有创呼吸机辅助呼吸后，通常难以脱机。

(四)综合治疗

在ALS病程的不同阶段，患者所面临的问题有所不同，如抑郁焦虑、失眠、流涎、构音障碍、交流困难、肢体痉挛、疼痛等，应根据患者具体情况，给予针对性的指导和治疗。选择适当的药物和辅助设施，提高生活质量，加强护理，预防各种并发症。

(五) ALS治疗中应该注意的问题

1. 病情交流时，应避免生硬地告知ALS无药可治，建议委婉地告知治疗现状以及未来的希望。应客观交流目前治疗药物的效果和利弊，建议与患者家属讨论，根据经济情况以及个人意愿，选择药物治疗方案。

2. 重视营养支持和呼吸支持等综合治疗，对于提高ALS患者生存质量和生存期至关重要。

十、预后

ALS生存期通常为3~5年，有10%左右的患者生存期可达10年以上。呼吸肌受累起病的ALS通常进展较快，生存期明显较短。我国ALS患者发病年龄早于欧美、生存期长于欧美，随着经济发展和治疗水平的提高，生存期仍有增加趋势。

【原发性侧索硬化】

原发性侧索硬化(primary lateral sclerosis，PLS)是一种以缓慢进行性、选择性累及成人中枢运动系统为特征的神经退行性疾病。渐进性肌肉僵硬导致活动能力的隐匿性丧失，常伴有皮质延髓功能障碍的出现(可为少数患者的首发症状)。75年前提出的PLS诊断标准已认识到其早期可能与更常见的肌萎缩性侧索硬化(ALS)存在临床症状上的重叠。与PLS相似，上运动神经元(UMN)受累为主的ALS与经典型ALS相比，进展速度明显减慢，生存期通常可达10余年。与PLS不同，ALS总是不可避免的会出现明显的进行性下运动神经元(LMN)受累，但从最初的临床UMN综合征到LMN可能要数年时间。因此，PLS的明确诊断标准规定了症状的最短持续时间，从3年到5年不等。

一、核心临床综合征

在PLS的多个病例系列中已报告了一致的临床观察结果。患者症状发作的平均年龄约为50岁，至少比非家族性ALS早10年，比遗传性痉挛性截瘫(HSP)晚10年。尽管有报道称有儿童时期就开始出现症状的病例，但其中许多可能与发育或单基因介导的疾病有关。在PLS中，男性患者较多(4∶1)。

PLS通常为隐匿性发作，因此个体不太可能在最早出现症状后，很短时间内就能接受神经科专业治疗。对于大多数患者而言，症状首先出现在下肢，但在皮质延髓通路中，少数伴有构音障碍，且往往表现出突出的情绪(假性球麻痹)障碍。虽然下肢首先出现症状，但少数患者的吞咽困难可能会变得明显，然而胃造口术的治疗效果远不及ALS明显，且在PLS中无创通气的需求更为突出。在症状早期阶段，下肢受累可能是由于步态不平衡或流动性丧失而引起的。感觉受累应该不明显，病理性反射亢进的痉挛是常见的、不变的检查结果。

二、其他临床特征

临床上越来越认识到大脑广泛地参与到PLS发病机制中，但相对于核心临床综合征而言，通常较小。有时也会出现锥体外系特征。尽管已经记录了额颞叶痴呆(FTD)范围内的明显认知障碍，但FTD的频率明显低于ALS。虽然PLS中最初下肢症状的发作通常是对称的，但进行性偏瘫是一种非常罕见的表型，最初由Mills同名进行描述。此类病例需要仔细地寻找局灶性病变，因为它们可能模仿"孤立性硬化症"。一旦排除了这些因素，缓慢进行性偏瘫的病例，尽管有单侧无力，但伴有双侧UMN征象，考虑PLS的诊断是合理的。

三、诊断标准

表1提出了一个修订的框架，以促进更早地诊断出PLS。在诊断时选择最低年龄为25岁("可能"或"明确"PLS)反映了一个实际性地决策，以尽量减少在未来的治疗试验中出现高度非典型病例扭曲结果的风险。

表1 原发性侧索硬化的诊断标准(专家共识)

1. 核心原则
PLS 的诊断需要：
A 存在：
·年龄≥25 岁；
·进行性上运动神经元(UMN)功能障碍症状≥2 年；
·在以下 3 个区域中的至少 2 个区域出现 UMN 功能障碍*的体征：下肢，上肢，延髓。
B 不存在：
·感觉症状(无法解释的合并症)；
·活动性下运动神经元(LMN)退行性变†；
·替代诊断‡：UMN 病理在神经影像学上展现，或通过生物流体检测确定，为临床综合征提供了一个合理的替代解释。
2.诊断确定性
▶可能的 PLS 定义为症状出现后 2-4 年没有明显活动性 LMN 退行性变。
▶确诊的 PLS 定义为症状出现后 4 年或更长时间没有明显活动性 LMN 退行性变。
*临床体征，包括痉挛和相关的无力，腱反射亢进，病理反射阳性，假性球麻痹。新兴的神经影像学，神经电生理和神经化学生物标志物作为 UMN 功能障碍的实验室证据目前还有待验证。
†四肢肌肉允许出现极少量的插入电位，正锐波或纤颤电位。
‡参见"鉴别诊断"部分。

四、肌电图检测

在某些以UMN为主导的ALS中，晚期LMN的参与可能会导致PLS的错误诊断。在某些PLS病例中，由于肌肉受神经支配作用受限而出现的"低级"，非进行性肌电图(EMG)征象而使临床诊断变得更加复杂。

通常，大多数轻微罕见四肢肌肉失神经支配的患者仍然属于纯UMN综合征，因此，出现轻微肌电图波动是允许的。相反，一个起初在4年间肌电图完全正常的患者，出现轻微的罕见四肢肌肉轻微失神经支配，也将支持PLS的诊断。尽管将肌电图作为LMN参与的生物标志物有局限性，但对于症状发作后2~4年之间进行性/特发性上运动神经元综合征的患者，这是诊断个"可能的PLS"的一个实用标准。这也反映了医生渴望患者早日康复的愿望，即在残障恶化之前，更早地将PLS患者纳入未来的潜在疾病修饰治疗试验中。

五、鉴别诊断

HSP与下肢发作为主的PLS的早期症状有较多的临床重叠。且HSP和PLS都是基本的临床综合征。临床上很大一部分人自信地标记HSP为不会携带公认的病理遗传变异的疾病。目前与PLS的混淆的疾病很少见，且使用脑和脊髓的高分辨率临床MRI鉴别度较高。除神经退行性疾病外，在临床评估时，许多合理性的替代诊断会随着评估进行性纯UMN综合征的持续时间而大大降低(表2)。

表2 原发性侧索硬化的鉴别诊断

疾病	重要鉴别诊断特征
神经退行性疾病	
上运动神经元受累为主的肌萎缩侧索硬化	出现临床进行性下运动神经元受累
遗传性痉挛性截瘫	家族史或相关的遗传变异；对称性无力仅局限于下肢
亚历山大病	延髓局灶性萎缩伴MRI信号异常，或者GFAP基因致病性突变
神经炎症性疾病	
原发进展型多发性硬化	脑和脊髓MRI可见炎症性病变
抗amphiphysin副肿瘤综合征	抗体阳性合并肿瘤
代谢性疾病	
肾上腺脊髓神经病	脑MRI白质异常；血清极长链脂肪酸升高；ABCD1基因致病性突变
感染性疾病	
热带痉挛性截瘫(人类嗜T淋巴细胞病毒1型和2型)	血清IgM阳性
梅毒	血清学阳性
结构性病变	
枕骨大孔区病变	MRI表现
大脑镰旁脑膜瘤	MRI表现
血管性疾病	
脊髓动静脉畸形	MRI表现

第二节 阿尔茨海默病

阿尔茨海默病(Alzheimer's disease，AD)是一种起病隐袭、呈进行性发展的神经退行性疾病，临床特征主要为认知障碍、精神行为异常和社会生活功能减退。随着人口老龄化程度的进一步加剧，痴呆已成为严重威胁人类健康的重大社会问题。据世界卫生组织报告，目前全球约有5000万人患有痴呆症，其中阿尔茨海默病是最常见的类型。第七次全国人口普查数据结果显示，我国60岁及以上老年人口达到2.64亿，其中阿尔茨海默病患者约有1507万，预计到2050年我国痴呆患者将达到2898万人，成为严重危害我国老年人群身体健康和影响社会可持续发展的重大疾病。

AD是一种发生于老年和老年前期的神经系统退行性疾病。一般在65岁以前发病为早发型，65岁以后发病为晚发型，有家族发病倾向被称为家族性阿尔茨海默病，无家族发病倾向被称为散发性阿尔茨海默病。按照疾病发展进程，可将AD分为三个阶段：临床前AD、AD源性轻度认知障碍(mild cognitive impairment，MCI)和AD源性痴呆。其中MCI是由认知正常转化为痴呆的重要阶段，约15%MCI患者在两年后发展为痴呆，约三分之一MCI患者在五年内发展为痴呆。阿尔茨海默病可能的危险因素包括：增龄、女性、低教育水平、吸烟、中年高血压与肥胖、听力损害、脑外伤、缺乏锻炼、社交孤独、糖尿病及抑郁障碍等。因此，针对AD的早期预防、早期识别和早期治疗是重要的诊疗策略。

【病理、病因与发病机制】

阿尔茨海默病患者大脑的病理改变呈弥漫性脑萎缩，镜下病理改变以老年斑、神经原纤维缠结和神经元减少为主要特征。老年斑中心是β淀粉样蛋白，神经原纤维缠结的主要组分是高度磷酸化的微管相关蛋白，即tau蛋白。AD发病机制极其复杂，涉及多种因素的相互作用。当前研究认为AD的发病机制主要与β-淀粉样蛋白(β-amyloid，Aβ)异常沉积、tau蛋白过度磷酸化有关，其他如氧化应激、炎症反应、胰岛素信号通路障碍、能量代谢障碍、线粒体功能紊乱、肠道菌群失调、突触损伤等也不同程度地参与其中。对于AD的发生发展机制仍需要更深入的探索。家族性AD与遗传因素关系密切，位于21号染色体的淀粉样前体蛋白(amyloid precursor protein，APP)基因、14号染色体的早老素1(presenilin 1，PS1)基因、1号染色体的早老素2(presenilin 2，PS2)基因的突变是导致家族性AD的主要致病原因。载脂蛋白E(apolipoprotein，APOE) ε4等位基因与散发性AD的关系密切，携带一个或两个ε4等位基因可使AD发病风险分别增加3~4倍或9~15倍。此外，年龄、性别、家族史、血管相关危险因素、生活行为方式等因素也与AD发病风险相关。尤其是可干预的痴呆危险因素的提出，明确了AD的全周期干预，包括早年受教育程度较低、中年听力受损、创伤性脑损伤、高血压、饮酒、肥胖、晚年吸烟、抑郁、社会孤立、缺乏体育锻炼、空气污染及糖尿病等。

【临床特征】

一般将阿尔茨海默病患者的症状分为"ABC"三大类。A(activity)是指生活功能改变：发病早期主要表现为近记忆力下降，对患者的一般生活功能影响不大，但是从事高智力活动的患者会出现工作能力和效率下降。随着疾病的进展，工作能力的损害更加突出，同时个人生活能力受损的表现也越发明显。在疾病晚期，患者在包括个人卫生、吃饭、穿衣和洗漱等各个方面都需要完全由他人照顾。B(behavior)是指精神和行为症状：即使在疾病早期，患者也会出现精神和行为的改变，如患者变得主动性缺乏、活动减少、孤独、自私、对周围环境兴趣减少、对周围人较为冷淡，甚至对亲人也漠不关心，情绪不稳、易激惹。认知功能的进一步损害会使精神行为症状恶化，可出现片断的幻觉、妄想(多以被偷窃和嫉妒为主)；无目的漫游或外走；睡眠节律紊乱，部分患者会出现昼夜颠倒情况；捡拾收藏废品；可表现为本能活动亢进，如性脱抑制、过度进食；有时可出现激越甚至攻击行为。C(cognition)是指认知损害：阿尔茨海默病的神经认知损害以遗忘为先导，随后会累及几乎所有的认知领域，包括计算、定向、视空间、执行功能、理解概括等，也会出现失语、失认、失用。

【诊断】

阿尔茨海默病的诊断要点为：1)起病隐袭，进行性加重，出现工作及日常生活功能的损害；2)以遗忘为主的认知损害，同时还有非遗忘领域如语言功能、视空间、执行功能等的进行性损害；3)出现人格、精神活动和行为的异常改变。同时，在做出阿尔茨海默病诊断前，须排除其他常见的老年期神经与精神障碍，如谵妄、老年期抑郁障碍、老年期精神病、中枢神经系统感染及炎症、血管性认知损害和变性病如路易体痴呆、额颞叶痴呆等。

(一) 临床评估

病史采集需仔细询问患者本人及其知情者，包括起病时间、起病形式、病程特点及临床症状。问诊时还要着重询问可能引起痴呆的其他疾病、服用的药物、危险因素及家族史等。体格检查对于痴呆的病因诊断具有重要价值，应充分结合一般生命体征检查与神经系统体格检查，为AD与其他可能引起痴呆的疾病鉴别提供可靠的线索与依据。

(二) 神经心理学评估

AD的神经心理学评估包括认知功能评估、日常和社会能力评估和精神行为症状群评估三个方面。

1. 认知功能评估：

(1)总体认知功能评估：简易精神状态量表(mini-mental state examination, MMSE)是国内外应用最广泛的痴呆筛查工具。中文版MMSE更适用于中国人群，其敏感性为79%，特异性为74%。蒙特利尔认知评估(Montreal cognitive assessment, MoCA)涵盖的认知域较广泛，在筛查MCI时具有高灵敏度(100%)和极好的特异性(87%)。

(2)记忆功能评估：主要是对情景记忆的评估，包括听觉言语学习测试(auditory verbal learning test, AVLT)、韦氏记忆量表等。AVLT是目前常用的对记忆进行综合评估的测试方法。该测试将语言学习分为即刻记忆、延迟回忆、延迟再认、前摄干扰和倒摄干扰，是一种有效的评估AD早期记忆力下降的心理测评工具。

(3)语言功能评估：常用的语言功能评估有语言流畅性测试(verbal fluency test, VFT)和Boston命名测验等。其中，VFT用于评估额叶功能和语义记忆，具有操作简便、灵敏度(85.6%~87.5%)和特异性(73.8%~93.4%)高等优点，被认为是早期识别AD的合适筛查工具。

(4)执行功能评估：连线测试B(trail making test-B, TMT-B)可用于执行功能的评估。中文版TMT-B在鉴别AD与认知正常人时有较好的灵敏度(83.3%)与特异度(91.8%)。另外，Stroop测试也是常用的执行能力测试，其花费时间较短，尤其适用于在老年人和在神经心理学测试中容易感到疲劳的人群。

(5)视空间和结构能力评估：画钟测试(clock drawing test, CDT)被广泛用于视空间能力评估，CDT测试分数和定性分析在不同痴呆类型的鉴别诊断中可能是一种有用的辅助手段。连线测试A(trail making test-A, TMT-A)常用于测评视空间能力和书写运动速度，中文版TMT-A识别AD与认知正常人的灵敏度为77.8%，特异度为92.0%。

2. 日常和社会能力评估：对日常功能的评估是诊断AD重要组成部分，应当根据本人和知情者的报告综合评估患者的日常生活能力。目前常用的评估量表为日常生活能力量表(activity of daily living scale, ADL)包括两方面：基本日常生活活动能力(独立生活所必须的基本功能)和工具性日常生活活动能力(复杂的日常或社会活动能力)。社会活动功能量表和工具性日常生活能力量表涉及复杂的社会功能和日常活动，适用于评价临床症状较轻的患者。重度痴呆患者应选用 AD 协作研究重度患者日常生活能力量表进行评估。

3.精神行为症状评估：精神行为症状群可见于认知功能障碍的不同时期，包括轻度行为损害与痴呆精神行为症状群(behavioral and psychological symptoms of dementia, BPSD)。主要表现为淡漠、易激惹、抑郁、幻觉、妄想、激越、脱抑制等。神经精神问卷(neuropsychiatric inventory, NPI)、汉密尔顿焦虑量表、汉密尔顿抑郁量表可以作为评估量表。

推荐意见： (1)MMSE 可用于痴呆的筛查及认知水平变化的评估(I 级证据，A 级推荐)。MoCA 可用于 MCI 及轻度 AD 的筛查(II 级证据，B 级推荐)。(2)AVLT、VFT、TMT 及 CDT 用于单认知域测试，如记忆、语言、执行及视空间等主要认知领域(I 级证据，A 级推荐)。(3)ADL 用于 AD 患者日常生活能力的评估(I 级证据，A 级推荐)。(4)NPI 用于精神行为症状的评估(II 级证据，B 级推荐)。

(三) 实验室检查

1. 血液检查：(1)一般检测：血液检查可以为病因诊断提供重要参考价值。建议对所有首诊患者进行以下血液学检测：红细胞沉降率、血脂血糖、全血细胞计数、电解质、肝肾功能、甲状腺功能、维生素 B12、同型半胱氨酸、叶酸、梅毒螺旋体、艾滋病病毒抗体等，以排除其他原因如代谢、感染、中毒等导致的认知障碍。(2)AD 相关生物标志物检测：基于目前 AD 研究标准 ATN 框架，常用的血浆 AD 生物标志物包括 Aβ42、Aβ42/Aβ40 比值、磷酸化 tau 蛋白(phosphorylated tau, p-tau)181、p-tau217 等。其中，血浆 Aβ42 浓度降低或 Aβ42/Aβ40 比值降低是协助诊断 AD 的指标，此外血浆 p-tau181、p-tau217 浓度可协助区分 AD 与非 AD 痴呆。

2. 基因检测：PS1、PS2 和 APP 基因是家庭性 AD 经典致病基因，另外研究发现 SORL1、ABCA7 和 TREM2 基因变异可能导致蛋白质异常翻译而致病。APOEε4 由 19 号染色体上的 APOE 基因编码，其与 Aβ 以高亲和力结合，且在晚发型 AD 患者中出现频率更高。此外，微管相关蛋白 Tau(microtubule associated protein tau, MAPT)基因位点的多个错义突变、插入、缺失和剪接等变异可能与 AD 及额颞叶痴呆的发生有关。对具有明确家族史的病例、早发型病例及特殊临床表型的病例，根据临床表型对候选基因进行筛查有助于提高 AD 检出率。

3. 脑脊液检查：(1)一般检测：对于痴呆患者建议进行腰椎穿刺检查，包括脑脊液(cerebrospinal fluid, CSF)常规、生化、细胞学、特殊抗体等，有助于明确病因，排除其他相关代谢、中毒、感染、免疫相关疾病。(2)AD 相关生物标志物检测：CSF 中的 Aβ42 和 p-tau 是 AD 公认的生物标志物。CSF Aβ42 浓度降低、Aβ42/Aβ40 比值降低和 p-tau 浓度升高有助于 AD 的诊断，而 p-tau/Aβ42 比值较独立的生物标志物更为可靠。此外，神经丝轻链蛋白(neurofilament light chain, NfL)是神经轴突损伤的生物标志物，CSF 中 NfL 的水平在 AD 中显著升高，对 AD 也有一定的诊断价值。

推荐意见： (1)血浆 Aβ42 或 Aβ42/Aβ40 比值可以辅助 AD 的诊断(II 级证据，B 级推荐)；血浆 p-tau217、p-tau181 可用于区分 tau 阳性与阴性，鉴别 AD 与非 AD 痴呆(II 级证据，A 级推荐)。(2)有 AD 痴呆家族史患者应行基因检测(I 级证据，A 级推荐)。(3)CSF Aβ42、Aβ42/Aβ40 比值、p-tau181、p-tau217 可用于 AD 诊断(I 级证据，A 级推荐)。

(四) 脑电图检查

中-重度 AD 患者可出现以广泛背景活动慢化为主要表现。在严重痴呆病例可出现尖波或三相波，以后头部或前头部为著，常出现在弥漫性 δ 活动等重度异常背景上，临床伴有严重痴呆症状。三相波偶尔呈类周期样发放，但通常不像克－雅病那样持续、规则地周期性出现。AD 患者常伴有睡眠周期和睡眠结构异常，睡眠维持和睡眠效率均降低。日间短睡眠增多，夜间觉醒次数增多。夜间 REM 睡眠时间和 REM 活动减少，慢波睡眠时间减少，REM 睡眠潜伏期正常或轻度延长，睡眠期纺锤波产生不良，难以诱发出 K-综合波。

(五) 影像学检查

随着医学影像学的发展，磁共振成像(magnetic resonance imaging，MRI)、正电子发射断层扫描(positron emission tomography，PET)等可用于显示解剖结构、评价脑功能和代谢、显示分子标志物等，已成为 AD 诊断与鉴别诊断的重要辅助检查手段。

1. 头颅 MRI：颅脑冠状位 MRI 显示典型 AD 患者的海马和内嗅皮质的体积减小，临床上应用最广泛的内侧颞叶萎缩(medial temporal lobe atrophy，MTA)视觉评分可以评价海马萎缩程度。此外，AD 影像学评价还需综合考虑全脑皮质萎缩和脑白质改变程度。目前，采用多种脑成像技术的 MR 精神影像能够更深入探索脑结构和功能，为 AD 诊断提供客观的辅助评估技术。在 AD 患者中，MR 精神影像(91.7%)较常规 MRI(58.3%)可以检测到更多的典型脑萎缩。

2. ^{18}F-氟脱氧葡萄糖(^{18}F-fluorodeoxyglucose，^{18}F-FDG)PET：^{18}F-FDGPET 可早期发现 AD 患者脑内葡萄糖代谢改变，可用于区分健康老年人和 AD，灵敏度和特异度分别为 96% 和 90%。典型 AD 患者的边缘系统和后部颞顶叶皮质代谢减低，随着疾病进展可逐渐扩散至全脑区域。

3. 淀粉样蛋白 PET：淀粉样蛋白 PET 示踪剂可与脑内 Aβ 结合，通过 PET 成像显示脑内 Aβ 沉淀的水平和部位，可作为 AD 早期诊断的可靠影像学手段，在体检测 AD 患者 Aβ 沉积的灵敏度和特异度可分别达到 96% 和 100%。AD 患者的淀粉样蛋白 PET 主要表现为额颞顶枕叶皮质示踪剂显著滞留。目前常用的示踪剂包括 ^{11}C-匹兹堡复合物 B(Pittsburgh compound B，PIB)和 ^{18}F 标记的淀粉样蛋白示踪剂(^{18}F-florbetapir、^{18}F-florbetaben 以及 ^{18}F-flutemetamol)等。

4. tau PET：tau PET 示踪剂可与脑内异常折叠的 tau 蛋白相结合，从病理学角度评估 AD 病情严重程度。对 AD 患者进行 tau 蛋白 PET 成像，tau 蛋白示踪剂的滞留数量与 AD 脑内神经原纤维缠结 Braak 分期以及疾病严重程度均呈正相关。示踪剂滞留部位依次为 Braak 神经元纤维缠结分期的 I~V 期，分别为颞叶和嗅皮质、海马区域、梭状回、颞上回中部及外纹状体皮质、颞上回以及枕叶初级视觉皮质。因此，tauPET 阳性提示 AD 相关病理过程，对 AD 患者的诊断和疾病进展程度具有提示意义。

推荐意见：(1)头颅 MRI 有助于 AD 诊断、鉴别诊断、判断疾病预后(I 级证据，A 级推荐)。MR 精神影像可弥补常规 MRI 的不足(II 级证据，B 级推荐)。(2)对经临床评估、实验室检查和结构影像学检查后，仍难以明确诊断的痴呆患者，建议进行淀粉样蛋白 PET 检查(II 级证据，B 级推荐)。(3)淀粉样蛋白 PET 及 tauPET 检查有助于 AD 的诊断和鉴别诊断(II 级证据，B 级推荐)。

【治疗】

一、治疗原则

阿尔茨海默病的治疗原则包括：

1. 尽早诊断，及时治疗，终身管理。

2. 现有的抗阿尔茨海默病药物虽不能逆转疾病，但可以延缓进展，应尽可能坚持长期治疗。

3. 针对痴呆伴发的精神行为症状，非药物干预为首选，抗痴呆治疗是基本，必要时可使用精神药物，但应定期评估疗效和副作用，避免长期使用。

4. 对照料者的健康教育、心理支持及实际帮助，可改善阿尔茨海默病患者的生活质量。

二、AD 的非药物治疗

1. 认知训练：认知训练是应用多种认知任务提升认知功能的干预方法。近年来，认知训练已从既往注重策略的纸笔式、教学式训练方法，逐渐转变为难度自适应、注重能力提升的计算机辅助认知训练。荟萃分析提出，认知训练干预有助于改善 AD 患者的认知功能，其中计算机辅助认知训练能够改善 AD 患者的执行能力、注意力、命名能力、语义流畅度。一项通过组装游戏对中度 AD 患者进行认知干预的初步研究发现，试验组在执行功能方面有所改善。认知训练联合有氧训练、经颅磁刺激、经颅直流电刺激等其他非药物干预手段对认知障碍患者的整体认知功能有显著提升效果。因此，应针对不同的老年人群采取个性化、涵盖多认知域的认知训练改善认知功能。**推荐意见**：认知训练可以改善 AD 患者的整体认知功能(I 级证据，A 级推荐)。

2. 体育锻炼：荟萃分析指出体育锻炼能够改善 AD 患者的认知功能，其中抗阻运动对 AD 患者的注意力和记忆力影响最明显。随机对照研究发现进行为期 6 个月有氧运动能够改善轻中度 AD 患者的整体认知能力。在纳入了 8 项随机对照试验，对认知功能缺损老年人的认知功能结局评价中，太极组在整体认知功能、语言流畅度和延迟回忆测验评价中均显著优于对照组；在健康老年人的结局指标评价中，太极组在整体认知功能评价、执行力评价中明显优于对照组。太极拳运动对于健康与认知缺损老年人的认知功能均有较好的改善效果。八段锦运动可以提高轻度认知障碍患者的 MoCA 和 AVLT 评分，对记忆力损害有明显改善作用。

推荐意见：体育锻炼可以改善 AD 患者的认知功能，可根据自身耐受程度进行个体化的有氧运动(II 级证据，B 级推荐)。

3. 物理治疗：重复经颅磁刺激(repeated transcranial magnetic stimulation，rTMS)和经颅直流电刺激(transcranial direct current stimulation，tDCS)是研究最广泛的两种非侵入性脑刺激干预措施，对于 AD 治疗有一定的疗效。最新 meta 分析指出 rTMS 可改善轻度至中度 AD 患者整体认知功能。最近一项针对轻中度 AD 患者顶叶-海马 rTMS 干预(每周 5 次，共 10 次)后为期 12 周随访的随机对照研究显示，rTMS 对左侧顶叶皮质的高度特异性改善了 AD 患者的认知功能。tDCS 可通过电极(阳极和阴极)在头皮释放微弱电流从而调节神经功能。最新 meta 分析提出，阳极 tDCS(增强刺激部位的兴奋性)对 AD 患者的认知改善最为有效。而且，结合运动的 tDCS 可以增强 AD 患者的皮质兴奋性并改善认知功能。对于 AD 患者，高频 rTMS 和阳极 tDCS 对总体认知功能均有短期的影响。其中高频 rTMS 对记忆功能有短期的积极影响，阳极 tDCS 则对语言流畅性的短期积极影响有关，且高频 rTMS 在改善整体认知方面比阳极 tDCS 更有效。

推荐意见：高频 rTMS 可以改善 AD 患者记忆功能，阳极 tDCS 可以改善 AD 患者的语言流畅性(II 级证据，B 级推荐)。

三、AD 的药物治疗

目前 AD 痴呆阶段的药物治疗手段，主要包括改善认知症状的药物、治疗 BPSD 的药物、疾病修饰治疗药物、中药制剂四大类。

(一)改善认知症状的药物

目前获批的药物包括胆碱酯酶抑制剂(cholinesterase inhibitors，ChEIs)，如多奈哌齐、利斯的明和加兰他敏，N-甲基-D-天冬氨酸(N-methyl-D-asparticacid，NMDA)受体拮抗剂即美金刚，以及调控脑肠轴药物甘露特钠胶囊(GV-971)。

1. ChEIs：通过竞争性和非竞争性抑制乙酰胆碱酯酶，从而提高神经元突触间隙的乙酰胆碱浓度，是治疗 AD 的一线药物。可每日单次给药。常见的副作用包括腹泻、恶心、睡眠障碍，较严重的副作用为心动过缓。多奈哌齐的推荐起始剂量是 5mg/d，对药物较敏感者，初始剂量可为 2.5mg/d，1 周后增加至 5mg/d，1 个月后剂量可增加至 10mg/d。如果能耐受，尽可能用10mg/d的剂量，使用期间应定期复查心电图。研究证明使用ChEIs治疗1~5年，可延缓AD患者认知功能的恶化速度。10项RCT的结果表明，在AD引起的痴呆患者中，采用推荐剂量多奈哌齐、利斯的明或加兰他敏治疗6个月后，能够改善认知功能。在另一项对中-重度AD患者进行ChEIs治疗的RCT中，结果显示持续服用多奈哌齐12个月对认知功能有益。但欧洲指南建议中-重度AD患者应使用联合用药而不是单独使用ChEIs。另外，ChEIs的多种透皮贴片可以确保"峰值减少"和延长给药时间，同时血浆药物浓度波动最小。2022年美国FDA获准多奈哌齐透皮贴可用于AD的治疗。

2. NMDA受体拮抗剂：大量证据表明NMDA受体与Aβ之间存在相互作用，NMDA受体的激活导致Aβ的产生，反之，Aβ寡聚物结合可激活NMDA受体，证实了谷氨酸系统在AD中的重要性。美金刚作用于大脑中的谷氨酸-谷胺酰胺系统，为具有中等亲和力的非竞争性N-甲基-D-天冬氨酸拮抗剂。美金刚对中-重度AD患者有一定的临床疗效，因此使用1种胆碱酯酶抑制剂和美金刚联合治疗可以获得更好的认知、日常生活能力和社会功能，改善精神行为症状。用法为初始剂量5mg，第2周加量至10mg、第3周加量至15mg、第4周加量至20mg，每日1次，口服。对肾功能有损害的患者，美金刚剂量应酌减。

3. GV-971：GV-971是从海藻中提取的海洋寡糖类分子，能够多位点、多片段、多状态地捕获Aβ，抑制Aβ纤丝形成，使已形成的纤丝解聚为无毒单体。GV-971还能通过调节肠道菌群失衡、重塑机体免疫稳态，进而降低脑内神经炎症，延缓AD进展。GV-971于2019年获国家药品监督管理局有条件批准上市，用于治疗轻-中度AD。

推荐意见：(1)ChEIs可改善AD患者的认知功能和日常生活能力(I级证据，A级推荐)。(2)美金刚可用于治疗中-重度AD患者(I级证据，A级推荐)。(3)GV-971可改善轻-中度AD患者的认知功能(II级证据，B级推荐)。

(二)治疗BPSD的药物

BPSD的治疗应遵循个体化原则，临床首选非药物干预，当非药物干预无效或者BPSD严重影响患者的生活，或存在紧急情况或安全问题时才使用药物治疗。治疗BPSD的药物包括胆碱酯酶抑制剂、NMDA受体拮抗剂、非典型抗精神病药物、典型抗精神病药物、抗抑郁剂、心境稳定剂等。对于中重度痴呆患者BPSD严重而又缺乏其他有效治疗手段时，建议选用第2代抗精神病药，如利培酮、奥氮平、喹硫平等。临床医生在处方抗精神病药时应遵循小剂量起始，缓慢逐渐增量的原则，权衡治疗获益与不良事件风险，每隔一段时间评估患者病情后考虑是否可减小剂量或停用药物。

1. 抗精神病药：利培酮起始剂量0.25~0.50mg/d，最大剂量2mg/d，分1~2次给药；奥氮平1.25~2.50mg/d，最大剂量10mg/d，分1~2次给药；喹硫平12.5mg/d，最大剂量200mg/d，分1~3次给药。对于高龄(通常为85岁以上)老人，可选择推荐剂量的1/2作为起始剂量。

2. 抗抑郁药主要用于治疗抑郁、轻度激越和焦虑。常用的药物如曲唑酮(25~100mg)、舍曲林(25~100mg)、西酞普兰(10~20mg，要注意QTc间期)、米氮平(7.5~30mg)等。

3. 心境稳定剂可缓解冲动和激越行为等症状。常用药物如丙戊酸钠(250~1000mg)。

推荐意见：对于BPSD的治疗，应在抗痴呆药物治疗的基础上，首选非药物治疗方法，对于非药物干预效果不佳的患者，应遵循小剂量起始，缓慢逐渐增量的原则选择抗精神病药物对症治疗(II级证据，B级推荐)。

(三)疾病修饰治疗

药物疾病修饰治疗药物主要通过促进脑内Aβ或tau蛋白的清除，延缓疾病进程，这类药物也是目前AD药物研发重点。2021年6月，阿杜卡玛单抗(aducanumab)被美国FDA批准上市，为基于生物标志物反应的其他疾病修饰疗法的批准开创了先例。2023年1月，仑卡奈单抗(lecanemab)III 期 Clarity-AD 研究证实，注射 lecanemab 者在 18 个月内的认知能力及其他功能减退程度减缓了 27%，达到了该研究的主要目标，获得美国 FDA 加速批准。2023 年 5 月，礼来公司宣布了多纳单抗(donanemab)TRAILBLAZER-ALZ2III 期研究的积极结果，能够显著减缓早期症状性 AD 患者的认知功能进展。**推荐意见**：aducanumab 和 lecanemab 等疾病修饰治疗，有助于早期 AD 患者延缓认知功能进展(II 级证据，B 级推荐)。

第三节 路易体痴呆

路易体痴呆 DLB 是一种常见的神经退行性疾病，其特征是波动性认知障碍、帕金森病(PD)样症状、反复生动的视幻觉和快速眼动睡眠行为障碍(RBD)。2017 年报告了第四次修订的路易体痴呆诊断标准和治疗共识，与 2003 年的诊断标准相比，提高了 RBD 和异常 123-间位碘代苄胍心肌显像(^{123}IMIBG)的诊断权重，为早期识别 DLB 提供了客观依据。既往的 DLB 临床诊断标准并不理想，常有误诊和漏诊。

一、历史与概念

DLB 的研究历史要追溯到百余年前，早在 1912 年，Frederick Henry Lewy 在 PD 患者的大脑神经元内检出一种特殊的异常蛋白小体，后被命名为"路易小体"；1961 年，日本学者 Okazaki 证实了痴呆的发生及发展与皮质型路易小体相关；至 1995 年，首届国际 DLB 研讨会将"弥漫性路易体病、路易小体性老年痴呆、阿尔茨海默病路易小体变异型和大脑型路易体病"统一命名为"路易体痴呆"；在 2003 年的第 3 次 DLB 国际研讨会讨论后，Bonanni 等于 2006 年在 Neurology 杂志上发布了 DLB 临床诊断标准的修订版。至 2015 年由李延峰等组织编写 DLB 诊治中国专家共识。直到 2017 年，新版 DLB 专家共识的推出进一步完善了 DLB 的诊疗。

二、流行病学

DLB 的患病率占整个痴呆人群的 3.2%~7.1%，是仅次于阿尔茨海默病(AD)的神经变性病性痴呆。非基于人口学的研究显示，DLB 的患病率在 65 岁以上人口中为 0.1%~2.0%，在 75 岁以上人口中为 5%，我国首次人群调查结果与欧美日结果类似。此外，65 以上 DLB 患者占痴呆人群的 3.0%~26.3%，痴呆患者尸检研究发现 DLB 占比高达 31.0%~41.4%。

三、病因及发病机制

DLB 的危险因素和病因尚未明确。病理提示路易小体中的物质为 α-突触核蛋白(α synuclein)和泛素(ubiquitin)等，异常的蛋白沉积可能导致神经元功能紊乱和凋亡。但是，α-突触核蛋白和泛素的沉积机制仍有疑问，其可能的发病机制有以下假设：α-突触核蛋白基因突变可导致蛋白折叠错误和排列混乱，引起神经细胞受损；载脂蛋白 E4(APOE4)已被多项研究确定为 DLB 进展的最主要的遗传危险因素，此外，SNCA 和 GBA 等基因的突变可能是 DLB 的重要危险因素。

四、病理学评估和标准

路易小体的病理标志主要是 α-突触核蛋白异常聚集成低聚体和原纤维，主要存在于神经元细胞。随着疾病的进展，路易小体遍布脑干，它们弥漫分布于大脑皮层，并深入边缘系统(海马和杏仁核等)、黑质或脑干其他核团(见表 1)。采用抗 α-突触核蛋白抗体进行免疫标记可提高诊断率。需要注意的是，路易小体并非 DLB 特有，PD 等神经退行性疾病均可出现，但分布和严重程度不一，可以此对两者进行鉴别。

1. 高度可能的 DLB：具有新皮层弥散的路易小体及低或中度的 AD 样病理表现，或边缘系统路易小体及低度 AD 样表现。

2. 中度可能的 DLB：具有边缘系统为主的路易小体及中度 AD 样病理表现，或新皮层弥散的路易小体及高度 AD 样病理表现。

3. 低度可能的 DLB：具有以脑干为主的路易小体及任一程度的 AD 样病理表现，或以边缘系统为主的路易小体及高度 AD 样病理表现。

表1 评估典型路易体痴呆临床综合征相关的病理可能性表现

AD样病理改变	NIA-AA 无/低 (Braak 0~Ⅱ)	NIA-AA 中等 (Braak Ⅲ~Ⅳ)	NIA-AA 高 (Braak Ⅴ~Ⅵ)
新皮层弥漫性病变的路易小体	高	高	中
边缘系统为主的路易小体	高	中	低
以脑干为主的路易小体	低	低	低
以杏仁核为主的路易小体	低	低	低
以嗅球为主的路易小体	低	低	低
评估黑质神经元丢失情况(无/轻度/中度/重度)以便于将患者分为有无帕金森综合征			

注:NIA-AA:美国国立衰老研究所和阿尔茨海默病协会,AD:阿尔茨海默病

四、评估、诊断及治疗

(一) 临床特征

诊断DLB的必要条件是出现痴呆,即出现进行性认知功能减退,且其严重程度足以影响患者的正常的社会和职业功能。有时注意力、执行功能和视觉功能的损害可能会早期出现,却并不一定出现显著或持续的记忆功能障碍,但是,随着疾病的进展,记忆障碍会变得非常明显。近年提出了前驱期DLB概念,其核心症状即主要是轻度认知障碍、谵妄和精神发作,见表2。

表 2　诊断标准及很可能、可能的路易体痴呆（DLB）

项目	内容
诊断要点	诊断 DLB 的必要条件是出现痴呆，即出现进行性认知功能减退，且其严重程度足以影响患者的日常、社会和职业功能以及日常生活活动能力。在早期阶段并不一定出现显著或持续的记忆功能障碍，但随着疾病进展会变得明显。注意力、执行功能和视觉功能的损害可能早期出现。
核心临床特征（前 3 条可能早期出现且持续整个疾病病程）	波动性认知功能障碍，伴有注意力和警觉性显著减退；反复出现的视幻觉，通常是十分详细且生动的；REM 睡眠行为障碍，可能在认知功能下降之前出现；出现帕金森综合征核心症状的一种或多种，包括：运动迟缓、静止性震颤或肌强直。
支持性临床特征	对抗精神病药物高度敏感；姿势不稳；反复摔倒；晕厥或其他短暂性意识丧失；严重自主神经功能障碍（包括便秘、直立性低血压、尿失禁）；嗜睡；嗅觉减退；幻觉；妄想；淡漠；焦虑和抑郁。
提示性生物标志物	通过 SPECT/PET 显示的基底节多巴胺转运体摄取下降；123I-MIBG 心肌扫描成像异常（摄取减低）；多导睡眠图证实快速眼动期肌肉弛缓消失。
支持性生物标志物	CT/MRI 扫描显示内侧颞叶结构相对保留；SPECT/PET 灌注成像/代谢扫描显示普遍低灌注及低代谢，FDG-PET 成像显示枕叶活性下降，伴或不伴有扣带回岛征（指后扣带回活性异常增高）；脑电图出现显著的后部慢波，且出现前α波和θ波之间周期性波动。
很可能的 DLB 诊断标准	有下列之一者可以诊断为很可能的 DLB A. 出现两项或两项以上的核心临床特征，伴或不伴有提示性生物标志物阳性； B. 仅出现一项 DLB 核心临床特征，但伴有一项或一项以上的提示性生物标志物阳性，仅仅基于生物标志物并不能诊断为很可能的 DLB。
可能的 DLB 诊断标准	有下列之一者可以诊断为可能的 DLB A. 仅出现一项 DLB 的核心临床特征，提示性生物标志物阳性； B. 出现一项或多项提示性生物标志物，但缺乏核心的临床特征。
符合以下标准，则考虑 DLB 可能性较小	A. 出现其他任何躯体疾病或脑部疾病，足以部分或全部解释患者的临床症状。在这种情况下，即使不能完全排除 DLB 诊断，也需要考虑混合性或多发性病变的可能性； B. 在严重的痴呆患者中，其核心临床特征仅有帕金森综合征的症状，并且是作为首发症状出现。 DLB 是指痴呆在帕金森综合征之前或与之同时出现，而 PDD 是指在已有帕金森病的患者中出现的痴呆。在需要对 DLB 和 PDD 进行严格区分的临床研究中；痴呆和帕金森综合征症状出现的"1 年"原则仍然推荐使用。但在实际临床中，也可以采用路易体病这一通用术语来描述两者。

注：123I-MIBG：123-间位碘代苄胍心肌显像；REM：快速眼期；SPECT：单光子发射计算机断层成像术；PET：单电子发射计算机扫描；FDG：氟脱氧葡萄糖；CT：电脑断层扫描；MRI：磁共振造影术；PDD：帕金森痴呆；DLB：路易体痴呆

1. 核心临床特征(前 3 条可能早期出现且持续存在于整个疾病的病程中)：

(1)波动性认知功能障碍：是 DLB 的最主要的特征，约有 70%~90%的患者出现突发而又短暂的认知功能障碍，可持续几分钟、几小时或几天，同时伴有谵妄以及注意力和警觉性的显著下降。家属常述患者在日常生活中会出现行为不一致，言语不连贯，注意力不集中，反而记忆和命名功能相对保留。

(2)反复出现生动的视幻觉：50%~80%的 DLB 患者复杂的视幻觉，大部分视幻觉都是痛苦和可怕的场景，十分详细且生动，常在晚上发生。

(3)RBD：在高达 80%的 DLB 患者存在 RBD，但在临床中通常被低估。在尸检中，RBD 在诊断为非 DLB 与 DLB 的比例为 4%和 76%。RBD 是一种由反复出现的睡眠障碍引起的行为异常表现，与缺乏正常的快速眼动期睡眠有关。表现为出现反复的噩梦和行为，从说梦话、肢体舞动到更复杂的运动，如拳打脚踢，以至于伤害自己和家属。许多研究表明，孤立的 RBD 可能先于 PD、PD 痴呆、多系统萎缩和 DLB 等α-突触核蛋白病 6~10 年，而随着时间的推移，RBD 的症状可能表现得不明显，甚至完全消失，可以在检查中使用梅奥波动综合量表(Mayo量表)进行评估(见表7)。需要注意的是，RBD在非痴呆患者中也很常见，例如，睡眠障碍、严重阻塞性睡眠呼吸暂停和周期性肢体运动，这些都必须通过仔细的病史询问和查体来避免假阳性的结果，多导睡眠图(PSG)可以协助判断RBD的存在。

(4)出现帕金森综合征核心症状的一种或多种，包括静止性震颤、运动迟缓和肌强直。平衡问题和反复的跌倒在DLB患者中很常见，约占85%~89%，与PD相比DLB的静止性震颤常不明显。国际运动障碍协会的帕金森病评定量表是量化评估运动障碍严重程度的重要工具。

2. 支持性临床特征：

(1)精神行为症状

精神行为症状(BPSD)包括情绪和行为障碍，如抑郁、焦虑、冷漠、妄想、谵妄和偏执等，并随着认知障碍的加重而恶化，有助于区别早期AD和DLB。DLB前驱期常会出现抑郁和冷漠的症状，需进行区别以制定治疗方案。妄想很少出现在DLB早期，但随着认知功能的下降，妄想出现的概率大幅度升高，明显增加护理负担。Capgras综合征是一种误认性幻觉，其特征是将外人误认为家庭成员或被看护人所熟悉的人，而不认识自己真正的家人。谵妄表现为认知功能下降，觉醒度改变，感知觉异常，往往由多种因素引起，如手术、感染、败血症、系统性疾病、使用或停用酒精和抗精神病药物等；长期反复的谵妄易导致进展性记忆力下降，乃至痴呆症状，其诊断需借助生物标志物。

(2)自主神经功能障碍

30%~50%的DLB患者存在自主神经功能障碍，如直立性低血压(OH)、便秘、尿失禁、流口水、过度出汗和勃起功能障碍。便秘常存在于前驱期。OH的潜在神经病理可能是路易体沉积于中脑。反复跌倒和短暂无意识的原因也与OH有关。

(二) 生物标志物

1. 指示性生物标志物

(1) 单光子发射计算机断层成像术(SPECT)或单电子发射计算机扫描(PET)成像显示基底节中多巴胺转运体(DAT)摄取减少。DAT成像在DLB和AD方面的已广为人知，具有较高的灵敏度(78%)和特异性(90%)。基底节DAT摄取减少可以诊断为DLB，前提是可以排除其与认知障碍和DAT摄取减少相关的疾病，例如进行性核上性麻痹、多系统萎缩、皮质基底节变性和额颞叶痴呆。需要注意的是，尸检证实的DLB可能报告DAT摄取正常，这可能是由于脑干受累最少，黑质多巴胺神经元损失有限，或整个纹状体中多巴胺的平衡损失所致。

(2) ^{123}I-MIBG心肌扫描成像异常：^{123}I-MIBG心肌闪烁显像可定量节后交感神经支配，其在路易体疾病中摄取减少，常用于区分可能的DLB和可能的AD，使诊断的灵敏度(69%)和特异性(87%)值分别上升到77%和94%。临床医生需要通过病史和检查来仔细排除MIBG摄取减少的其他原因，包括缺血性心脏病、心力衰竭、糖尿病、周围神经病和某些药物，如拉贝洛尔、利血平、三环类抗抑郁药和非处方拟交感神经药。

(3)显示REM期肌肉弛缓消失：如果PSG显示痴呆患者或有RBD病史患者的REM期肌肉迟缓消失，α-突触核蛋白病发生的可能性高达90%。

2.支持性生物标志物

(1)CT/MRI扫描中相对保留的内侧颞叶结构：与DLB患者相比，AD患者的内侧颞叶结构萎缩程度更大，尤其是海马，而DLB的内侧颞叶相对保留。尸检可以提高区别AD与DLB的敏感性(64%)和特异性(68%)。然而，DLB患者的内侧颞叶萎缩可能预示着大量的AD神经病理改变以及更快速地临床症状的恶化。

(2)SPECT/PET灌注成像/代谢扫描显示普遍低灌注或低代谢氟脱氧葡萄糖(FDG)-PET成像显示枕叶活性下降，伴或不伴有扣带回岛征(指后扣带回活性异常增高)，一项尸检结果显示这可以高精度地区分 DLB 和 AD。与 PDD 患者相比，DLB 患者的 PIB 滞留率增加，故 Aβ-PET 的显像可以鉴别 DLB 和 PD/PDD，且 DLB 患者的 PIB 滞留率降低能够反映认知功能衰退的速度。Lim 等对 14 例临床诊断为 DLB 和 10 例临床诊断为 AD 的患者进行 SPECT 和 PET 检查，发现扣带回中后部相对完整，称为扣带回岛征，其对 DLB 有 100%的特异性。在前驱期时，后扣带回代谢下降，未形成扣带回岛征。

(3)EEG 出现显著的后部慢波：对脑电图进行定量分析，DLB 患者出现显著的后部慢波，且在前 α 波和 θ 波之间呈现周期性波动。

(4)其他成像生物标志物：以匹兹堡化合物 B(PIB)为示踪剂进行 PET 检查临床诊断为 DLB 的患者，其 Aβ 淀粉样物分布与 AD 类似，DLB 的额叶、顶叶、楔前叶和扣带回后部均可见淀粉样物沉积，而 PD 合并痴呆患者的淀粉样物沉积较少，这些研究说明，淀粉样物沉积可能加重 DLB 的痴呆，但对于其疾病的性质影响甚微。但是，tau PET 成像可能与内侧颞叶萎缩一起发挥重要作用，作为 DLB 中 AD 病理共存的关键指标，可预测临床表型和进展。

(三) 实验室检查

可以提示某些痴呆类型的风险，常规的痴呆检测项目包括生化全套、血常规、甲状腺功能及维生素 B12 水平等。近年来对 AD 和 DLB 患者的脑脊液研究发现，AD 患者脑脊液 tau 高于 DLB，二者均高于正常值；AD 患者脑脊液 Aβ42 水平单独下降，而 DLB 伴随脑脊液 Aβ38、Aβ40 和 Aβ42 水平的下降；α-突触核蛋白检测对区分 DLB 和 AD 有意义。

推荐意见 1：DAT-PET Ⅰa 类证据，A 级推荐；FDG-PET Ⅰa 类证据，A 级推荐；PIB-PET Ⅲb 类证据，B 级推荐；¹²³I-MIBG Ⅰa 类证据，A 级推荐；PSG Ⅰb 类证据，A 级推荐；EEG Ⅱb 类证据，B 级推荐；CT/MRI Ⅲb 类证据，B 级推荐。

五、DLB 的治疗

DLB 是仅次于 AD 的第二常见的神经变性性痴呆，面对急剧的病情恶化，很多 DLB 患者容易出现精神状态的恶化，而多巴胺能药物和抗胆碱能药物会对认知和行为产生不利影响，导致混乱和精神疾患。所以，DLB 的药物治疗要权衡利弊，综合考虑。尽管国内外有 DLB 病因治疗的基础和临床研究，但病因治疗短期内难以成为现实。所以，关键的是要早期识别和诊断，早期进行多学科的综合管理，同时需要正确地引导照护人员，开展以照护者为导向的教育和培训，使患者的病情得到科学的全面管理。

1.药物治疗

(1) 认知药物治疗：近期荟萃分析显示，胆碱酯酶抑制剂(ChEI)多奈哌齐和卡巴拉汀可改善 DLB 患者认知功能和日常活动。在英国，多奈哌齐和卡巴拉汀作为 DLB 的一线治疗药物，且利斯的明贴剂的胃肠道反应比卡巴拉汀小；在日本，仅多奈哌齐是 DLB 的一线用药(Ⅰa 类证据，A 级推荐)。加兰他敏虽然也是 ChEI，但其在 DLB 患者中的有效性证据较少(Ⅲb 类证据，B 级推荐)。美金刚对 DLB 和 PDD 患者均可改善整体状况，尤其是在注意力和延迟记忆方面得到改善，在认知方面辅助 ChEI 可获得更明显的效果(Ⅱa 类证据，B 级证据)。

推荐意见 2：多奈哌齐和卡巴拉汀 Ⅰa 类证据，A 级推荐；美金刚 Ⅱa 类证据，B 级证据；加兰他敏 Ⅲb 类证据，B 级推荐。

(3) BPSD 的药物治疗：DLB 患者除了认知功能下降之外，也常伴有谵妄、焦虑、抑郁和行为异常等精神行为症状，轻度患者无需治疗。研究发现多奈哌齐和卡巴拉汀使患者的淡漠、妄想、抑郁和幻觉得到了改善，且多奈哌齐比卡巴拉汀效果更好(Ⅰa 类证据，A 级推荐)。美金刚作为 N-甲基-D-天冬氨酸(NMDA)受体的拮抗剂，已被美国 FDA 批准用于治疗中重度 AD 患者，但尚未批准用于治疗 DLB 和 PDD。一项随机、双盲、对照研究发现美金刚明显改善 DLB 患者的 BPSD，美金刚治疗组的 NPI 评分明显高于安慰剂组，精神分裂症样症状和攻击行为显著改善,并已被推荐作为DLB的BPSD管理指南中的二级证据(Ⅰb级证据,A级推荐)。喹硫平的耐受性高,可以明显减轻DLB患者的BPSD,但是可能加剧运动功能恶化(Ⅲb级证据,B级推荐)。奥氮平可控制DLB精神病症状,且不会恶化PD样症状,为了预防精神症状的出现,服药应从少量开始缓慢增加,以控制症状的最低量开始。然而,与其他非典型抗精神病药相比,奥氮平因其多巴胺D2受体的拮抗作用会导致运动症状加重和脑血管事件发生,所以不良事件发生率较高。利培酮与多奈哌齐联合治疗DLB患者的BPSD有效,但大多数患者对利培酮的耐受性差,停药率高(C级推荐)。氯氮平对PD的精神样症状有效,但尚未对DLB患者使用该药物进行性的试针对验(D级推荐)。有关DLB抑郁症状治疗的证据较少,所以与痴呆的相关抑郁的一般建议相一致,DLB可选用5-羟色胺再摄取抑制剂(SSRI),而5-羟色胺-去甲肾上腺素再摄取抑制剂和米氮平,以个体患者的耐受性和反应为指导进行选择(D级推荐)。

推荐意见3:多奈哌齐、卡巴拉汀Ⅰa类证据,A级推荐;美金刚Ⅰb类证据,A级推荐;喹硫平Ⅲb类证据,B级推荐;奥氮平C级推荐;利培酮C级推荐;氯氮平D级推荐;5-羟色胺再摄取抑制剂D级推荐。

(3) 运动症状的药物治疗:对于DLB患者的PD样症状,左旋多巴可改善约32%~50%的DLB患者的运动功能,为了预防其幻觉和精神症状的副作用,需从小剂量开始,联用唑尼沙胺时效果较好。金刚烷胺虽然可用于治疗PD样症状,但是,金刚烷胺治疗后会出现严重的幻觉故治疗过程中应慎用。同时为防止加重认知功能障碍,应尽可能避免苯海索等抗胆碱能药物的使用。

推荐意见4:左旋多巴Ⅱb类证据,B级证据;唑尼沙胺C级推荐;金刚烷胺D级推荐。

(4) RBD的药物治疗:对于治疗RBD,氯硝西泮虽缺乏RCT结果,但是大量病例对照的病例系列结果证实氯硝西泮的功效(Ⅲa证据,B级推荐)。在小型开放性试验中,褪黑素改善患者的症状且PSG显示RBD活动减少,但不良事件发生概率较高(Ⅳ证据,C级证据)。

推荐意见5:氯硝西泮Ⅲa类证据,B级推荐;褪黑素Ⅳ类证据,C级推荐。

(5) 自主神经症状药物:DLB患者的自主神经症状与疾病进展和生存期有关。但是,尚无用于治疗的证据基础。盐皮质激素如氟可的松、α受体激动剂如米多君以及右旋多巴可用于治疗PD患者的直立性低血压。便秘是DLB患者的常见症状,可服用番泻叶缓解;泻药、柠檬酸莫沙必利及多潘立酮等治疗肠胃蠕动障碍。

推荐意见6:药物推荐Ⅴ类证据,D级推荐。

2.非药物治疗

非药物干预措施有可能改善许多与DLB相关的症状和功能障碍,但尚未对其进行系统评价。非药物疗法包括物理和作业疗法、锻炼、社交、认知疗法、行为疗法、强光疗法、环境改善、音乐疗法和其他潜在的替代疗法。

BPSD可以加速疾病进展。改善生活和社会环境可以降低BPSD的患病率,并减缓DLB的进展。对于新出现严重BPSD的DLB患者应排除感染、脱水和代谢紊乱等并发症。使用眼镜或助听器改善视力和听力,以减少跌倒。减少环境的影响因素,如铺防滑地板,清除人行道上的杂物和使房子变亮等都是预防跌倒的实用策略。物理疗法,如伸展运动对头部和其他部位的保护,保持平衡可以减少受伤的风险。直立性低血压患者应避免姿势突然改变,大量饮水并在必要时穿医用弹力袜。一般而言,营养干预措施(例如摄入富含粗纤维的饮食)可以缓解便秘。因此,我们需要更多随机对照研究和非药物治疗DLB有效性的系统分析。

推荐意见7:非药物治疗建议Ⅴ类证据,D级推荐。

第四节 额颞叶痴呆

【概念】

额颞叶变性(frontotemporal lobar degeneration, FTLD)是仅次于阿尔茨海默病(AD)和路易体痴呆(DLB)的第三类神经退行性认知障碍性疾病。FTLD是一组以选择性额叶和(或)颞叶萎缩为病理学特征，以进行性精神行为异常、执行功能障碍和语言功能损害为主要特征的痴呆症候群。目前习惯使用额颞叶痴呆(frontotemporal dementia, FTLD)描述基于临床症状和体征做出的临床诊断，而采用FTLD描述病理诊断。

【流行病学】

FTLD是早发性认知障碍的第二常见病因，约占所有神经退行性认知障碍性疾病的10%。由于确诊困难，加上临床、神经病理和遗传的异质性，确定具有FTLD病理的总人群就十分困难，FTLD的发病率和患病率在世界范围内被低估。我国目前尚无详细的流行病学数据。在美国，45~64岁年龄组中，FTLD的患病率为15~22/10万人，发病率为2.7~4.1/10万人年。英国流行病学数据显示，FTLD相关综合征的患病率为10.84/10万人，发病率为1.61/10万人年。由于FTLD是一种早发型认知障碍性疾病(<65岁)，目前尚无65岁以上人群的大型流调数据。因此，在全球范围内获得更准确的FTLD流行病学数据，是未来研究的重点。

【诊断】

FTLD的诊断主要基于临床症状，诊断的准确率因不同亚型的临床表现与其他类型认知障碍或运动障碍性疾病具有很大重叠而受到影响。据推测，FTLD的误诊率为10%~30%。为方便医师在临床工作中的实践应用，制定FTLD简明诊断方案流程(图1)。

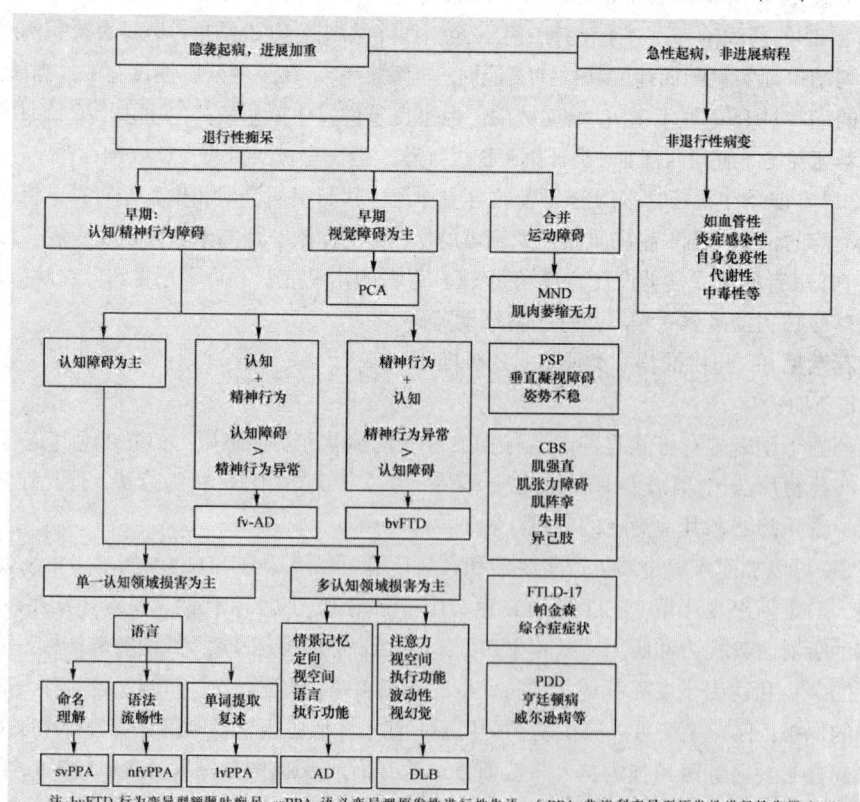

注：bvFTD:行为变异型额颞叶痴呆；svPPA:语义变异型原发性进行性失语；nfvPPA:非流利变异型原发性进行性失语；lvPPA:logopenic变异型原发性进行性失语；AD:阿尔茨海默病；DLB:路易体痴呆；fv-AD:额叶变异型阿尔茨海默病；PCA:后皮质萎缩；MND:运动神经元病；PSP:进行性核上性麻痹；CBS:皮质基底节综合征；FTLD-17,17号染色体相关的额颞叶变性；PDD:帕金森病痴呆

图1 神经退行性痴呆诊断流程

(一) 临床分类及特点

1. bvFTD：bvFTD为FTLD最常见的临床亚型，占FTLD患者总数的50%以上。尽管目前已有诊断标准，bvFTD早期诊断仍具有挑战性。在bvFTD中，情景记忆障碍并不像阿尔茨海默病典型，患者主要表现为性格改变和行为异常，即早期表现为脱抑制、冷漠、刻板行为、饮食偏好和饮食行为改变、同理心下降及执行功能障碍等。其中一些早期症状，如同理心下降，有助于bvFTD诊断。冷漠可能表现为对工作、爱好、社交和个人卫生缺乏动机，可能被误诊为抑郁症。精神症状如幻觉和妄想，在bvFTD中少见。bvFTD常因表现出上述误导性精神症状而易混淆为抑郁症、精神分裂症、双相情感障碍和边缘性人格障碍等原发性精神障碍性疾病。在bvFTD队列研究中，大约50%确诊为bvFTD的患者，最初被诊断为精神疾病。早期食欲亢进和饮食行为改变是预测bvFTD潜在病理亚型的有用临床特征。80%以上bvFTD可出现饮食行为异常，主要表现为食物偏好领域(强烈偏好碳水化合物和蔗糖)、食欲和饮食习惯改变(刻板的饮食行为、暴饮暴食)以及突出的吞咽困难，这也是鉴别bvFTD和其他类型痴呆的标志之一。近来记忆功能受损的报道也越来越多，然而，早期情景记忆受损仍被认为是bvFTD的排除标准。bvFTD最常受累的解剖部位为前额叶、眶额叶和前颞叶皮质，可为非对称性。病理表现异质性很大，临床症状与病理亚型相关性不明确，诊断标准见表1。

表1 bvFTD诊断标准

分级	证据
Ⅰ 神经系统退行性病变	必须存在行为和/或认知功能进行性恶化才符合 bvFTD 的标准
Ⅱ 疑似 bvFTD	必须存在以下行为/认知表现(A~F)中的至少 3 项，且为持续性或复发性，而非单一或罕见事件： A 早期脱抑制行为，至少存在下列症状(A1~A3)中的 1 个[a]： (A1)不恰当的社会行为；(A2)缺乏礼仪或社会尊严感缺失；(A3)冲动鲁莽或粗心大意 B 早期出现冷漠和/或迟钝[a] C 早期出现缺乏同情/移情，至少存在下列症状(C1~C2)中的 1 个[a]： (C1)对他人的需求和感觉缺乏反应；(C2)缺乏兴趣，人际关系或个人情感 D 早期出现持续性/强迫性/刻板性行为，至少存在下列症状(D1~D3)中的 1 个[a]： (D1)简单重复的动作；(D2)复杂强迫性/刻板性行为；(D3)刻板语言 E 口欲亢进和饮食习惯改变，至少存在下列症状(E1~E3)中的 1 个： (E1)饮食好恶改变；(E2)饮食过量，烟酒摄入量增加；(E3)异食癖 F 神经心理表现：执行障碍合并相对较轻的记忆及视觉功能障碍，至少存在下列症状(F1~F3)中的 1 个： (F1)执行功能障碍；(F2)情景记忆功能相对保留；(F3)视觉功能相对保留
Ⅲ 可能为 bvFTD：	必须存在下列所有症状(A~C)才符合标准： A 符合疑似 bvFTD 的标准 B 生活或社会功能受损(照料者证据，或临床痴呆评定量表或功能性活动问卷评分的证据) C 影像学表现符合 bvFTD，至少存在下列(C1~C2)中的 1 个： (C1)CT 或 MRI 显示额叶和/或前颞叶萎缩；(C2)PET 或 SPECT 显示额叶和/或前颞叶低灌注或低代谢
Ⅳ 病理确诊为 bvFTD：	必须存在下列 A 标准和 B 或 C 标准的 1 项： A 符合疑似 bvFTD 或可能的 bvFTD B 活体组织检查或尸体组织检查有 FTLD 的组织病理学证据 C 存在已知的致病基因突变
Ⅴ bvFTD 的排除标准：	诊断 bvFTD 时 A、B、C 均必为否定；疑似 bvFTD 诊断时，C 可为肯定 A 症状更有可能是由其他神经系统非退行性疾病或内科疾病引起 B 行为异常更符合精神疾病诊断 C 生物标记物强烈提示阿尔茨海默病或其他神经退行性疾病

注：bvFTD：行为变异型额颞叶痴呆；[a] 作为一般指南，"早期"指症状出现后的 3 年内

2. PPA：PPA是在最初表现为孤立的进行性语言障碍患者中被诊断的一种神经退行性病变综合征，包括3个变异型：即svPPA、nfvPPA和logopenic变异型进行性失语(logopenic variant, lvPPA)诊断标准。每种亚型都有不同的语言缺陷模式。

(1) svPPA：是临床症状、神经病理和遗传学表现最为一致的PPA综合征，命名障碍及单词理解缺陷是其核心特征，为诊断必备条件。svPPA患者在疾病早期保持流利的语言和正确

的语法，部分患者可出现视觉信息处理能力受损(如多领域失认：面容失认、物体失认)。左侧前颞叶萎缩主要表现为单词理解和物体命名障碍，右侧前颞叶萎缩则表现出物体和面孔的非语言识别障碍，在双侧前颞叶损伤的情况下，单词、物体和人脸识别联合受损，产生语义性痴呆综合征。左侧梭状回可能是导致语义功能缺陷的关键脑区。svPPA早期行为症状表现为易怒、情感淡漠或移情。75%病理亚型为FTLD-TDP C型，诊断标准见表2。

表 2 svPPA 的诊断标准

分级	证据
Ⅰ svPPA 的临床诊断	必须同时具有下列核心特征：(1)命名障碍；(2)词汇理解障碍 必具具有下列其他诊断特征中的至少 3 项： (1)客体的语义知识障碍(低频率或低熟悉度的物品尤为明显)；(2)表层失读或失写；(3)复述功能保留；(4)言语生成(语法或口语)功能保留
Ⅱ 有影像学结果支持的 svPPA 的诊断：	必须同时具有下列核心特征： (1)svPPA 的临床诊断；(2)影像学检查显示以下结果中的至少一项： a. 显著的前颞叶萎缩 b. SPECT 或 PET 显示有显著的前颞叶低灌注或代谢低下
Ⅲ 具有明确病理证据的 svPPA	应符合下列 1 以及 2 或 3： (1)svPPA 的临床诊断；(2)特定的神经退行性病变的病理组织学证据(如 FTLD-tau、FTLD-TDP、阿尔茨海默病或其他相关的病理改变)；(3)存在已知的致病基因突变

注：svPPA：语义变异型原发性进行性失语；FTLD-tau：额颞叶变性-微管相关蛋白-tau 蛋白；FTLD-TDP：额颞叶变性-TAR DNA 结合蛋白

(3) nfvPPA：又称语法错乱变异型PPA(agrammatic subtype)，其核心特征是自发语言的流畅性障碍和语句中的语法缺失，后者表现为语法词(如词序、代词、介词等小语法词)使用不正确或省略。患者往往表现出运动性语言障碍，复述受损较小，客体语义知识在整个疾病过程中通常保持完好。nfvPPA最明显的解剖学特征是"Broca区"所在的额下回和"Wernicke区"颞上回部位皮质萎缩，部分累及颞顶交界处。70% nfvPPA病理亚型为FTLD-tau，其次为FTLD-TDP、Aβ或其他相关的病理改变，诊断标准见表3。

表 3 nfvPPA 的诊断标准

分级	证据
Ⅰ nfvPPA 的临床诊断	至少具有下列核心特征之一： (1)语言生成中的语法缺失；(2)说话费力、断断续续、带有不一致的语音错误和失真(言语失用) 至少有下列其他特征中的 2 个及以上： (1)对语法较复杂句子的理解障碍；(2)对词汇的理解保留；(3)对客体的语义知识保留
Ⅱ 有影像学检查支持的 nfvPPA 的诊断	应具有下列 2 项： (1)符合 nfvPPA 的临床诊断 (2)影像学检查必须至少有以下 1 个及以上： a. MRI 显示明显的左侧额下回、颞上回及颞顶交界处萎缩 b. SPECT 或 PET 显示明显的左侧额下回、颞上回及颞顶交界处低灌注或代谢低下
Ⅲ 具有明确病理证据的 nfvPPA	应符合下列 1 以及 2 或 3： (1)符合 nfvPPA 的临床诊断；(2)特定的神经退行性病变的病理组织学证据(例如 FTLD-tau、FTLD-TDP、阿尔茨海默病或其他相关的病理改变)；(3)存在已知的致病基因突变

注：nfvPPA：非流利变异型原发性进行性失语

(4) lvPPA：因其病理更倾向于阿尔茨海默病(AD)样改变而未归类为FTLD。单词提取困难和复述受损为其核心特征。患者语言的语法结构相对完整，对语句的理解相对保留，不同程度的语言流畅性中断，交流中表现出频繁地找词困难而导致语言输出简化和含义模糊。lvPPA独特受累的解剖模式位于外侧裂周后部和顶叶，诊断标准见表4。

推荐1：FTLD临床诊断借鉴EFNS指南、国际bvFTD标准联盟及中国额颞叶变性专家共识发布的诊断标准(Ⅰ级推荐，A级证据)。

推荐2：bvFTD患者早期情景记忆受损仍被认为是bvFTD的排除标准(Ⅱ级推荐，A级证据)；早期饮食偏好和饮食行为改变可作为预测bvFTD潜在病理亚型的有用临床特征(Ⅱ级推荐，A级证据)；精神症状如幻觉和妄想在bvFTD中少见，对于出现精神症状应警惕合并其他疾病可能(Ⅱ级推荐，C级证据)。

推荐3：语言障碍是PPA患者在疾病早期阶段的主要症状，每种亚型都有不同的语言缺陷模式(Ⅰ级推荐，A级证据)。

表4 lvPPA的诊断标准

分级	证据
Ⅰ lvPPA的临床诊断	必须同时具有下列核心特征： (1)自发言语和命名中单词提取障碍；(2)句子及短语复述障碍 必须具有下列其他诊断特征中的至少3项： (1)自发语言和命名中的语音(音韵)错误；(2)单个词理解和客体的语义知识保留；(3)运动性语言保留；(4)无明显的语法错误
Ⅱ 有影像学检查支持的lvPPA的诊断	应同时具有下列2项： (1)符合lvPPA的临床诊断 (2)影像学检查应显示以下结果中的一个： a. MRI显示显著的外侧裂周后部或顶叶萎缩 b. SPECT或PET显示显著的外侧裂周后部或顶叶低灌注或代谢低下
Ⅲ 具有明确病理证据的lvPPA	应符合下列1以及2或3： (1)符合lvPPA的临床诊断；(2)符合特定的神经退行性病变的病理组织学证据(例如FTLD-tau、FTLD-TDP、阿尔茨海默病或其他相关的病理改变)；(3)存在已知的致病基因突变

注：lvPPA：logopenic变异型原发性进行性失语

(二)神经心理学评估

1. FTLD症候群的客观证据主要依靠神经心理量表评估(见表5)，因此选择合适的量表是疾病早期筛查、全面管理的关键。

表5 FTLD常用评估量表

评估领域	量表名称	评估用时(min)	评估领域	诊断阈值/总分
全面损害	FTLD-CDR	20	记忆力、定向力、判断与解决问题能力、社会生活能力、家务与业余爱好、自理能力、行为、举止和人格、语言功能	分为0、0.5、1、2、3分5个等级
认知领域	MMSE	8~10	定向、记忆力、注意力和计算力、语言功能(阅读、书写、命名、复述)、视空间和执行功能	≤17分/30分(文盲) ≤19分/30分(受教育年限1~6年) ≤26分/30分(受教育年限≥7年)
	MoCA	8~10	视空间与执行功能、记忆力、注意力和计算力、定向力、语言功能(命名、复述、流畅性)	≤13分/30分(文盲) ≤19分/30分(受教育年限1~6年) ≤26分/30分(受教育年限≥7年)
精神行为	NPI	10	妄想、幻觉、激越/攻击、抑郁/心境恶劣、焦虑、情感高涨/欣快、情感淡漠、漠不关心、脱抑制、易激惹/情绪不稳、异常的运动行为、睡眠/夜间行为、食欲和进食障碍	总分144分，分值越高，程度越重
	FBI	10	负性行为(12项)；脱抑制行为(12项)	总分72分，分值越高，程度越重
执行功能	FAB	10	额叶执行功能	总分18分，分值越高，表现越好
语言功能	BNT	5	命名	总分12分，分值越高，表现越好
	CRRCAE	30~40	听理解、复述、命名、描述、语法、流畅性、语音语韵、书写、计算	分值越低表现越差
饮食行为和吞咽功能	CBI	10	甜食偏好、相同的食物、胃口变化和餐桌礼仪	总分16分，分值越高，程度越重
	APEHQ	30	吞咽、食欲、饮食习惯、食物偏好以及进食行为	总分408分，分值越高，程度越重
运动症状	MDS-UPDRS	30~40	非运动症状、运动症状、运动功能检查和运动并发症评估	总分200分，分值越高，程度越重
	PSPRS	10~20	病史、精神行为状态、球麻痹症状、眼球运动、肢体运动、步态和中轴位评估	总分100分，分值越高，神经系统损伤越重，预后越差
日常生活能力	ADL	3~5	基本日常生活能力、工具性日常生活能力	>25/80分

注：FTLD-CDR：额颞叶变性改良的临床痴呆评定量表；MMSE：简易智力状态检查；MoCA：蒙特利尔认知评估；NPI：神经精神问卷；FBI：额叶行为问卷；FAB：额叶评估量表；BNT：波士顿命名测试；CRRCAE：中国康复研究中心汉语标准失语症检查量表；CBI：剑桥行为问卷；APEHQ：食欲和饮食习惯问卷；UPDRS：统一帕金森病评定量表；PSPRS：进行性核上性麻痹评定量表；ADL：日常生活能力

推荐4：临床医生必须掌握一些常见的用于筛查FTLD的评估量表。

推荐5：推荐采用FTLD-CDR量表对认知功能、精神行为症状、语言功能等进行全面损害评估(Ⅰ级推荐，A级证据)。

推荐6：推荐采用NPI和FBI进行精神行为症状评估，FBI更为敏感有效(Ⅱ级推荐，B级证据)。

推荐7：推荐在BNT的基础上结合其他评估量表进行语言功能评估，以提高不同亚型鉴别诊断的敏感性和特异性(Ⅱ级推荐，B级证据)。

推荐8：伴有运动症状者推荐进行运动症状的临床量表评估，如UPDRS及PSPRS(Ⅲ级推荐，B级证据)。

推荐9：推荐根据患者实际情况选择CBI或APEHQ进行饮食行为和吞咽功能评估(Ⅱ级推荐，B级证据)。

(三)多模式神经影像学评估

神经影像技术被认为是阐明疾病机制、追踪疾病进展以及探索临床和遗传、病理特征之间相关性的有力工具。基于脑结构磁共振影像技术及人工智能分析，可以早期精准定位脑萎缩部位，建立疾病早期诊断检测指标和辅助诊疗系统。

1. 头颅计算机断层扫描(CT)：CT扫描主要用于排除其他可治疗性疾病引起的痴呆。CT提示脑萎缩集中表现在额叶、颞叶白质及灰质，可为非对称性。但CT诊断痴呆的特异性并不高，主要用于疑似病例筛查。

2. 头颅磁共振成像(MRI)：MRI已被广泛应用于观察不同临床表型FTLD患者的脑萎缩程度，清楚地报告额、颞叶灰质区域及相关白质束的异常变化，追踪脑损伤模式和疾病严重程度。目前用于FTLD的MRI检查技术有：结构核磁(structural MRI，sMRI)、功能核磁(functional MRI，fMRI)和弥散张量成像技术(DTI)。新兴的基于磁共振影像的人工智能诊断及分析如"脑医生"(Dr.Brain)可快速、精准评估全脑结构变化，以量化、直观的结果辅助临床早期诊断、预测疾病进展等。

(1)结构磁共振成像(sMRI)：采用不同的分析方法，如特定脑区感兴趣区(ROI)、皮质厚度和基于体素的形态计量学(VBM)研究，可以获得灰质和白质体积、皮质厚度和皮质下灰质体积。采用sMRI技术在FTLD患者临床症状出现前数年即可捕捉到与突变基因相关的特异性神经变性模式。

(2)功能磁共振成像(fMRI)：评估FTLD患者在空间上不同皮质和皮质下区域功能连接网络的改变，即使在没有灰质丢失的情况下，也可以在病程早期观察到功能连接的变化，这表明功能异常可能先于这些区域萎缩的发生。

(3)弥散张量成像技术(DTI)：是检测脑白质微观结构改变的敏感技术。白质损伤是FTLD患者尸检中常见的病理改变。脑白质扩散异常的潜在病理机制尚不清楚，可能是继发于皮质tau病变的华勒变性，也可能是在白质中观察到的tau病变，需要进一步的研究来将上述发现与病理学联系起来。纵向随访对于深入了解白质微结构变化的特征至关重要。

3. 分子影像学成像技术：如正电子发射断层扫描(PET)，已经在FTLD中得到广泛应用，被认为是获取FTLD最早期生物标志物的有效检测手段。18-氟-2-脱氧-D-葡萄糖(^{18}F-FDG)示踪剂通过评估脑代谢改变显示代谢降低与大脑皮层萎缩之间的一致性，为FTLD的研究提供新的支持性证据。FTLD不同的临床表型，其代谢损害的模式亦不同。^{18}F-FDG-PET图像的视觉评估为FTLD和其他类型痴呆的鉴别诊断提供了更高的准确性。此外，PET放射性示踪剂可用于识别FTLD中不同的病理蛋白。PET tau成像(如[^{18}F]AV-1451)已用于MAPT突变的

FTLD患者，显示颞叶和额叶tau结合增加；而PET淀粉样蛋白成像(如^{11}C-匹兹堡化合物B或Florbetapi)有助于FTLD和AD的鉴别诊断。

推荐10：MRI是进行FTLD诊断和鉴别诊断的常规基础检查，推荐MRI用于疾病诊断、病情随访和判断预后(Ⅰ级推荐，A级证据)。

推荐11：多模式脑影像通过综合分析皮质萎缩、白质完整性丧失、脑功能以及脑代谢改变来提供非常早期的客观证据，辅助临床对疾病做出早期的诊断及进展预测，但不作为FTLD常规诊断检查。推荐选用PET检查以提高诊断的准确率(Ⅱ级推荐，B级证据)。

(四)神经生物标记物

理想的生物标志物应该能够区分不同病理过程或遗传背景的FTLD患者，在临床前甚至在神经变性的起始阶段识别高风险FTLD人群可增加干预的可能性。目前还没有得以验证并常规用于诊断FTLD的特异性脑脊液或血液生物标志物。

脑脊液中tau和Aβ42的测定已被纳入AD的诊断标准。事实上，t-tau、p-tau181和Aβ42亦是助于区分FTLD和AD的最有前途的候选生物标记物。大型队列研究已证实AD患者中tau和p-tau181水平升高，Aβ42水平降低，Aβ42和p-tau181(Aβ42/p-tau181)联合检测能更好地区分AD和FTLD患者，比单独使用三种生物标记物提高了敏感性(80%~86%)和特异性(82%)。有研究提出p-tau181、p-tau231和p-tau199可能成为FTLD与其他神经变性疾病进行鉴别诊断得更为特异性的生物标记物。

神经丝(Neurofilaments, NfL)，即神经丝轻链和磷酸化的神经丝重链，是构成轴突细胞骨架的重要蛋白质，其在脑脊液中水平升高被认为是轴突损伤的标志。FTLD患者脑脊液中NfL水平明显高于AD患者，但其水平范围与AD有相当大的重叠，仅用NfL无法区分AD和FTLD。但如果与经典的AD生物标记物联合使用，则可增加诊断的敏感性和特异性，如Aβ42和p-tau181联合诊断的敏感性和特异性分别为75%和94%，Aβ42、p-tau181联合NfL诊断的敏感性和特异性分别为86%和100%。目前尚未有研究报道bvFTD、svPPA和nfvPPA各亚型之间的NfL水平差异。

推荐12：推荐脑脊液检查为FTLD患者的常规检查(专家共识)。

推荐13：对拟诊FTLD患者推荐进行脑脊液t-tau、p-tau181、Aβ42及NfL联合检测，以提高诊断的敏感度和特异性(Ⅱ级推荐，B级证据)。

(五)遗传和神经病理

FTLD有明显的遗传因素参与，30%~50%的患者至少一个亲属有类似症状，10%~15%的患者有家族史，表现为常染色体显性遗传模式。迄今，已发现10余个基因突变与FTLD谱系疾病相关，其中大约40%的家族性FTLD患者存在MAPT、PGRN和C9ORF72基因的遗传变异。基因遗传谱分析显示我国散发性FTLD患者中基因突变检出率大约为4.9%。目前已发现MAPT、GRN、C9orf72、CHCHD10、VCP和TBK1基因的32个罕见变异，包括25个致病突变和7个意义不明确的突变(variants of uncertain significance, VUS)。其中CHCHD10基因的突变频率最高，可达7.7%，远高于欧洲FTLD人群(0.7%~2.6%)，而MAPT、GRN和C9ORF72三大基因突变出现率分别为2.8%、1.4%和2.8%。在bvFTD人群中，27.9%的患者为基因突变携带者，其中87.5%为家族性bvFTD，14.3%为散发性bvFTD。致病性变异主要发生在MAPT基因(20.9%)，其次为C9ORF72基因重复序列扩增(2.3%)、GRN基因(2.3%)和FUS基因(2.3%)。由此可见，MAPT和CHCHD10可能是影响中国人FTLD的重要基因。由于基因突变启动了疾病的病理发展过程，因此，FTLD病理类型与致病基因具有高度的一致性。

MAPT是最早发现与FTLD相关的致病基因，位于染色体17q21.1，编码微管相关蛋白tau，稳定和促进微管的组装。目前已经报道了44种不同的致病性MAPT突变。MAPT突变患者的临床表型多样,但行为改变、语言障碍、情景记忆减退和帕金森病样症状被认为是关键的临床特征。病理上表现为额颞叶和基底节萎缩,并有不同的tau阳性包涵体,即典型的FTLD-tau病理改变。根据突变位点不同,MAPT突变携带者可能会出现PSP、CBD、GGT(globular glial tauopathies)或AD的病理诊断,或者是不典型的神经病理改变。

GRN是FTLD的另一个主要致病基因,位于染色体17q21,占阳性家族史患者的5%~20%及散发性患者的1%~5%。目前已鉴定出70多种致病性GRN突变。在所有FTLD基因突变中,GRN携带者的临床表型变异性最大,主要临床诊断为bvFTD,其次为nfvPPA。TAR DNA结合蛋白43(TDP-43)包涵体为该类突变最常见的神经病理亚型,占FTLD患者的50%以上。

C9ORF72基因为第三个被发现的FTLD(和ALS)最常见的致病基因。在欧洲、北美和澳大利亚患者群体中,此基因序列重复扩增解释了大约25%的家族性FTLD和5%的散发性FTLD患者,但在我国出现率并不高。最常见的临床表现是bvFTD、ALS或两者兼而有之。神经病理主要表现为TDP-43包涵体,多为FTLD-TDP A或B型,少数为FTLD-TDPC型。

推荐14:鉴于FTLD遗传特性,推荐对有明确痴呆家族史、早发的散发性病例及特殊临床表型、叠加综合征患者尽早进行基因检测以辅助诊断及亚型分类,利于早期干预(Ⅰ级推荐,A级证据)。

推荐15:候选基因检测阴性者可根据具体情况行全基因或全外显子测序。C9ORF72基因应采用重复引物PCR技术检测(专家共识)。

【管理和治疗】

(一)药物治疗

目前尚没有批准用于FTLD治疗的药物,也没有能够阻止或逆转病程的治疗方法。FTLD的药物治疗主要是针对精神行为、运动、语言及认知障碍等的对症治疗,见图2。许多广泛用于治疗其他类型痴呆和神经退行性疾病的药物常被用于FTLD的对症治疗。常用药物包括N-甲基-D-天冬氨酸(NMDA)受体拮抗剂、选择性5-羟色胺再摄取抑制剂、非典型抗精神病药物。近年来,作为FTLD不同亚型及叠加综合征共同的病理—Tau蛋白成为疾病修饰治疗、阻止或逆转病理过程的新靶点。目前有超过10个tau蛋白靶向候选药物正在进行临床试验,其中AADvac1抗体ADAMANT2期临床试验最新研究结果显示其能降低脑脊液p-tau217和血液NfL水平。其他tau蛋白单克隆抗体(如E2814、Semorinemab、Zagotenemab)每一种都有独特的tau蛋白结合特性,有望近期获得疗效数据。Tau蛋白靶向疫苗、抗tau蛋白反义寡核苷酸和调节tau蛋白聚集的小分子也已经在试验中。我国最新研究显示,甘露特钠可重塑肠道菌群并通过微生物群-肠道-大脑轴,抑制神经炎症和tau蛋白生成,因此支持可将其用于FTLD患者的治疗。

从生物学和神经生理学的角度研究显示,谷氨酸能系统参与FTLD的发病,是FTLD症状治疗的可能靶点,因此,临床上可使用N-甲基-D-天冬氨酸受体拮抗剂(如美金刚)治疗FTLD。一些开放临床研究已证实,美金刚可以缓解激越、抑郁、冷漠和脱抑制等行为症状,改善痴呆患者的语言功能,且患者对该药耐受性较好,可以作为临床医生的经验性用药。

选择性5-羟色胺再摄取抑制剂(SSRI)可以减轻焦虑、冲动、攻击性、异常进食行为和强迫行为的严重程度。服用西酞普兰(40mg,1次/d)后,患者的行为和精神症状(包括易怒、脱抑制、冷漠和抑郁)得到缓解;舍曲林(50~100mg,1次/d)可以减少FTLD患者的刻板运动。曲唑酮(每天至少300mg)治疗有助于减少患者进食问题、烦躁不安和抑郁症状,但同时不良事件也增加(典型的包括疲劳、头晕和低血压,但程度较轻)。小剂量的非典型抗精神病药物对于管理行为障碍可能是有用的,如利培酮、奥氮平和喹硫平,首先推荐D2受体拮抗作用相对较小的药物,如喹硫平;但需注意这些药物增加心脏事件相关的死亡风险。

(二)非药物治疗

在使用药物治疗之前，非药物治疗被认为是首选的干预措施，其治疗目的为缓解患者的攻击性、脱抑制和运动障碍症状，以降低患者发生意外的风险，减少照料者的痛苦。

推荐16：由于目前尚没有批准用于FTLD治疗的药物，必须充分告知患者或知情人治疗获益及可能出现的不良反应(专家共识)。

推荐17：美金刚的安全性和耐受性较好，可以缓解部分精神行为症状，对改善语言功能障碍可能有效(Ⅱ级推荐，B级证据)。

推荐18：甘露特钠通过抑制神经炎症和tau蛋白生成，支持用于FTLD治疗，仍需大样本临床试验研究(Ⅱ级推荐，B级证据)。

推荐19：轻度精神行为症状首先推荐非药物治疗，其次推荐选择性5-羟色胺再摄取抑制剂(Ⅱ级推荐，B级证据)。在抗痴呆药物治疗基础上，如出现非药物治疗无法控制的精神行为症状，可短期小剂量联合使用非典型抗精神病药物，需充分考虑患者的临床获益和潜在风险(Ⅲ级推荐，B级证据)。

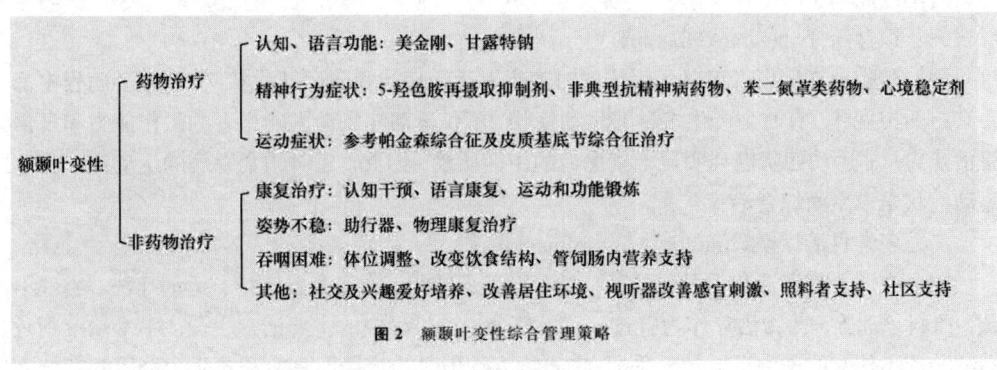

图2　额颞叶变性综合管理策略

第五节 帕金森综合征

帕金森病(Parkinson's disease)是一种常见的中老年神经系统退行性疾病，主要以黑质多巴胺能神经元进行性退变和路易小体形成的病理变化，纹状体区多巴胺递质降低、多巴胺与乙酰胆碱递质失平衡的生化改变，震颤、肌强直、动作迟缓、姿势平衡障碍的运动症状和睡眠障碍、嗅觉障碍、自主神经功能障碍、认知和精神障碍等非运动症状的临床表现为显著特征。

【流行病学】

调查研究显示欧美国家60岁以上帕金森病患病率达到1%，80岁以上超过4%，我国65岁以上人群患病率为1.7%，与欧美国家相似。随着疾病的进展，帕金森病的运动和非运动症状会逐渐加重，一方面会损害患者本身的日常活动，另一方面，也会带来巨大的社会和医疗负担。

【治疗原则】

一、综合治疗(integrated therapy)

每一位帕金森病患者可以先后或同时表现有运动症状和非运动症状，但在整个病程中都会有这两类症状，有时会产生多种非运动症状。不仅运动症状会影响患者的工作能力和日常生活能力，非运动症状也会明显干扰患者的生活质量。因此，应对帕金森病的运动症状和非运动症状采取全面综合治疗。

二、多学科治疗模式(multiple disciplinary team)

帕金森病治疗方法和手段包括药物治疗、手术治疗、肉毒毒素治疗、运动疗法、心理干预、照料护理等。药物治疗作为首选，且是整个治疗过程中的主要治疗手段，手术治疗则是药物治疗不佳时的一种有效补充手段，肉毒毒素注射是治疗局部痉挛和肌张力障碍的有效方法，运动与康复治疗、心理干预与照料护理则适用于帕金森病治疗全程。因此，在临床条件允许的情况下，组建以神经内科、功能神经外科、神经心理、康复乃至社区全科医生等多学科团队的医生，可以更有效地治疗和管理帕金森病患者，更好地为患者的症状改善和生活质量提高带来更大的益处。

三、全程管理(long-term management)

目前应用的治疗手段，无论药物或手术，只能改善症状，不能阻止病情的发展，更无法治愈。因此，治疗不仅立足当前，而且需长期管理，以达到长期获益。

【药物治疗】

一、帕金森病的用药原则

疾病的运动症状和非运动症状都会影响患者的工作和日常生活能力，因此用药的原则以达到有效改善症状、避免或降低不良反应、提高工作能力和生活质量为目标。提倡早期诊断、早期治疗，不仅可以更好地改善症状，而且可能达到延缓疾病的进展。应坚持"剂量滴定"以避免产生药物急性不良反应，力求实现"尽可能以小剂量达到满意临床效果"的用药原则，可避免或降低运动并发症尤其是异动症的发生率。事实证明我国帕金森病患者的异动症发生率明显低于国外的帕金森病患者。治疗应遵循循证医学证据，也应强调个体化特点，不同患者的用药选择需要综合考虑患者的疾病特点(是以震颤为主，还是以强直少动为主)和疾病严重度、发病年龄、就业状况、有无认知障碍、有无共病、药物可能的不良反应、患者的意愿、经济承受能力等因素。尽可能避免、推迟或减少药物的不良反应和运动并发症。抗帕金森病药物治疗时不能突然停药，特别是使用左旋多巴及大剂量多巴胺受体激动剂时，以免发生撤药恶性综合征。

二、早期帕金森病的药物治疗

根据临床症状严重度的不同，将Hoehn-Yahr分级1.0~2.5级定义为早期。疾病一旦发生将随时间推移而渐进性加重，有证据提示在疾病早期阶段的病程进展较后期阶段进展快。因此一旦早期诊断，即应开始早期治疗，争取掌握疾病修饰时机，对于疾病治疗的长程管理有重要作用。早期治疗可以分为非药物治疗(包括认识和了解疾病，补充营养、加强运动康复、坚定战胜疾病的信心，以及社会和家人对患者的理解、关心与支持)和药物治疗。一般开始多以单药治疗，但也可采用两种不同作用机制(针对多靶点)的药物小剂量联合应用，力求疗效最佳，维持时间更长，而急性不良反应和运动并发症发生率更低。

(一)早期帕金森病的疾病修饰疗法

疾病修饰治疗药物除有可能的疾病修饰作用外，也具有改善症状的作用；症状性治疗药物除能够明显改善症状外，其中部分也可能兼有一定的疾病修饰作用。疾病修饰治疗的目的是既能延缓疾病的进展，又能改善患者的症状。目前临床上尚缺乏具有循证医学证据的疾病修饰作用的药物，可能有疾病修饰作用的药物主要包括单胺氧化酶B型抑制剂(monoamine oxidase type B inhibitor，MAO-BI)和多巴胺受体激动剂(dopamine receptor agonists，DAs)。MAO-BI中的雷沙吉兰和司来吉兰可能具有疾病修饰的作用；REAL-PET研究提示DAs中的罗匹尼罗可能有疾病修饰作用。非药物运动疗法证据不足，待进一步研究。

(二)早期帕金森病的症状治疗

目前临床上有多种可以有效改善帕金森病的药物。每一类药物都有各自的优势和劣势，在临床选择药物时应充分考虑到以患者为中心，根据患者的个人情况，如年龄、症状表现、疾病严重程度、共患病、工作和生活环境等进行药物选择和调整。

1. 复方左旋多巴(多巴丝肼、卡比双多巴)：左旋多巴是治疗帕金森病的标准疗法，是帕金森病药物治疗中最有效的对症治疗药物。然而，在大多数患者中，随着疾病进展和左旋多巴长期使用会产生运动并发症，包括症状波动和异动症。需要指出的是，现有证据提示早期应用小剂量左旋多巴(400mg/d以内)并不增加异动症的产生；与左旋多巴的治疗时间相比，高剂量的左旋多巴和长疗程对异动症的发生风险影响更大。因此，早期并不建议刻意推迟使用左旋多巴，特别对于晚发型帕金森病患者或者运动功能改善需求高的较年轻患者，复方左旋多巴可以作为首选，但应维持满足症状控制前提下尽可能低的有效剂量。复方左旋多巴常释剂具有起效快之特点，而缓释片具有维持时间相对长，但起效慢、生物利用度低，在使用时，尤其是两种不同剂型转换时需加以注意。

2. 多巴胺受体激动剂：有两种类型：麦角类DAs和非麦角类DAs，其中麦角类由于可能引起瓣膜病变的严重不良反应，临床已不主张使用，而主要推崇采用非麦角类，并作为早发型患者病程初期的首选药物，包括普拉克索(pramipexole)、罗匹尼罗(ropinirole)、吡贝地尔(piribedil)、罗替高汀(rotigotine)和阿朴吗啡(apomorphine) [前4种药物被2018国际运动障碍协会(MDS)循证评估为有效，临床有用]。需要指出的是多巴胺受体激动剂大多有嗜睡和精神不良反应发生的风险，需从小剂量滴定逐渐递增剂量。在疾病早期左旋多巴和多巴胺受体激动剂均小剂量联合使用，充分利用两种药物的协同效应和延迟剂量依赖性不良反应，临床上现很常用，早期添加DAs可能推迟异动症的发生。上述5种非麦角类药物之间的剂量转换为：普拉克索∶罗匹尼罗∶罗替高汀∶吡贝地尔∶阿朴吗啡=1∶5∶3.3∶100∶10，因个体差异仅作参考。

3. MAO-BI：包括第一代MAO-BI司来吉兰及第二代MAO-BI雷沙吉兰，以及双通道阻滞剂沙芬酰胺、唑尼沙胺。对于帕金森病患者的运动症状有改善作用，同时在目前所有抗帕金森病药物中可能相对有疾病修饰作用的证据，主要推荐用于治疗早期帕金森病患者，特别是早发型或者初治的帕金森病患者，也可用于进展期的帕金森病患者的添加治疗。在改善运动并发症方面，雷沙吉兰相对于司来吉兰证据更充分。使用司来吉兰时勿在傍晚或晚上应用，以免引起失眠。

4. 儿茶酚-O-甲基转移酶抑制剂(catechol-O-methyltransferase inhibitor, COMTI)：主要有恩他卡朋(entacapone)、托卡朋(tolcapone)和奥匹卡朋(opicapone)以及与复方左旋多巴组合的恩他卡朋双多巴片(为恩他卡朋/左旋多巴/卡比多巴复合制剂，按左旋多巴剂量不同分成4种剂型)。在疾病早期首选恩他卡朋双多巴片治疗可以改善症状，但是否能预防或延迟运动并发症的发生，目前尚存争议，在疾病中晚期添加COMTI治疗可以进一步改善症状。需指出的是恩他卡朋须与复方左旋多巴同服，单用无效，托卡朋每日首剂与复方左旋多巴同服，此后可以单用，一般每间隔6h服用，但需严密监测肝功能。

5. 抗胆碱能药：国内有苯海索(benzhexol)，主要适用于有震颤的患者，而对无震颤的患者不推荐应用。对60岁以下的患者，需告知长期应用可能会导致认知功能下降，所以要定期筛查认知功能，一旦发现认知功能下降则应停用；对60岁以上的患者尽可能不用或少用；若必须应用则应控制剂量。

6. 金刚烷胺：对少动、强直、震颤均有改善作用，对改善异动症有效(MDS循证：有效，临床有用)。

推荐意见：(1)早发型帕金森病患者，不伴智能减退，可有如下选择：①非麦角类DAs；②MAO-BI；③复方左旋多巴；④恩他卡朋双多巴片；⑤金刚烷胺；⑥抗胆碱能药。伴智能减退，应选择复方左旋多巴。首选药物并非按照以上顺序，需根据不同患者的具体情况，而选择不同方案。若顺应欧美治疗指南首选①方案，也可首选②方案，或可首选③方案；若因特殊工作之需，力求显著改善运动症状，则可首选③或④方案；也可小剂量应用①或②方案时，同时小剂量合用③方案；若考虑药物经济因素，对强直少动型患者可首选⑤方案，对震颤型患者也可首选⑥方案。(2)晚发型帕金森病患者，或伴智能减退的早发型患者：一般首选复方左旋多巴治疗。随症状加重、疗效减退时可添加DAs、MAO-BI或COMTI治疗。抗胆碱能药尽可能不用，尤其老年男性患者，因有较多不良反应。图1是主要依据临床症状和不同年龄以及病情发展情况下推荐如何选择用药的详细流程图，以供参考。

三、中晚期帕金森病的药物治疗

根据临床症状严重度的不同，将Hoehn-Yahr分级3~5级定义为中晚期帕金森病，尤其是晚期帕金森病的临床表现极其复杂，其中有疾病本身的进展，也有药物不良反应或运动并发症的因素参与。对中晚期帕金森病患者的治疗，既要继续力求改善运动症状，又要妥善处理一些运动并发症和非运动症状。

(一)运动症状及姿势平衡障碍的治疗

疾病进入中晚期阶段，运动症状进一步加重，行动迟缓更加严重，日常生活能力明显降低，出现姿势平衡障碍、冻结步态，容易跌倒。力求改善上述症状则需增加在用药物的剂量或添加尚未使用的不同作用机制的抗帕金森病药物，可以根据临床症状学(震颤还是强直少动为突出)，以及对在用多种药物中哪一药物剂量相对偏低或治疗反应相对更敏感的药物而增加剂量或添加药物。冻结步态是帕金森病患者摔跤的最常见原因，易在变换体位如起身、开步和转身时发生，目前尚缺乏有效的治疗措施，调整药物剂量或添加药物偶尔奏效，部分患者对增加复方左旋多巴剂量或添加MAO-BI和金刚烷胺可能奏效。此外，适应性运动康复、暗示治疗，例如：步态和平衡训练、主动调整身体重心、踏步走、大步走、视觉提示(地面线条，规则图案或激光束)、听口令、听音乐或拍拍子行走或跨越物体(真实的或假想的)等可能有益。必要时使用助行器甚至轮椅，做好防护。随着人工智能技术的发展，智能穿戴设备以及虚拟现实技术在改善姿势平衡障碍、冻结步态方面带来益处。

(二)运动并发症的治疗

运动并发症(症状波动和异动症)是帕金森病中晚期阶段的常见症状，严重影响患者的生活质量，给临床治疗带来较棘手的难题。通过提供持续性多巴胺能刺激(continuous dopaminergic stimulation, CDS)的药物或手段可以对运动并发症起到延缓和治疗的作用，调整服药次数、剂量或添加药物可能改善症状，以及手术治疗如脑深部电刺激(deep brain stimulation, DBS)亦有效。

1. 症状波动的治疗(图2)：症状波动主要有剂末恶化(end of dose deterioration)、开-关现象(on-off phenomenon)等。对剂末恶化的处理方法有：(1)避免饮食(含蛋白质)对左旋多巴吸收及通过血脑屏障的影响，需在餐前1h或餐后1.5h服用复方左旋多巴，调整蛋白饮食可能有效。(2)不增加服用复方左旋多巴的每日总剂量，而适当增加每日服药次数，减少每次服药剂量(以仍能有效改善运动症状为前提)。(3)复方左旋多巴由常释剂换用缓释片以延长作用时间，更适宜在早期出现的剂末恶化，尤其发生在夜间时为较佳选择，但剂量需增加20%~30%[美国指南不认为能缩短"关"期，是C级证据，而英国NICE(National Institute for Health and Care Excellence)指南推荐可在晚期患者中应用，但不作为首选，是B级证据。新型的左旋多巴/卡比多巴缓释胶囊可以快速到达并较长维持血药多巴浓度，减少给药次数，缩短"关"期，减少症状波动，因此左旋多巴/卡比多巴缓释胶囊对症状波动的治疗被评估为有效、临床有用。(4)加用对纹状体产生CDS的长半衰期DAs(美国指南中普拉克索、罗匹尼罗为B级证据；NICE指南中为A级证据；普拉克索和罗匹尼罗的常释片及缓释片、罗替高汀贴片及阿朴吗啡间断皮下输注对症状波动的治疗均被MDS循证评估为有效，临床有用，阿朴吗啡持续输注对症状波动的治疗被评估为可能有效，临床可能有用)。若已用DAs中的一种而出现不良反应或疗效减退可试换用另一种。另外，2017年NICE指南指出DAs在减少"关"期时间相对于MAO-BI和COMTI更多，但是幻觉的风险相对更高。(5)加用对纹状体产生CDS的COMTI(美国指南中恩他卡朋为A级证据，托卡朋为B级证据；英国NICE指南为A级，恩他卡朋作为首选；恩他卡朋和奥匹卡朋对症状波动的治疗被评估为有效，临床有用，托卡朋被评估为有效，临床可能有用)。(6)加用MAO-BI(美国指南中雷沙吉兰为A级证据，司来吉兰为C级证据；NICE指南中是A级；雷沙吉兰、沙芬酰胺和唑尼沙胺对症状波动的治疗被评估为有效，临床有用)。(7)腺苷A2受体拮抗剂伊曲茶碱对症状波动的治疗被评估为可能有效，临床可能有用。(8)双侧丘脑底核-DBS和苍白球内侧部(globus pallidus internus, GPi)-DBS对症状波动的治疗均被评估为有效，临床有用。单侧苍白球损毁术相对于单侧丘脑和丘脑底核损毁术以及单侧丘脑刺激术，对于改善症状波动的证据更为充分，因此单侧苍白球损毁术对症状波动的治疗被评估为有效，临床有用。对开-关现象的处理较为困难，方法有：(1)选用长半衰期的非麦角类DAs，其中普拉克索、罗匹尼罗、罗替高汀证据较为充分，吡贝地尔证据不充分。每日1次的DAs缓释片较常释片的血药浓度更平稳，可能改善"开-关"现象的作用更满意。(2)对于口服药物无法改善的严重"关期"患者，可考虑采用持续皮下注射阿朴吗啡(continuous subcutaneous apomorphine infusion)或左旋多巴肠凝胶灌注(levodopa-carbidopa intestinal gel)。(3)手术治疗(丘脑底核-DBS或GPi-DBS)。

2. 异动症的治疗(图3)：异动症包括剂峰异动症(peak-dose dyskinesia)、双相异动症(biphasic dyskinesia)和肌张力障碍(dystonia)。对剂峰异动症的处理方法为：(1)减少每次复方左旋多巴的剂量,若伴有剂末现象可增加每日次数。(2)若患者是单用复方左旋多巴,可适当减少剂量,同时加用DAs,或加用COMTI。(3)加用金刚烷胺或金刚烷胺缓释片(MDS循证:"有效""临床有用"),后一剂型是目前唯一获批用于治疗左旋多巴相关的异动症口服药物。(4)加用非经典型抗精神病药如氯氮平(MDS循证:有效,临床有用)。(5)若在使用复方左旋多巴缓释片,则应换用常释剂,避免缓释片的累积效应。

对双相异动症(包括剂初异动症和剂末异动症)的处理方法为:(1)若在使用复方左旋多巴缓释片应换用常释剂,最好换用水溶剂,可以有效缓解剂初异动症。(2)加用长半衰期的DAs或加用延长左旋多巴血浆清除半衰期、增加曲线下面积(AUC)的COMTI,可以缓解剂末异动症,也可能有助于改善剂初异动症。目前的MDS循证提示普拉克索被评估为证据不足,待进一步研究。

肌张力障碍包括清晨肌张力障碍、关期肌张力障碍和开期肌张力障碍。对清晨肌张力障碍的处理方法为:(1)睡前加用复方左旋多巴缓释片或DAs。(2)也可在起床前服用复方左旋多巴水溶剂或常释剂。对"关"期肌张力障碍的处理方法为:(1)增加复方左旋多巴的剂量或次数。(2)加用DAs、COMTI或MAO-BI。对"开"期肌张力障碍的处理方法为:(1)与剂峰异动症的处理方法基本相同。(2)若调整药物治疗无效时,可在肌电图引导下行肉毒毒素注射治疗。

对于某些药物难治性异动症的处理方法为:可以使用左旋多巴/卡比多巴肠凝胶制剂、丘脑底核-DBS和GPi-DBS手术治疗可获裨益(MDS循证有效,临床有用),也可使用阿朴吗啡皮下注射。其他正在进行临床研究的治疗异动症的药物主要是作用于5-羟色胺能、谷氨酸能、γ-氨基丁酸能和去甲肾上腺素能等非多巴胺通路途径。

四、非运动症状的治疗

帕金森病的非运动症状涉及许多类型,主要包括睡眠障碍、感觉障碍、自主神经功能障碍和精神及认知障碍。非运动症状在整个帕金森病的各个阶段都可能出现,某些非运动症状,如嗅觉减退、快速眼球运动期睡眠行为异常(rapid eye movement sleep behavior disorder, RBD)、便秘和抑郁可以比运动症状出现得更早。非运动症状也可以随着运动波动而波动(non-motor fluctuations)。非运动症状严重影响患者的生活质量,因此在管理帕金森病患者的运动症状的同时也需要管理患者的非运动症状。

(一)睡眠障碍的治疗

60%~90%的患者伴有睡眠障碍,睡眠障碍是最常见的非运动症状,也是常见的帕金森病夜间症状之一。睡眠障碍主要包括失眠、RBD、白天过度嗜睡(excessive daytime sleepiness, EDS)和不宁腿综合征(restless legs syndrome, RLS);其中约50%或以上的患者伴有RBD,伴RBD患者的处理首先是防护,发作频繁可在睡前给予氯硝西泮或褪黑素,氯硝西泮有增加跌倒的风险,一般不作为首选。失眠和睡眠片段化是最常见的睡眠障碍,首先要排除可能影响夜间睡眠的抗帕金森病药物,如司来吉兰和金刚烷胺都可能导致失眠,尤其在傍晚服用者,首先需纠正服药时间,司来吉兰需在早、中午服用,金刚烷胺需在下午4时前服用,若无改善,则需减量甚至停药。若与药物无关则多数与帕金森病夜间运动症状有关,也可能是原发性疾病所致。若与患者的夜间运动症状有关,主要是多巴胺能药物的夜间血药浓度过低,因此加用DAs(尤其是缓释片)、复方左旋多巴缓释片、COMTI能够改善患者的睡眠质量。若是EDS要考虑是否存在夜间的睡眠障碍,RBD、失眠患者常常合并EDS,此外也与抗帕金森病药物DAs或左旋多巴应用有关。如果患者在每次服药后出现嗜睡,提示药物过量,适当减小剂量有助于改善EDS;如果不能改善,可以换用另一种DAs或者可将左旋多巴缓释片替代常释剂,可能得到改善;也可尝试使用司来吉兰。对顽固性EDS患者可以使用精神兴奋剂莫达菲尼。

帕金森病患者也常伴有RLS，治疗优先推荐DAs，在入睡前2h内选用DAs如普拉克索、罗匹尼罗和罗替高汀治疗十分有效，或用复方左旋多巴也可奏效。

(二)感觉障碍的治疗

最常见的感觉障碍主要包括嗅觉减退、疼痛或麻木。90%以上的患者存在嗅觉减退，且多发生在运动症状之前多年，可是目前尚缺乏有效措施能够改善嗅觉障碍。40%~85%的帕金森患者伴随疼痛，疼痛的临床表现和潜在病因各不相同，其中肌肉骨骼疼痛被认为是最常见的，疼痛可以是疾病本身引起，也可以是伴随骨关节病变所致。疼痛治疗的第一步是优化多巴胺能药物。特别是症状波动性的疼痛，如果抗帕金森病药物治疗"开期"疼痛或麻木减轻或消失，"关"期复现，则提示由帕金森病所致，可以调整多巴胺能药物治疗以延长"开"期，约30%患者经多巴胺能药物治疗后可缓解疼痛。反之则由其他共病或原因引起，可以予以相应的治疗，如非阿片类(多乙酰氨基酚和非甾体类抗炎药)和阿片类镇痛剂(羟考酮)、抗惊厥药(普瑞巴林和加巴喷丁)和抗抑郁药(度洛西汀)。通常采用非阿片类和阿片类镇痛剂治疗肌肉骨骼疼痛，抗惊厥药和抗抑郁药治疗神经痛。

(三)自主神经功能障碍的治疗

最常见的自主神经功能障碍包括便秘、泌尿障碍和位置性低血压等。对于便秘，摄入足够的液体、水果、蔬菜、纤维素或其他温和的导泻药，如乳果糖(lactulose)、龙荟丸、大黄片等能改善便秘；也可加用胃蠕动药，如多潘立酮、莫沙必利等；以及增加运动。需要停用抗胆碱能药。对泌尿障碍中的尿频、尿急和急迫性尿失禁的治疗，可采用外周抗胆碱能药，如奥昔布宁(oxybutynin)、溴丙胺太林(propantheline)、托特罗定(tolterodine)和莨菪碱(hyoscyamine)等；而对逼尿肌无反射者则给予胆碱能制剂(但需慎用，因会加重帕金森病的运动症状)；若出现尿潴留，应采取间歇性清洁导尿，若由前列腺增生肥大引起，严重者必要时可行手术治疗。位置性低血压患者应增加盐和水的摄入量；睡眠时抬高头位，不要平卧；可穿弹力裤；不要快速地从卧位或坐位起立；首选α-肾上腺素能激动剂米多君(midodrine)治疗，且最有效；也可使用屈昔多巴和选择性外周多巴胺受体拮抗剂多潘立酮。

(四)精神及认知障碍的治疗

最常见的精神及认知障碍包括抑郁和(或)焦虑、幻觉和妄想、冲动强迫行为和认知减退及痴呆。首先需要甄别可能是由抗帕金森病药物诱发，还是由疾病本身导致。若是前者因素则需根据最易诱发的几率而依次逐减或停用如下抗帕金森病药物：抗胆碱能药、金刚烷胺、MAO-BI、DAs；若仍有必要，最后减少复方左旋多巴剂量，但要警惕可能带来加重帕金森病运动症状的后果。如果药物调整效果不理想，则提示可能是后者因素，就要考虑对症用药。

1. 抑郁、焦虑和淡漠：约35%的患者伴随抑郁，31%的患者伴随焦虑，其中抑郁伴焦虑的类型居多。抑郁可以表现为"关"期抑郁，也可与运动症状无明确相关性，治疗策略包括心理咨询、药物干预和重复经颅磁刺激(repetitive transcranial magnetic stimulation, rTMS)。当抑郁影响生活质量和日常生活时，可加用DAs、抗抑郁药物包括五羟色胺再摄取抑制剂(selective serotonin reuptake inhibitors, SSRIs)、五羟色胺去甲肾上腺素再摄取抑制剂(serotonin and noradrenaline reuptake inhibitors, SNRIs)或三环类抗抑郁药(tricyclic antidepressants, TCAs)。中国抑郁障碍防治指南中，SSRIs和SNRIs可有效治疗抑郁(A级)。目前，DAs类中的普拉克索和SNRIs药物文拉法辛证据较充分(MDS指南：证据有效，临床有用)；TCAs药物中的去甲替林和地昔帕明改善抑郁症状证据其次(MDS指南：证据可能有效，临床可能有用)，但需要注意的是TCAs药物存在胆碱能不良反应和心律失常的不良反应，不建议用于认知受损的老年患者；其他SSRIs和SNRIs类药物如西酞普兰、帕罗西汀、舍曲林、氟西汀和TCAs药物阿米替尼临床疗效结果不一(MDS循证：证据不充分，临床可能有用)。但需注意，SSRIs在某些患者中偶尔会加重运动症状；西酞普兰日剂量20mg以上可能在老年人中引起长QT间歇，需谨慎使用。目前关于帕金森病伴焦虑的研究较少，常见的治疗方式包括抗抑郁药物、心理治疗等；对于帕金森病伴淡漠的治疗也缺乏证据充分的药物，DAs类药物吡贝地尔、胆碱酯酶抑制剂利伐斯的明可能有用。

2. 幻觉和妄想：帕金森病患者的精神症状，如幻觉和妄想等发生率为13%~60%，其中视幻觉是最常见症状。首先要排除可能诱发精神症状的抗帕金森病药物，尤其是抗胆碱能药、金刚烷胺和DAs。若排除了药物诱发因素后，可能是疾病本身导致，则可给予对症治疗，多推荐选用氯氮平或喹硫平，前者的作用稍强于后者，证据更加充分，但是氯氮平会有1%~2%的几率导致粒细胞缺乏症，故需监测血细胞计数，因此临床常用喹硫平。另外，选择性5-羟色胺2A反向激动剂匹莫范色林(MDS循证：证据有效，临床有用)的临床证据也较充分，由于不加重运动症状在国外被批准用于治疗帕金森病相关的精神症状。其他抗精神病药由于可加重运动症状，不建议使用；对于易激惹状态，劳拉西泮(lorazepam)和地西泮很有效。所有的精神类药物都不推荐用于伴随痴呆的帕金森病患者。

3. 冲动强迫行为(impulse compulsive behaviors, ICBs)：是困扰帕金森病患者的精神性非运动症状之一，主要包括：冲动控制障碍(impulse control disorders, ICDs)、多巴胺失调综合征(dopamine dysregulation syndrome, DDS)和刻板行为(punding)，后两种也称为ICDs的相关疾病。3种类型在帕金森病中的发生率分别为13.7%、0.6%~7.7%和0.34%~14.00%。亚洲人群较西方人群低，可能与使用抗帕金森病药物剂量偏低有关。ICDs包括病理性赌博、强迫性购物、性欲亢进、强迫性进食等；DDS是一种与多巴胺能药物滥用或成瘾有关的神经精神障碍，患者出现严重的但可耐受的异动症、"关"期的焦虑以及与多巴胺药物成瘾性相关的周期性情绪改变；刻板行为是一种重复、无目的、无意义的类似于强迫症的刻板运动行为，如漫无目的地开车或走路、反复打扫卫生或清理东西等，并且这种刻板行为通常与先前所从事的职业或爱好有关。ICBs发病机制尚不明确，认为ICDs可能与多巴胺能神经元缺失和多巴胺药物的使用有关，尤其是DAs，多巴胺能药物异常激活突触后D3受体，引起异常兴奋；DDS可能与左旋多巴或者短效的DAs(如阿朴吗啡)滥用有关；刻板行为通常与长期过量服用左旋多巴或DAs有关，且常伴随严重异动症，同时与睡眠障碍、ICDs以及DDS有关。对ICDs的治疗可减少DAs的用量或停用，若DAs必须使用，则可尝试换用缓释剂型；托吡酯、唑尼沙胺、抗精神病药物(喹硫平、氯氮平)，以及金刚烷胺治疗可能有效(MDS循证：证据不充分，待进一步研究)；阿片类拮抗剂(纳曲酮和纳美芬)治疗可能有用，但尚需进一步研究。认知行为疗法(cognitive-behavioral therapy, CBT)也可以尝试(MDS循证：可能有效，临床可能有用)。对DDS的治疗可减少或停用多巴胺能药物可以改善症状，短期小剂量氯氮平和喹硫平可能对某些病例有帮助，持续的左旋多巴灌注和丘脑底核-DBS可以改善某些患者的症状。严重的异动症和"关"期情绪问题可以通过皮下注射阿朴吗啡得到改善。对刻板行为的治疗，减少或停用多巴胺能药物也许有效，但需要平衡刻板行为的控制和运动症状的恶化；氯氮平和喹硫平、金刚烷胺以及rTMS可能改善症状，但需进一步验证。以上3种ICBs的治疗尚缺乏有效的循证干预手段，临床处理比较棘手，因此重在预防。

4. 认知障碍和痴呆：25%~30%的帕金森病患者伴有痴呆或认知障碍。临床上首先需排除可能影响认知的抗帕金森病药物，如抗胆碱能药物苯海索。若排除了药物诱发因素后可应用胆碱酯酶抑制剂，其中利伐斯的明(rivastigmine)证据充分，临床有用；多奈哌齐(donepezil)和加兰他敏(galantamine)由于证据有限，被认为临床可能有用(MDS循证)，目前还没有充分的证据证明美金刚有效。除此之外，对于帕金森病伴轻度认知障碍的患者也缺乏有效的药物证据，可以应用胆碱酯酶抑制剂治疗。

【手术治疗】

帕金森病早期对药物治疗效果显著，但随着疾病的进展，药物疗效明显减退，或并发严重的症状波动或异动症，这时可以考虑手术治疗。手术方法主要有神经核毁损术和DBS，DBS因其相对无创、安全和可调控性而成为目前的主要手术选择。DBS手术治疗适应证详见《中国帕金森病脑深部电刺激疗法专家共识》。需要强调的是，手术虽然可以明显改善运动症状，但并不能根治疾病；术后仍需应用药物治疗，但可减少剂量，同时需对患者进行优化程控，适时调整刺激参数。手术须严格掌握适应证，非原发性帕金森病的帕金森叠加综合征患者对手术无效，是手术的禁忌证。手术对肢体震颤和(或)肌强直有较好疗效，但对中轴症状如严重的语言吞咽障碍、步态平衡障碍疗效不显著，或无效，另外对一些非运动症状如认知障碍亦无明确疗效，甚至有可能恶化。

第六节 多系统萎缩

多系统萎缩(multiple system atrophy, MSA)是一种进展性的神经系统退行性疾病,临床表现为自主神经功能障碍(autonomic failure)、帕金森综合征(parkinsonism)和小脑综合征(cerebellar syndrome)的多种组合。2022年国际运动障碍协会制订的诊断标准保留了MSA-P和MSA-C的分型,将MSA根据诊断精确度分为神经病理确诊的(neuropathologically established)、临床确诊的(clinically established)、临床很可能的(clinically probable)和前驱可能的(possible prodromal)MSA。MSA没有明确的危险因素,通常被认为是一种散发疾病,但也有研究发现MSA患者中存在SHC2拷贝数缺失、COQ2突变、SNCA突变,提示遗传因素可能参与MSA的发病。MSA是一种少突胶质细胞α-突触核蛋白病,其尸检结果通常显示多部位的少突胶质细胞胞质内涵体形成和神经细胞死亡,包括黑质纹状体变性、橄榄脑桥小脑萎缩、脑干多核团神经元丢失、脊髓中央外侧柱、骶髓副交感节前神经元和Onuf核损伤等(图1A)。

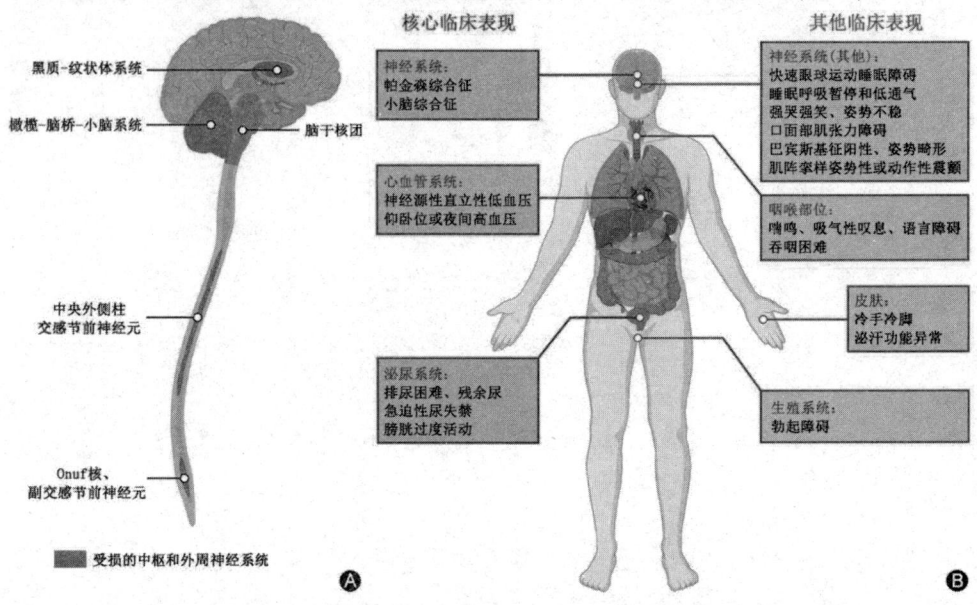

A:多系统萎缩患者的病灶分布;B:多系统萎缩患者的临床表现

图1 多系统萎缩患者的病理与临床表现

【流行病学及预后】

我国尚无明确的MSA流行病学资料。欧美国家的数据显示,MSA的平均患病率为(1.9~4.4)/10万人,平均发病率为0.6/10万人,50岁以上人群的平均发病率为3.0/10万人,MSA的平均发病年龄为56.2岁,23%~43%的患者以自主神经功能障碍起病,也可同时起病早期出现进展性的严重自主神经功能障碍是MSA的主要特征,并影响患者的生存期。该病进展迅速,约50%的患者在运动症状出现后3年内行走依赖助行器或需要家人扶持,60%的患者5年后需要轮椅,6~8年后患者通常完全卧床。欧美国家的数据显示MSA患者起病后的中位生存期是9.8年,我国最近的研究数据显示MSA患者的中位生存期约为6年。MSA常见的死因包括呼吸道感染和猝死。

【临床表现】

MSA临床表现为自主神经功能障碍、帕金森综合征和小脑综合征的多种组合。MSA根据首发运动症状和(或)运动症状严重程度分为MSA-P型和MSA-C型，以帕金森综合征为主的患者为MSA-P型，以小脑综合征为主的患者为MSA-C型。46%~61%的患者以运动症状起病。

1. 核心临床表现(图1B)：(1)帕金森综合征：MSA-P型以帕金森综合征为突出表现，主要表现为运动迟缓，伴肌强直或震颤，但帕金森病(Parkinson's disease)典型的"搓丸样"震颤少见，多为皮质震颤。MSA患者帕金森综合征进展快，容易出现姿势平衡障碍，往往对多巴胺能药物应答欠佳。帕金森综合征与患者黑质纹状体变性有关。(2)小脑综合征：临床表现为步态共济失调、肢体共济失调、小脑性构音障碍和小脑性眼动障碍(持续凝视诱发的水平型或下跳型眼震和扫视性眼动过度)，与橄榄脑桥小脑萎缩有关。(3)泌尿系统功能障碍：临床表现包括尿潴留和排尿功能异常，前者表现为尿频、尿急、夜尿、尿失禁，统称为膀胱过度活动征；后者包括排尿费力、尿流间断、尿线细而无力、排尿不尽感、重复排尿等。上述症状与中脑导水管周围灰质腹外侧区和脑桥排尿中枢处的神经元损伤有关(多致储尿功能异常)以及骶髓副交感节前神经元和骶髓前角Onuf运动神经核团的丢失有关(多致排尿功能异常)。在18%的MSA患者中，泌尿系统功能障碍是其唯一的首发表现，在运动症状前平均2.8年出现，而在早期帕金森病患者中也常见尿频、尿急、夜尿和排尿困难等症状。尿失禁可见于晚期帕金森病患者，但尿潴留和急迫性尿失禁在早期MSA患者中即可出现。急迫性尿失禁指在没有泌尿系统感染的情况下，MSA患者可突然出现较急的尿意伴不自主漏尿，这两种症状可用于鉴别诊断MSA与帕金森病。(4)心血管自主神经功能障碍：临床主要表现为神经源性体位性低血压(neurogenic orthostatic hypotension, nOH)，患者出现头晕、晕眩、晕厥，也可出现头颈部疼痛、乏力、恶心、思维减慢、视物模糊、直立性呼吸困难、心绞痛等，常伴发夜间或仰卧位高血压。nOH与延髓头端腹外侧兴奋性交感神经元和胸段脊髓中央外侧柱交感节前神经元退行性变有关。

表1 临床确诊的和临床很可能的多系统萎缩诊断标准

项目	临床确诊的MSA[a]	临床很可能的MSA[a]
核心临床表现	至少包括以下1项: (1)左旋多巴反应不良的帕金森综合征 (2)小脑综合征(至少包括步态共济失调、肢体共济失调、小脑性构音障碍、小脑性眼动障碍中的2项) 3.自主神经功能障碍,至少包括以下1项: (1)无法解释的排尿困难,残余尿>100 ml (2)无法解释的急迫性尿失禁 (3)站立/直立倾斜试验3 min内出现神经源性体位性低血压(血压下降≥20/10 mmHg)	至少包括以下2项: 1.帕金森综合征 2.小脑综合征(至少包括步态共济失调、肢体共济失调、小脑性构音障碍、小脑性眼动障碍中的1项) 3.自主神经功能障碍,至少包括以下1项: (1)无法解释的排尿困难,伴残余尿 (2)无法解释的急迫性尿失禁 (3)站立/直立倾斜试验10 min内出现神经源性体位性低血压(血压下降≥20/10 mmHg)
支持性临床表现	临床确诊的MSA至少存在下述2项,临床很可能的MSA至少存在下述1项: 运动症状 1.运动症状在出现后3年内迅速进展 2.运动症状出现后3年内中度到重度的姿势障碍 3.在没有明显肢体异动的情况下,存在左旋多巴诱发或加重的头颈部肌张力障碍 4.运动症状出现后3年内重度言语障碍 5.运动症状出现后3年内重度吞咽困难 6.无法解释的巴宾斯基征 7.肌阵挛样姿势性或动作性震颤 8.姿势畸形 非运动症状 1.喘鸣 2.吸气性叹息 3.冷手冷脚、肤色青紫和(或)按压后苍白不易回色 4.勃起障碍[b](对于临床很可能的MSA要求<60岁) 5.强哭强笑	
MRI标志	临床确诊的MSA至少存在1项MRI标志,临床很可能的MSA不要求MRI标志。1处脑区萎缩或弥散系数增加或该脑区同时存在萎缩和弥散系数增加均为1个MRI标志 1.脑区萎缩 (1)壳核(磁敏感序列上信号可降低) (2)小脑中脚 (3)脑桥 (4)小脑[c] 2.十字征 3.脑区弥散系数增加 (1)壳核 (2)小脑中脚[d]	
排除性临床表现	1.多巴胺药物显著并持续有效 2.嗅觉测试时无法解释的嗅觉减退 3.认知波动伴注意力和警觉性的明显变化,早期出现视觉感知能力减退 4.起病后3年内非药物诱发的反复视幻觉 5.起病后3年内符合DSM-V诊断的痴呆 6.下视性核上性麻痹或垂直扫视变慢 7.MRI提示其他诊断(例如:进行性核上性麻痹、多发性硬化、血管性帕金森综合征、症状性小脑疾病等) 8.记录显示存在其他导致自主神经功能障碍、共济失调或帕金森综合征的原因(MSA相似疾病,包括遗传性或症状性共济失调和帕金森综合征),与患者的症状相似	

注:MSA:多系统萎缩;MRI:磁共振成像;DSM-V:精神障碍诊断与统计手册(第五版);1 mmHg=0.133 kPa;[a]根据首发运动症状和(或)运动症状严重程度分为帕金森型MSA(MSA-P型)和小脑型MSA(MSA-C型);[b]勃起障碍不能单独作为支持性临床表现;[c]小脑萎缩不能单独作为MSA-C型临床确诊的MRI标志;[d]小脑中脚弥散系数增加不能单独作为MSA-C型临床确诊的MRI标志

2.其他非运动症状(图1B):(1)喘鸣:患者由于声门裂狭窄在睡眠或清醒时发出高调的吸气声,夜间喘鸣不易被发现。喘鸣的发生机制不明确,有学者推测与声带外展肌瘫痪和声带内收肌肌张力障碍有关,疑核外展运动神经元的丢失和内收运动神经元的保留可能是其潜在的病理解剖基础。喘鸣在MSA患者中的发生率为31.8%,极少见于帕金森病和进行性核上性麻痹(progressive supranuclear palsy,PSP)。喘鸣症状对于预测MSA患者的生存期并不明确,但清醒时喘鸣相较于夜间喘鸣提示患者病情更严重。(2)睡眠障碍:MSA患者可见多种形式的睡眠障碍。快速眼球运动期睡眠行为障碍(rapid eye movement sleep behavior disorder,RBD)是突触核蛋白病的常见症状,表现为快速眼球运动(rapid eye movement,REM)睡眠期出现梦境演绎,导致受伤或睡眠受扰。RBD的诊断要满足4个条件:①反复发作睡眠相关发声和(或)复杂动作;②异常行为经视频多导睡眠监测(video-polysomnogram,vPSG)证实出现于REM睡眠期,或者基于梦境扮演病史推测异常行为出现在REM睡眠期;③vPSG提示REM睡眠期无肌张力缺失;④不能以另一种睡眠疾病、精神疾病、药物和物质应用所解释。RBD可能与脑桥背外侧被盖核(sublaterodorsal tegmental nucleus)的退行性变有关,可见于41.3%的MSA患者、27.4%的帕金森病患者和7.7%的PSP患者，可用于鉴别MSA与PSP。此外，睡眠呼吸暂停和低通气也是MSA患者常见的睡眠呼吸障碍，与脑干中前包钦格复合体(preBötzingercomplex)、中缝核、弓状核和疑核的神经细胞丢失有关，可能是MSA患者猝死的危险因素，但目前还不能用于鉴别MSA和其他神经退行性疾病。(3)吸气性叹息：临床表现为不自主地深吸气叹息或喘息，常见于夜间非快速眼球运动(non-rapid eye movement)睡眠期的N1和N2睡眠期，与脑干中前包钦格复合体神经元变性有关［42］。吸气性叹息可见于43.6%的MSA-P型患者和3.4%的帕金森病患者。(4)冷手冷脚：表现为冷手冷脚和肤色变化(紫色或蓝色)，按压可发白，恢复较慢，提示血液循环回流不佳。与肢体末端血管交感神经调控障碍有关。(5)勃起障碍：临床表现为无法勃起或勃起维持困难导致性功能障碍。与骶髓副交感节前神经元和Onuf运动神经元的损伤有关。勃起障碍是MSA男性患者最常见的自主神经功能异常，但由于60岁以后正常老年男性勃起功能可迅速减退，因此在诊断临床很可能的MSA时，小于60岁患者出现勃起障碍才能作为支持性非运动症状表现。(6)强哭强笑：临床表现为患者突然出现不受控制和不合时宜的大哭或大笑，可通过询问病史了解。通常与皮质-脑桥通路受损导致情绪表达障碍有关，也有研究表明小脑参与了情绪的调控，尤其在MSA-C型患者当中。强哭强笑可见于23.1%的MSA患者、15.4%的PSP患者，极少见于路易体痴呆(dementia with Lewy bodies, DLB)和帕金森病患者。(7)泌汗功能异常：MSA患者可表现出节前型无汗症和节前节后混合型无汗症，MSA患者的泌汗功能障碍较帕金森病患者更严重。

3. 其他运动症状(图1B)：(1)姿势不稳：表现为后拉试验时患者退后3步及以上，或在没有检查者帮助的情况下有跌倒的倾向。与黑质纹状体多巴胺能系统和脑桥脚间核(pedunculopontine nucleus)胆碱-谷氨酸能系统退行性变有关。姿势不稳在MSA患者中的发生率为81.6%。姿势不稳通常可见于病程1年内的PSP患者、病程3年内的MSA患者以及病程10年内的帕金森病患者。PSP患者病情进展到跌倒的中位潜伏期是6个月，MSA患者是24个月，帕金森病患者是118个月。(2)口面部肌张力障碍：表现为不自主的口面部运动异常，可由左旋多巴诱发或加重，不伴或仅伴有轻微的肢体运动障碍。可能因黑质纹状体系统退行性变导致三叉神经、面神经运动障碍。口面部肌张力障碍可见于25.0%的MSA-P型患者和6.8%的帕金森病患者。(3)咽喉肌运动障碍：患者可出现构音障碍，表现为发音困难、说话缓慢含糊，通常需要重复对话。患者也可表现为吞咽困难、流涎，需要调整饮食进行适应。与疑核损伤有关。严重的言语障碍可见于45.6%的MSA患者及3.8%的DLB和帕金森病患者。(4)巴宾斯基征阳性：是上运动神经元损伤的表现，需要排除颅内肿瘤、感染、脑血管疾病、脱髓鞘疾病、代谢性疾病和脊髓型颈椎病等其他原因导致的病理征阳性。(5)肌阵挛样姿势性或动作性震颤：当患者维持抵抗重力的姿势或自主运动时，手或手指出现不规律的小幅度震颤，伴刺激敏感的肌阵挛。姿势性或动作性震颤可见于47.4%的MSA-P型患者和5.9%的帕金森病患者，肢体肌阵挛更多见于皮质基底节综合征(corticobasal syndrome, CBS)患者，占50%~55%。(6)姿势畸形：至少包括以下1项，颈部前屈或侧屈、躯干前屈、Pisa综合征和手足挛缩。颈部前屈或侧屈可在一定程度上通过自主或被动运动纠正，Pisa综合征表现为严重的脊柱侧屈，手足挛缩需排除掌腱膜挛缩症(Dupuytren综合征)、CBS或其他原因导致的挛缩。与早中期帕金森病患者相比，颈部前屈、躯干前屈、Pisa综合征和手足挛缩等姿势畸形更常见于MSA患者。

【辅助检查】

辅助检查根据其对临床诊断的价值分为必要性辅助检查和选择性辅助检查。必要性辅助检查对MSA诊断和鉴别诊断以及评估患者的病情有重要意义。选择性辅助检查对诊断MSA有一定的参考价值，临床医生可根据自身设备与人员条件适当完善。

1. 神经影像学检查(1)磁共振成像(magnetic resonance imaging, MRI)：MSA患者表现为常规MRI序列上壳核、脑桥、小脑中脚和小脑萎缩，磁敏感序列上壳核的信号降低，T2序列上脑桥十字形高信号(十字征)，弥散加权成像上壳核和小脑中脚弥散系数增加(图2)。MSA-C型患者通常伴有小脑萎缩的表现。由于特发或遗传的小脑萎缩性疾病也可出现小脑萎缩或小脑中脚弥散系数增加，因而小脑萎缩或小脑中脚弥散系数增加不能单独作为临床确诊MSA-C型的影像学依据(表1)。因正常人在3TMRI上也可有T2序列壳核背外侧缘条带状弧形高信号(裂隙征)的类似表现(图2A)，且其鉴别MSA-P型与PSP患者的能力不强，不再作为诊断依据，但1.5TMRI上壳核背外侧缘后部的裂隙征仍对MSA-P型和帕金森病的鉴别诊断有一定的参考价值。同时，T2序列上脑桥十字征的分级与MSA-C型中小脑共济失调的严重程度呈正相关。特征性MRI影像学表现可用于鉴别MSA和帕金森病、PSP、散发性成年起病型共济失调(sporadic adult-onset ataxia, SAOA)，但在疾病早期敏感度不足。基于体素的形态学测量、磁化传递率、神经黑色素成像、多模态MRI等磁共振技术也被尝试用于MSA的鉴别诊断。(2)放射示踪成像：^{18}氟-氟代脱氧葡萄糖-正电子发射体层摄影(^{18}F-fluorodeoxyglucose-positron emission tomography, ^{18}F-FDG-PET)显示MSA患者壳核(后侧)、脑桥和小脑处于低代谢，可用于鉴别MSA与帕金森病。多巴胺转运体-单光子发射体层摄影(dopamine transporter-single photon emission computed tomography, DAT-SPECT)可进行突触前多巴胺能成像，MSA-C型患者DAT摄取能力下降，SAOA患者DAT摄取能力保持正常，可用于早期鉴别诊断MSA-C型和SAOA，但在鉴别诊断MSA-P型和帕金森病时证据不足。而DAT-PET由于具备较高的分辨率，可将纹状体进行区域划分：腹侧纹状体、尾状核前部、尾状核后部、壳核前部、壳核后部和壳核腹侧部。研究发现与正常对照相比，帕金森病和MSA-P型患者在上述各个区域DAT结合率明显下降。与帕金森病患者相比，MSA-P型患者壳核腹侧部的DAT结合率下降更明显且出现更早，而壳核后部/壳核腹侧部的DAT结合率比值则更高，该比值用于鉴别诊断的敏感度较高，但特异度较低，也有研究发现深度神经网络可利用DAT-PET数据对MSA与帕金森病进行鉴别，因此，DAT-PET用于鉴别诊断不同帕金森综合征的效果还有待进一步研究。纹状体部位突触后膜D2多巴胺受体PET显像显示MSA-P型患者的D2受体水平显著下降，帕金森病患者D2受体正常或代偿性升高，可用于鉴别诊断MSA-P型和帕金森病。(3)经颅超声成像：有研究报道MSA-P型患者黑质回声多正常，黑质高回声能在一定程度上鉴别MSA-P型与帕金森病，但各项研究结果结论不一致，其鉴别诊断的敏感度与特异度欠佳。

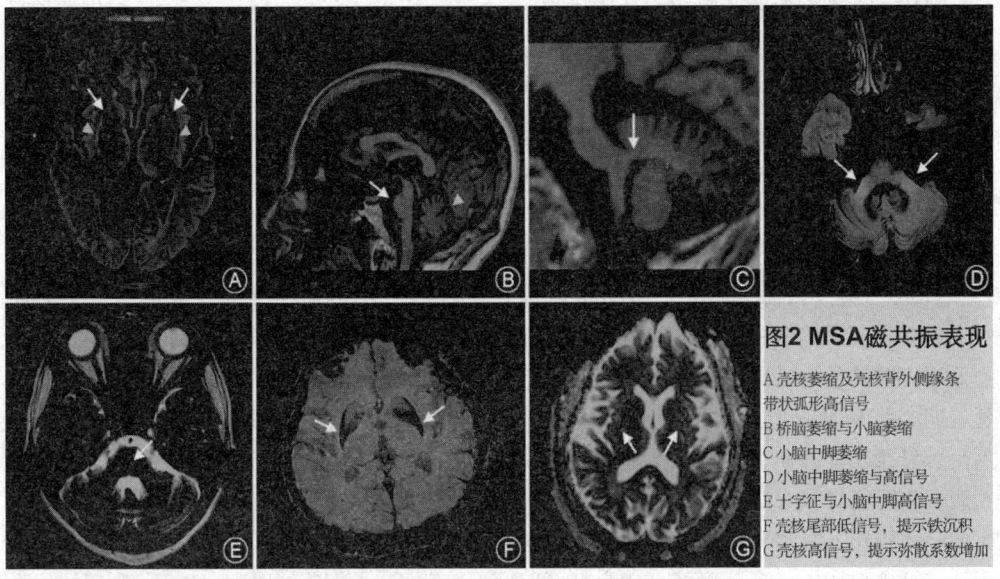

图2 MSA磁共振表现
A 壳核萎缩及壳核背外侧缘条带状弧形高信号
B 桥脑萎缩与小脑萎缩
C 小脑中脚萎缩
D 小脑中脚萎缩与高信号
E 十字征与小脑中脚高信号
F 壳核尾部低信号，提示铁沉积
G 壳核高信号，提示弥散系数增加

2. 自主神经功能检查：(1)泌尿系统功能评价：①残余尿：膀胱超声、尿流动力学试验可用于测量残余尿，残余尿量超过100ml是诊断临床确诊的MSA的重要指标。随着病情进展，显著的残余尿增多可用于鉴别MSA与帕金森病、SAOA，但不能鉴别MSA与PSP。②尿流动力学试验：主要监测尿流率、膀胱收缩指数、膀胱顺应性等指标。③逼尿肌括约肌协同障碍：通过尿流动力学试验联合肌电图或膀胱尿道造影诊断，表现为排尿过程中逼尿肌的收缩伴随尿道外括约肌电活动升高，或影像上出现尿道狭窄，提示MSA。帕金森病患者不常出现逼尿肌括约肌协同障碍，但常出现逼尿肌过度活动，表现为膀胱充盈过程中逼尿肌压力的不自主升高，伴随少量漏尿。(2)心血管自主神经功能评价：卧立位试验或直立倾斜试验可用于评估体位性低血压，直立倾斜试验的倾斜角度规定为60°~80°。诊断体位性低血压时要求患者在卧立位试验/直立倾斜试验中直立3min或10min内(直立不同时间的诊断级别不同，具体见表1，2)收缩压下降≥20mmHg(1mmHg=0.133kPa)，伴或不伴舒张压下降≥10mmHg，舒张压变化不作为必要条件。由于舒张压下降≥10mmHg诊断体位性低血压特异度较差，因而仅舒张压下降≥10mmHg不能作为体位性低血压的诊断依据。试验期间需排除药物(降压药、抗抑郁药)、低血容量(脱水、急性失血)、心输出量降低(缩窄型心包炎、心肌病、主动脉狭窄)、内分泌疾病(肾上腺功能不全、无功能肾上腺嗜铬细胞瘤)和过度血管舒张(系统性肥大细胞增多症、类癌综合征)等非神经源性因素导致的体位性低血压。鉴别患者是否为nOH，首选卧立位/直立倾斜试验观察患者3min或10min内的心率变化，若心率变化<0.5搏·min^{-1}·mmHg^{-1}可确诊为nOH，评估期间避免使用影响心率的药物(如β受体阻滞剂等)。Valsalva动作后血压恢复时间延长或血压超射部分消失以及不显著的去甲肾上腺素(norepinephrine, NE)水平升高等可进一步支持nOH的诊断(图3)。此外，24h动态血压监测可用于评估MSA患者的夜间高血压。(3)vPSG：vPSG在RBD的诊断中发挥重要作用，RBD经vPSG证实其异常行为出现于REM睡眠期，且REM睡眠中无肌张力缺失。研究报道vPSG监测中的下颌肌电图强直电位有助于鉴别伴有RBD的MSA-P型患者与帕金森病患者。睡眠呼吸暂停要求口鼻温度传感器或气道正压(positive airway pressure)设备气流或替代呼吸暂停传感器信号曲线峰值较事件前基线值下降≥90%，持续时间≥10s，睡眠低通气要求鼻压力传感器、气道正压设备气流或替代低通气传感器信号曲线峰值较事件前基线值下降≥30%，持续时间≥10s，且氧饱和度相较于事件前基线下降≥3%，或该事件导致患者觉醒。吸气性叹息在vPSG上表现为鼻压力传感器、

口鼻温度传感器和胸腹呼吸感应体积描记(respiratory inductance plethysmography)绑带的信号曲线峰值较事件前基线升高至少2倍,同时在鼾声通道上可见记录,在视频中可闻及吸气音。为避免呼吸暂停后恢复性深吸气的干扰,呼吸暂停后的吸气性叹息不纳入考虑。(4)喉镜检查:喘鸣可通过日间临床表现或夜间vPSG记录下的高调吸气声来诊断,纤维喉镜可发现患者声带出现外展障碍或矛盾内收运动,并排除器质性声带病变(如肿块或瘢痕)或非MSA神经源性声带功能障碍。若患者日间喉镜检查正常但临床怀疑喘鸣,则进行药物诱导下睡眠内窥镜检查。(5)^{123}碘-间碘苄胍-心肌显像(^{123}I-MIBG-scintigraphy):MIBG和NE递质有相似的摄取、储存和释放机制,因而^{123}I-MIBG心肌摄取检查反映节后交感神经突触前末梢功能。心肌^{123}I-MIBG的摄取有2种方式,1种为高浓度时的弥散,发生在早期(注射15~30min后);另一种为低浓度时的延迟摄取(注射3~4h后),反映节后交感神经突触前末梢的摄取能力。MSA患者延迟期心肌/膈肌显像剂摄取比值通常正常,而帕金森病患者的摄取比值下降,提示心肌节后交感纤维功能障碍。影响NE转运和储存的药物、心脏结构性病变、糖尿病导致的末端神经病变也可能导致心肌摄取显像剂减少。(6)盆底神经生理学:在排除了可能导致慢性神经再生的马尾损伤、盆底手术和产科盆底撕裂的情况下,肛门外括约肌肌电图上若有超过50%的运动单元电位(motor unit potential)单个持续时间>10ms,或平均持续时间>10ms,则提示患者为MSA-P型,但该表现也可见于PSP和晚期帕金森病患者。6年以上病程的患者若表现出正常的肛门外括约肌肌电图,通常不考虑诊断为MSA。

3. 左旋多巴疗效评定:MSA-P型患者可通过判断其对左旋多巴的疗效来辅助诊断,可通过服药史获得相关信息,对于无相关病史的患者或服药效果不明确的患者(图4),可进行急性左旋多巴冲击试验。具体流程如下:要求停用左旋多巴12h,停用单胺氧化酶B抑制剂24h,停用多巴胺受体激动剂72h,并在试验开始前2d口服多潘立酮(20mg,3次/d)以减轻左旋多巴诱导的呕吐和体位性低血压。对于初次就诊未服药的患者,使用200mg/50mg的复方左旋多巴试剂(左旋多巴/外周多巴脱羧酶抑制剂),对于有服药史的患者,使用晨左旋多巴等效剂量的1.5倍,若该剂量仍小于200mg/50mg的复方左旋多巴试剂,则直接服用200mg/50mg的复方左旋多巴试剂,空腹服药。在服药前和服药后30min、1.0h、1.5h和2.0h(或患者自身感觉运动功能恢复最佳的时候)分别评定修订版运动障碍协会统一帕金森病评定量表Ⅲ(MDS-UPDRS Ⅲ)评分,若评分改善<30%,提示为左旋多巴反应不良的帕金森综合征。但由于63%的MSA患者运动症状在早期可因服用左旋多巴产生>30%的评分改善,因此评分改善>30%的患者需要继续观察其对左旋多巴长期用药的反应。对于耐受每日600mg/150mg复方左旋多巴试剂的患者,持续用药1个月,比较患者1个月后晨起服药与1个月前药物洗脱状态下的MDS-UPDRS Ⅲ评分,若评分改善<30%,提示为左旋多巴反应不良的帕金森综合征,对于不耐受的患者则较难判断左旋多巴药物对患者的疗效,可持续观察患者对每日最大耐受剂量(持续3个月)药物的反应。

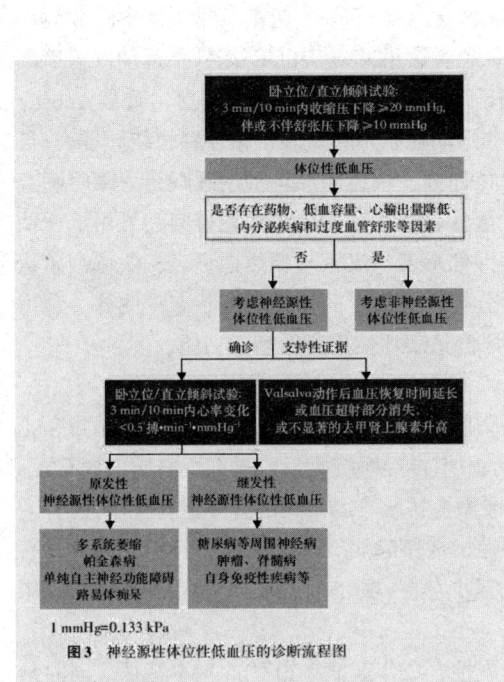

图3 神经源性体位性低血压的诊断流程图

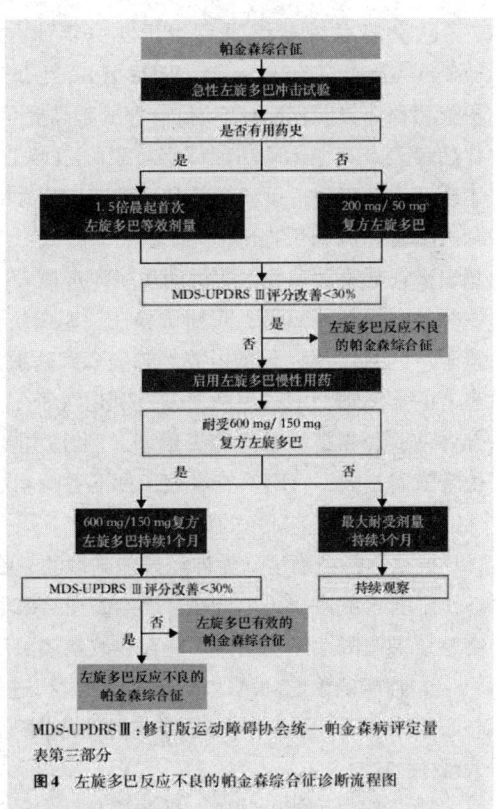

MDS-UPDRS Ⅲ：修订版运动障碍协会统一帕金森病评定量表第三部分

图4 左旋多巴反应不良的帕金森综合征诊断流程图

4. 生化检查：(1)仰卧位血浆NE水平：测量前需停用咖啡因、酒精、尼古丁12h，停用对乙酰氨基酚5d，测量血浆左旋多巴含量<15nmol/L，患者仰卧平躺15min后，于清晨空腹抽血。MSA患者通常表现出正常的血浆NE水平(>100pg/ml)，而伴有nOH的帕金森病/路易体病患者或因自身免疫性疾病导致自主神经功能障碍的患者，血浆NE水平通常降低。在纯自主神经功能障碍(pure autonomic failure, PAF)的患者中，仰卧位血浆NE水平>100pg/ml在预测PAF转化为MSA上有较高的敏感度和特异度。(2)蛋白质错误折叠循环扩增(protein misfolding cyclic amplification, PMCA)/实时震动诱导转换(real-time quaking-induced conversion, RT-QuIC)：利用PMCA技术扩增脑脊液中的α-突触核蛋白寡聚体后，通过硫黄素T荧光来反映扩增后的纤维含量。MSA患者脑脊液中的α-突触核蛋白扩增后硫黄素T荧光值低于2000，而帕金森病和DLB患者的硫黄素T荧光值明显升高，可用于鉴别MSA与帕金森病、DLB。通过RT-QuIC技术扩增脑脊液中的α-突触核蛋白寡聚体后，MSA患者脑脊液的硫黄素T荧光同样显著低于帕金森病和DLB患者。若PAF患者脑脊液α-突触核蛋白经PMCA扩增后的硫黄素T荧光保持在150~2000AU，提示PAF会向MSA转变。(3)脑脊液中的神经纤维轻链(neurofilament light chain, NfL)：酶联免疫吸附试验检测脑脊液中的NfL水平>1400pg/ml提示患者为MSA，帕金森病和DLB患者的NfL水平较低，若PAF患者脑脊液NfL水平>1400pg/ml，则提示PAF会向MSA转变。(4)皮肤活组织检查(活检)免疫组织化学试验：MSA患者中α-突触核蛋白通常沉积于体神经纤维末端，帕金森病患者的α-突触核蛋白通常沉积于自主神经纤维末端，因此对皮肤小动脉、汗腺、立毛肌等自主神经调控的组织进行活检可发现，MSA患者无明显的α-突触核蛋白沉积，帕金森病患者则有显著的α-突触核蛋白沉积。

【评估量表】

欧洲多系统萎缩研究组于2004年建立了统一多系统萎缩评价量表(Unified Multiple System Atrophy Rating Scale，UMSARS)，UMSARS包括病史回顾、运动检查、自主神经功能检查和整体失能程度4个项目，评分越高提示症状越重，是评估MSA病情进展首选的半定量评估量表。其他运动功能评定量表：MDS-UPDRS分为4个部分，包括日常生活中的非运动表现、运动表现、运动评估和运动并发症，MSA患者常用MDS-UPDRS来评估运动改善情况。MSA患者还可利用Tinetti步态和平衡测试、Berg平衡量表、步态及摔倒问卷、改良Webster量表来评估运动功能。非运动功能评定量表：非运动症状筛查量表、帕金森病结局量表-自主神经系统功能障碍、嗅棒试验16、Wexner便秘评分、快速眼球运动期睡眠行为障碍筛查量表、匹兹堡睡眠质量指数、帕金森病睡眠质量量表、39项帕金森病调查问卷可用于评估患者的非运动功能和生活质量，利用汉密尔顿抑郁量表、汉密尔顿焦虑量表、蒙特利尔认知评估、简易精神状态检查量表、额叶功能评分等评估患者的精神心理状态。此外，利用嗓音障碍指数、吞咽筛查量表、标准吞咽功能评价量表评估患者的咽喉功能。

四、诊断目前MSA的诊断

根据诊断精确度分为神经病理确诊的、临床确诊的、临床很可能的和前驱可能的MSA。

1. 神经病理确诊的MSA：尸检病理结果显示中枢神经系统大量胶质细胞胞质内含有α-突触核蛋白阳性的包涵体，并存在纹状体黑质或橄榄桥脑小脑结构的神经退行性改变。

2. 临床确诊的MSA：需要满足散发、进展性、成年起病(>30岁)的基本特征，同时具有核心临床表现，至少存在2项支持性临床表现，至少存在1项MRI标志，不存在排除性的临床表现(表1)。

3. 临床很可能的MSA：需要满足散发、进展性、成年起病(>30岁)的基本特征，同时具有核心临床表现，至少存在1项支持性临床表现，不要求MRI标志，不存在排除性的临床表现(表3)。

4. 前驱可能的MSA：需满足散发、进展性、成年起病(>30岁)的基本特征，必须有至少1项临床非运动特征(准入标准)，同时有至少1项临床运动特征，不存在排除性临床表现(表2)。

表2 前驱可能的多系统萎缩诊断标准

项目	
临床非运动特征(准入标准)	至少包括以下1项： 1. 快速眼球运动期睡眠行为障碍(多导睡眠图诊断) 2. 站立/直立倾斜试验10 min内出现神经源性体位性低血压(血压下降≥20/10 mmHg) 3. 泌尿生殖系统障碍 　(1)<60岁男性勃起障碍 　(2)至少包括以下1项： 　　无法解释的排尿困难，残余尿≥100 ml 　　无法解释的急迫性尿失禁
临床运动特征	至少包括以下1项： 1. 轻微的帕金森综合征[a] 2. 轻微的小脑综合征表现[b]
排除性临床表现	1. 嗅觉测试时无法解释的嗅觉减退 2. 异常的心脏交感神经成像(^{125}碘-间碘苄胍-心肌显像) 3. 认知波动伴注意力和警觉性的明显变化，早期出现视觉感知能力减退 4. 起病后3年内非药物诱发的反复性视幻觉 5. 起病后3年内符合DSM-V诊断的痴呆 6. 下视性核上性麻痹或垂直扫视变慢 7. 大脑MRI提示其他诊断(例如：进行性核上性麻痹、多发性硬化、血管性帕金森综合征、症状性小脑疾病等) 8. 记录显示存在其他导致自主神经功能障碍，共济失调或帕金森综合征的原因(MSA相似疾病，包括遗传性或症状性共济失调和帕金森综合征)，与患者的症状相似

注：[a]有不满足帕金森综合征诊断标准的帕金森样临床表现，运动障碍专家判定症状为轻微，不需要多巴胺药物治疗；[b]至少包括串联步态异常、步态共济失调、肢体共济失调、小脑性构音障碍、小脑性眼球运动障碍中的1项，运动障碍专家判定症状为轻微；MSA：多系统萎缩；DSM-V：精神障碍诊断与统计手册(第五版)；MRI：磁共振成像；1 mmHg=0.133 kPa

【鉴别诊断】

1. 帕金森病：帕金森病患者的帕金森综合征对多巴胺能药物的疗效明确且显著有效，常伴静止性震颤与嗅觉减退。MSA-P型患者对左旋多巴疗效欠佳，可伴有姿势性与动作性震颤，嗅觉减退少见，可早期出现进展性的严重自主神经功能障碍。借助MRI、^{18}F-FDG-PET、D2受体成像、经颅超声成像、^{123}I-MIBG-心肌显像进行鉴别。

2. PSP：PSP患者通常表现出垂直核上性凝视麻痹或垂直扫视变慢，较MSA更早出现反复的自发性摔倒与冻结步态，可伴有左旋多巴反应不良的帕金森综合征和认知障碍，通常无nOH。MSA-P型患者可表现出小脑性眼球运动障碍，姿势平衡障碍较PSP进展稍慢，认知障碍少见，而伴有显著的自主神经功能障碍显著，可出现RBD。两者可借助神经影像学检查进行鉴别。

3. DLB：痴呆是DLB患者的必要特征，可表现为早期注意力、执行功能和视觉空间能力的损害，在注意力与警觉方面呈波动性认知障碍，有反复发作的视幻觉，可伴有左旋多巴反应不良性帕金森综合征和RBD。MSA-P型患者多不伴有痴呆、波动性认知障碍与视幻觉，可早期出现进展性的严重自主神经功能障碍。两者可借助结构MRI和分子显像进行鉴别。

4. CBS：CBS患者常出现不对称的四肢肌强直或运动不能、肌张力障碍和肌阵挛，同时可出现口颊或肢体失用、皮质复合感觉丧失和异己肢体。MSA-P型患者四肢肌强直多对称，且少见口颊或肢体失用、皮质复合感觉丧失以及异己肢体等，两者可借助结构MRI和分子显像进行鉴别。

5. SAOA：SAOA主要指成年发病的、没有明确家族史的进展性共济失调患者，现病因未明，患者疾病进展相对较慢，不出现严重的自主神经功能障碍。MSA-C型患者可早期出现进展性的自主神经功能障碍，借助MRI、DAT-SPECT进行鉴别。

6. 脆性X相关震颤/共济失调综合征(fragile X-associated tremor/ataxia syndrome, FXTAS)：FXTAS多在50岁以后发病，为X连锁遗传，男性多见，以意向性震颤、小脑性共济失调步态、帕金森综合征候群、认知功能减退、周围神经病及自主神经功能障碍为主要临床表现。头颅MRI可见小脑中脚白质病变。基因检测可发现*FMR1*基因突变。MSA-C型患者认知障碍少见。

7. 脊髓小脑性共济失调(spinocerebellar ataxia, SCA)：SCA是一组由基因突变导致的小脑、脑干、脊髓退行性变，以进行性小脑性共济失调、构音障碍为主要临床表现，可伴有锥体外系症状、锥体束症状、认知障碍、视力障碍、肌阵挛、眼肌麻痹等其他神经系统体征的遗传性疾病。患者可有家族史，不出现严重的自主神经功能障碍。影像上SCA患者与MSA-C患者有重叠，通过基因筛查明确诊断。

第七节 进行性核上性麻痹

进行性核上性麻痹(progressive supranuclear palsy, PSP)是一种较为常见的非典型帕金森综合征,文献报道日本的患病率为2~17/10万,高于欧美的3.1~6.5/10万的患病率,而我国目前尚无确切的流行病学资料。PSP的发病年龄一般为50~70岁,平均病程为5~9年,特征性的临床表现为垂直性核上性眼肌麻痹伴姿势不稳易跌倒。

【病程进展】

大多数神经变性病始于神经病理改变逐渐累积的临床前期(presymptomatic PSP phase),此阶段尚未达到出现临床症状所需的阈值。进行性核上性麻痹具有类似的疾病进程,从临床前期进展为临床早期,最终进展为符合经典PSP-RS或变异型进行性核上性麻痹诊断标准的全面症状期(symptomatic PSP phenotypes)。

1. 临床前期

进行性核上性麻痹的临床前期主要包括有早期病理改变但无临床症状的特殊人群,他们有出现进行性核上性麻痹临床症状的风险。由于目前临床前期的诊断仅依靠尸检病理学,而应用于临床还依靠新型分子生物学标志物的发展,因此,临床前期的诊断尚未纳入强调临床诊断的新诊断标准中。基于社区人群尸检和大型法医尸检的研究显示,高达2.1%~4.6%的无症状性老年人群出现进行性核上性麻痹病理改变,上述尸检结果与流行病学调查显示的PSP-RS低患病率形成鲜明对比,表明大多数临床前期患者并不进展至出现明显临床症状的阶段。

2. 临床早期

临床早期系指进展至全面症状期前的早期症状期,存在PSP-RS或1种变异型进行性核上性麻痹的1个或多个临床特征,但不满足二者诊断标准。"提示性进行性核上性麻痹"的定义中存在进展至PSP-RS、变异型进行性核上性麻痹或非进行性核上性麻痹的内在不确定性。未来,进行性核上性麻痹的诊断标志物可能有助于减少这种不确定性;然而目前,提示性进行性核上性麻痹仅用于存在疑似进行性核上性麻痹病理改变,且临床、实验室和影像学检查排除其他可能的诊断。早期识别提示性进行性核上性麻痹可以尽早启动神经调节治疗,延缓或避免严重功能障碍的发生。

3. 全面症状期

全面症状期系指最终进展为符合经典PSP-RS(PSP.Richardson'S syndrome, PSP-RS)或变异型进行性核上性麻痹诊断标准的阶段。近年来,基于尸检病理学研究,越来越多的变异型进行性核上性麻痹被报道,主要包括进行性核上性麻痹帕金森综合征型(PSP-P)、进行性核上性麻痹进展性冻结步态型(PSP-PGF)、进行性核上性麻痹皮质基底节综合征型(PSP-CBS)、进行性核上性麻痹言语障碍型(PSP-SL)、进行性核上性麻痹额叶症状型(PSP-F)和进行性核上性麻痹小脑共济失调型(PSP-C)。此外,亦有研究显示,随着病程进展,多数变异型进行性核上性麻痹患者最终进展为PSP-RS,但始终表现为变异型进行性核上性麻痹的患者明确诊断则十分困难,这可能也是目前临床诊断标准敏感性较差的主要原因。

【临床表现】

1. PSP-RS:临床主要表现为垂直性核上性凝视麻痹、严重姿势不稳伴早期跌倒、多巴胺无反应性锥体外系肌张力增高和轻度痴呆。垂直性核上性凝视麻痹是诊断PSP-RS的重要特征,但其出现时间各异,甚至发病后数年方出现。眼球活动速度减慢、眼球扫视速度减慢(尤以垂直运动显著)、视动性眼震减少或消失均是神经系统检查的早期提示性体征。

2. PSP-P：该型是基于尸检病理学发现的病程进展缓慢、早期表现类似帕金森病的临床表型，临床主要表现为非对称性震颤、动作迟缓和肌强直，对左旋多巴反应中等，疾病进展速度明显慢于PSP-RS。早期与帕金森病难以鉴别，生前难以明确诊断，多数患者表现出PSP-RS症状时方修正诊断为PSP-P。后期少见药物诱导的异动症、自主神经功能障碍和幻视，可以此与帕金森病相鉴别。

3. PSP-PGF：该型早期仅表现为单纯步态障碍，数年后方出现PSP-RS症状。临床主要表现为进行性步态障碍，起步踌躇，继而出现冻结步态，部分累及言语功能和书写能力，病程前5年不伴震颤、肌强直、痴呆或眼球活动障碍。该型可以高度预测进行性核上性麻痹。

4. PSP-CBS：该型系具有进行性核上性麻痹病理学特征的皮质基底节综合征(CBS)表型，临床主要表现为进行性非对称性肢体僵硬、失用、皮质感觉缺失、异己肢、肌张力障碍和动作迟缓，左旋多巴无反应。临床罕见，归于可能的(possible)进行性核上性麻痹，并归为很可能的4R tau蛋白相关疾病(进行性核上性麻痹或皮质基底节变性)。

5. PSP-SL：该型早期表现为具有非流利性变异型原发性进行性失语(nfvPPA)特点的言语障碍，即自发性言语欠流利、音律障碍、错语、失语法等，后期表现为典型PSP-RS症状，归于可能的进行性核上性麻痹，并归为很可能的4R tau蛋白相关疾病(进行性核上性麻痹或皮质基底节变性)。

6. PSP-F：该型首先表现为行为异常型额颞叶痴呆(bvFTD)，即人格、社交、行为和认知功能减退，数年后方出现运动症状。

7. PSP-C：该型临床罕见，临床出现PSP-RS症状前以小脑共济失调为首发和主要表现，缺乏自主神经功能障碍可以此与多系统萎缩小脑共济失调型(MSA-C)相鉴别。

【诊断标准】

2017年，国际运动障碍学会进行性核上性麻痹协作组组织专家制定新诊断标准，通过识别进行性核上性麻痹基本特征、核心特征和支持特征，分为确诊的、很可能的、可能的和提示性进行性核上性麻痹。

1. 基本特征

表1 进行性核上性麻痹的基本特征

基本特征	
须具备的标准 (B1)	(1) 散发
	(2) 年龄≥40岁首发
	(3) 逐渐进展
强制的排除标准 (B2)	临床表现
	(1) 显著的且无法解释的情景记忆障碍(提示AD)
	(2) 显著的且无法解释的自主神经功能障碍(提示MSA或DLB)
	(3) 显著的且无法解释的幻视或觉醒状态症状波动(提示DLB)
	(4) 多节段上下运动神经元受累体征
	(5) 突然发病和(或)阶梯式进展或快速进展的症状，结合影像学和实验室证据，提示血管源性、自身免疫性脑炎、代谢性脑病或朊蛋白病(PD)
	(6) 既往脑炎病史
	(7) 突出的肢体共济失调
	(8) 有明确病因的姿势不稳，如原发性感觉障碍、前庭功能障碍、严重肌肉痉挛或下运动神经元受累症状
	影像学表现
	(1) 严重的脑白质病变

	(2) 相关结构异常，如正常颅内压、阻塞性脑积水、基底节区、间脑、中脑、脑桥、延髓缺血或出血、缺氧缺血性脑病(HIE)、中枢神经系统肿瘤或畸形	
需综合判断的排除标准(B3)	影像学表现	
	(1) 突然发病和(或)阶梯式进展，应通过扩散加权成像(DWI)、FLAIR成像或T2*WI排除卒中、常染色体显性遗传性脑动脉病伴皮质下脑梗死和白质脑病(CADASIL)或严重的淀粉样脑血管病(CAA)	
	(2) 症状进展迅速，应结合DWI皮质和(或)皮质下高信号排除朊蛋白病	
	实验室检查	
	(1) 考虑PSP-CBS的患者，应通过PET-CT或脑脊液检查排除阿尔茨海默病	
	(2) 年龄<45岁的患者，应排除肝豆状核变性、C型Niemann-Pick病、甲状旁腺功能减退症、神经梅毒、神经棘红细胞增多症	
	(3) 疾病迅速进展的患者，应排除朊蛋白病、副肿瘤边缘性脑炎(PLE)	
	(4) 青年患者出现消化系统症状、关节痛、发热和非典型神经系统症状如肌肉律动(myorhythmia)，应排除Whipple病(WD)	
	遗传学检查	
	(1) 微管相关蛋白tau蛋白(MAPT)基因罕见突变不作为排除标准，但提示遗传性进行性核上性麻痹，而非散发性	
	(2) MAPT基因H2单倍体纯合子不作为排除标准，但使进行性核上性麻痹的诊断看起来不大可能	
	(3) 富亮氨酸重复序列激酶2(LRRK2)基因和Parkin基因罕见突变在尸检病理学证实的患者中被报道，但其与疾病的关系尚不明确	
	(4) 其他已知的可能模拟PSP表现的疾病的致病基因	

2. 核心特征

PSP的核心临床症状涉及四个方面的功能障碍，即：眼球活动障碍(Ocular motor dysfunction, O)、姿势平衡障碍(Postural instability, P)、运动不能(Akinesia, A)和认知功能障碍(Cognitive dysfunction, C)。根据诊断确定程度将核心特征由高至低依次分为1~3级。

表2 进行性核上性麻痹的核心特征

分级	1级	2级	3级
眼球活动障碍(O)	垂直核上性凝视麻痹(O1)	垂直扫视速度缓慢(O2)	频繁的方波急动或睁眼失用(O3)
姿势平衡障碍(P)	3年内多次无缘无故摔倒(P1)	3年内在后拉试验倾向于摔倒，阳性(P2)	3年内后拉试验后退超过两步(P3)
运动不能(A)	3年内进行性步态冻结(A1)	主要为中轴张力增高为主，美多芭反应不佳的帕金森综合征(A2)	不对称和/震颤和或美多芭反应不佳的帕金森综合征(A3)
认知功能障碍(C)	语言障碍，即原发性进行性失语或非流利性言语失调(C1)	额叶性认知/行为表现 (C2)	皮质基底节综合征(C3)

3. 支持特征

支持性特征是一些具有积极的预测价值，不足以使其成为诊断特征，但足以提供有用的辅助证据，以增加非正式诊断的信心。这些可分为临床线索(CC1 - CC4)和影像学表现(IF1, IF2)。可以解释为Buff级证据，在符合或不完全符合核心症状时，又没有绝对的排除标准，那么多符合一项此表内支持点即多一分诊断的可能性。

表3 进行性核上性麻痹的支持特征

临床症状	影像学表现
CC1:左旋多巴抵抗	IF1:中脑萎缩或低代谢
CC2:行动迟缓，痉挛性疼痛	IF2:突出后纹状体多巴胺能变性
CC3:吞咽困难	
CC4:畏光症	

【诊断标志物】

1. MRI：头部正中矢状位T1WI表现为中脑萎缩和小脑上脚萎缩可以作为进行性核上性麻痹与其他帕金森综合征的鉴别诊断依据。"蜂鸟征"和"牵牛花征"的诊断特异度均达100%，诊断灵敏度分别仅68.4%和50.0%。

2. PET-CT：^{18}F-脱氧葡萄糖(^{18}F-FDG)PET显示，4R tau蛋白相关疾病患者额叶、尾状核、中脑和丘脑葡萄糖呈低代谢，但其诊断价值尚缺乏深入研究。Tau蛋白PET显像(^{18}F-AV1451 PET)的发展为进行性核上性麻痹患者tau蛋白聚集和沉积的在体测量和定量分析提供机会，但其临床应用尚缺乏有力证据。既往研究显示，^{18}F-AV1451与进行性核上性麻痹患者尸体解剖组织切片中4R tau蛋白结合力较弱。还有其他几种新型选择性tau蛋白示踪剂(包括^{11}C-PBB3)可以与tau蛋白相结合，但目前证据尚不足以判断其潜在价值

3. 外周血和脑脊液生物学标志物：与阿尔茨海默病患者脑脊液特点不同，进行性核上性麻痹患者脑脊液总tau蛋白(t-tau)、磷酸化tau蛋白(p-tau)水平较正常对照者降低或不变。研究显示，外周血和脑脊液神经丝轻链(NfL)是目前唯一具有潜在诊断价值的生物学标志物，与正常对照者、帕金森病患者、帕金森病痴呆患者和路易体痴呆患者相比，进行性核上性麻痹患者外周血和脑脊液神经丝轻链水平显著升高，但上述结果尚未获得病理学研究的证实。

4. 生理标记：PSP-RS的主要临床特征是，垂直扫视速度减慢和波幅降低程度较水平扫视更加严重，且可用于尸检病理学证实的进行性核上性麻痹与其他疾病的鉴别诊断。此外，视网膜光学相干断层扫描术(OCT)是另一项潜在的生理标记，但尚处于早期研究阶段。

【治疗现状及前景】

目前尚无治疗进行性核上性麻痹的特效药物。药物治疗(如左旋多巴)对某些PSP-P和极少数PSP-RS患者具有中度、短暂性效果，但不足以改变病程。小样本临床试验显示，物理康复治疗对进行性核上性麻痹的临床症状有一定改善作用。睑板前肉毒毒素注射可能对睁眼失用症有改善作用。多项针对tau蛋白临床治疗试验即将开展，为有效治疗进行性核上性麻痹提供良好前景。

第八节 皮质基底节变性

皮质基底节变性(corticobasal degeneration, CBD)是基于病理学改变的诊断,而皮质基底节综合征(corticobasal syndrome, CBS)是基于临床症状和体征做出的临床诊断。CBD作为一种病理诊断,表现为皮质及黑质神经元丢失,皮质、基底节区及脑干的神经元和胶质细胞中存在广泛分布的过度磷酸化的tau蛋白沉积,特征性标志为主要集中于前额叶和运动前区的星形细胞斑(胶质细胞中tau蛋白沉积而形成)。在CBS患者中经尸检证实符合CBD病理特征的比例仅为25%~56%。2013年Neurology杂志发表了CBD诊断标准,目前认为CBS仅为CBD的一个临床亚型。另外,病理确诊CBD者,其临床表现可能与进行性核上性麻痹(progressive supranuclear palsy, PSP)、额颞叶痴呆(frontotemporal dementia, FTD)、帕金森病(Parkinson disease, PD)等极为相似。CBD常被认为是一种罕见疾病,多年以来缺乏统一的诊断标准,存在诊断不足现象。有关其患病率和发病率的资料较为缺乏。CBD占帕金森综合征的比例约为4%~6%,据此推算其发病率约为每年0.62~0.92/10万,患病率约为4.9~7.3/10万。

【临床表现】

一般发病年龄为60~80岁,平均63岁。多为散发性,常无家族史。起病隐匿,核心临床症状为进行性非对称性肌强直及失用。

1. 运动症状:表现为进行性非对称性起病的左旋多巴抵抗为特点的帕金森症(Parkinsonism)、肌张力障碍和肌阵挛。

(1) 肌强直及运动迟缓:肢体的肌强直为最常见的症状,85%的CBD患者存在肢体的强直,受累肢体常同时伴有肌张力障碍和失用。此外,在疾病初期约27%的CBD患者伴有颈部及躯干强直,随疾病发展这一比例可达69%。患者常表现为单侧上肢进行性强直、运动迟缓及失用,发展至同侧下肢或对侧上肢,多于几年后因强直性无动而卧床。

(2) 震颤:可以表现为静止性、姿势性及动作性震颤的混合,与PD患者表现的4~6Hz的静止性震颤不同。常发展至肌阵挛,早期低频的肌阵挛可与震颤相混淆。

(3) 姿势步态障碍:存在姿势不稳或跌倒的CBD患者约占73%,但在疾病初期仅为33%左右。与PSP不同的是,PSP患者多在起病一年左右出现姿势障碍及跌倒。

(4) 左旋多巴抵抗:经左旋多巴治疗后,可表现为短暂性轻至中度改善,但持续性改善及左旋多巴引起的异动症罕见。

(5) 肌张力障碍:肌张力障碍是早期常见症状之一,在CBD或CBS患者中,有肌张力障碍表现者占59%~71%,但在CBS病理诊断为CBD的患者中仅占38%左右,且肢体的肌张力障碍仅占20%左右,其他表现可能为颈部肌张力障碍及眼睑痉挛等。患者肌张力障碍可累及单侧上肢,起病时可能仅在拿东西或行走时出现肌张力障碍,上肢可表现为握拳且一个或几个手指过伸的姿势,而少数以下肢起病的患者可表现为单侧下肢紧张性内旋,行走困难,少数也可出现由左旋多巴引起的肌张力障碍。

(6) 肌阵挛:临床上55%~93%的CBS出现肌阵挛,但在同时诊断为CBD的患者中约占27%。患者的肌阵挛通常出现于单侧上肢,也可出现于面部。包括局部肌阵挛、刺激敏感性肌阵挛(受到触觉刺激时肌阵挛频率及振幅增加)或运动性肌阵挛(运动时增加)。

2. 高级皮层症状:包括失用、异己肢现象、皮质感觉障碍、认知障碍、行为障碍和失语。

(1) 失用:受累肢体的失用是其核心症状之一。57%的CBD患者有肢体失用。观念运动性失用为最常见的类型(患者失去依靠语义记忆完成动作的能力,表现为不能按照指令完成复杂动作或模仿动作,但患者知道如何做,并可说出,可自发完成相关动作。如在令患者拿起手机时无法完成，但手机响铃时可自然拿起)，也可表现为部分肢体运动性失用、口部失用、睁眼失用等。

(2) 异己肢：表现为复杂无意识的肢体运动，或感觉肢体不是自己的一部分且有其自己的意志，也可仅仅表现为简单的肢体不受控制的抬高。

(3) 皮层感觉障碍：表现为麻木或刺痛，受累关节位置觉、两点辨别觉、实体感觉障碍，也可出现视觉忽视。

(4) 言语障碍：典型症状为非流利性失语。CBD失语可表现为原发性进行性失语(primary progressive aphasia, PPA)，其中进行性非流利性失语(progressive nonfluent aphasia, PNFA)为最常见的类型。CBD失语可发展为缄默。言语失用症(apraxia of speech, AOS)可以单独出现也可与失语同时出现。

(5) 认知障碍和精神症状：早期较少出现严重认知障碍，患者常有主观记忆力障碍的主诉，可伴记忆或非记忆功能障碍(如执行或语言功能障碍)，认知功能评估主要表现为执行功能、言语、视空间功能障碍，而记忆功能相对保留。但CBD也可出现遗忘型的认知障碍，常常导致其误诊为阿尔茨海默病(Alzheimer disease, AD)。额叶行为空间综合征(frontal behavioral-spatial syndrome, FBS)可突出表现为行为障碍及执行功能障碍。精神症状常表现为淡漠、抑郁或额叶行为障碍(性格改变、行为异常、易激、冲动控制障碍、性欲亢进)，很少出现视幻觉。

3. 其他表现：约有37%的CBD患者早期有水平扫视困难，63%的患者病程中出现核上性眼肌麻痹，但常出现在疾病晚期。约有50%的CBD患者伴有腱反射活跃或亢进。

【辅助检查】

1. 神经影像学检查(1)结构影像学：CBD影像学多表现为大脑额、颞、顶部不对称皮质萎缩。CBD及CBS的典型MRI表现为运动前区、辅助运动区和扣带回后部、额叶中部不对称性皮质萎缩。(2)功能影像学：弥散张量成像(diffusion tensor imaging, DTI)检查可显示胼胝体及皮层-脊髓束白质纤维及下丘脑异常。单光子发射计算机断层成像术(SPECT)和正电子发射断层成像术(PET)检查显示不对称性额颞叶及基底节葡萄糖代谢及灌注减低。多巴胺转运体(DAT)成像检查可发现CBD患者不对称性皮质及基底节区DAT活性下降。tau蛋白PET成像检查可提示CBD患者皮质及基底节的tau蛋白沉积，但采用不同放射性配体的有关表现仍需进一步研究。(3)经颅超声(transcranial sonography, TCS)检查可能显示双侧黑质强回声。关于临床分型的影像学表现，有研究认为：额颞叶萎缩提示FBS可能性大，颞顶叶萎缩提示AD可能性大，运动前区及辅助运动区的局灶性萎缩提示CBS及进行性核上性麻痹综合征(progressive supranuclear palsy syndrome, PSPS)可能性大，尚需进一步证实。

2. 基因检测尚未发现与CBD发病相关的明确致病基因。目前研究显示CBD的病理机制主要为tau的异常沉积，微管相关蛋白tau基因(microtubule associated protein tau, MAPT)突变可导致CBD。

【临床分型】

CBD通常可分4种表型，其中CBS是最常见的表型，其他还包括FBS；非流利型或语法缺失型原发性进行性失语(nonfluent/agrammatic variant of primary progressive aphasia, naPPA)；PSPS亦可表现为多种表型的混合，约5%为上述表型的混合表现。CBD临床表型具体特征见表1。

表 1 CBD临床表型及特征

临床表型	临床表现
CBS	
很可能CBS	非对称性,并满足以下a～c中的2个运动症状和d～f中的2个皮层症状:(a)肢强直或运动迟缓;(b)肢体肌张力障碍;(c)肢体肌阵挛;(d)口或肢体失用;(e)皮质感觉障碍;(f)异己肢
可能CBS	可以为对称性,并满足以下a～c中1个运动症状和d～f中1个皮层症状:(a)肢强直或行动迟缓;(b)肢体肌张力障碍;(c)肢体肌阵挛;(d)口或肢体失用;(e)皮质感觉障碍;(f)异己肢
FBS	满足以下2个症状:(a)执行功能障碍;(b)行为或人格改变;(c)视空间功能障碍
naPPA	语法错误加以下1个症状:(a)语法或句子理解障碍而单个词语理解相对保留;(b)言语产生困难(言语失用症)
PSPS	满足以下3个症状:(a)轴性或对称性肢强直及运动障碍;(b)姿势不稳或跌倒;(c)尿失禁;(d)行为改变;(e)核上性垂直凝视麻痹或垂直扫视速度下降

注:CBD:皮质基底节变性,CBS:皮质基底节综合征,FBS:额叶行为空间综合征,naPPA:非流利性原发性进行性失语,PSPS:进行性核上性麻痹综合征;表2同

【诊断标准】

目前诊断主要依据2013年Armstrong等提出的诊断标准,根据表1中4种临床表型将CBD诊断标准分为很可能CBD及可能CBD(表2)。不支持诊断的特点:(1)路易小体病相关证据:典型的4～6Hz静止性震颤,持续左旋多巴反应性或幻觉。(2)多系统萎缩相关证据:自主神经系统障碍或小脑症状。(3)肌萎缩侧索硬化相关证据:上下运动神经元同时受累症状。(4)语义性痴呆或音韵失调型原发性进行性失语。(5)局部性脑损伤引起的结构性损害。(6)颗粒体蛋白PGRN基因突变;TDP-43基因突变、FUS突变。(7)AD相关证据如:AD相关基因突变等(可能排除部分合并淀粉样变的CBD,但也可能导致部分CBD病例漏诊)。

表 2 CBD诊断标准

指标	很可能CBD	可能CBD
起病特点	隐袭起病,逐渐进展	隐袭起病,逐渐进展
症状持续时间	至少1年	至少1年
起病年龄	≥50岁	无
家族史(2个或以上亲属)	排除	允许
可能的表型	(1)很可能CBS;或(2)FBS或naPPA加上至少1条CBS特征(a～f*)	(1)可能CBS;或(2)FBS或naPPA;或(3)PSPS加上至少1条CBS特征(b～f*)
tau蛋白相关基因突变	排除	允许

【鉴别诊断】

1. PD:患者的震颤多表现为4～6Hz的静止性震颤,若隐袭起病,病程长,对左旋多巴有持续反应性,应考虑PD。CBD的震颤多为姿势性和动作性,可进展为肌阵挛,震颤及强直多见于上肢,且对左旋多巴治疗反应差,常伴有皮质感觉缺失、失用和异己肢等。中晚期CBD患者的MRI可见不对称性额顶叶皮质萎缩。

2. PSP:若早期出现垂直性眼肌麻痹、步态障碍及跌倒,需考虑PSP,可有假性球麻痹及额叶性痴呆的表现。CBD与PSP都可出现强直、姿势不稳。CBD患者多伴有肌阵挛、皮质感觉缺失、失用、异己肢征等;CBD的临床分型中PSPS型的临床表现与PSP早期临床难以鉴别,后期可出现核上性凝视麻痹和跌倒。PSP患者头颅MRI(正中矢状位T1WI)可表现为以中脑萎缩为主的特征性征象:中脑被盖上缘平坦及蜂鸟征。PSP和CBD在临床上鉴别诊断困难。

3. AD:AD患者多在早期出现近记忆损害,早期遗忘症状明显及存在AD相关基因突变需排除AD,而CBD患者的认知功能障碍多于病程中晚期出现,且学习和记忆相对保留,主要表现为皮质感觉缺失、失用、异己肢征突出。AD患者MRI检查显示的海马萎缩有助于和CBD相鉴别,AD患者脑脊液Aβ42降低也有助于鉴别。

4. DLB:DLB患者主要表现为帕金森综合征、波动性认知功能障碍和视幻觉,常伴有快速眼动睡眠期行为障碍(rapid eyemovement sleep behavior disorder, RBD),可有记忆缺失、失语、失用、皮质感觉缺失等。CBD患者幻觉少见有助于鉴别。

因此，为排除上述疾病，表现为CBS的患者出现下述3种情况，则不考虑CBD诊断：(1) 持续多巴胺治疗有效大于两年；(2)起病2年内出现垂直性眼肌麻痹；(3)病程大于10年。

【治疗】

1. 症状性治疗：症状性治疗一般是针对患者的运动症状及认知和精神症状，这些治疗由于缺乏大规模临床随机对照试验的证据，大部分为Ⅳ级证据。同时，综合治疗的非药物性治疗及姑息治疗同样是CBS治疗中重要的一部分(图1)。

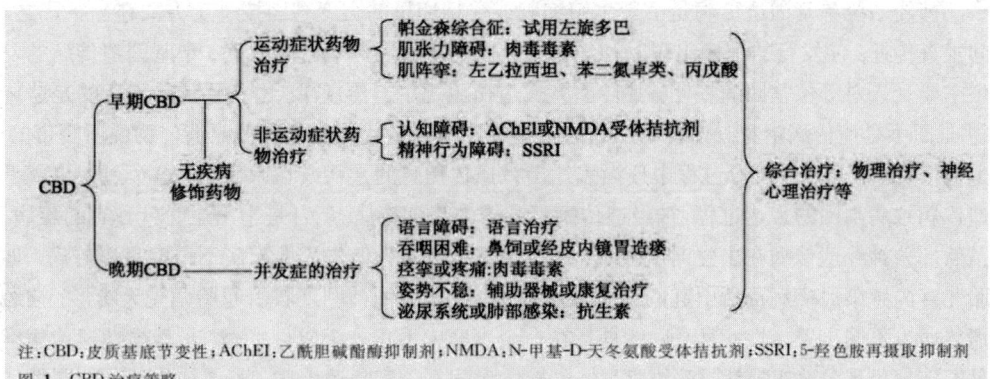

注：CBD：皮质基底节变性；AChEI：乙酰胆碱酯酶抑制剂；NMDA：N-甲基-D-天冬氨酸受体拮抗剂；SSRI：5-羟色胺再摄取抑制剂
图1 CBD治疗策略

(1) 帕金森综合征：56%病理确诊CBD的患者服用左旋多巴后有轻度疗效，服用后出现左旋多巴引起的肌张力障碍及舞蹈样动作的患者较为罕见。对左旋多巴反应欠佳的患者，可适量加量复方左旋多巴，剂量为1.0g/d，但此剂量持续2个月无明显改善需考虑患者对左旋多巴无效，可考虑停用。不推荐使用抗胆碱能药物。

(2) 肌张力障碍：肉毒毒素注射可能有效，可缓解异常姿势、疼痛。仅小部分CBS患者肌张力障碍应用左旋多巴有效，但左旋多巴可能加重眼睑痉挛及导致左旋多巴引起的肌张力障碍。有研究结果显示抗胆碱药物、金刚烷胺、普萘洛尔、苯巴比妥、溴隐亭、阿米替林以及丙戊酸均不能改善肌张力障碍，但确切结果仍需大样本随机对照试验证实。

(3) 肌阵挛：常用左乙拉西坦或苯二氮卓类药物治疗。有研究表明丙戊酸钠、吡拉西坦及加巴喷丁可能有效。应注意苯二氮卓类可能引起不良反应。

(4) 认知障碍及精神症状：乙酰胆碱酯酶抑制剂和N-甲基-D-天冬氨酸(NMDA)受体拮抗剂可能有效，尤其是对于潜在的病理机制为AD的患者。精神症状如易激惹及攻击等症状需进行抗精神病药物治疗，常用药物为利培酮、奥氮平、喹硫平、氯氮平，或使用卡马西平、丙戊酸。抑郁症状可应用5-羟色胺再摄取抑制剂(SSRI)。对于焦虑症状，苯二氮卓类药物可能有效。

(5) 非药物治疗：非药物治疗包括物理治疗、语言治疗、神经心理治疗等。最近研究表明重复经颅磁刺激(repetitive transcranial magnetic stimulation)可能改善CBD患者的生活质量，左侧顶叶的阳极经颅直流电刺激(transcranial direct current stimulation)对CBS患者语言功能可能有改善作用。脑深部电刺激(deep brain stimulation)对CBD患者无明显疗效。

(6) 姑息治疗：注意防止褥疮，出现严重吞咽困难时可给予鼻饲或经皮内镜胃造瘘。

2. 疾病修饰治疗药物目前尚无针对CBD患者的疾病修饰药物。

第九章 神经系统遗传性疾病

神经系统遗传性疾病(genetic disease of the nervous system)是指由遗传物质(染色体、基因和线粒体)的结构和功能改变所致的、主要累及神经系统的遗传病。遗传物质结构和功能改变可以发生在生殖细胞和受精卵引起染色体病、单基因病、多基因病和线粒体基因病，也可发生在体细胞引起体细胞遗传病。本章主要介绍神经系统常见的单基因遗传病。

神经系统单基因遗传病是由于生殖细胞或受精卵里的突变基因按一定方式在上下代之间垂直传递，使发育的个体出现以神经系统缺陷为主要临床表现的疾病。单基因遗传病的发生主要受一对等位基因的控制，其传递方式遵循孟德尔遗传规律。由亲代传给后代的是遗传物质，而不是遗传病本身，遗传物质通过生殖细胞传给后代，后代即按照遗传物质所携带的遗传信息，在生长、发育过程中逐渐表达出该遗传信息的性状或临床症状，这个过程也就是遗传病致病基因的表达过程。神经遗传病不同于先天性疾病，后者是指出生时就具有的疾病。虽然部分神经遗传病在出生时就显示症状，如先天愚型；但先天性疾病不一定是遗传病，如胎儿宫内感染风疹病毒所引起的先天性心脏病，孕妇服用沙利度胺引起胎儿先天畸形。神经遗传病也不同于家族性疾病，后者是指在一个家庭中不止一个成员患病。虽然显性遗传病常见家族聚集现象，如腓骨肌萎缩症；但家族性疾病不一定是遗传病，若单纯由某种相同的环境因子作用则可引起非遗传性的家族性疾病，如缺碘引起的家族性甲状腺功能减退症、维生素A缺乏引起的家族性夜盲症。

【神经遗传病分类及遗传方式】

在医学实践中，神经遗传病学的意义在于病因学上的阐明。神经遗传病的病因是遗传物质的改变，依据遗传物质改变的不同，可将神经系统遗传病分为五大类。

1.单基因遗传病 是指单个基因发生碱基替代、插入、缺失、重复或动态突变所引起的疾病。人类体细胞染色体是成对的，其上的基因也是成对的。在一对同源染色体上，可以其中一条带有突变基因，也可以两条染色体上对应位点都带有突变基因。单基因遗传病通常呈现特征性的家系传递格局，符合孟德尔遗传定律，所以又称为孟德尔病(Mendelian disorder)。其遗传方式有常染色体显性遗传、常染色体隐性遗传、X连锁隐性遗传、X连锁显性遗传、Y连锁遗传和动态突变性遗传等。常染色体显性遗传病的致病基因位于1-22号染色体上，杂合子即可发病。累及神经系统的遗传病约一半以上是以这种方式遗传，如结节性硬化症、遗传性痉挛性截瘫、家族性肌萎缩侧索硬化症、神经纤维瘤病、腓骨肌萎缩症和面肩肱型肌营养不良症等。常染色体隐性遗传病的突变基因也位于1~22号染色体上，杂合子不发病，但为致病基因携带者，纯合子才发病。绝大多数遗传代谢病以这种方式遗传，如苯丙酮尿症、肝豆状核变性、枫糖尿症和有机酸尿症等，但发病率不高。较常见的常染色体隐性遗传病有肝豆状核变性、脊肌萎缩症、肢带型肌营养不良等。X连锁隐性遗传病的致病基因位于X染体上，杂合子不发病，纯合子或半合子发病。纯合子患者很少见，临床上基本上只有作为半合子的男性患病，如假肥大型肌营养不良症、肯尼迪病、肾上腺白质营养不良症、Menkes病等。X连锁显性遗传病的致病基因也位于X染色体上，杂合子和半合子均可发病，但男性患者的病情一般比女性严重，如X连锁显性遗传的腓骨肌萎缩症。Y连锁遗传病的致病基因位于Y染色体上，它随Y染色体传递，从男性传给男性，有致病基因就发病，呈全男性遗传。动态突变性遗传病是近十多年来才认识的一种新的基因突变方式，致病基因多位于常染色体或X染色体上，为显性遗传，致病基因重复顺序的异常扩增(如编码谷氨酰胺的密码CAGCAGCAG异常扩增)导致患者出现遗传早现的临床特征，即发病时间一代比一代早，症状一代比一代重，这是由于其动态突变的序列一代比一代长所致。常见的动态突变的遗传病有脆性 X 染色体综合征、Huntington 病、齿状核红核苍白球丘脑底核萎缩、脊髓小脑性共济失调、脊髓延髓肌萎缩症、Friedreich 共济失调、强直性肌营养不良症和眼咽型肌营养不良症等。

2.多基因遗传病 是指一个以上基因突变的累加效应与环境因素相互作用所致的疾病。多基因遗传病包括一些先天性发育异常和一些常见病，有家族聚集现象，但无单基因遗传病那样明确的家系传递规律，不符合孟德尔遗传。常见的神经系统多基因遗传病有癫痫、偏头痛、帕金森病、老年性痴呆、神经管缺陷和脑动脉硬化症等。尽管神经系统的多基因遗传病的病种远不及单基因遗传病的病种多，但每种多基因遗传病患者的数量则远远超过单基因遗传病的数量。

3、线粒体遗传病 由线粒体 DNA 上的基因突变所致，随同线粒体传递，为母系遗传，常见病有 Leber 视神经萎缩、线粒体肌病、线粒体脑肌病等。

4.染色体病 由染色体数目或结构异常所致，人类体细胞中有 23 对染色体，如果在生殖细胞发生和受精卵早期发育过程中发生差错，就会产生染色体的数目多于或少于 23 对染色体。虽然它们的基因是正常的，但基因组的平衡被打破了，故患者表现为各种先天发育异常。如先天愚型患者的体细胞中多了一个 21 号染色体，有三条 21 号染色体，称之为 21 三体。目前已知的染色体病有 300 多种，出生时该病的发生率为 0.7%，在妊娠最初三个月的自发性流产中，染色体畸变约占一半。

5.体细胞遗传病 为体细胞中遗传物质改变所致的疾病。因它是体细胞中遗传物质的改变，故一般不向后代传递。各种肿瘤的发病都涉及特定组织中的染色体和癌基因或抑癌基因的变化，即肿瘤的发生关键在于遗传物质的突变，故肿瘤是体细胞遗传病。虽然体细胞遗传病一般不向后代传递，但癌家族有家族性癌肿的遗传易感性，如大肠癌。

临床应用上，除上述按受累的遗传物质分类外，还有按受累的解剖部位分类，如遗传性周围神经病(脑神经和脊神经)、遗传性脊髓-脑干-小脑系统疾病(遗传性共济失调、遗传性痉挛性截瘫)、遗传性锥体外系疾病、遗传性运动神经元病、遗传性肌肉疾病、遗传性神经皮肤综合征等。另外还有按基因型分类，如脊髓小脑性共济失调Ⅰ型、Ⅱ型、Ⅲ型；腓骨肌萎缩症 1A、1B、1C，腓骨肌萎缩症 2A、2B、2C、2D 型等。这是因为它们的临床表现复杂、疾病亚型之间症状体征互相重叠不易区分，故用基因型分类法对这类疾病的亚型区分之。

【症状和体征】

神经系统遗传病的临床症状具有多样性，包括共共同性症状、特征性症状和非特异性症状。①共同性症状：即很多神经遗传病均具有的临床表现，如智能发育不全、痴呆、行为异常、语言障碍、抽搐、眼球震颤、不自主运动、共济失调、笨拙、瘫痪、感觉异常常、肌张力改变和肌肉萎缩等，还可有面部五官畸形、脊柱裂、弓足、指趾畸形、皮肤毛发异常和肝脾肿大等。②特征性症状：即某些神经遗传病的特殊表现，具有诊断价值或重要提示，如肝豆核变性的 K-F 环、强直性肌营养不良症的肌强直，黑矇性痴呆的眼底樱桃红斑、共济失调毛细血管扩张症的结合膜毛细血管扩张、神经纤维瘤病皮肤的牛奶咖啡斑、结节性硬化症的面部血管纤维瘤、肌营养不良的学龄前男孩的小腿腓肠肌假性肥大等。③非特异性症状：即其他非神经遗传病也常有的症状，如肌萎缩、肌无力、感觉异常等。

【诊断】

神经遗传病是神经系统疾病中较难诊断的一组疾病，不仅需要询问详细的病史，还要了解家族发病情况并画出详细的系谱图；不仅需要进行仔细的神经系统检查，还需要了解身体的其他系统或其他脏器是否受累；最后确诊则依赖于染色体检测或致病基因检测的结果。神经遗传病不仅影响患者个体，还可影响一个家庭或一个家族的生活质量。因此，该组疾病的早期诊断十分重要，它是提高人口素质，做好遗传咨询和减少神经遗传病的重要途径。

(一)病史采集

病史询问是诊断神经遗传病最重要的环节。

首先要清楚患者的性别和年龄。因为，常染色体遗传病两性罹患机会相等，而X连锁隐性遗传病几乎全是男性发病，女性为携带者。发病年龄在各个病种亦存在差异，如脊髓性肌萎缩症(spinalmuscular atrophy, SMA)出生不久即可发病；Duchene肌营养不良患者一般在10岁之前发病；WD患者在10~20岁之间发病最常见；HD患者一般在中年开始起病，少数在青少年起病。

起病方式和病程进展也应详细询问。多数神经遗传病起病隐匿，并呈进行性加重。但也有例外情况，比如伴有皮质下梗死和白质脑病的常染色体显性遗传性脑动脉病(cerebral autosomal dominant arteriopathy with subcortical infarcts and leukoencephalopathy, CADSIL),在每次脑梗死发作后症状更严重，病程呈阶梯状恶化；又如PKD，在婴幼儿、儿童和青少年时期发作频繁，成人之后发作次数明显减少甚至不再发作；再如LSM，患者常在运动后会出现症状明显加重。

(二)家系调查和系谱图绘制

遗传病的一个重要特点是部分有血缘关系的家族成员往往会出现类似的症状。在过去，近亲婚配较常见，因此某些隐性遗传疾病发病率较高，现今近亲结婚明显减少，但仍需要注意新出现的社会现象，比如患者是否系领养或其母是否人工授精怀孕产下患者，或者其兄弟姐妹是否存在同父异母或同母异父的情况，上述家系情况均需要详细了解。绘制系谱图则可以进一步了解该病的遗传方式及某些特殊情况，有助于疾病的诊断。

(三)体检

神经遗传病除了常规的神经系统体检外，应注意某些特定的体征。例如见到角膜K-F环应考虑WD；眼底樱桃红斑应考虑黑矇性痴呆、Nimann-pick病等；皮肤上有多发性神经纤维瘤与牛奶咖啡斑则极可能是神经纤维瘤病；中年人舞蹈样动作应首先考虑HD；斧头脸、鹅颈、早秃和肌强直者，应考虑强直性肌营养不良；"鸭步"、"Gower"征且有明显腓肠肌肥大者，即可诊断DMD/BMD；"猫脸"和"鱼嘴"是面肩肱型肌营养不良症患者的特殊面容；大腿下三分之一以下出现明显肌萎缩，呈倒花瓶状，应注意腓骨肌萎缩症；对有怪异面容、躯体发育障碍、智力发育不全、皮纹异常的患儿，应想到染色体疾病的可能。除了注意上述体征外，还应注意是否有其他系统受累的情况。

神经遗传病按疾病受累范围大致可分为四类：①全身多脏器受累为主要表现，神经系统为次要表现。比如Down综合征和Angleman综合征可有特殊面容、心脏畸形、骨骼畸形等，同时伴有智能障碍；Nimann-pick病可有肝脾肿大、血细胞下降、骨骼畸形等，渐出现智能障碍、癫痫发作和共济失调等。上述疾病全身多脏器的异常表现突出，使得神经系统表现反而不引人注意，因此诊断也多不依赖于神经系统表现。②神经系统受累均为主要表现,同时伴有全身多脏器受累。比如WD患者，主要表现为锥体外系症状和肝脏损害，另外还有肾脏、骨骼和血液系统受累；再如遗传性淀粉样变性周围神经病(familial amyloid polyneuropathy, FAP)，主要表现为周围神经损害，另外可有白内障、肥厚性心肌病和体位性低血压等，对于这类疾病，神经系统表现是诊断的重要依据。③无其他脏器受累，但累及多个神经部位，比如Leigh综合征可以导致基底节区损伤，产生锥体外系症状，也可累及视神经和听神经导致失明和失聪，还能累及肌肉,导致吞咽、发音以及眼球运动困难等，但Leigh综合征很少出现神经系统以外的症状。④单一累及某个神经部位。比如Leber视神经萎缩，该病是线粒体病，主要表现为进行性视力减退，常见突变位点有mtDNA G3460A, G11778A和T14484C

位点突变，三者占所有突变的 90%以上。本病很少累及视神经以外的部位。理清疾病的受累范围将有助于诊断，对于某些疑难病症，以神经系统以外的症状作为突破口可能使诊断更容易一些。

(四)辅助检查

神经遗传病的辅助检查包括染色体检查、基因检测以及针对疾病性质的特异性检查等。

1.染色体检查 是诊断遗传病最古老的方法，系指采取患者外围血，分离白细胞，并以秋水仙素处理后，在细胞有丝分裂期终止并染色，从形态和数量上观察染色体有否畸形、易位、倒错以及总体数目是否异常。此方法仅用于染色体病。

2.基因检测 是通过分子生物学和分子遗传学技术，直接检测基因的结构水平及其表达水平是否异常，从而对疾病做出判断。基因分析和基因工程技术的革命性突破主要归功于聚合酶链反应(polymerasechain reaction, PCR)的发展和应用。应用 PCR 技术可以使特定的基因或 DNA 片段在短短的 2~3 小时内体外扩增数十万至百万倍。PCR 产物通过限制性内切酶法或直接测序即可获知受试样本有无突变，这是目前临床上诊断神经遗传病最常用的方法。基因检测的材料可以取自患者的周围血淋巴细胞、皮肤成纤维细胞、羊水细胞、胚胎绒毛细胞等，以周围血淋巴细胞最为常用。若进行产前诊断，则应采样羊水细胞。

另外基因芯片技术近年也得到较大发展，该技术采用大量探针分子固定于支持物上后与标记的样品分子进行杂交，通过检测每个探针分子的杂交信号强度进而获取样品分子的数量和序列信息。基因芯片是一种大规模、高通量检测技术，其优点有以下几个方面：一是高度的灵敏性和准确性；二是快速简便；三是可同时检测多种疾病。不过高昂的价格使其不能广泛应用于临床。

基因检测需要有专门的实验室和技术设备条件，操作人员必须进行专业技术培训，前期准备工作时人力、物力消耗均较大，因此只有在有条件的医院才能进行。

3.其他检查 其他针对疾病性质的实验室或影像学检查也有参考价值。某些遗传性疾病，如 Gaucher 病，它是一种全身性遗传病，肝、脾、骨髓均可受累，若能在骨髓或肝穿刺的组织中找到 Gaucher 细胞，诊断即可成立。同样，Nimann-pick 病者，若能在骨髓组织上中找到"泡沫"细胞，亦有助于本病的诊断。血浆中长链饱和脂肪酸水平增高时，则有利于肾上腺脑白质营养不良症的诊断；血浆中植烷酸水平增高，可为诊断 Refsum 病提供依据。血清铜蓝蛋白降低为诊断 WD 提供依据。头颅磁共振如见到中脑"熊猫眼征"应考虑 WD；出现虎眼征应考虑 Hallervorden Spartz 综合征；出现大脑皮层，特别是枕叶皮层反复脑梗死病灶时需要考虑线粒体脑病。

在神经系统疾病中，神经遗传病相对少见，因此临床上除了注意不漏诊外，也应注意许多其他原因导致的神经疾病表现与神经遗传病十分相似，此时应秉持"多见多考虑，少见少考虑"的原则进行分析，不可过多过滥地诊断神经遗传病。我国人口基数庞大，在神经遗传病研究方面有一定优势，随着国内医务人员和研究人员对神经遗传病认识的逐步提高，相信会有更多的致病基因被国内学者克隆出来。

第一节 遗传性共济失调

遗传性共济失调(hereditary ataxia, HA)是指由遗传因素所致的以共济运动障碍、辨距不良为主要临床表现的一大类中枢神经系统变性疾病,约占神经遗传病的10%~15%。虽然其临床症状复杂、交错重叠、具有高度的遗传异质性、分类困难,但具有世代相传的遗传背景,共济失调的临床表现及脊髓、小脑、脑干损害为主的病理改变三大特征。除了脊髓、小脑和脑干及其传导纤维是主要病变部位外,其他如脊神经、颅神经、交感神经、基底节、丘脑、丘脑下部、大脑皮质等均可受累。还可伴有其他系统异常,如骨骼、眼、前庭、耳蜗、心脏、内分泌及皮肤病变等。发病年龄多在20~40岁,但也有婴幼儿及老年发病者。遗传方式主要呈常染色体显性遗传,也可呈常染色体隐性遗传、X连锁遗传,散发病例也不少见。主要临床表现有小脑性共济失调、辨距不良、构音障碍、眼球震颤、眼肌麻痹、锥体束征、锥体外系征等,还可伴有非神经系统表现如骨骼畸形、突眼、内分泌失调、心肌肥厚及传导阻滞等。大部分遗传性共济失调的病因和发病机制尚未阐明,酶缺乏、生化缺陷、三核苷酸动态突变、线粒体功能缺陷、DNA修复功能缺陷等与发病有关。近来的研究证实多聚谷氨酰胺的毒性作用是引起这类遗传性神经变性病的共同机制。遗传性共济失调主要根据患者的临床特征、遗传方式和生化改变来分。常染色体显性小脑共济失调(autosomal dominant cerebellar ataxia, ADCA)是一大组遗传异质性疾病,近年来大部分亚型的基因已被克隆和测序,弄清了三核苷酸重复序列动态突变,即致病基因内三核苷酸如(CAG)的拷贝数逐代增加的突变是致病原因,其病理改变以小脑、脊髓和脑干变性为主,故称为脊髓小脑性共济失调(spinocerebellar ataxia, SCA),根据其临床特点和基因定位可分为各种不同的亚型。

一、Friedreich 共济失调

Friedreich共济失调(Friedreich ataxia, FRDA)也称少年脊髓型共济失调,由Friedreich(1863年)首先报道。在西方国家发病率高,但亚洲并不多见。人群患病率为2/10万,常染色体隐性遗传,近亲结婚发病率高,可达5.6%~28%。少年期缓慢起病,男女均受累,症状进行性加重。主要临床特征为进行性上肢和步态共济失调、构音障碍、腱反射消失、深感觉丧失、Babinski征阳性等神经系统症状和体征,常伴有心脏损害、糖尿病、骨骼畸形等非神经系统表现。多数患者病后15年左右需用轮椅,通常死于心力衰竭或糖尿病晚期并发症。病理改变主要在脊髓后索、侧索及心肌。

【病因与发病机制】

Friedreich共济失调是位于9号染色体长臂(9q13-21.1)的FRDA基因缺陷所致。Chamberlain(1988年)将FRDA基因定位在9q13-21.1, Campuzano(1996年)克隆了FRDA基因(X25)基因3'端部分序孔,并发现在一个内含子序列上有GAA重复异常。Carvajal(1996年)克隆了整个FRDA基阳(STM7基因)的全长cDNA,发现动态突变的GAA重复顺序位于18号内含子。正常人GAA重复42次以下,95%以上的患者重复66~1700次,扩增的GAA形成的异常螺旋结构可抑制基因转录。引起突变的原因尚不清楚,可能与基因内单个碱基的置换或丢失有关。FRDA基因组跨度为450kb,含有24个外显子,编码的蛋白产物主要分布于脊髓、心脏、小脑、骨骼肌及肝脏等细胞的线粒体的内摸。FRDA基因编码产物与人类胎盘4-磷脂酰肌醇蛋白激酶有较大的同源性,可调控4,5-二磷酸磷脂酰肌醇的合成,后者参与机体细胞之间多种信号传递,执行分泌调节、细胞分化、细胞繁殖等生理功。当FRDA基因中的GAA重复次数超过66次时,影响了基因的转录而使其蛋白产物减少及在脊髓、小脑和心脏等部位的细胞分化、代谢障碍而发病。

【病理】

肉眼可见脊髓变细，胸段为著。镜下主要病变在脊髓后索、脊髓小脑束和皮质脊髓束，髓鞘和轴索断裂，结构大量丧失，Clark柱神经细胞丢失，致脊髓萎缩变性，胶质增生。脑干神经核和传导束也变性萎缩。小脑皮层和齿状核及小脑脚受累较轻。周围神经脱髓鞘，胶质增生；后根神经节的大神经细胞及其离心和向心的纤维的有髓纤维受损最重，而无髓纤维弥漫性变性和结缔组织增生，也有淋巴细胞和嗜伊红细胞浸润。心脏因心肌肥厚而扩大。

【临床表现】

1.通常8~15岁隐袭起病，偶见婴儿和50岁以后起病者。

2.首发症状为双下肢共济失调，步态不稳、步态蹒跚、左右摇晃、易于跌倒；继而发展到双上肢共济失调，动作笨拙、辨距不良、取物不准和意向性震颤；常有言语不清或暴发性语言、心慌气短、心绞痛、心力衰竭、视听力减退、反应迟钝。

3.查体可见水平眼震，垂直性和旋转性眼震较少，双下肢肌无力，肌张力低，跟膝胫试验和闭目难立征阳性，下肢音叉振动觉和关节位置觉减退是早期体征；后期可有Banski征、肌萎缩，偶有括约肌功能障碍。约85%有心律失常、心脏杂音、下肢水肿，10%~20%伴有糖尿病，25%患者有视神经萎缩，75%有上胸段脊柱畸形，50%有弓形足、马蹄内翻足。

4.通常起病15年后不能行走，多于40~50岁死于感染或心脏病。

【辅助检查】

1.骨骼X线片可见骨骼畸形；CT或MRI示脊髓变细、萎缩，小脑和脑干受累较少。

2.心电图常有T波倒置、心律失常及传导阻滞；超声心动图示心室肥大、梗阻；肌电图示感觉传导速度减慢；视觉诱发电位波幅下降。

3.血糖升高或糖耐量异常；血丙酮酸升高；血丙酮酸脱氢酶活性降低；脑脊液蛋白正常或轻度升高；神经活检示神经纤维脱髓鞘及轴索断裂。

4.用长片段PCR扩增技术扩增含GAA重复顺序结构在内的FRDA基因18号内含子区域，或DNA测序分析FRDA基因18号内含子，GAA重复大于66次。

【诊断】

儿童或少年期起病，逐渐从下肢向上肢发展，出现进行性共济失调、步态不稳、动作笨拙、构音障碍、眼震、下肢振动觉、位置觉消失、膝踝反射消失和Babinski征；MRI显示脊髓缩，通常可以诊断。如有心脏损害、脊柱侧凸、弓形足、糖尿病及FRDA基因GAA异常扩增可确诊。

【鉴别诊断】

1.维生素E缺乏的共济失调(ataxia with isolated vitamin E deficiency, AVED)因有典型的共济失调症状(也有称之为Friedreich综合征)需与Friedreich共济失调鉴别。但该病为2-25岁起病，除有共济失调的症状外，头部震颤较明显，血清维生素E缺乏，用维生素E治疗效果较好。

2.棘状细胞病(acanthocytosis)又称无β-脂蛋白血症，因常染色体隐性遗传、其济失调的表现需与Friedreich共济失调鉴别。但该病以儿童或青年期起病的共济失调或舞蹈样不自主运动为特征，伴周围神经、视网膜及肠道症状，周围血中红细胞形态异常，棘状细胞比例增多，b-脂蛋白缺失。治疗以控制长链脂肪酸和补充中链脂肪类，并辅以维生素E、维生素A等有一定效果。

3.共济失调性毛细血管扩张症(ataxia telangiectasia, AT) 又称Louis-Bar综合征，因共济失调、构音障碍、膝反射减弱、病理征阳性需与Friedreich共济失调鉴别。但该病多在婴幼儿起病，约4-6岁时结合膜、眼睑、面颊相继出现毛细血管扩张可与之鉴别。

4.腓骨肌萎缩症可在少年期发病，缓慢发生的双下肢无力、肌肉萎缩、有弓形足需与不典型的 Friedreich 共济失调鉴别。但该病无明显的共济失调易与之鉴别。

【治疗】

目前尚无特效治疗，轻症患者给予支持疗法，进行功能锻炼，重症者可手术矫正治疗马蹄内足、弓形足等畸形，用胞磷胆碱、毒扁豆碱可有一定的疗效。心功能不全和糖代谢障碍的对症治疗也很重要。

【预后】

预后不良。死亡年龄在 21~69 岁。死亡原因 90%是心脏病，10%为糖尿病并发症。

二、脊髓小脑性共济失调

脊髓小脑性共济失调(SCA)是遗传性共济失调的主要类型，包括 SCA1-21。其共同特征是中年发病、常染色体显性遗传和共济失调。患病率约为 8/10 万~12/10 万，多数在青少年期和中年期发病，大多数呈常染色体显性遗传，极少数为常染色体隐性遗传或 X 连锁遗传。病理改变以小脑、脊髓和脑干变性为主，其机制与多聚谷氨酰胺选择性损害小脑、脊髓和脑干有关。近年来大部分 SCA 亚型有了明确的基因定位和克隆，有 20 余种基因型，以 SCA3/MJD 最常见，约占 50%。测序发现 SCA 多为基因内编码谷氨酰胺的 CAG 重复顺序扩增而致病。临床表现除小脑性共济失调外，可伴有眼球运动障碍、慢运动、视神经萎、视网膜色素变性、锥体束征、锥体外系体征、肌萎缩、周围神经病和痴呆等。

Harding 根据有无眼肌麻痹、锥体外系症状及视网膜色素变性归纳为三组，即 ADCAI 型、Ⅱ型和Ⅲ型，这为临床患者及家系的基因诊断提供了线索，SCA 的发病与种族有关，SCA1-2 在意大利、英国多见，中国、德国和葡萄牙以 SCA3 最常见。

【病因与发病机制】

SCA 是由相应的基因外显子 CAG 拷贝数异常扩增产生多聚谷氨酰胺所致(SCA8 除外)。每一 SCA 亚型的基因位于不同的染色体，有不同的基因结构和突变部位，例如，SCA1 基因位于染色体 6q22-23，基因组跨度 450kb，cDNA 长 11kb，含有 9 个外显子，编码 816 个氨基酸残基组成 ataxia-1 蛋白，该蛋白位于细胞核；CAG 突变位于第 8 号外显子，其扩增的拷贝数为 40-83，正常人为 6~38。而 SCA3(也称 MJD)基因位于染色体 14q24.3-32，至少含有 4 个外显子，编码 960 个氨基酸残基组成 ataxia-3 蛋白，分布在细胞质中；CAG 突变位于第 4 号外显子，扩增后的拷贝数介于 61~89，正常人为 12~41；SCA3 是我国最常见的 SCA 亚型。

SCA 有共同的突变机制，即外显子中 CAG 拷贝数异常扩增，产生多聚谷氨酰胺链，获得新的毒性功能，共同的突变机制也是造成 SCA 各亚型的临床表现雷同的原因。然而，SCA 各亚型的临床表现仍有差异，如有的伴有眼肌麻痹，有的伴有视网膜色素变性，病理损害的部位和程度也有所不同，这提示除了多聚谷氨酰胺毒性作用之外，可能还有其他因素参与发病。

【病理】

肉眼可见小脑半球和蚓部萎缩，小脑重量减轻；脑干萎缩变小，以脑桥及下橄榄核明显；脊髓的颈段和上胸段明显萎缩。镜下主要为小脑、脑桥、下橄榄核萎缩，细胞脱失伴胶质增生。小脑浦肯野细胞脱失，颗粒细胞数量明显减少，小脑上脚和齿状核细胞变性。基底核及脑神经运动核(Ⅲ、Ⅳ、Ⅵ、Ⅶ、Ⅺ)细胞变性脱失；脊髓 Clarke 柱、脊髓前角细胞和后柱细胞均可受累；小脑白质及三对小脑脚纤维脱髓鞘，橄榄小脑束、桥小脑束、橄榄脊髓束、皮质脊髓束及脊髓小脑束纤维脱髓鞘或轴索变性。SCA 共同的病理改变主要是小脑、脑干和脊髓变性和萎缩，但各亚型也有其特点，如 SCA1 主要是小脑、脑干的神经元丢失，脊髓小脑束和后索受损，很少累及黑质、基底节及脊髓前角细胞；SCA2 以下橄榄核、脑桥、小脑损害为重；SCA3 主要损害脑桥和脊髓小脑束；SCA7 的特征是视网膜神经细胞变性。

【临床表现】

SCA 是高度遗传异质性疾病，各亚型的症状相似，交替重叠，其共同临床表现是：

1.一般在 30~40 岁隐袭起病，缓慢进展，但也有儿童期及 70 岁起病者。

2.首发症状多为下肢共济失调，走路摇晃、突然跌倒、发音困难；继而出现双手笨拙、意向性震颤、眼震、眼慢扫视运动、痴呆和远端肌萎缩；检查可见肌张力障碍、腱反射亢进、病理反射阳性、痉挛步态和音叉振动觉减退、本体感觉丧失。

3.均有遗传早现现象，即在同一 SCA 家系中发病年龄逐代提前，症状逐代加重，是 SCA 非常突出的表现。一般起病后 10~20 年患者不能行走。

4.除了上述共同的症状和体征外，各亚型也具各自的特点而构成不同的疾病。如 SCA1 的眼肌麻痹，尤其上视不能较突出；SCA2 的上肢腱反射减弱或消失，眼慢扫视运动较明显；SCA3 的肌萎缩、肌阵挛、面肌及舌肌纤颤、眼睑退缩形成凸眼；SCA4 的音叉振动觉、关节位置觉消失、针刺觉减退、跟腱反射消失；SCA5 病情进展非常缓慢，单纯的小脑共济失调的症状也较轻；SCA6 的早期大腿肌肉痉挛、下视眼球震颤、复视和位置性眩晕；SCA7 的特征性症状是视力减退或丧失，视网膜色素变性，心脏损害也较突出；SCA8 常婴儿期起病，发音困难、行走不能、癫痫发作；SCA9 为共济失调伴癫痫发作；SCA10 的纯小脑征和癫痫发作；SCA11 病程缓和，腱反射亢进；SCA12 早期有手臂震颤，晚期有痴呆；SCA13 儿童期发病，精神发育迟缓；SCA14 早期出现肌阵挛等。

【辅助检查】

1.CT 或 MRI 示小脑和脑干萎缩，尤其是脑桥和小脑中脚萎缩。

2.脑干诱发电位可异常，肌电图示周围神经损害。

3.脑脊液检查正常。

4.确诊及区分亚型可用外周血白细胞进行 PCR 分析，检测相应基因 CAG 扩增的情况。

【诊断与鉴别诊断】

根据典型的共性症状，结合 MRI 检查发现小脑、脑干萎缩，排除其他累及小脑和脑干的变性病即可确诊。虽然各亚型具有特征性症状，但临床上仅根据症状体征诊为某一亚型仍不准确(SCA7 除外)，均应进行基因诊断，用 PCR 方法可准确判断其亚型及 CAG 扩增次数。

不典型病例需与多发性硬化、Creutzfeldt-Jakob 病(CJD)及感染引起的共济失调鉴别。

【治疗】

迄今尚无特效治疗，对症治疗可缓解症状。①左旋多巴可缓解强直及其他帕金森症状，氯苯胺丁酸(baclofen)可减轻痉挛，金刚烷胺改善共济失调，毒扁豆碱或胞磷胆碱促进乙酰胆碱合成等，共济失调伴肌阵挛首选氯硝西泮；可试用神经营养药如 ATP、辅酶 A、肌苷和 B 族维生素等；②手术治疗：可行视丘毁损术；③理疗、康复及功能锻炼可有裨益。

【预后】

因无有效的治疗方法，对症治疗不能改变病程的进展，故预后不良。遗传咨询和产前诊断可减少患儿的出生。

第二节 遗传性痉挛性截瘫

遗传性痉挛性截瘫（hereditary spastic paraplegia, HSP）是一组以渐进性双下肢痉挛性截瘫、步态异常为主要表现的神经系统遗传变性病。本组疾病具有明显的临床和遗传异质性。临床表型分为单纯型和复杂型两大类，遗传方式分为常染色体显性遗传、常染色体隐性遗传和 X 连锁遗传。单纯型 HSP 神经系统受累较为集中，以缓慢进行性双下肢痉挛性瘫痪为主要表现，可合并高张力性排尿障碍和轻度深感觉障碍。复杂型 HSP 则在此基础上合并其他神经系统损害，如共济失调、认知障碍、癫痫、锥体外系受累、周围神经病等。目前已发现 HSP 的致病基因超过 70 种，还有部分类型已经在染色体初步定位，但尚未明确具体致病基因。主要类型与相应致病基因，见表 43-1。

表 9-1 遗传性痉挛性截瘫主要类型与相应致病基因

疾病	致病基因
AD-HSP	ATLI、SPAST、NIPAI、WASHC5、ALDHI8A KIF5A、RTN2、HSPDI、BSCL2、REEPI、ZFYVE27、SLC33AI、VAMPI
AR-HSP	CYP7BI、SPG7、SPGII、ZFYVE26、ERLIN2、 SPART、SPG21、B4GALNTI、DDHDI、KIFIA、FA2H、PNPLA6、CI9orf72、GJC2、NT5C2、GBA2、AP4BI、AP5ZI、TECPR2、AP4MI、AP4EI、AP4SI、VPS37A、DDHD2、C12orf65、CYP2UI、TFG、ARL6IPI、ERLINI、AMPD2、ENTPDI、IBA57、MAG、CAPNI、FARS2、ALDH3A2、ALS2、KIFIC、MARS2、MTPAP、AFG3L2、SACS
X 连锁 HSP	LICAM、PLPI、SLCI6A2

复杂型 HSP 异质性强，疾病表型与肌萎缩侧索硬化、共济失调、脑白质病变、周围神经病存在重叠，在分类有一定争议，诊治方法也差异较大。单纯型 HSP 是遗传性痉挛性截瘫的经典类型，存在更多共性。下面以常见的单纯型 HSP4 型（或 SPG4）为代表，介绍相关诊疗常规。

【病因与流行病学】

遗传性痉挛性截瘫 4 型（HSP4）是由于 SPAST 基因缺陷所致的单纯型遗传性痉挛性截瘫。HSP4 是最常见的常染色体显性 HSP(autosomal dominant HSP, AD-HSP)，占所有 AD-HSP 的 40%～45%。HSP 总体患病率约在 2/100000～6/100000。爱尔兰的流行病学研究显示，单纯型 AD-HSP 患病率为 1.27/100000。

【临床表现】

HSP4 型通常在青年早期（但 1 岁至 76 岁起病均有报道）隐匿起病。主要表现为缓慢进展的双下肢痉挛性瘫痪，查体可见锥体束征（腱反射亢进，踝阵挛阳性、病理征阳性）。双上肢反射也可亢进，但一般不影响上肢活动。超过一半的患者会有下肢近端力弱表现。约

50%的患者查体中可发现双踝音叉震动觉减低（一般不会消失），另约1/3的患者有排尿障碍。

随着年龄增长，疾病逐渐进展，约20%的患者最终会丧失行走能力。在同一家系中，携带同一突变的不同患者，临床症状轻重可有较大差异。

【辅助检查】

辅助检查对诊断和鉴别诊断非常重要。HSP4型辅助检查如下：

1.头MRI　HSP4头MRI可正常，部分患者可见轻度脑白质病变，胼胝体略变薄、小脑轻度萎缩等，但一般不具特异性。头MRI检查更多是为了除外其他引起痉挛性截瘫的脑部疾患。

2.脊髓MRI　HSP4型脊髓MRI一般无异常信号，部分患者可见脊髓轻度变细。脊髓MRI更多是为了除外其他引起双下肢痉挛性截瘫的颈髓（包括延髓颈髓交界处）、胸髓疾病，如脊髓炎、多发性硬化等。

3.诱发电位检查　双下肢运动诱发电位和体感诱发电位检查均可发现波幅下降或消失，潜伏期延长等异常，与临床症状有一定相关性。

4.肌电图和神经传导速度　HSP4型的肌电图和神经传导速度一般正常，主要用于与复杂型HSP的检查及与其他疾病相鉴别。

5.基因检测　HSP4型为基因缺陷性疾病，基因检测是最重要的病因诊断。HSP4型致病突变约80%为微小突变，20%为大片段缺失或重复。对于微小突变，一般采用高通量测序，一次性完成全部外显子测序。同时遗传性痉挛性截瘫亚型众多，临床表现相似，从临床上区分非常困难，可通过包含所有HSP基因的panel一次性检测，提高检出率。SPAST基因大片段缺失或重复可采用多重连接探针扩增技术（MLPA）或定量PCR等方法进行检测。

【诊断】

青年早期起病的双下肢痉挛性瘫痪，合并双踝音叉震动觉减低、排尿障碍，除外脊髓炎、脊髓压迫等其他疾病，部分患者有遗传家族史。可临床疑诊遗传性痉挛性截瘫。其中HSP4型为最常见类型。基因检测发现SPAST基因致病性缺陷可确诊。

【鉴别诊断】

HSP4型的鉴别诊断分为两个层面。首先需与其他造成双下肢截瘫的疾病相鉴别，包括获得性疾病和其他基因缺陷性疾病。其次，需与遗传性痉挛性截瘫的其他亚型相鉴别。需重点鉴别的疾病如下：

1.脊髓压迫或牵拉　脊髓型颈椎病或较为少见的胸段脊髓压迫以及脊髓栓系等结构压迫或牵拉性病因，可造成双下肢截瘫，需通过影像学检查鉴别。

2.脊髓血管病　可造成横贯性或部分横贯性脊髓损害，造成双下肢截瘫、感觉障碍及尿便障碍。动脉疾病常急性起病，但静脉疾病，如脊髓动静脉畸形，可缓慢上升性发展。

3.脊髓炎（感染性或自身免疫性）　脊髓感染性炎症，特别是HTLV-1所致热带痉挛性截瘫需与遗传性痉挛性截瘫重点鉴别。另外，梅毒螺旋体感染所致脊髓痨，也可造成双下肢截瘫。血清学及脑脊液抗体检测可资鉴别。自身免疫性脊髓炎，如视神经脊髓炎、多发性硬化，同样可造成横贯或部分横贯脊髓损害，但起病通常较急，可同时合并视神经或脑部损害，腰穿发现相关抗体和寡克隆区带有助于鉴别。

4.代谢性疾病　遗传代谢病，如高同型半胱氨酸尿症、脑腱黄瘤病等，可造成双下肢痉挛性瘫痪表现，需注意鉴别。有些获得性营养缺乏性疾病，如遗传性或获得性维生素B12缺乏或铜缺乏性脊髓病等也需鉴别。

5.运动神经元病　肌萎缩侧索硬化，特别是原发性侧索硬化，临床表现与单纯型遗传性痉挛性截瘫类似，在分类上也有一定重合。一般原发性侧索硬化，起病更晚，却发展更快，后期可出现上下运动神经元同时受累的临床表现。

6.脑白质营养不良　脑白质营养不良、异染性脑白质营养不良等，轻型可成人起病，临床表现与遗传性痉挛性截瘫类似，鉴别时需要考虑。

7.脊髓小脑共济失调　复杂型遗传性痉挛性截瘫，部分类型共济失调症状明显，需与SCA相鉴别。但两类遗传性疾病确有部分重合，分类尚存争议。

8.各亚型间鉴别　单纯型与复杂型的区别主要是经典症状外是否合并其他神经系统受累表现。单纯型遗传性痉挛性截瘫，具体亚型临床鉴别困难，只能通过基因检测进行鉴定。

【治疗】

HSP4型通常发展缓慢，预后相对良好。治疗原则为，确诊后通过药物治疗、康复训练、多学科协作随诊评估，改善症状、提高生活质量。

1.药物治疗　根据下肢痉挛症状，给予口服巴氯芬等药物降低双下肢僵硬程度，改善活动能力。如口服治疗效果欠佳，可考虑持续硬膜内巴氯芬泵入治疗；肉毒毒素治疗，有助于进一步改善双下肢痉挛症状。对于排尿障碍，应行尿流动力学评估，根据病情加用抗胆碱能药物，帮助控制尿失禁。

2.康复治疗　对于确诊为遗传性痉挛性截瘫的患者规律康复治疗非常重要。应在有相关疾病治疗经验的康复科医师指导下长期坚持，有助于保持关节活动度，改善双下肢僵硬程度。

3.多学科联合诊治　为了延缓病程进展，需要多学科联合诊治。包括神经科、泌尿科、康复科、心理医学科等。

第三节 腓骨肌萎缩症

腓骨肌萎缩症（Charcot-Marie-Toothdisease，CMT）是一组遗传性周围神经病。目前已发现的致病基因达60余种。其主要特点为慢性进行性、长度依赖的运动及感觉神经病，最常见表现为下肢起病的、缓慢进展的肢体远端肌肉萎缩，无力和感觉缺失。根据上肢运动神经传导速度主要分为髓鞘型和轴索型。根据遗传方式、临床表现以及电生理，CMT主要亚型包括CMT1-4以及CMTX。此外还有CMT5-7、dHMN（远端型遗传性运动神经病）、HNPP（遗传压迫易感周围神经病）。在每个亚型中，不同字母代表不同基因突变（如CMT1A，CMT1B）。

【病因与流行病学】

CMT为一组由不同基因突变导致的周围神经病。这些基因编码的蛋白表达于周围神经的髓鞘或轴索，突变导致周围神经髓鞘形成缺陷或轴索功能异常。

CMT的总体发病率约为40/100000，发病率在人种间无明显差别。遗传方式分为常染色体显性遗传、常染色体隐性遗传和X连锁隐性遗传等。常见的突变基因包括PMP22，MPZ，GJB1，MFN2。常见的亚型为CMT1，CMT2，CMTX。CMT1为常染色体显性遗传的脱髓鞘性CMT，其中CMT1A为最常见的CMT亚型（占40~50%），其突变基因为PMP22；CMT1B占CMT1的3~5%，其突变基因为MPZ。X连锁隐性遗传的CMTX1为第2常见的CMT亚型（占10%），其突变基因为GJB1。CMT2为轴索性CMT，其中常见的突变基因包括MFN2（占CMT2的20%）、MPZ（占CMT2的5%）、NEFL和GDAP1等。CMT4为常染色体隐性遗传的脱髓鞘性CMT，其最常见的突变基因为GDAP1。PMP22重复、GJB1突变、PMP22缺失、MPZ突变、MFN2突变这5种亚型占所有CMT的92%。

【临床表现】

CMT的主要临床表现为下肢远端为主，并逐渐向近端发展的肢体肌肉萎缩、无力及感觉丧失。常见临床表现为运动能力不如同龄人，跑步困难，易扭脚，足下垂，小腿腓肠肌萎缩形似"鹤腿"；查体可发现弓形足、锤状趾，远端肢体为主的无力萎缩，深感觉减退。患者通常20岁前起病，缓慢进展，疾病后期可能严重影响活动，但很少导致完全残疾，也不影响正常寿命。但有些特殊类型可能起病早且严重：如Dejerine-Sottas综合征患者婴儿期起病，导致低张力的软婴、运动发育迟滞等。少数CMT可有周围神经病以外的其他表现：CMTX1型可有卒中样发作伴MRI白质可逆性病变；CMT5型伴锥体束征；CMT6型伴视神经萎缩；CMT7型伴色素性视网膜炎。

【辅助检查】

1.电生理检查　电生理检查对于区分脱髓鞘性和轴索性神经病十分重要，同时可以检测是否有临床下的感觉神经受累，有助于CMT的分型；此外，节段性运动神经传导检测在脱髓鞘型CMT与CIDP的鉴别中也有重要作用。均匀的神经传导速度减慢（上肢运动神经传导速度＜38m/s）提示脱髓鞘型CMT（CMT1以及CMT4），而神经传导速度正常或轻度减慢（正中或尺神经运动传导速度＞38m/s）、伴有复合肌肉动作电位及感觉动作电位波幅降低提示CMT2。当上肢的运动神经传导速度位于25~45m/s的中间值时，需要警惕CMTX1。脱髓鞘型CMT的运动神经传导速度通常均匀减慢，若出现明显的波形离散、传导阻滞通常提示CIDP可能性大。但在MPZ基因突变的CMT1B中，偶尔会出现传导阻滞；CMTX1中，有时可有不对称的传导速度减慢，可有明显的波形离散甚至传导阻滞。

2.遗传学检查　基因检测对于CMT的诊断和分型十分重要。鉴于PMP22、MPZ、GJB1及MFN2基因突变在CMT中占90%以上，故可以根据患者的临床和电生理特征选择可能相关的基因进行一代测序检测。随着高通量测序技术的普及，对于常染色体显性的脱髓鞘性周围神经病，可首先采用 MLPA 技术进行 PMP22 基因重复突变的检测，如果阴性再选择高通量测序方法对更多相关基因进行检测。

3.神经病理检查　随着基因检测方法应用，绝大多数疑诊病例无需进行神经活检。但当临床及肌电图不典型时，可通过神经活检来协助鉴别诊断。

【诊断】

CMT 的诊断依靠临床表现和体格检查、电生理检查及基因检测。对于缓慢进展的肢体远端肌肉无力萎缩、弓形足、伴或不伴有轻度感觉异常，电生理提示感觉运动性周围神经病的患者，无论有无阳性家族史，需考虑到遗传性周围神经病，特别是 CMT。基因检测是确诊 CMT 及进行分型的核心手段。

【鉴别诊断】

1.CMT 主要需要与一些累及周围神经的其他遗传性疾病相鉴别，如 Krabbe 脑白质营养不良、异染性脑白质营养不良、线粒体病、遗传性痉挛性截瘫和遗传性共济失调等。它们除具有周围神经病以外，还有神经系统其他部位和非神经组织器官受累的表现，而 CMT 较少有周围神经以外的其他系统受累。另一些以周围神经受累为主的遗传性病，如远端遗传性运动神经病（dHMN）、Refsum 病、家族性淀粉样变性、巨轴索神经病和遗传性压迫易感周围神经病等，需要在临床和电生理检查基础上，选择必要的生化检验、神经活检病理和基因检测来加以鉴别。此外，还需要与远端型肌病和下运动神经元综合征（如脊肌萎缩症）相鉴别，肌电图及必要的肌肉活检病理及基因检测有助于鉴别诊断。

2.CMT 需要与获得性周围神经病相鉴别，如 CIDP（慢性炎性脱髓鞘性多发神经根周围神经病）、副蛋白血症相关周围神经病，轴索性如中毒、代谢相关周围神经病和多灶运动神经病等。CMT 通常在青少年或幼年起病，起病年龄晚需警惕获得性周围神经病。CMT 多起病隐匿、数年内缓慢加重，而获得性周围神经病多病程较短。查体发现弓形足、锤状趾、鹤腿症状提示 CMT 可能性大。脱髓鞘型 CMT 的运动神经传导速度通常均匀减慢，若出现明显的波形离散、传导阻滞，通常提示 CIDP 可能性大。CMT 的脑脊液蛋白可轻度升高，但若明显升高（如 > 1g/L）则需考虑 CIDP 等获得性周围神经病可能。

【治疗】

目前，CMT 的治疗主要是支持治疗，没有改善疾病的特异性药物。适当的支持治疗能够显著改善患者的生活质量。

1.康复治疗　规范的康复治疗能够延缓疾病造成的功能障碍如关节畸形等，维持更好的生活功能和姿态。支具鞋等可改善行走步态。

2.外科矫形治疗　对于严重的骨骼畸形，特别如高足弓、锤状趾畸形，手术矫形可能有益。

3.尽量避免使用可能加重 CMT 的药物　如长春新碱、胺碘酮、硼替佐米、铂类、氨苯砜、来氟米特、呋喃妥因、甲硝唑、司他夫定、他克莫司、沙利度胺、扎西他滨等。

4.遗传咨询与产前诊断　CMT 类型众多，基因确诊后建议遗传咨询，明确病因及家系成员风险。对于严重致残的类型，在家属充分知情、征求意见后，可考虑再次生育时进行产前诊断。

第四节 肾上腺脑白质营养不良

肾上腺脑白质营养不良又名嗜苏丹性脑白质营养不良伴肾上腺皮质萎缩,或称为性连锁隐性遗传的 Schilder 病。系由血清极长链脂肪酸(very long chain fatty acids, VLCFA)代谢障碍所引起,主要累及神经系统的白质和肾上腺皮质。男性发病率约为 1/2.1 万。

【病因与发病机制】

ALD 致病基因定位于染色体 Xq28,由 ABCD1 基因突变所致,该基因编码 745 个氨基酸组成的 ATP 结合盒(ATP-binding cassette, ABC)超家族中 D 亚家族的 ALDP 蛋白 ABCD1 位于过氧化物酶体膜上,通过转运作用参与 VLCFA 的代谢。基因突变造成 VLCFA(主要是 C23~C30 脂肪酸,尤其 C26)的 β 氧化障碍而在血浆和组织中蓄积。主要病理改变为中枢神经系统中大脑白质广泛髓鞘脱失,由枕叶向额部蔓延,以顶颞叶最为明显。肾上腺皮质萎缩,伴有特殊的大细胞,胞质呈条纹状。大脑皮质、肾上腺皮质和 Schwann 细胞中可见巨大包涵体。

【临床表现】

临床表现不一,根据发病的年龄和主要受累器官,分为 7 个临床类型:儿童脑型、青春期脑型、成人脑型、肾上腺脊髓神经病型、Addison 病型、症状前型和无症状型。其中儿童脑型和肾上腺脊髓神经病型占 70%~80%。①儿童脑型:10 岁前起病,3~4 岁以后出现进行性皮质盲、智能减退、行为异常、共济失调和痉挛性截瘫,晚期病者出现四肢瘫痪、去大脑强直、痴呆和惊厥发作,甚至惊厥持续状态。还可伴有耳聋、视神经萎缩、颅内压增高。有的维持去大脑强直状态数年,多死于中枢性呼吸衰竭、脑疝、感染等。②青春期脑型:10~21 岁起病,临床表现同儿童脑型,进展缓慢。③成人脑型:于 21 岁以后起病,脑病进展迅速,炎症反应性脱髓鞘类似儿童脑型。脑型 MRI 检查表现为双侧对称性白质病变,典型者顶、枕叶白质区呈对称性蝶翼状 T1WI 低信号,T2WI 高信号,胼胝体压部受累,左右病变区连成片状,增强后病灶边缘强化。④肾上腺脊髓神经病型:于青春后期至成年期起病,慢性进行性痉挛性截瘫,可伴多发性周围神经病,常有肾上腺皮质功能不全表现,并可见原发性性腺发育不全伴睾酮减低。颅脑 MRI 可见脑桥内锥体束高信号、脊髓萎缩或脑干/小脑受损。⑤Addison 病型:表现为原发肾上腺皮质功能不全而无神经系统异常,临床可见皮肤发黑、嗜盐、多汗、疲乏、反复呕吐、腹泻等,部分病例仅因肾上腺功能不足而死于 Addison 病。⑥症状前型为小于 10 岁男孩,ALD 基因异常或有 ALD 生化缺陷,但无神经系统或内分泌病变。⑦无症状型可在 10 年内无临床表现,少数至 60~70 岁都无症状,需随访。女性携带者可有轻度的痉挛性截瘫和肾上腺功能低下。

【诊断】

根据临床症状、体征、影像学检查、气相色谱-质谱分析血 VLCFA 含量及尿中 17-羟皮质类固醇、17-酮皮质类固醇含量,可以明确诊断。脑脊液压力及脑脊液蛋白质,特别是球蛋白含量可能增高。早期脑电图检查正常,晚期可有尖波发放。

【治疗】

皮质固醇类激素可以改善肾上腺皮质功能不全症状,但不能改变病程规律。加强支持和对症治疗,如功能锻炼、肌张力调节、延髓功能支持、鼻饲喂养和止惊等,可延长患儿生命。骨髓移植、造血干细胞移植及基因治疗尚在研究之中。

第五节 神经皮肤综合征

神经皮肤综合征(neurocutaneous syndrome)是指源于外胚层组织的器官发育异常而引起的疾病。病变不仅累及神经系统、皮肤和眼，还可累及中胚层、内胚层的器官如心、肺、骨、肾和胃肠等。临床特点为多系统、多器官受损。目前已报道的有40余种，多为常染色体显性遗传病,常见的有神经纤维瘤病、脑面血管瘤病和结节性硬化症。

一、神经纤维瘤病

神经纤维瘤病(neurofibromatosis, NF)是由于基因缺陷导致神经嵴细胞发育异常而引起多系统损害的常染色体显性遗传病。根据临床表现和基因定位,可将NF分为神经纤维瘤病Ⅰ型(NF I)和Ⅱ型(NF II)。NF I型是由von Recklinghausen(1882年)首次描述，主要特征为皮肤牛奶咖啡斑(café au lait macule)和周围神经多发性神经纤维瘤。外显率高，基因位于染色体17q11.2。患病率为3/10万，50%~70%有家族遗传史，30%~50%为散发病例，新突变率为1/10 000，为大多数单基因遗传病的100倍。NF II又称中枢神经纤维瘤或双侧听神经瘤病，基因位于染色体22q。

【病因与发病机制】

NF I基因组跨度350kb, cDNA长11kb, 含59个外显子, 编码2818个氨基酸, 组成327kD的神经纤维素蛋白(neurofibronin)，分布在神经元，具有控制神经细胞分化的功能。NF I基因是一肿瘤抑制基因，当该基因发生易位、缺失、重排或点突变时，其肿瘤抑制功能丧失而致病。NF II基因的产物为Merlin，由587个氨基酸组成，Merlin参与多种细胞活动，具有调节细胞生长的功能。因此，NF II基因突变会使得细胞分化、生长失控而引起施万细胞瘤和脑膜瘤。

【病理】

主要特点为外胚层结构的神经组织发育不良、过度增生和肿瘤形成。NFI神经纤维瘤好发于周围神经远端、脊神经根,尤其是马尾。脑神经多见于听、视和三叉神经。脊髓内肿瘤有室管膜瘤和星形胶质细胞瘤，最常见的颅内肿瘤是半球胶质细胞瘤。肿瘤大小不等，成梭状细胞排列，细胞核似栅栏状。皮肤或皮下神经纤维瘤多位于真皮或皮下组织，无胞膜。皮肤色素斑由表皮基底细胞内黑色素沉积所致。NF II以双侧听神经瘤和多发性脑膜瘤多见，瘤细胞排列松散，常有巨核细胞。

【临床表现】

1. 皮肤症状①几乎所有病例出生时就可见到皮肤牛奶咖啡斑，形状及大小不一，边缘不整，不凸出皮肤，好发于躯干不暴露部位；青春期前6个以上大于5mm的皮肤牛奶咖啡斑(青春期后大于15mm)者具有高度的诊断价值，全身和腋窝雀斑也是特征之一。②大而黑的色素沉着常提示簇状神经纤维瘤，如果位于中线提示有脊髓肿瘤。③皮肤纤维瘤和纤维软瘤在儿童期发病，多呈粉红色，主要分布于躯干和面部，也可见于四肢皮肤；数目不定，多达数千；大小不等，多为柑橘到芝麻绿豆般大小，质软；软瘤固定或有蒂，触之柔软而有弹性；浅表皮神经上的神经纤维瘤似可移动的珠样结节，可引起疼痛、压痛、放射痛或感觉异常；丛状神经纤维瘤是神经干及其分支的弥漫性神经纤维瘤，常伴有皮肤和皮下组织的大量增生而引起该区域或肢体弥漫性肥大，称神经纤维瘤性象皮病。

2. 神经症状约50%患者有神经系统症状，主要由中枢或周围神经肿瘤压迫引起；其次为胶质细胞增生、血管增生、骨骼畸形所致。①颅内肿瘤：一侧或两侧听神经瘤最常见，视神经、三叉神经及后组脑神经均可发生；尚可合并多发性脑膜瘤、神经胶质瘤、脑室管膜瘤、脑膜膨出及脑积水等,少数病例可有智能减退、记忆障碍及癫痫发作。②椎管内肿瘤：脊髓任何平面均可发生单个或多个神经纤维瘤、脊膜瘤等，尚可合并脊柱畸形、脊髓膨出和脊髓空洞症等。③周围神经肿瘤：全身的周围神经均可受累，以马尾好发，肿瘤沿神经干分布，呈串珠状，一般无明显症状，如突然长大或剧烈疼痛可能为恶变。

3.眼部症状 上睑可见纤维软瘤或丛状神经纤维瘤，眼眶可扪及肿块和突眼搏动，裂隙灯可见虹膜有粟粒状橙黄色圆形小结节，为错构瘤，也称 Lisch 结节，可随年龄增大而增多，为 NFⅠ所特有。眼底可见灰白色肿瘤，视乳头前凸；视神经胶质瘤可致突眼和视力丧失。

4.其他症状 常见的先天性骨发育异常为脊柱侧突、前突、后凸、颅骨不对称、缺损及凹陷等。肿瘤直接压迫也可造成骨骼改变，如听神经瘤引起内听道扩大，脊神经瘤引起椎间孔扩大、骨质破坏，长骨、面骨和胸骨过度生长、肢体长骨骨质增生、骨干弯曲和假关节形成也较常见；肾上腺、心、肺、消化道及纵隔等均可发生肿瘤。

NFⅡ的主要特征是双侧听神经瘤，并常合并脑膜脊膜瘤、星形细胞瘤及脊索后根神经鞘瘤。

【辅助检查】

X 线照片可发现各种骨骼畸形；椎管造影、CT 及 MRI 有助于发现中枢神经系统肿瘤；脑干诱发电位对听神经瘤有较大诊断价值；皮肤、皮下结节或神经干包块的活检可确诊；基因分析可确定 NFⅠ和 NFⅡ的突变类型。

【诊断】

1.美国 NIH(1987 年)制订的 NFI 诊断标准为：①6 个或 6 个以上牛奶咖啡斑，在青春期前最大直径大于 5mm，青春期后大于 15mm；②腋窝和腹股沟区雀斑；③2 个或 2 个以上神经纤维瘤或丛状神经纤维瘤；④视神经胶质瘤；⑤一级亲属中有 NFI 患者；⑥2 个或 2 个以上 Lisch 结节；⑦骨损害。

2.NFⅡ诊断标准为：影像学确诊为双侧听神经瘤；一级亲属患 NFⅡ伴一侧听神经瘤，或伴发下列肿瘤中的两种：神经纤维瘤、脑脊膜瘤、胶质瘤、施万细胞瘤、青少年后囊下晶状体浑浊。

【鉴别诊断】

应注意与结节性硬化、脊髓空洞症、骨纤维结构不良综合征和局部软组织蔓状血管瘤进行鉴别。

【治疗】

目前无特异性治疗。对于视神经瘤、听神经瘤等颅内及椎管内肿瘤宜手术治疗，解除压迫。有癫痫发作可用抗痫药治疗。部分患者可用放疗。

【预后】

一般预后良好。

二、结节性硬化症

结节性硬化症(tuberous sclerosis, TS)又称 Bourneville 病，临床特征是面部皮肤血管痣、癫痫发作和智能减退。发病率为 1/10 万，患病率为 5/10 万，男女之比约为 2:1。

【病因与发病机制】

常染色体显性遗传，散发病例也较多见。根据疾病基因定位可分四型：TSC1、TSC2、TSC3、TSC4，分别定位于染色体 9q34.16p13.3.12q、11q23。TSCI 和 TSC2 疾病基因已被克隆，基因产物分别为错构瘤蛋白(hamartin)和结节蛋白(tuberin)。tuberin 与鸟苷三磷酸酶激活蛋白高度同源，且与 hamartin 相互作用，调节细胞的分化。TSCI 和 TSC2 基因突变将引起 hamartin 和 tuberin 功能异常而导致外胚层、中胚层和内胚层细胞生长和分化异常。现认为 TS 基因是一种肿瘤抑制基因。

【病理】

病理改变为神经胶质增生性硬化结节，广泛发生于大脑皮质、白质、基底节和室管膜下。常伴有钙质沉积，可有异位症及血管增生等特征。若硬化结节突入脑室内，可形成影像上特有的"烛泪"征，若阻塞室间孔、第三脑室等可引起脑积水和颅内压增高。皮脂腺瘤是由皮肤神经末梢、增生的结缔组织和血管组成。视网膜上可见胶质瘤、神节细瘤,为未分化的成胶质细胞过度增生。骨质硬化和囊性变，还可有脊柱裂、多趾(指)畸形等。心、肾、肺、肝等内脏也可有肿瘤发生。

【临床表现】

典型表现为面部皮脂腺瘤、癫痫发作和智能减退。多在儿童期发病。男多于女。

1.皮肤损害特征性症状是口鼻三角区皮脂腺瘤，对称蝶性分布，呈淡红色或红褐色，为针尖至蚕豆大小的坚硬蜡样丘疹。90%在4岁前出现，随年龄增长丘疹逐渐增大，青春期后融合成片。皮脂腺瘤可发生在前额，很少累及上唇。85%患者出生后就有3个以上1mm长树叶形色素脱失斑，沿躯干四肢分布。约20%患者10岁以后可见腰骶区的鲨鱼皮斑，呈灰褐色、粗糙、略高于皮肤，为结缔组织增生所致；还可见牛奶咖啡斑、甲床下纤维瘤和神经纤维瘤等。

2.神经系统损害 ①癫痫：70%~90%患者有癫痫发作，可自婴儿痉挛症开始，若伴有皮肤色素脱失可诊断为结节性硬化症；以后转化为全面性、简单部分性和复杂部分性发作，频繁发作者多有违拗、固执和呆滞等性格改变。②智能减退：多呈进行性加重，常伴有情绪不稳、行为幼稚、易冲动和思维紊乱等精神症状，智能减退者几乎都有癫痫发作。③少数患者有颅压增高和神经系统阳性体征，如单瘫、偏瘫或锥体外系症状等。

3.眼部症状 50%患者有视网膜和视神经胶质瘤。眼底检查在视乳头或附近可见多个虫卵样钙化结节，或在视网膜周边有黄白色环状损害，易误诊为视乳头水肿或假性视乳头炎。

4.骨骼病变 骨质硬化及囊性变，多指(趾)畸形。

5.内脏损害 肾肿瘤和囊肿最常见，其次为心脏横纹肌瘤、肺癌和甲状腺癌等。

【辅助检查】

1.头颅平片可见脑内结节性钙化和因巨脑回而导致的巨脑回压迹。

2.头颅 CT 可发现侧脑室结节和钙化，皮层和小脑的结节，具有确诊意义。

3.EEG 可见高幅失律及各种癫痫波。

4.脑脊液检查正常。肾损害时可有蛋白尿和镜下血尿。基因分析可确定突变类型。

【诊断】

根据其典型的皮脂腺瘤、癫痫发作及智能减退,临床诊断不难。如 CT 检查发现颅内钙化灶及室管膜下结节，结合常染色体显性遗传家族史，可以确诊。婴儿痉挛和三个以上的色素脱失斑，也可确诊。基因诊断可确定该病的各亚型。若伴有肾脏或其他内脏肿瘤或 EEG 检查异常也有助于诊断。

【鉴别诊断】

应与其他累及皮肤、神经系统和视网膜的疾病鉴别，如神经纤维瘤病等。注意与原发或继发性癫痫以及脑囊虫病相鉴别。

【治疗】

目前无特异性治疗方法。对症治疗包括控制癫痫发作、降颅压等，婴儿痉挛可用 ACTH；脑脊液循环受阻可手术治疗；面部皮脂腺瘤可整容治疗。

【预后】

一般良好。

三、脑面血管瘤病

脑面血管瘤病(encephalo-facial angiomatosis)又称 Sturge-Weber 综合征或脑三叉神经血管瘤病，以一侧面部三叉神经分布区内有不规则血管斑痣，对侧偏瘫、偏身萎缩、青光眼、癫痫发作和智能减退为特征。

【病因及发病机制】

脑面血管瘤病多为散发病例，部分为常染色体显性和隐性遗传。其发病机制可能为先天性外、中胚层发育障碍所致。

【病理】

主要病变是脑软膜血管瘤和毛细血管畸形，最常见于面部血管痣同侧的枕叶，也可见于颞叶、顶叶或整个大脑半球。血管瘤填充于蛛网膜下腔，并有静脉内皮细胞增生，脑膜增厚。血管瘤下的脑皮层萎缩和钙化是该病的特征，可有局限性脑室扩大。镜下可见神经元脱失、胶质细胞增生和钙质沉着。皮肤组织病理改变为毛细血管扩张，而非真正的血管瘤。

【临床表现】

1.皮肤改变　出生即有的红葡萄酒色扁平血管痣沿三叉神经第Ⅰ支范围分布，也可波及第Ⅱ、Ⅲ支，严重者可蔓延至对侧面部、颈部和躯干，少数可见于口腔黏膜。血管痣边缘清楚，略高出皮肤，压之不褪色。只有当血管痣累及前额和上睑时才会伴发青光眼和神经系统并发症，若只累及三叉神经第Ⅱ或第Ⅲ支，则神经症状少。

2.神经系统症状在 1 岁左右出现癫痫发作，发作后可有 Todd 瘫痪，且抗癫痫药难于控制，随年龄增大常有智能减退，注意力、记忆力下降，言语障碍和行为改变。脑面血管瘤对侧可有偏瘫和偏身萎缩。

3.眼部症状　30%患者有青光眼和突眼，突眼是由于产前眼内压过高所致；枕叶受损出现同向性偏盲，还可有虹膜缺损、晶状体混浊、视力减退、视神经萎缩等先天异常。

【辅助检查】

1.2 岁后头颅 X 线片可显示特征性的与脑回外形一致的双轨状钙化。

2.CT 可见钙化和单侧脑萎缩。

3.MRI 可见软脑膜血管瘤。

4.DSA 可发现毛细血管和静脉异常，受累半球表面的毛细血管增生、静脉显著减少、上矢状窦发育不良。

5.EEG 示受累半球脑电波波幅低、α 波减少，这与颅内钙化的程度一致，可见痫性波。

6.视野检查可发现同侧偏盲。

【诊断】

有典型的面部红葡萄酒色扁平血管瘤，加上一个以上的其他症状，如癫痫、青光眼、突眼、对侧偏瘫、偏身萎缩，即可诊断。头颅 X 线片特征性的与脑回一致的双轨状钙化及 CT 和 MRI 显示的脑萎缩和脑膜血管瘤，均有助于诊断。

【治疗】

面部血管瘤可行整容手术或激光治疗；癫痫可用药物控制，部分患者可做脑叶或脑半球切除术；偏瘫患者可进行康复治疗，青光眼和突眼可手术治疗。

【预后】

一般良好。

参考文献

[1] 吴江，贾建平，崔丽英.神经病学（第2版）[M].北京：人民卫生出版社，2011.

[2] 贾建平.神经病学.第6版[M].北京：人民卫生出版社，2008.

[3] 吕传真，周良辅.实用神经病学[M].上海：上海科学技术出版社，2014.

[4] 史玉泉.实用神经病学第3版[M].上海：上海科学技术出版社，2004.

[5] 蒲传强，吴卫平，郎森阳.神经系统感染免疫病学[M].北京：科学出版社，2003.

[6] 中国抗癫痫协会.临床诊疗指南癫痫病分册[M].北京：人民卫生出版社，2023.

[7] 李璞.医学遗传学[M].北京：北京大学出版社，2003.

[8] 赵岩，曾小峰.风湿病诊疗规范[M].北京：人民卫生出版社，2021.

[9] 中国卒中学会.中国脑血管病临床管理指南（第2版）[M].北京：人民卫生出版社，2023.

[10] 马瑛，路正钊，王拥军.英国国家卒中临床指南2023版要点及解读—TIA及轻型缺血性卒中[J].中国卒中杂志，2023，18（12）：1230-1234.

[11] 王拥军，李子孝，谷鸿秋，等。中国卒中报告2020（中文版）[J].中国卒中杂志，2022（005）：017.

[12] 刘鸣.急性脑梗死后出血转化诊断与处理[J].中华神经科杂志，2020，53（03）：213-216.

[13] 中国卒中学会，中国卒中学会神经介入分会，中华预防医学会卒中预防与控制专业委员会介入学组.急性缺血性卒中血管内治疗中国指南2023[J].中国卒中杂志，2023，18（06）：684-711.

[14] 中华医学会神经病学分会，中华医学会神经病学分会周围神经病协作组，中华医学会神经病学分会肌电图与临床神经电生理学组，等.中国亚急性联合变性诊治共识[J].中华神经科杂志，2020，53（4）：269-273.

[15] 张厚亮，蒋雨平.硬脊膜动静脉瘘[J].中国临床神经学，2007，15（02）：208-211.

[16] 张鸿祺，柳江，王建生，等.介入栓塞治疗硬脊膜动静脉瘘的疗效分析[J].中华外科杂志，2013，51（03）：216-220.

[17] 刘明生.慢性炎性脱髓鞘性多发性神经根神经病诊治中国专家共识2022[J].中华神经科杂志.2023，56（2）：125-132.

[18] 罗苏珊，卢家红.肢带型肌营养不良[J].中华神经科杂志 2019，7（52）：573-581.

[19] 蒲传强.注意散发性包涵体肌炎的诊断[J].中华神经科杂志，2009，42（3）：145-148.

[20] 蒲传强.炎性肌病的诊断与鉴别诊断[J].中国现代神经疾病杂志，2007，7（2）：107-111.

[21] 中华医学会神经病学分会神经免疫学组.多发性硬化诊断与治疗中国指南（2023版）[J].中华神经科杂志，2024，57（1）：10-23.

[22] 黄德晖，吴卫平，胡学强.中国视神经脊髓炎谱系疾病诊断与治疗指南（2021版）[J].中国神经免疫学和神经病学杂志，2021，28（06）：423-436.

[23] 中国免疫学会神经免疫分会.抗髓鞘少突胶质细胞糖蛋白免疫球蛋白G抗体相关疾病诊断和治疗中国专家共识[J].中国神经免疫学和神经病学杂志，2020，27（02）：86-95.

[24] 刁东卫, 方伯言, 戚晓昆. 一种新的脑膜脑脊髓炎：自身免疫性胶质纤维酸性蛋白星形胶质细胞病[J]. 中华神经科杂志, 2017, 50（5）：399-400.

[25] 常婷.中国重症肌无力诊断和治疗指南（2020版）[J].中国神经免疫学和神经病学杂志, 2021, 28（01）：1-12.

[26] 满劲进, 李兴义, 杨帆, 等. 单纯疱疹病毒性脑炎的诊治进展[J]. 神经损伤与功能重建, 2020, 15（4）：215-216.

[27] 肖波, 胡凯. 化脓性脑膜脑炎的急性期诊治[J]. 中华神经科杂志, 2022, 55（8）：877-885.

[28] 赵钢, 周林甫, 张红鸭. 结核性脑膜炎的诊治[J]. 中华神经科杂志, 2022, 55（10）：1154-1160.

[29] 中华医学会神经病学分会神经感染性疾病与脑脊液细胞学学组. 非人类免疫缺陷病毒相关隐球菌性脑膜炎诊断的中国专家共识[J]. 中华神经科杂志, 2023, 56（10）：1093-1102.

[30] 中华医学会神经病学分会神经感染性疾病与脑脊液细胞学学组. 克-雅病中国诊断指南2021[J]. 中华神经科杂志, 2022, 55（11）：1215-1224.

[31] 孔维泽, 朱以诚. 神经梅毒诊断研究进展[J]. 中国神经免疫学和神经病学杂志, 2020, 27（3）：227-230.

[32] 王学峰, 王康, 肖波. 成人全面性惊厥性癫痫持续状态治疗中国专家共识[J]. 国际神经病学神经外科学杂志, 2018, v.45（01）：5-8.

[33] 中国抗癫痫协会共患病专业委员会. 癫痫共患偏头痛诊断治疗的中国专家共识[J]. 癫痫杂志.2019;5（5）：7-17.

[34] 中华医学会神经病学分会肌萎缩侧索硬化协作组.肌萎缩侧索硬化诊断和治疗中国专家共识2022[J].中华神经科杂志, 2022, 55（6）：581-588.

[35] 中华医学会神经病学分会帕金森病及运动障碍学组.中国帕金森病的诊断标准（2016版）[J].中华神经科杂志, 2016, 49（4）：268-271.

[36] 中国微循环学会神经变性病专业委员会.中国路易体痴呆诊断与治疗指南[J].中华老年医学杂志, 2021, 40（12）：1473-1484.

[37] 中华医学会神经病学分会帕金森病及运动障碍学组.中国进行性核上性麻痹临床诊断标准[J].中华神经科杂志, 2016, 49（4）：272-276.

[38] 中华医学会神经病学分会帕金森病及运动障碍学组.中国帕金森病的诊断标准（2016版）[J].中华神经科杂志, 2016, 49（4）：268-271.

[39] 中华医学会神经病学分会帕金森病及运动障碍学组.中国帕金森病治疗指南（第四版）[J].中华神经科杂志, 2022, 53（12）：973-986.

[40] 郁金泰, 谭辰辰, 谭兰.进行性核上性麻痹诊断与治疗新进展及新诊断标准解读[J].中国现代神经疾病杂志, 2018, 18（01）：1-6.

[41] 中华医学会神经病学分会肌萎缩侧索硬化协作组.肌萎缩侧索硬化诊断和治疗中国专家共识2022[J].中华神经科杂志, 2022, 55（6）：581-588.

[42] 国家卫生健康委办公厅.阿尔茨海默病的诊疗规范（2020年版）[J].全科医学临床与教育, 2021, 19（1）：4-6.

[43] 中华医学会老年医学分会老年神经病学组.额颞叶变性诊治中国专家共识[J].中华老年医学杂志, 2022, 41（8）：893-907.

[44] 郁金泰, 谭辰辰, 谭兰.进行性核上性麻痹诊断与治疗新进展及新诊断标准解读[J].中国现代神经疾病杂志, 2018, 18（01）：1-6.

[45] 中华医学会神经病学分会帕金森病及运动障碍学组.多系统萎缩诊断标准中国专家共识（2022）[J].中华神经科杂志, 2023, 56（1）：15-29.

[46] 中华医学会神经病学分会帕金森病及运动障碍学组.皮质基底节变性诊断标准及治疗中国专家共识[J].中国神经免疫学和神经病学杂志, 2019, 26（4）：240-245.

[47] A.H. Lichtman. Cellular and molecular immunology[M], 8th ed. USA: Saunders Elsevier, 2014.

[48] Frank H. Netter. Netter's neurology[M], 2nd ed.USA: Saunders Elsevier, 2011.

[49] Doorn P A, Bergh P Y, Hadden R D, et al. European Academy of Neurology/Peripheral Nerve Society Guideline on diagnosis and treatment of Guillain-Barré syndrome[J]. Eur J Neurol. 2023, 30（12）：3646-3674.

[50] Amin HP, et al. Diagnosis, Workup, Risk Reduction of Transient Ischemic Attack in the Emergency Department Setting： A Scientific Statement From the American Heart Association[J]. Stroke.2023, 54（3）：e109-e121.

[51] Thompson AJ, Banwell BL, Barkhof F et al. Diagnosis of multiple sclerosis： 2017 revisions of the McDonald criteria[J]. Lancet Neurol. 2018, 17（2）：162-173.

[52] Robinson WH, Steinman L. Epstein-Barr virus and multiple sclerosis[J]. Science. 2022, 375（6578）：264-265.

[53] Yong HYF, Yong VW. Mechanism-based criteria to improve therapeutic outcomes in progressive multiple sclerosis[J]. Nat Rev Neurol. 2022, 18（1）：40-55.

[54] Wingerchuk DM, Banwell B, Bennett JL et al. International Panel for NMO Diagnosis. International consensus diagnostic criteria for neuromyelitis optica spectrum disorders[J]. Neurology. 2015 85（2）：177-89.

[55] Carnero Contentti E, Correale J. Neuromyelitis optica spectrum disorders： from pathophysiology to therapeutic strategies[J]. J Neuroinflammation. 2021, 18（1）：208.

[56] Banwell B, Bennett JL, Marignier R et al. Diagnosis of myelin oligodendrocyte glycoprotein antibody-associated disease： International MOGAD Panel proposed criteria[J]. Lancet Neurol. 2023, 22（3）：268-282.

[57] Jarius S, Paul F, Aktas O et al. MOG encephalomyelitis: international recommendations on diagnosis and antibody testing[J]. J Neuroinflammation. 2018, 15（1）：134.

[58] López-Chiriboga AS, Majed M, Fryer J et al. Association of MOG-IgG Serostatus With Relapse After Acute Disseminated Encephalomyelitis and Proposed Diagnostic Criteria for MOG-IgG-Associated Disorders[J]. JAMA Neurol. 2018, 75（11）：1355-1363.

[59] Fang B, McKeon A, Hinson SR et al. Autoimmune Glial Fibrillary Acidic Protein Astrocytopathy: A Novel Meningoencephalomyelitis[J]. JAMA Neurol. 2016, 73（11）：1297-1307.

[60] Chen J, Tian DC, Zhang C et al. Incidence, mortality, and economic burden of myasthenia gravis in China： A nationwide population-based study[J]. Lancet Reg Health West Pac. 2020, 5: 100063.

[61] Graus F, Vogrig A, Muñiz-Castrillo S et al. Updated Diagnostic Criteria for Paraneoplastic Neurologic Syndromes[J]. Neurol Neuroimmunol Neuroinflamm. 2021, 8 (4) : e1014.

[62] Pressler RM, Cilio MR, Mizrahi EM, Moshé SL et al. The ILAE classification of seizures and the epilepsies: Modification for seizures in the neonate. Position paper by the ILAE Task Force on Neonatal Seizures[J]. Epilepsia. 2021, 62 (3) : 615-628.

[63] Scheffer IE, Berkovic S, Capovilla G et al. ILAE classification of the epilepsies: Position paper of the ILAE Commission for Classification and Terminology[J]. Epilepsia. 2017, 58 (4) : 512-521.

[64] Armstrong MJ, Litvan I, Lang AE et al. Criteria for the diagnosis of corticobasal degeneration[J]. Neurology. 2013, 80 (5) : 496-503.

[65] Movement Disorder Society-endorsed PSP Study Group. Clinical diagnosis of progressive supranuclear palsy: The movement disorder society criteria[J]. Mov Disord. 2017, 32 (6) : 853-864.

[66] Van Damme P, Al-Chalabi A, Andersen PM et al. European Academy of Neurology （EAN） guideline on the management of amyotrophic lateral sclerosis in collaboration with European Reference Network for Neuromuscular Diseases （ERN EURO-NMD）[J]. Eur J Neurol. 2024, 12: e16264.